The
origin
of
TCM

中医
溯源

高兴哲 著

山东科学技术出版社

图书在版编目（CIP）数据

中医溯源 / 高兴哲著 . —济南：山东科学技术出
版社 , 2019.1（2021.1 重印）

ISBN 978-7-5331-9720-9

Ⅰ . ①中… Ⅱ . ①高… Ⅲ . ①中国医药学 – 研究
Ⅳ . ① R2

中国版本图书馆 CIP 数据核字 (2019) 第 007700 号

中医溯源

ZHONGYI SUYUAN

责任编辑：徐日强　　　版式设计：魏　然
封面设计：蔡勇坚　　　封面题字：戴礼舜

主管单位：山东出版传媒股份有限公司
出 版 者：山东科学技术出版社
　　　　　地址：济南市市中区英雄山路 189 号
　　　　　邮编：250002　电话：（0531）82098088
　　　　　网址：www.lkj.com.cn
　　　　　电子邮件：sdkj@sdpress.com.cn

发 行 者：山东科学技术出版社
　　　　　地址：济南市市中区英雄山路 189 号
　　　　　邮编：250002　电话：（0531）82098071

印 刷 者：北京时尚印佳彩色印刷有限公司
　　　　　地址：北京市丰台区杨树庄103号乙
　　　　　邮编：100070　电话：（010）68812775

规格：小 16 开（710mm×1000mm）
印张：32.25　字数：540 千
版次：2021 年 1 月第 1 版 第 2 次印刷
定价：129.00 元

柴 序

窃闻谚语云:不为良相愿作良医,夫医者补天地之不及而为生人托命也!

吾祖传四代,皆济世救人。太祖中年仙逝,未留美名传说;祖父柴震乡,大号德先生,活人不计其数,授徒二十七名,其中二十六名中秀才,一名中拔贡,晚年德高望重,传奇故事遍布响堂南北,深受后人尊敬;父亲柴体一,大号正先生,学术不亚其父,可惜饱受鸦片之害,悲痛欲绝,遗憾终身! 吾吸取惨痛教训,远离烟酒肉茶,毕生行医,有徒弟多人。其中高新哲、王美玉最能吃苦,且注重医德医风,吾当尽全力授之。愿他们刻苦钻研,仁术双馨,为振兴中医事业、弘扬祖国医学做出应有的贡献。

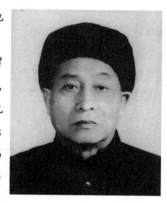

柴三纲　一九七五年元月一日

恩师柴三纲简介

柴三纲,生于 1905 年 9 月 8 日,卒于 1976 年 10 月 19 日,享年 71 岁。出生于中医世家,旧磁州西部四大名医之一,中国共产党党员。中华人民共和国成立后历任磁州第五区中医讲师,中医学会副会长、会长,峰峰矿区联合诊所所长,为邯郸市峰峰矿务局总医院中医科创始人。毕生行医,精通温病,善理血症,著藏有祖传秘录验方 300 余首,日诊患者数十乃至上百例,晚年德高望重,授徒百余名,深受后人尊敬。

刘　序

医乃仁术也，有仁无术为庸，有术无仁为贪，又有偏补偏泻执一不通为谬，此等医者足以误事。并有一字不识，假借迷信，画符咒神，而且用药下针，此等煽惑人心，毫无忠诚，虽未故意害人，而人由此而致命，成为医中之恶人也，勿拘言哉！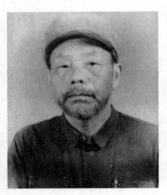

凡为医者，必须先明五脏六腑，十二经络，虚实寒热，在表在里，或半表半里；阳极似阴，阴极似阳，辨是非，察同异，再加望、闻、问、切。望其颜之五色荣枯，闻其呼吸，审其气之清浊，问其全体如何，或痛、痒、麻木，然后切其六部，论其七表八里九道。能明白此理，再加谨慎精心地格外揣度，最后对症下药，虽无大效，亦无其患。如此为医者，庶几乎，可以无大过矣！

吾行医半百，每以此律为戒，今受柴三纲大夫遗托，收高新哲为徒，当竭尽全力授之。但愿他青出于蓝而胜于蓝，做到恪守医德、精益求精，为传承祖国医学、造福于人类健康而努力奋斗。

刘兴海　一九七六年二月八日

恩师刘兴海简介

刘兴海，生于1918年6月6日，卒于1990年8月21日，享年72岁。先生出身贫寒，早年拜名师马振堂学中医，其后毕业于石家庄中医进修学校，曾任峰峰矿区联合诊所副所长职务，行医50余年，著有《临床经验集锦》多篇，有传承弟子五名，皆从事医疗事业。

先生一生，勤奋好学，执着追求，恪守医德，救死扶伤，遵纪守法，实为一代受后人所敬仰的地方名医。

自　序

哲自幼体弱善病,早年就与医药结下不解之缘。20 世纪 60 年代初,三年困难时期,经济无助,粮食匮乏,内外交困,寒暑无情,不幸身染重病长达七个月,同年全家四口又相继病倒,其中家父一病八年! 连续的灾难使得家境一贫如洗,深感疾病之苦,因此在十四岁便拜师学中医。

至十九岁,首次看诊父亲患八年之虚劳,经理性论治,概然获愈,同年又连起数例沉疴,由此学医信心倍增。

二十二岁,在恩师柴三纲大夫的指引下开始攻读《伤寒论》。然其理奥意高,理解困难,入门必随各家论著。初读陈修园《张仲景伤寒论浅注》,十分羡慕陈氏学说;后读唐宗海《伤寒论浅注补正》,感觉陈氏不如唐氏;又遇柯氏伤寒,倍觉柯氏学术惊人! 于是极善搜求各家论著。

读之既久,反生出疑虑:为何伤寒注家诠释六经实质,有的以经络作解释,有的以气化作解释,有的以脏腑作解释,有的以八纲作解释,有的以归类法解释? 为什么同一作品却是不同的解释,这岂能是张仲景的本意? 但《伤寒论》的原意何在,六经的实质究竟是什么? 哲虽想查根溯源,然才疏学浅,始终未能寻至答案。

二十八岁,为考察药性,独自入山采药,不慎坠崖摔伤腰椎。休养期间,获得良好的自学机会,因此避去一切注家眼目,反复思考仲景文法,终于从六经提纲中发现了主证和客证,悟出六经的生化原理和六气形成的大致过程。总结出了阳明与太阴主后天水谷建运,少阴与太阳主先天气血生化,厥阴与少阳司人体脏腑调节的三个不同阶段。同时查出了阴为体、阳为用,阴为本、阳为标,阴属五脏、阳属六腑,实则三阳、虚则三阴的辨证依据和六淫在六经中的演变机理。可惜此理古今注家很少道及,以致六经辨证昏暗,学者目不了悉。今既从迷雾中探出法门,焉能再延续旧说？因此下定决心,重新认识《伤寒论》,重新认识祖国医学。决心在研究经典著作和其他中医学术的道路上,用自己的心法来指出它的千古迷途,是为序。

高兴哲

一九七八年元月二日

再　序

光阴似箭,不觉就是几十年! 在这漫长的岁月中,脆弱的人生伴随着坎坷的道路,至今方知著书立说之艰难。

早年的写作,出于爱好。中年以后的写作则出于问题,而且问题愈写愈多,愈演愈严峻!

从写《诊脉辨证口诀歌》开始,我对中医脉学就产生了怀疑,因为我找不到"左心胞和肝胆肾,右肺大肠脾胃命"的科学依据。我翻阅着古今脉学,认真地思考着寸关尺,但我无论如何也弄不清左寸为什么属心、右寸为什么属肺这一最基本的分布原理。

我开始学习《内经》,试图查找脉学的起源,遗憾的是才疏学浅,对深奥的经典著作茫然无解。从阴阳到五行,从脏象到经络,从病因到病机,从诊法到治则,几乎每篇论说都是知其然而不知所以然。例如五行的生化原理、脏腑的定性依据、经络的产生根源、人与自然的关系等等,如果我只知"金生水"而不知金生水的原理,只知"心藏神"而不知心藏神的含义,那么学习中医就会十分困难,因为无法领悟其中的奥秘。

《难经》的"左肾右命"学说指明了两尺脉的分布,但这个学说同样不能用科学解释,同样找不到它的理论依据。

恩师说《伤寒论》是学中医的必修方书,对理法方药的应用具有指导价值,由此我翻开了《伤寒论》。但开章就被难住了,因为我不知道六经的实质,而古今注家又是议论纷纷,相互訾议! 什么是六经? 它的命名依据是什么? 它有何自发功能? 为什么阳经与阴经相表里,怎样相表里? 它与运气的关系如何? 人体如何相应之? 等等。如果阐述不明六经的实质,分辨不出经方的用意,那我们又将怎样去剖析这些千变万化的具体内容呢?

《温病条辨》的问世,突破了《伤寒论》的六经辨证,它的卫气营血辨证法使人一目了然。但它的理论依据何在？为什么同是急性热病，同属外感初期，在《伤寒论》中它叫太阳病，而到了温病学说就变成了太阴病呢？姑且不论它们谁是谁非，但就太阳与太阴这两个性质截然不同的概念而言，如果用到同一个病变的认识中，那无疑是阴阳难辨，水火难分！这是一个让我百思不解的问题。要知道，正确的中医理论应该能让中医听懂，西医听懂，其他领域的人也听懂，因为唯物辩证法的原理是一致的，所以真理性的认识都是相互呼应、相辅相成的。假如某一理论只能自演自说，其他领域根本无法接受，那么这个理论就不是唯物的，而是唯心的，它的最终结局只能是自相矛盾。

回首再看当今，在现代的中医文献中，研究和探讨中医理论者少，综述和报道当代中医中药者多。所谓"当代"，就是指中医理论搀杂着西医学说。我说不清这是中医在西化还是西医在学中。例如黄连，临床报道它能治疗多种疾病，但说不出为什么，中医认为黄连泻心火，但它为什么泻心火？它怎样泻心火？心火在中医学中象征着什么？在西医学中它又代表着什么？这是一个最基本的科学道理，这个道理如果说不清，中医和西医就不可能在本质上结合。以上谈的是古今中医理论的历史缩影，但真正涉及中医学术中的实际问题，还有许多。

为什么中医的问题如此众多？为什么中医理论很难被西医认可？我们是否意识到中医的理论已经出现了偏差，已经坠入了西方的"地心论"中，已经偏离了古人的学术轨道？如果把中医学比作一棵大树，那么汉代以前的医学是主干，晋唐以后的则是枝叶，今天的枝叶已十分繁茂，但主干却如此脆弱！它看似强大，却弱不禁风，原因就在于主干营养缺乏，而畸形侧枝又过多。

众所周知，中医学是一门古老而又辉煌的学科，中医的基础理论和治疗方法在千年前即已成形，中医的经典著作也是在科学技术不发达的条件下出现的。尽管中医学的成就早已在无数的临床病例中得到证实，但中医学的诸多理论至今不能很好地被现代科学解释，中医辨证依据的阐述由此困难重重，中医的前途和命运也就面临着严峻的挑战！这是一个巨大而尖锐的矛盾，也是一个发人深思的科学问题。这个问题如果不能解决，中医的理论学说就很难被世人接受，中医学的发展也将步履维艰。

问题的严峻性激起了我对中医学的强烈思考，由此走上了漫长的写作路程。1978年我开始编写《论命火》，此后在漫长的岁月中，我逐渐完成了《阴阳原始论》《五运行大论》《论三极》《六经生化大论》《论心包络和三焦》《伤寒论六经纲领条辨》等多篇学术论文，而且对《伤寒论》进行了逐字逐句、逐条逐篇的注解，并与许多旧说有异。为此我衷心地希望医道同仁和爱好医学科学的人士，充分发挥自己的特长，对我的作品加以批评、指导、纠正、补充，为探索中医理论的渊源、重新认识中医学、还原她的本来面目而共同奋斗。

高兴哲

二零一八年二月十九日

凡 例

一、《中医溯源》分上下两篇，上篇是"中医基础溯源"，下篇是"伤寒论溯源"。

二、《中医溯源》是根据《黄帝内经》"上知天文、下知地理、中知人事"的哲学思想编写的，因此能适用于各个阶层热爱科学、热爱中医的人士。

三、《中医溯源》的理论观点与《黄帝内经》吻合，与《伤寒论》吻合，与当代唯物辩证法吻合，但与晋唐以后的诸多学说存在很大差异。

四、《中医溯源》提出了"阴在前、阳在后"的科学根据和"无极无图"的理论学说。

五、《中医溯源》认为了五行能括尽宇宙万类，阐明了五运产生六气、五脏产生六腑的进化原理。

六、《中医溯源》阐明了心包络与三焦的体用关系，提出了"人体无处不三焦，脏腑内外皆包络"的理论依据；强调指出心包络的功能绝不能局限在"心的外围"，它的病理机制也绝不是"与心病相似"。

七、《中医溯源》阐明了《伤寒论》六经的实质及其生化原理，提出了"阴为体、阳为用""阴为本、阳为标""阴属五脏、阳属六腑""实则三阳、虚则三阴"的辨证论据。

八、《中医溯源》阐明了风、寒、暑、湿、燥、火的各自性质和相互之间的演变，从源头上纠正了"中风永远是中风""伤寒永远是伤寒""温病永远是温病"的片面观点。

九、《中医溯源》阐明了《伤寒论》六经立提纲的依据，指出了太阳病的"发热"、阳明病的"潮热"、少阳病的"往来寒热"、太阴病的"里寒外热"、少阴病的"下寒上热"、厥阴病的"胜负厥热"等均不能列入提纲的理由。

十、《中医溯源》阐明了六淫中六经的早期表现，更正了"太阳病论膀胱失小肠""太阴病论脾不及肺"诸多历史偏见。

十一、《中医溯源》能开创中医动画讲学，能用科学的理论探索五运六气，能将风、寒、暑、湿、燥、火合为一气，并且能用六经生化的原理全面注解《伤寒论》，由此找到中医学的说理工具。

十二、《中医溯源》的最终目的是重新认识《伤寒论》，重新认识中医学，为统一中医辨证方法、探索和创造划时代的中西医结合奠定基础。

目　录

下篇　伤寒论溯源

中医溯源一百难

一难

《素问·阴阳应象大论》曰："阴阳者,天地之道也,万物之纲纪,变化之父母,生杀之本始,神明之府也,治病必求于本"。所以学中医就必须学阴阳。那么阴阳是怎样产生的? 它的命名依据何在,为什么能包罗宇宙万象? 它是怎样对立与统一、消长和转化的?(见《阴阳原始论》)

二难

阴阳是同时并居的,失去一方则另一方消失。然而,谁都不能一口发出两音,或阴阳,或阳阴,这就产生了先后顺序。那么谁应在前,谁当在后? 理由是什么? 由此产生的结果又是什么?(见《阴阳原始论》)

三难

什么是无极? 什么是玄极? 什么是太极? 它们的产生根源和命名依据何在? 为什么说三极是人类认识自然和改造自然的基础理论,是唯物辩证法的说理工具,是中医入门的必修课程?(见《论三极》)

四难

什么是五行? 它的产生根源和命名依据是什么? 五行能否括尽宇宙万类,

有没有第六行？如果有,六行又怎么生克？如果没有,五行将怎样产生六气,五脏又怎么产生六腑十二经络？（见《论五行》）

五难

什么是金？什么是金运？金在人体为什么属肺？肺为什么与大肠相表里？（见《论五行》之"金的基本概念"）

六难

什么是木？什么是木运？木在人体为什么属肝？肝为什么与胆相表里？（见《论五行》之"木的基本概念"）

七难

什么是水？什么是水运？水在人体为什么属肾？肾为什么与膀胱相表里？（见《论五行》之"水的基本概念"）

八难

什么是火？什么是火运？火在人体为什么属心？心为什么与小肠相表里？（见《论五行》之"火的基本概念"）

九难

什么是土？什么是土运？土在人体为什么属脾？脾为什么与胃相表里？（见《论五行》之"土的基本概念"）

十难

什么是心包络？它的形态结构和命名依据是什么？为什么与三焦相表里,

又是怎样相表里的？它与五运六气、五脏六腑是何关系？（见《论心包络与三焦》）

十一难

什么是三焦？三焦是指何物，身居何地，管领何事？为什么属于手少阳？为什么与手厥阴相表里，又是怎样相表里的？它与五脏六腑、四肢百骸又是何等关系？（见《论心包络与三焦》）

十二难

什么是膏肓？它是指何物？膏与肓有什么不同？古人为什么将不可救药的疾病称为病入膏肓？（见《论膏肓》）

十三难

什么是经络？经络是怎样产生的？为什么经络有途径、有腧穴、有疗效，却看不到形迹？它与西医中的"神经"是何关系？它与中医《伤寒论》提出的"六经辨证"是否同一类别？（见《论经络》）

十四难

什么是命火？命火是怎样产生的？它有何功能？为什么说命火终身伴体？（见《论命火》）

十五难

什么是君火？君火是怎样产生的？它有何功能？为什么说君火与命火结合才能产生人体气化？它们是怎样结合的，又是在何处结合？（见《论君火》）

十六难

什么是相火？什么是火邪？相火与火邪怎样区别？《素问·六微旨大论》说："少阳之上,火气治之。"这个火气又是指什么？（见《论命火》）

十七难

什么是气？什么是气化？气化在自然界是怎样形成的,在人体中是怎样产生的？为什么会出现原气、真气、宗气、营气、卫气、脏腑之气、经络之气,它们之间又是何等关系？（见《论气、血、津液》）

十八难

什么是血？什么是血液？它们的生化原理是什么？为什么说"夺血者无汗,夺汗者无血"？（见《论气、血、津液》）

十九难

什么是津？什么是津液？它的生化原理是什么？其中"清中之清""清中之浊""浊中之清""浊中之浊"又分别指什么？（见《论气、血、津液》）

二十难

什么是营？什么是卫？为什么说"营行脉中,卫行脉外""营出中焦,卫出下焦"？（见《论营卫》）

二十一难

五脏六腑皆为人体器官,各有自己的功能,但五脏为什么属阴,六腑为什么属阳？五脏为什么主藏精气而不泻,六腑为什么主传化物而不藏？（见《论脏腑

虚实》）

二十二难

什么是胃？什么是胃气？为什么说"有胃气则生,无胃气则死"？（见《论胃气》）

二十三难

什么是脉？什么是脉学？汉代以前的脉学和晋唐以后的脉学有何区别？为什么前人诊脉要三部九候,后人诊脉是独取寸口？（见《论中医脉学》）

二十四难

什么是平脉？什么是病脉？什么是真脏脉？平人为什么看不到真脏脉？二十八脉中的微细脉要经过何种脉象才能变为洪大的脉象？洪大的脉象又要经过何种脉象才能变为微细脉？（见《论中医脉学》）

二十五难

心为君主之官,为五脏六腑之大主。但《素问·六节藏象论》却说:"凡十一脏,取决于胆也。"试问,这个"取决"指什么？（见《论胃气》）

二十六难

什么是舌？什么是舌诊？怎样区分它的属性？为什么说舌质能别五脏虚实,舌苔能辨六淫浅深？（见《论舌质与舌苔》）

二十七难

什么是五疫？什么是疫疠？古人为什么将疫疠划为五类？其中的恶性疫疠

能否毁灭物种,灭绝人类?（见《论五疫六气》）

二十八难

什么是六气？什么是六淫？怎样区别它们的属性？淫气之间的界线怎样划分？例如风气与风淫,寒气与寒淫,风气与寒气,风淫与寒淫等等。（见《论六气与六淫》）

二十九难

什么是风？风是怎样形成的？人为什么会中风,怎样识别它的内因和外因？（见《论六气与六淫》之"论风"）

三十难

风为六淫之首,又为百病之长。但《伤寒论》为何不作《中风论》？温病学为何不作"中风学"？《难经》为何不作"中风有五……"？《素问·热论篇》为何不作"今夫热病者,皆中风之类也"？（见《论六气与六淫》之"论风"）

三十一难

能否指出《伤寒论》中的太阳中风、阳明中风、少阳中风、太阴中风、少阴中风、厥阴中风的各自症状和脉象,并且指出它的生成原理、治疗原则和代表方剂？（见《辨六淫中六经》）

三十二难

什么是寒？寒是怎样形成的？人为什么会得伤寒,其内因和外因各是什么？（见《论六气与六淫》之"论寒"）

三十三难

《素问·热论篇》说:"今夫热病者,皆伤寒之类也。"又说:"人之伤于寒者,则为病热"。《难经》说:"伤寒有五,有中风,有伤寒,有温病,有热病,有湿病"。张仲景著《伤寒论》,以伤寒命名,主治一切外感热病。古人为什么将一切急性热病统称为伤寒?(见《论六气与六淫》之"论寒")

三十四难

能否指出《伤寒论》中的太阳伤寒、阳明伤寒、少阳伤寒、太阴伤寒、少阴伤寒、厥阴伤寒的各自症状与脉象,并且指出它的生成原理、治疗原则和代表方剂?(见《辨六淫中六经》)

三十五难

什么是暑?暑是怎样形成的?人为什么会中暑,其内因和外因各是什么?(见《论六气与六淫》之"论暑")

三十六难

《内经》论暑,提出了"在天为热,在地为火,在性为暑";张仲景论暑,提出了"太阳中热者,暍是也,汗出恶寒,身热而渴"(见《金匮要略》痉湿暍篇);叶天士论暑,提出了"夏暑发自阳明"(见《三时伏气外感篇》);王沦论暑,提出了"治暑之法,清心利小便最好"(见《明医杂著》)。古今论暑为什么会出现不同的见解?早期的中暑是二阳合病还是太阳单发?(见《论六气与六淫》之"论暑")

三十七难

能否指出《伤寒杂病论》中的太阳中暑、阳明中暑、少阳中暑、太阴中暑、少阴中暑、厥阴中暑的各自症状与脉象,并且指出它的生成原理、治疗原则和代表

方剂？（见《辨六淫中六经》）

三十八难

什么是湿？湿是怎样产生的？人为什么会伤湿，其内因和外因各是什么？（见《论六气与六淫》之"论湿"）

三十九难

湿病为什么缠绵难愈？为什么会形成风湿、寒湿、湿热和暑中夹湿？湿邪为病多端，而且伴随寒热变化。试问，湿邪在何种情况下属于外感，在何种情况下属于内伤？（见《论六气与六淫》之"论湿"）

四十难

能否指出《伤寒杂病论》中的太阳湿病、阳明湿病、少阳湿病、太阴湿病、少阴湿病、厥阴湿病的各自症状与脉象，并且指出它的生成原理、治疗原则和代表方剂？（见《辨六淫中六经》）

四十一难

什么是燥？燥是怎样形成的？人为什么会化燥，其内因和外因各是什么？（见《论六气与六淫》之"论燥"）

四十二难

燥有凉燥和温燥之分，有脏腑经络和筋骨毛脉之别，但古人治燥气，阳明都是首选，为什么？（见《论六气与六淫》之"论燥"）

四十三难

能否指出《伤寒杂病论》中的太阳化燥、阳明化燥、少阳化燥、太阴化燥、少阴化燥、厥阴化燥的各自症状与脉象,并且指出它的生成原理、治疗原则和代表方剂?（见《辨六淫中六经》）

四十四难

什么是火?什么是热?火与热有何区别?人为什么会病火伤热,其内因和外因各是什么?（见《论六气与六淫》之"论火与热"）

四十五难

为什么说火属太阳,热属阳明?为什么说火属血分,热属气分?为什么说在地为火,在天为热?（见《论六气与六淫》之"论火与热"）

四十六难

能否指出《伤寒杂病论》中的太阳温病、阳明温病、少阳温病、太阴温病、少阴温病、厥阴温病的各自症状与脉象,并且指出它的生成原理、治疗原则和代表方剂?（见《辨六淫中六经》）

四十七难

什么是六经?它的产生根源和命名依据是什么?为什么阳经与阴经相表里,又是怎样相表里的?它与运气的关系如何,人体又如何相应之?（见《六经生化大论》）

四十八难

什么是太阳？什么是太阳经？什么是太阳病？它的产生根源和命名依据是什么？为什么太阳与少阴相表里，又是怎样相表里的？它与运气的关系如何，人体又如何相应之？（见《六经生化大论》之"论太阳经病"）

四十九难

什么是阳明？什么是阳明经？什么是阳明病？它的产生根源和命名依据是什么？为什么阳明与太阴相表里，又是怎样相表里的？它与运气的关系如何，人体又如何相应之？（见《六经生化大论》之"论阳明经病"）

五十难

什么是少阳？什么是少阳经？什么是少阳病？它的产生根源和命名依据是什么？为什么少阳与厥阴相表里，又是怎样相表里的？它与运气的关系如何，人体又如何相应之？（见《六经生化大论》之"论少阳经病"）

五十一难

什么是太阴？什么是太阴经？什么是太阴病？它的产生根源和命名依据是什么？为什么太阴与阳明相表里，又是怎样相表里的？它与运气的关系如何，人体又如何相应之？（见《六经生化大论》之"论太阴经病"）

五十二难

什么是少阴？什么是少阴经？什么是少阴病？它的产生根源和命名依据是什么？为什么少阴与太阳相表里，又是怎样相表里的？它与运气的关系如何，人体又如何相应之？（见《六经生化大论》之"论少阴经病"）

五十三难

什么是厥阴？什么是厥阴经？什么是厥阴病？它的产生根源和命名依据是什么？为什么厥阴与少阳相表里，又是怎样相表里的？它与运气的关系如何，人体又如何相应之？（见《六经生化大论》之"论厥阴经病"）

五十四难

为什么说"实则太阳，虚则少阴""实则阳明，虚则太阴""实则少阳，虚则厥阴"？（见《六经生化大论》）

五十五难

《素问·至真要大论》曰："两阳合明，谓之阳明""两阴交尽，谓之厥阴"。试问，两阳指哪两阳，怎样合明？两阴指哪两阴，怎样交尽？（见《六经生化大论》）

五十六难

《素问·阴阳离合篇》曰："太阳为开，阳明为阖，少阳为枢""太阴为开，厥阴为阖，少阴为枢。"太阳、太阴为什么"为开"？阳明厥阴为什么"为阖"？少阳少阴为什么"为枢"？（见《六经生化大论》）

五十七难

《素问·至真要大论》曰："少阳太阴从本，少阴太阳从本从标，阳明厥阴不从标本，从乎中也。"为什么少阳、太阴从本，少阴、太阳从本从标，阳明、厥阴不从标本？（见《六经生化大论》）

五十八难

什么是六经辨证？《伤寒论》六经辨证为什么要先立提纲，立提纲的原则是什么？（见《〈伤寒论〉六经纲领条辨》）

五十九难

太阳病提纲是"脉浮，头项强痛而恶寒"。它没有加入"发热"，而是用"而"字来转折，不能加入发热的理由是什么？（见《〈伤寒论〉六经纲领条辨》之"太阳病纲领条辨"）

六十难

阳明病提纲是"胃家实"。"身热汗自出，不恶寒反恶热"是阳明外证。请说明，身热（包括潮热）为什么不能进入提纲，为什么属于阳明外证？（见《〈伤寒论〉六经纲领条辨》之"阳明病纲领条辨"）

六十一难

少阳病提纲是"口苦，咽干，目眩"。"往来寒热""胸胁苦满""默默不欲饮食""心烦喜呕"是少阳病四大要症，但一个要症也不能进入提纲，为什么？（见《〈伤寒论〉六经纲领条辨》"少阳病纲领条辨"）

六十二难

太阴病提纲是"腹满而吐，食不下，自利益甚，时腹自痛"。那么，太阴病提纲论脾是否论肺，言足是否言手，论阴是否论阳，主化是否主运？（见《〈伤寒论〉六经纲领条辨》之"太阴病纲领条辨"）

六十三难

少阴病提纲是"脉微细,但欲寐"。少阴上火下水,上心下肾,故其为病不是寒化证就是热化证,但寒化证和热化证均不能进入提纲,为什么?(见《〈伤寒论〉六经纲领条辨》之"少阴病纲领条辨")

六十四难

厥阴病提纲是"厥阴之为病,消渴,气上撞心,心中疼热,饥而不欲食,食则吐蚘,下之利不止"。厥阴病的特点是厥热胜负,而吐蚘一证未必人人皆有,但吐蚘能进入提纲,厥热胜负却被排除在提纲之外,为什么?(见《〈伤寒论〉六经纲领条辨》之"厥阴病纲领条辨")

六十五难

太阳病为什么会发热?阳明病为什么会潮热?少阳病为什么会往来寒热?太阴病为什么会里寒外热?少阴病为什么会下寒上热?厥阴病为什么会胜负厥热?(见《〈伤寒论〉六经纲领条辨》)

六十六难

什么是八法?它的代表方剂是什么?经方的八法与时方的八法有何区别?(见《论八法》)

六十七难

什么是汗法?《伤寒论》中汗法的三大原则是什么?汉代以前的汗法和晋唐以后的汗法有何区别?(见《论八法》之"论汗法")

六十八难

《伤寒论》中,使用麻黄,一律去上沫;使用桂枝,首先要去皮;使用甘草,不论温凉寒热,全部用炙。这是为什么?(见《论八法》及《伤寒论溯源》的各个方解中)

六十九难

什么是吐法?它包括哪些内容?广义的吐法与狭义的吐法怎样区别?《伤寒论》中的吐法主要包括哪些?(见《论八法》之"论吐法")

七十难

什么是下法?广义的下法和狭义的下法怎样区别?如何判定大承气汤、小承气汤和调胃承气汤的最佳应用时刻?(见《论八法》之"论下法")

七十一难

什么是和法?《伤寒论》中和法的四大原则是什么?代表方剂是什么?怎样区分阳经的和法与阴经的和法?(见《论八法》之"论和法")

七十二难

什么是温法?《伤寒论》中的温法包括哪些?代表方剂和代表药物是什么?怎样区别阳经的温法与阴经的温法?(见《论八法》之"论温法")

七十三难

什么是清法?清热与泻火如何区别?《伤寒论》中的清法有哪些?代表药物和代表方剂是什么?怎样区别阳经的清法和阴经的清法?(见《论八法》之"论清法")

七十四难

黄连为什么泻心火？黄芩为什么泻肺火？黄柏为什么泻肾火？石膏为什么清胃热？它们怎样泻火，又是怎样清热的？（见《论八法》之"论清法"）

七十五难

什么是消法？汉代以前的消法和晋唐以后的消法有何区别？为什么说消食导滞、消积化痞、宽中下气、活血化瘀、排脓消肿、逐饮搜痰等皆属于消法？（见《论八法》之"论消法"）

七十六难

什么是补法？它包括哪些内容？代表方剂和代表是药物什么？为什么说"三阳忌补，三阴忌泻；六腑忌补，五脏忌泻"？（见《论八法》之"论补法"）

七十七难

伤寒与温病皆属外感，同为急性热病，但温病学说却提出两者的性质截然不同：伤寒初感病属太阳，温病初感病属太阴；伤寒从皮毛入，温病从口鼻入；治伤寒用六经辨证法，治温病要用卫气营血及三焦辨证法。试问：温病与伤寒都是外感（西医统称感冒），皆属六淫，统归时令病，为什么两者的辨证方法却截然不同？（见《学看病》）

七十八难

温病学说从始至终五经皆谈，唯有太阳不辨。这就需要问：没有太阳它怎么产生六气？没有六气它怎么产生六淫？没有六淫它怎么出现温病？出现了温病为什么不论太阳经？（见《学看病》）

七十九难

温病学家叶天士说:"温邪上受,首先犯肺,逆传心包。"又说:"辨卫气营血虽与伤寒同,若论治法则与伤寒大异也。"试问:辨卫气营血与伤寒相同,为什么治法却是大异呢?这个"大异"又是指什么呢?(见《学看病》)

八十难

温病学家吴鞠通论辛凉解表,提出了麻杏石甘汤为辛凉解表的重剂,银翘散为辛凉解表的平剂,桑菊饮为辛凉解表的轻剂(见《温病条辨》)。问:银翘散和桑菊饮是否属于汗剂?它和《伤寒论》中的麻杏石甘汤是否同类?汗剂的立法以汗药为君,银翘散和桑菊饮的君药是什么?(见《论八法》之"论汗法")

八十一难

《伤寒论》中的麻黄汤和《金匮要略》中的甘草麻黄汤立法原理是什么?两个方剂中的君臣关系如何?如三两麻黄即可命名麻黄汤,而四两麻黄的甘草麻黄汤为什么不能以麻黄命名?(见《论八法》之"论汗法")

八十二难

《伤寒论》中白虎汤的立法原理是什么?历代注家所存在的争议该如何解读?例如《伤寒论》的白虎汤证无一证言渴,而《温病条辨》的白虎汤证则无一证不言渴;《伤寒论》的白虎汤证是表有热、里有寒(见 176 条),而《温病条辨》的白虎汤证则是表里俱热;《伤寒论》的白虎汤证是脉滑而厥(见 350 条),而《温病学》的白虎汤证则是身热脉洪大。为什么同是白虎汤证,理论学说却是天壤之别?(见《论白虎汤证》)

八十三难

《伤寒论》中的寒厥、热厥和寒热厥的症状与脉象是什么？它的形成原理和相互之间的关系是什么？（见《辨手足厥逆》）

八十四难

什么是合病？什么是并病？合病与并病是否专属《伤寒论》？温病学说和其余杂病有没有合病与并病？怎样鉴定它们的属性？（见《论合病与并病》）

八十五难

什么是呕？什么是吐？呕与吐的性质有何不同？怎样区别《伤寒论》中的呕证与吐证？（见《辨呕吐》）

八十六难

什么是哕？什么是噫？什么是呃逆？呃逆与哕是否同类？（见《辨哕、噫、呃逆》）

八十七难

什么是胀？什么是满？怎样区别胀与满的脏腑虚实表现？（见《辨胀满》）

八十八难

什么是下利？《伤寒论》中的下利包括哪些内容？古人为什么利痢不分，统称下利？（答案见《辨下利》）

八十九难

什么是结胸？什么是脏结？脏结能否转为结胸，结胸能否转为脏结？（见《辨结胸与脏结》）

九十难

什么是藏厥？什么是蚘厥？它们之间怎样区别，代表方剂各是什么？（见《论藏厥、蚘厥、脏寒》）

九十一难

什么是痞？《伤寒论》中的痞证可分几类？各类的治法用何方剂？为什么治痞要上泻心火，下暖脾胃？（见《辨痞气》）

九十二难

什么是阴盛格阳？什么是阴盛阳虚？阴盛格阳能否壮阳散寒，阴盛阳虚能否回阳救逆？（见《论引火归原》）

九十三难

什么是蓄水？为什么会产生蓄水？怎样区别三阳蓄水和三阴蓄水？（见《辨蓄血》）

九十四难

什么是蓄血？为什么会出现蓄血？怎样区别三阳蓄血和三阴蓄血？（见《辨蓄血》）

九十五难

什么是黄疸？为什么会出现黄疸？怎样区别三阳黄疸和三阴黄疸？（见《辨黄疸》）

九十六难

什么是痰？什么是饮？什么是水气？怎样区别三者之间的关系？（见《辨痰饮与水气》）

九十七难

霍乱是烈性传染病，它与伤寒的性质不同，然而《伤寒论·霍乱病篇》却说："伤寒，其脉微涩者，本是霍乱，今是伤寒……"（见384条）。试问，伤寒与霍乱有何内在联系，张仲景此段经文有何临床指导意义？（见《辨霍乱与伤寒》）

九十八难

什么是唯物？什么是唯心？怎样区别唯物与唯心？（见《辨唯心与唯物》）

九十九难

为什么说"脾主运化"是后人的伪说？这个伪说给中医学带来的问题是什么？（见《论"脾主运化"》）

一百难

吴鞠通的五个正气散与《伤寒论》中的五个泻心汤，其性质根本不同。为什么说五个加减正气散是在效仿《伤寒论》？（见《辨痞气》）

以上一百难，是研究经典著作的说理工具，是中医入门的必修途径。

上　篇

中医基础溯源

Tracing the source of basic Chinese Medicine

阴阳原始论

学中医就必学阴阳,医学中的阴阳是古代朴素唯物主义与医学实践的结合。它以矛盾对立统一、消长转化等特点来说明人与自然的关系,并概括医学领域中的所有问题。《素问·阴阳应象大论》云:"善诊者,察色按脉,先别阴阳。"可见阴阳在中医学中占据首要地位。

那么阴阳是怎样产生的?它的起源应该从何而论?它们能否单独存在?它们的消长和转化有没有规律?它们是怎样一分为二的?究竟有无先后顺序?下面以先后顺序为切入点论述笔者对阴阳的认识。

先阴后阳图

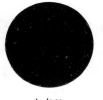 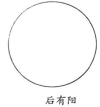

先有阴　　　　　　后有阳

首先说明,阴阳是同时并居的,失去一方则另一方消失,所以阴阳并不能单独存在。然而它们却是性质相关的两个概念,阴阳是两个字,发两个音,没有谁能一口发出两个音,要么是阴阳,要么是阳阴,因此就产生了先后顺序。那么谁应在前,谁当在后呢?由此产生的结果又是否相同?

要回答这个问题,首先要辨明什么是阴,什么是阳。按常理论,明者为阳,暗者为阴;动者为阳,静者为阴;有则为阳,无则为阴。万物都是从无到有,从静到动,所以说先有阴,后有阳。下面用一个直观、朴素的方法来说明阴阳的存在及其定性依据,并分析阴阳的对立与统

太阴重阴图

 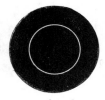

太阴图　　　　　　重阴图

一、消长和转化。

首先取一张白纸,假定为阳,这是一阳。一阳者,太阳也,因为这张白纸小可比作萤火,大可比作阳光。在白纸上点一个白点,就产生了阳中之阳,这是重阳。重阳者,阳明也,因为两阳在合明。再取一张黑纸,假定为阴,这是一阴。一阴者,太阴也,因为这张黑纸小可比作污点,大可比作夜空。在黑纸上点一个黑点,就产生了阴中之阴,这是重阴。重阴者,厥阴也,因为两阴在交尽。接下来,把白纸中的白点换成黑点,把黑纸中的黑点换成白点,就成为阳中之阴,阴中之阳。其中白纸有黑点者叫阳中之阴,是少阴;黑纸有白点者叫阴中之阳,是少阳。所谓少者,又小又少故也。至此,一张白纸产生了二阳一阴,一张黑纸产生了二阴一阳。不论二阳一阴还是二阴一阳,都是无中生有,都是从阴出阳。

在日常生活中,我们所能看到的、听到的一切事物,包括人物、动物、植物、生活用品、建筑设施等都是从无到有,从阴到阳。

从大的方面说,宇宙在大爆炸前,太虚空中已经具备了星际物质。这些没有生命的物质和无边无际的太空,本性皆安静为阴,我把它统称为原始太阴,或者叫重阴世界。重阴必阳!在宇宙大爆炸后,重阴被打破,星球开始诞生,运气逐渐形成,生命开始延续。这种从静到动,从无到有的过程就叫先阴而后阳。

从小的方面说,人类已经认识到了许多微观世界如细菌、病毒、水分子、原子、中微子等等,但还有许多微观世界尚未发现或有待发现。这些微观被发现的叫已知,未发现的叫未知。已知的大白于天下,属阳;未知的总是朦胧,属阴。从无知到已知叫从阴出阳,从已知到无知叫从阳入阴。宇宙万物都是从无知到已知,然后再从已知到无知。所以说任何事物都是从阴出阳,然后从阳入阴。下面再做一个从阴出阳的小实验。

取一碗凉水(水为阴),放入冰冻室制冷(冷亦为阴,因此成为重阴)。当温度下降到零度时,水就会自然结冰(行阴)。继续制冷,瓷器就会爆裂,因为冰块开始膨胀变形,这叫重阴极化。宇宙也不例外,在宁静黑暗的太虚空中,物质由于受重阴极化影响,不断冷缩,当凝聚到极限时就会产生不可抗拒的宇宙大爆炸!这就是重阴必阳的典型表现。

重阴极化是个相对理论,严格地说它行不通,因为孤阴是不能消长生化的。也就是说,要消长、转化就必须有阳参与,没有阳,是不能运动的。所谓阳,就是指宇宙爆炸、恒星太阳、流光圣火以及一切阳刚动气。阳和阴一样也是相对概念,因为阳根于阴。阴是形体,阳是气化;阴是物质,阳是功能。没有阴就没有阳,没有体就没有用。宇宙若无星际物质,就不可能产生宇宙大爆炸;星球若无实体,就不可能产生自身运动。所以说孤阳不生,孤阴不化。

　　阴和阳时刻在转化,无休止地演变。它从阴出阳,又从阳入阴。从阴出阳者叫阴中之阳,从阳入阴者叫阳中之阴。"平旦至日中,天之阳,阳中之阳;日中至黄昏,天之阳,阳中之阴;合夜之鸡鸣,天之阴,阴中之阴;鸡鸣至平旦,天之阴,阴中之阳"。(见《素问·金匮真言论》)这就是宇宙大循环,这种循环周而复始,如环无端。甲方如果行阳,乙方就必然行阴;甲方如果行阴,乙方就必然行阳。它们永无饱和之日,永无宁静之时,而且永远都有缺陷,这种缺陷叫"天不足西北,地不满东南"。(《素问·阴阳应象大论》)

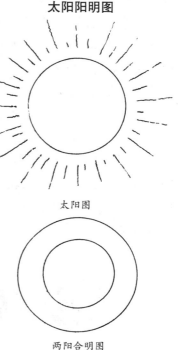

太阳阳明图

太阳图

两阳合明图

　　阴阳是对立的,又是统一的,而且在不断地消长和转化。在消长和转化的过程中,任何一方都会出现太过或不及,由此产生了五运六气。这是生化承制的必然结果,也是宇宙运动的必然规律,这种规律变化无穷,永无止境。所以说"阴阳者,天地之道也,万物之纲纪,变化之父母,生杀之本始,神明之府也,治病必求于本"。(见《素问·阴阳应象大论》)

　　阴阳学说对我国古代科学、古代医学所产生的影响是巨大的,因为它是最原始、最朴素、最基本的唯物辩证法,是古人认识和解释事物的说理工具,因此被广泛地应用于天文学、地理学、哲学、人类学、社会学、军事学、数学、生态学等各种领域。在我国,特别是在《黄帝内经》时代以前,古老的中国人没有现在的精密仪器,不能用先进科学技术来识别宏观与微观,但是他们却能准确无误地度量着事物的终始。以天文学为例,西方科学家近代才发现太阳黑子,并对它进行了初步的探索和研究,而我国早在象形文字时,"日"字的中心便有一点,即为少阴,并且提出了少阴与太阳的表里关系。再比如肿瘤,西方医学家把良性肿瘤视为瘤,把恶性肿瘤视为癌,而我国自有汉字时就已经说明了"瘤"与"癌"的实质问题:从瘤字上看它四面光滑,有明显的保护层,所以它的性质稳定,治法可用"刀"术;癌字则不然,它凹凸不平,望而生畏,不仅根深蒂固,而且善于转移,所以用"山"字和"品"字来形容。古人之所以能在简朴的条件下认识和改造自然，是因为他们能正确而有效地应用阴阳五行，用生化承制的原理来洞察事物的形成与发展，用最简朴、最直观的逻辑方法来判断事物的萌芽与归宿。例如古人能用煤炭燃烧的原理来测定太阳、阳明、少阳、太阴、少阴、厥阴的生化与消亡，用离心的运动方式来预测星球与太阳的关系。

西方科学对生命的起源提出了"宇宙大爆炸论"，这是以"阳"为起点的学说。这个学说是富有争议的，因为它以阳刚动气为开始。如果这个学说能够成立，而且准确无误，那"阴阳"就要变成了"阳阴"。我们应该知道，物质与气化不同，物质是基础，气化是功能，没有阴性的物质就没有阳性的气化，没有形体的结构就没有运动的功能。所以说没有阴就没有阳，既如此，阳在前、阴在后的学说就很难接受。

演变图（太阳）

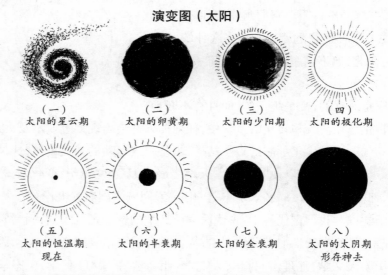

| （一）
太阳的星云期 | （二）
太阳的卵黄期 | （三）
太阳的少阳期 | （四）
太阳的极化期 |

| （五）
太阳的恒温期
现在 | （六）
太阳的半衰期 | （七）
太阳的全衰期 | （八）
太阳的太阴期
形存神去 |

从"宇宙大爆炸"来看阴阳，它是有规律、有秩序的，而且是个从阴出阳、从阳入阴的有机整体。从爆炸学来看，爆炸前它是个阴体，爆炸后它产生了功能，出现了超级的阳性反应，这事实上是从冷缩走向热胀，从收缩走向膨胀。那么它向何处膨胀，向另外一个空间吗？空间外还有空间吗？如果是这样，那总宇宙的大爆炸将无法解释。所以说"宇宙大爆炸"永远都是局部，永远都是一方在行阴，另一方在行阳。

阴阳是相互转化的。甲方行阳，乙方就必然行阴；甲方收缩，乙方就必然膨胀。例如宇宙中的黑白洞，黑洞能将物质吸收，白洞又将物质释放。有吸收有释放,才能出现大气旋转,才能产生物质运动。有了物质运动,星球才能出现,星系才能诞生,生命才能延续,天地才能形成终始,这就是运气。所以说运气不是妄想,更不是唯心谈说,它是古人最唯物、最朴素的辩证法,是古人认识自然和解释事物的说理工具。这个工具它不仅涉及天文地理,而且涉及医学科学等各个领域。今天,阴阳五行学说已经被淡化,许多领域的辩证法基本不再延用,古老的中医学由此得不到完美的解释,数不胜数的科学谜团也由此陷入困境。例如当代科学已经探明了火星上曾有过山川

演变图（地球）

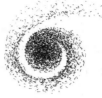

地球的星云期
60亿～70亿年间

地球的卵黄期
50亿～60亿年间

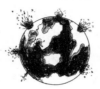

地球的分化期
30亿～40亿年间

生命的繁衍期
现在的地球外形

河流,但找不到生物和水。那么水到哪里去了,生物为什么会绝灭？如果遵照现在科学,这个谜团就很难解释,至少需要漫长的时间去探索,但如果用阴阳五行的学说来推理,用生化承制的原理来洞察运气,其结果就会是:昨天的火星就是今天的地球,明天的金星将会孕育生命。当水星上出现生命的时候,太阳系的崩溃已经为期不远了。这个结论也许无法相信,但事实证明,在大宇宙中,每一个星球都在运动,每一个星球都有它的物质基础和气化功能,这就是它自己的体和用。如果这个体用进入了地球的时针,产生了与地球同步的五运六气,那得天独厚的生态物种就会自然形成。遗憾的是这个变化是以亿年为单位的,弱小的人类根本不可能耳闻目睹,更别说亲身经历。今天,人们能用超级望远镜和电子计算机来测量时间和距离,但很难预测到几亿年、几十亿年以后的星际物质与现在是否相同,所以我们对待任何事物的变化与发展均不能贸然地给予肯定或否定。我们既要尊重过去,又要洞察未来,要正确理解理论和实践的差距,因为探索宇宙和认识事物并非易事,把握事物和改造自然就更为艰难。实践证明,今天的科学成就或者医学成果才刚刚问世,明天或者后天就被质疑而推翻,因为它们都存在着"天不足西北,地不满东南"的缺陷。

　　受时代与悟性的影响,早期的东方科学出现了阴阳五行、天干地支,早期的东方医学也提出了五脏六腑、十二经络,这是早期的东方文化。受条件所限,许多认识长于气化、短于形迹,甚至掺杂着历史的糟粕。西方文化也不例外,"地心

论"就是一个很好的说明。直到近代,西方科学率先出现了微观技术,西方医学才得到突飞猛进的发展,但它同时又出现了对机械的过度依赖。它长于行迹,短于气化,从始至终缺乏综合分析,由此演变出了"头痛医头,足疼医足"的片面性,中医和西医也因此暴露出了各有长短的实际问题。由于这些问题严重地制约着当代医学发展,因此国家才提出了保护中医、发展中医和坚持走中西医结合的道路。但是,中医和西医是两个不同时代的产物,尤其是古老的中医学、许多基础理论已经被淡化、失传,甚至扭曲变形!它不仅很难让世人听懂,就连许多专业人士也是知其然而不知所以然,更别说让西方医学接受。这是一个不可回避的现实问题,所以发展中西医结合就必须首先认识中医学。只有中医的基础理论能让西医接受,能让世人听懂,才能统一医学辩证法。因此,重新认识中医学,重新塑造中医的说理工具才是当务之急。

论三极

问：何谓三极？

答：三极者，无极，玄极，太极。

问：何谓无极？

答：无极者，其大不可度，其小不可量。故神不能至，笔不能艺，唯有空想而已。

问：何谓玄极？

答：玄极者，其大可度而不实，其小可量而不确。故宇宙轮廓，可意而不可度。极子内核，可视而不可量。

问：何谓太极？

答：太极者，其大可度，其小可量。故大可度星系光年，小可测病毒、细菌。

以上三极，可括尽宇宙万象。

三极是人类认识自然和改造自然的最基本辩证法，而且涉及任何领域。其中无极是个未知数，太极是个已知数，玄极则是个悬而未决的虚数。例如太阳系，人们已知地球、月亮和太阳的关系，并且能成功地计算出它们的直径和相互之间的距离，所以太阳系就可以定性为太极；银河系就不同了，人们已经探索到

无极生玄极图

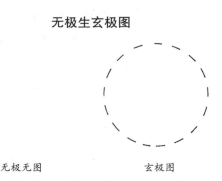

无极无图　　　　　　玄极图

它的直径大约是十万光年，恒星为两千多亿颗，但这只是个约数，是个极不准确的天文数字，所以这个极限就叫玄极；对无极就什么也不知道了，尽管人们已经看到了上百亿光年以外的天体，但又有谁能看到宇宙的尽头，找到总星系的轮廓？所以这个极限不仅现代人不知道，将来也不可能知道。

从小的方面说，人们已经认识到原子、中子、质子、电子、光子、中微子等许多微小的物质，这是微观太极或者叫微观玄极，但还有比这些微观物体更为渺小的存在，而且它们同样有正负核在运动，那么它们又该叫什么，直径与重量是多少，这恐怕没人知道。

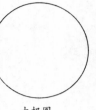
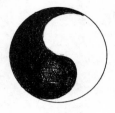

太极图　　　　　两仪图

再谈日常生活，平时，我们所能看到的一切事物无一不存在三极。它们都是从无到有，从无极经过玄极而进入太极。比如人造卫星，未诞生前没有人知道它的形体与结构，这是卫星的无极时期；当第一个设想人出现后，卫星就进入了玄极时期，这时候的卫星将处在无限次的遐想和无数次的科学论证中，它将一次又一次地被实验并一次又一次地失败；当最后一个玄机被破解，一座崭新的人造太极就会腾空而起。这就是无极、玄极、太极的三个不同阶段，这种从无到有、从无极走向太极的过程就叫"无极生太极"。

医学中的三极无处不存在，任何理、法、方、药都是从无知到已知，就是西医所谈的细菌、病毒也无一不是从零开始，许多疾病包括各种传染病最初都是谜。今天的医学已经取得了巨大的成就，一个又一个的疑难病症得到了合理的诊治，但还有许多疾病如癌症、艾滋病等至今仍困扰着临床，人们还很难突破它的玄机，由此可见人们对三极的认识并非易事。

三极是最朴素的唯物辩证法，对于它的认识首先要联想到自然与社会，因为人类的生死存亡与自然社会的诸多因素密切相关，探索自然科学和社会科学正是探索人类自身的奥秘。所以认识中医学和研究中医理论就必须"上知天文，下知地理，中知人事"。早在《黄帝内经》

四象生八卦图

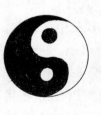
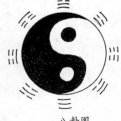

四象图　　　　　八卦图

中就多次谈到了中医学的知识和结构。《素问·著至教论》说："黄帝坐明堂，召雷公而问之曰：子知医之道乎？雷公对曰：诵而颇能解，解而未能别，别而未能明，明而未能彰……愿得受树天之度，四时阴阳合之，别星辰与日月光，以彰经术，后世益明，上通神农，著至教，疑于二皇。帝曰：善，无失之。此皆阴阳表里，上下雌雄，相输应也。而道上知天文，下知地理，中知人事，可以长久，以教众庶，亦不疑殆。医道论篇,可传后世,可以为宝"。这段文字表明了古人已经认识到人与自然的关系和社会科学的属性,指出了只有做到"上知天文历法,下知地理形势,中知社会人情"才能精通医学的奥蕴并能阐发其道理,这样的论著才能被世人接受。但是晋唐以后,特别是近代中医学,有关天文、地理、人事等知识结构已经涉及甚少,甚至并未涉及,由此导致中医学的诸多成就至今不能很好地被现代科学解释,这不能说不是一个巨大的遗憾。在我国,早在《黄帝内经》成书时期有关人与自然、人与社会的整体结构已经十分明了,到东汉张仲景《伤寒杂病论》问世,其"六经辨证"本身就是以天人相应为依据。为什么古人将人与自然和疾病治疗之间的关系提高到如此重要的地位呢?为什么后人将通晓自然的观点愈演愈淡呢?由此产生的弊病又是什么?这一问题值得我们深思!

论五行

五行的基本概念

五行又名五运、五材,其学说最早见于《尚书·洪范》。五行是古人对当时所有自然知识的概括,是古人认识自然和解释事物的运动、变化以及联系规律的说理工具。五行在古中医学中占据着重要地位,但现代许多中医师临床治疗中却忽视了这一点。

翻阅了许多历史资料,找不到有关五行生、化、承、制的科学解释,却看到了"抽象""笼统""形而上学""唯心论""牵强附会"等分歧。更为严峻的是从 20 世纪 50 ~ 70 年代的短暂时期,我国医学界就曾出现过两次大的关于五行学说废存的争议,由此可见五行学说发展到今天,它已走到了何等尴尬的境地。

众所周知,中医理论和治疗方法基本上是古代的产物,而阴阳五行又是中医理论的纲领。如果废除它,就会出现一系列的连锁反应,中医学的脏象、经络、病机、诊法、治则等就会失去解释的依据。相反,如果继承它、弘扬它,那它就必须具备唯物辩证法的科学性,它的理论就必须和西方医学一样能让世人看得见、听得懂、摸得着,只有这样五行学说才能被当代科学承认,才能被所有人群来接受。下面我就谈谈个人的心得体会。

五行是指金、木、水、火、土五类事物的运行,它的内容包括"相生""相克""相乘""相侮"。五行是宇宙运动的总结,是个无始无终的体系,所以谈论五行就如同谈论宇宙,可以从"大爆炸"后说起,也可以从"大爆炸"前开始。

1. 金的基本概念

金的含义有二:一是金属,二是金气。

金属在自然界中,种类繁多,而人工合成的金属更是无法估量。金属是自然界的产物,也是人类改造自然的重要的工业原料,因此说没有金属存在,就不可能有社会发展，更谈不上人类进步。

金气是金属的功能，或者说它是金属的化学反应。金属和其他物质一样，也是由元素分子构成的。由于它的种类、性质、数量、组合方式不同，所以功能有很大的差异。

金气是金属的气化，或者说是金属的化学反应。当宇宙还没有大爆炸的时候，太虚空中已经具备了金属的物质基础，如金、银、铜、铁等。不过这些物质还没有经过提炼，还和其他物质混杂在一起，这是金土合一，统称为土的时期。在这一时期，它就像地球中的岩浆，既看不到金属的形体，又看不到金属的功能，因此被称为宇宙中的"重阴"阶段，或者叫金气的孕育时期，我国古人把这一宁静孕育的时期叫"重阴"，把宇宙这个最大的阴体叫"太阴"。

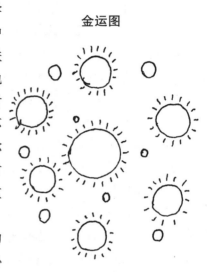

金运图

宇宙大爆炸标志着"重阴"已尽，重阴的"厥尽"就象征着"重阳"的产生，这是"重阴必阳""重阳必阴"的必然趋势，也是阴阳对立与统一、消长与转化的必然规律，所以说宇宙大爆炸是物质与气化的阳性反应。

宇宙大爆炸是一种高温、高密的热核反应，其温度可高达 100 亿摄氏度！在这种情况下，宇宙只有含金属的中子、质子、电子、光子、中微子等一些最基本的形态物质，除此以外别说生命，就连地球、月亮、太阳等天体都不存在，这是"金运"的称霸时期。在这一时期，宁静的太空已经从阴出阳，这叫阳明气化，所以说"太阴与阳明相表里"。

随着宇宙的膨胀，温度由上升转为下降。当温度下降到几千摄氏度时，宇宙的气态物质便逐渐凝聚为星云，其后再形成各种类型的恒星与行星。在这一时期，由金属所产生的辐射逐步减弱，宇宙体由膨胀转为收缩，并出现星球的旋转和宇宙的万有引力，这就是早期的"金运"。

金运的形成标志着物质与物质分离，同时也标志着混元一体的宇宙已经产生了天地。在这一虚一实的天体中，古人把无形的气化统称为天之太阴，把有形的物质统称为地之太阴，把天地太阴所产生的功能皆视为阳明气化，然后把不同的天地阳明气化再分为"金运"和"土运"。

为什么同是阳明太阴而属性不同呢？古人认为：金运是金的产物，土运是土的功能。金土虽然一脉同源，皆主物质，但两者的属性却有着明显的区别：金能"运"而不能"建"，土能"建"而不能"运"；金是土中精华，土是物质统称，所以说金不能育土，而土却能孕金。宇宙大爆炸前金在土中孕育，宇宙大爆炸后金从土中产生，这种从物质走向物质，从物质走向气化的过程就叫"土能生金"。

天地的形成奠定了人体的结构基础，宇宙的演变决定了脏腑的功能。在人体内，在天人相应的"金运"中，人生出了肺与大肠，这是大自然的产物，也是人体的需要，所以它的功能与自然界息息相通。从我国古典中医学中，我们看到了"肺主气""肺为华盖""肺主制节""肺主肃降""肺朝百脉""肺主皮毛""肺主行水""肺合大肠""大肠主传导"等；而《黄帝内经》中的"阴阳应象大论"和"五运行大论"则指出"土生甘，甘生脾，脾生肉，肉生肺"。所有这些都能充分说明了人与自然的关系，它和宇宙的万有引力、大气覆冒、物质旋转、金土相生等道理是完全一致的。

2. 木的基本概念

木的含义亦有二：一是木气，二是木运。

木运图

以草木为代表的所有植物皆属于木，而以生命为代表的所有生物则属于木本。木本与人共性，所以古人把人称为"草木之人"。木的主要功能是交换气体。其中，动物吸入的是氧气，呼出的是二氧化碳；植物吸收的是二氧化碳，释放的是氧气。虽然动植物交换的方式不同，但它们的目的只有一个，那就是传递天地间的动气。制造动气叫"木气"，传递动气叫"木运"，这就是木气和木运的区别点。

木气在天地间，可以表现在任何一个领域。从大的方面说，宇宙中有阴气，有阳气，有阴阳相应之气。其中阳气属火，阴气属水，而阴阳相应之气便是木气。从小的方面说，生活中有黑夜，有白天，更有合夜与平旦。其中黑夜为阴，白天为阳。合夜是阳中之阴，平旦是阴中之阳。阳中之阴叫阴枢，阴中之阳叫阳枢，这种阴阳二枢的组合便是木气。从人的方面说，人体中有寸、关、尺，其中阳气候寸，阴气候尺，而寸尺之间便是关上，这就是肝胆所居的位置。肝胆属木，当然它是人体的木气。由此可见，木气既不属阴，又不属阳,它是阴阳相应之气。没有阴阳相应之气,大自然就只能行阴,或者只能行阳,这是不可能的事。

"木运"与"木气"不同,气是气化,运是运动,这是两个不同的概念。在大宇宙中,任何事物,只要它运动,只要它从一个极端走向另一个极端,"木运"就会产生。所以"木运"在自然界中无处不存在。例如从阴到阳,从内到外,从好到坏,从表到里,从虚到实,从寒到热等等。"木运"是阴阳对立的产物,是气机出入与升降之门户,所以古人把"木"定性为"风"(风为阴阳相应之气),定向为"东"(东为日出之地,是夜昼交接的地方),定位为"枢"(枢是开合的交汇点,位居半表半里),定脏腑为"肝胆"(肝为厥阴,胆为少阳,两者恰是从阴出阳),定味为"酸"(酸是味之变性,故云曲直作酸),定色为"苍"(苍是赤和绿的混合色,实为阴阳二色),定志为"怒"(怒为情志的改变,乃是阴阳的反作),所有这些都能充分说明"木"的特性。除此之外,像"肝体阴而用阳""肝藏血而主疏泄""肝主筋为罢极之本""肝藏魂而主谋虑"等也都能说明肝的两性反应。

3. 水的基本概念

水包括水气和水运。

水从太阴中产生,它是天地太阴中的一个组成部分,所以水不能称"太",它只能称"少"。

水在地球上能占三分之二强,但这是表面现象,如果将水和地球相比较那就小而少了,所以地球称之为太阴,地球上的水则称为少阴。

水运图

水在宇宙中能潜伏在任何一个星球上或者其他物质中,它的特点是遇热气化,遇冷结为固体,所以它的气化叫水蒸气。水蒸气来源于火(无火不化气),所以我国古人把这种气化叫阳气。

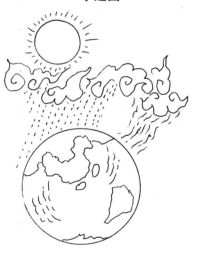

水为什么能化气呢?因为水分子又轻又小。据科学家考证,在普通的一滴水中,如果一个人每秒钟数一个水分子,一秒不停地数上一千年,也只能数清一滴水中全部分子的五百亿分之一,而且一个水分子的重量仅是 3×10^{-23} 克,如此轻小的水分子当然就能伴随着温度的变化而上天入地。

水是金的产物,因为水和金一样,都是从"土"中分离的,都是从物质中分类的。不同的是水质是液态性的,而金属则除了"汞"之外在常温下一般不容易液化。由此可见,从物质上来说,金的密度高,水的密度低;从气化上来说,水的密度高,金的密度低。所以说金气为天,水气为地。故天主制节,地主变化。太阴主建运,少阴主生化。

水受金气的制约。水在天地间云行雨施,有秩序、有规律地进行着水气循环,这是宇宙间万有引力的作用。没有引力,水气就会形成两种结局:要么静止不动,要么飞得无影无踪。所以水气的循环与金气的制约存在着密切的关系。这种关系在大自然中叫"大气的覆冒与旋转",在人体中它叫"肺主制节""大肠主传导",这种覆冒、旋转、制约、传导有效地保护着水气的流失与分布,而且在"火"的作用下进一步使水气润泽与繁衍,这种从大转中、从中转小的分离过程叫土能生金,金能生水。由此可见,水气的生化取决于火,而水气的运动则取决于金。没有火,寒水就不能化气;没有金,天气就不能下降,地气就不能上升,人体就失去制节,水气就不能循环,所以说金能生水,土能生金。

水在天为寒,在地为水,由寒水产生的气化叫太阳气化,由太阳气化凝成的卫外之气叫卫气。卫气受金气制约,所以说肺主制节,肺主气,肺属卫而又滋生皮毛。

水在脏为肾,肾属水,为阴中之少阴。肾水在心火的作用下产生太阳气化,此气上出口鼻为津,外出皮毛为汗,下行小便为尿,所以说人体气化与自然气化其性质是完全一致的。

4. 火的基本概念

火是物体燃烧时发出的光和焰,它分为君火和相火,即太阳火和生命火。

在大宇宙中,凡是物体能自行燃烧,并能将自己的能量传递给另一方,从而产生阳明气化者盖称为君火;凡是物体不能自燃,只能借助对方的能量才能产生热化功能者盖称为命火。例如地球的功能取决于太阳气化,肾阳功能取决于心火等等。所以太阳火为君火,地球火为命火,也就是说命火的成长必须得到君火的资助,否则它不能产生阳明气化,宇宙万物,无不如此,这就是火。

火在宇宙中能燃烧在任何一个星球上,其中能发射能量的君火最主要的是恒星,因为它们都有很强的光和焰,有炽热无限的能量,是个地地道道的大火球,所以它们谁都可以称为太阳,不过这些太阳距离我们太遥远了,因此对地球来说太阳只有一个。

中医溯源

地球是太阳的行星,它没有太阳的光和焰,也没有太阳那巨大的辐射能量,但它同样潜藏着火,不过这种火叫生命火,在太阳火的资助下能随时出现火山爆发,这是命火与君火的区别。

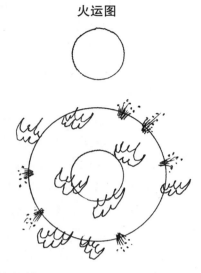

火运图

月球比地球小,但月球和地球一样都潜藏着自己的生命火,也都是在太阳火的作用下出现的火山爆发。

陨星是大小不等的天体,它遇热则行,遇寒则凝,所以它的运转主要取决于太阳火的热化功能,这是君火引动命火的作用。

尘埃是宇宙中的"细胞",它遍布在整个宇宙,在每一个恒星的作用下,有组织、有系统地运动,最终组成新的体系,所有这些都是火的功能的体现。

火在地球上,已经燃烧了几十亿年。在这漫长的岁月中,地球曾不止一次地经受着"壮火"的考验,有过无数次的大小火山爆发,直到它的地表温度下降到适合生命繁衍的程度。这是几十亿年来最适合生命生长的温度,这个时间对人类来说相当漫长,但对地球来说却是弹指一挥间。随着太阳的衰老,温度的内移,地球上的温度将从一个极端走向另一个极端。如果地表温度下降到零下百摄氏度时,地球所有的生物将会灭绝。

地球与太阳,都属于有始有终的星球,它们的能量伴随着其生、长、壮、老、已而消长。今天的太阳已经有五十亿岁,它就像个壮年人,虽然还有炽热的能量,但终久也会"老将至矣"。随着时间的推移,温度的下降,运动的减退,太阳系最终会走向崩溃,它的九大行星将会脱离轨道。因此生活在地球上的人们也许还没有意识到,火星以外的生命时期已经过去,而金星以内的孕育时间尚未到来。

火从物质中产生,叫木运;火从少火走向盛火,叫火运;火与土结合,叫土运;火与金结合,叫金运;火与水结合,叫水运。没有火,谁都不能运。

火不自燃,任何火种都出于先天。总星系是银河系的先天,银河系是太阳系的先天,太阳系是人类的先天,先天生后天。故人之初胎,火受于父母。人之既生,火由心脏产生。心火与命火结合,化为自身体温。体温产生气化,推动脏腑维持其功能运行。所以说火不足则阳气衰,人必病寒;火太过则"亢则害",人必病温。温邪为患,在心则心火亢盛,在肝则肝火上炎,在脾则消谷善饥,在肺则肺叶焦举,在肾则龙火内焚,所有这些,都是典型的火病。

5. 土的基本概念

土是物质的统称,万物土里生。怎样认识土和土运呢?首先要了解太阳系中的各个行星与土的关系。

太阳是个炽热的大火球,这是物质在产生气化。故阳气愈盛,阴气愈衰,此太阳与少阴所以相表里。当太阳步入死亡的时候,它的阴阳二气就会尽竭,到那时它就像煤炭燃烧后的乏渣,这是最后无功能、无气化的阴体,名为太阴,太阴属土。所以《伤寒论》认为脾据中央,为万物之所归,无所复传就是这个道理。机体属阳明,尸体属太阴也是这个道理。

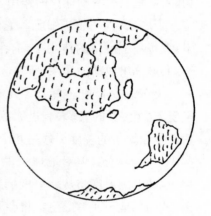

地球是个大土球,但也有水,也有火,也有气,也有植物和动物,所以地球是由"土"和"也"组成的,这就是"地"。

地球上的土,就像人体的肌肉;地球的地温,就像人体的体温。地温炽热大地,产生土膏脉动;体温温煦肌肉,产生脏腑功能,这就是阳明气化。

月亮也是一个土球,但体积小,没有水,而且受地球所控制,因此它是一个太阴体,很难产生欣欣向荣的阳明气化。

金星晶光耀眼,灿烂夺目,亮度仅次于太阳、月亮,所以古人用"金"来形容它是合理的。金星有一层浓密的大气,这是金气,也是金水相生的萌芽时期。由于金星距太阳较近,阳明气化激烈,所以它还不能产生动植物包括人类。

木星有小太阳之美称(小太阳即少阳)。有人说它是未来的太阳,因为它具备了木能生火的条件。木星内部的温度极高(约28万摄氏度),它向空间释放的能量是吸收太阳能量的2.5倍,而且它的质量还在与日俱增,能将太阳燃烧后的物质完全吸收(每秒钟以亿吨计算),形成了它那独有的枢纽开合状态,这就是"木"性。木性的特点是"风",古人把它命名为木星就是因为它具备了"体内的热空气上升,体外的冷空气流来补充"这一最基本特点。由于木星的体积大,能量高,气化交换力强,其开、阖、枢的能力位居在九大行星之首,所以古人才把它定性为木星。木星气流最强,它不得阳明气化,因此不适合人类居住。

水星距太阳最近,球体上的水早已被太阳火蒸发到九霄云外,然而古人却把它命名为水星,可见古人的用意并不是指该星球的含水量多少,而是指球体上的水是否能完整地皆化为气。在太阳系中,任何一个行星的含水量均能超过水星,但任何一个行星均不能以水星命名,因为任何一个行星的水中化气均不完善,只有水星上的水完全产生了气化功能。所以古人认为:水属少阴,与火相应才能产生气化。由于水星接受日光最强,气化功能最盛,所以说近火者为水星,这就是水中化气的最基本原理。汉代张仲景根据这一原理,创造出了金匮肾气丸,方中的熟地黄滋阴补肾水,方中的桂枝助心火激发太阳,方中的附子助命火激发少阴,由此形成了水中化气的功能,这个功能与近火者为水星的道理是一致的。

火星荧荧如火,整个球体是红褐色的,这是风卷尘埃、漫射太阳的缘故。火星气流强烈,经常出现大风暴,最厉害时能直达高空数十公里,而且能席卷整个星球,形成十分壮观的橙红色火象,这就是火星命名的依据。今天,火星上的生物已经消失,它的阳明气化已经衰退,它的寒水与燥土已经凝固为一体,这是太阳走向衰老、行星走向衰退的必然趋势。

火星与地球,都是生命的摇篮,今天的地球依然是万紫千红,但今天的火星却已成为过去,这并不是火星上的资源已经匮乏,而是因太阳在逐渐衰老,它的辐射能力已经减退,火星上的水由此不能化气而全部潜藏于地下,并结为干冰与土混为一家,所以今天我们只能看到山川、河流、湖泊、瀑布的形迹,但是看不到水。假如太阳能再次转盛,地下干冰就会再次蒸发为水,干涸的火星就会游溢精气,就会出现水津四布,五经并行。遗憾的是,人与自然谁都跳不出不能长生不老的规律。

土星是个淡黄色的行星,它形如卵黄,色泽如土,故名土星。土星上的生命早已成为过去,它的江河湖泊早已还入土中,因此说土星不得阳明气化,它是个完美的太阴体。

由此可见,太阳系中的行星除了地球外,任何行星都不得生命繁衍的阳明气化,或者说五行不全。只有运气相应,阴阳等停,生命才能万紫千红,这就是土运。

土运在人,由脾胃所司。脾胃属土,主宰着后天的水谷资源。所以脾胃的主要功能是"脾主肌肉""脾主四肢""脾主后天""脾主裹血""胃为太仓""胃主受纳""胃主腐熟"等等。这是天人相应的产物,名曰足太阴功能,足阳明气化。足阳明气化与手阳明气化相结合,形成了人体的"建"和"运"。其中手阳明能"运"而不能"建",足阳明能"建"而不能"运"。只有手足相合,天地相应,人体的物质与气化才能产生"建运"功能。故饮食不化者要健脾,水气不行者要运肺,这就是脾主"化"而肺主"运"的最基本道理。

　　以上所论,基本阐明了脾土的作用和阳明与太阴的表里功能。由于阳明气化的产生取决于君相二火的盛衰,它是火盛阳盛,火衰阳衰。所以阳盛则中土化燥,阳衰则脾胃生寒。"实则阳明、虚则太阴"由此形成了一体一用:阴为体,阳为用;阴为本,阳为标;阴属五脏,阳属六腑。

　　金从土中孕育,这叫土生金;大气覆冒液态,这叫金生水;水能滋润万物,这叫水生木;木能传递阳气,这叫木生火;火能焚烧物质,这叫火生土。

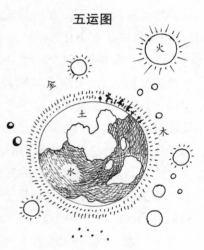

五运图

　　既有相生,就必有相克。受太过不及的影响,五行出现了生化承制。其生者,金生水,水生木,木生火,火生土,土生金;其克者,金克木,木克土,土克水,水克火,火克金;其乘者,金乘火,火乘水,水乘土,土乘木,木乘金。《素问·气交变大论》说:岁木太过,风气流行,脾土受邪;岁火太过,炎暑流行,金肺受邪;岁土太过,雨湿流行,肾水受邪;岁金太过,燥气流行,肝木受邪;岁水太过,寒气流行,邪害心火。又说:岁木不及,燥乃大行;岁火不及,寒乃大行;岁土不及,风乃大行;岁金不及,炎火乃行;岁水不及,湿乃大行。这就是"亢则害,承乃至"的体用学说,故相乘者畏其制我,相恶者恶其异我;生我者我必反生,克我者我必反克。

　　以上所论的五行,是古人认识宇宙万类的总结,它是五种事物的运行。在这生化承制的五行中,每一行都分阴阳,合成了十天干,这是天气所生,应人为五脏(藏);由天干所产生的地支分裂为六腑,此为地气所化,应人为十二经络。由干支所产生的六种不同气化,名为六气,应人为六经。这就是五运六气、五脏六腑以及十二经络所产生的根源。

五行的生化承制

五行能括尽宇宙万类,它没有第六行,但没有第六行它就不能产生六腑十二经络,更谈不上脏腑经络的生化承制,所以它要产生一个网络系统,这就是心包络与三焦(详细解释见下文"论心包络与三焦")。

心包络与三焦是人体的气血通道,也是人体的联络工具,更是五运六气、五脏六腑不可缺少的体系,它的具体表现如下。

金、木、水、火、土是构成宇宙万类的最基本条件,而且它们无时无刻不在生化承制,这就需要联络工具。以太阳系为例,太阳系是个以太阳为轴心,以行星为组合的运动天体。在这个天体中,无论是行星还是恒星,它们都必须按照自己的轨道在运行,这就是它的网络体系。没有这个体系,行星就会相互撞击,天地宇宙就会乱成一锅粥。

东、南、西、北、中是由五行所产生的五个方位,简称五方。其中每一方位之间都是双向,例如东南、西南、东北、西北,这就产生了网络体系。没有这个体系,东西南北中将混合为一体。

春、夏、长夏、秋、冬是由五行所产生的五个季节,简称五季。其中每一季兴旺期为七十二天有余,合成了年一岁。在这一年一岁中,受太过不及的影响,运气就会产生闰月,由此出现了平衡太过不及的运气联网。

风、寒、湿、燥、火(暑)是由五运所产生的五种气化,简称五气。其中火与暑热合为一气,在天为热,在地为火,在性为暑。由于暑热皆出于火,所以第六种气化为暑为热。至此,五运产生了六气,天干产生了地支。

青、赤、黄、白、黑是由五行所产生的五种颜色,简称五色。其中每种颜色都能产生兼色,例如银灰、翠绿、土黄、粉红、赭石等。前五种颜色是原色,后五种颜色是兼色。兼色出于原色,这就产生了中和。中和就是调节,没有网络,颜色就不能中和。

酸、苦、甘、辛、咸是由五行所产生的五种气味,简称五味。其中每一种气味都能产生兼味,例如辛酸合化、甘酸合化、苦咸合化、辛咸合化等。合化是指五味在合并,合并后的气味属于第六味。有了第六味,才能出现回味无穷。

角、徵、宫、商、羽是由五行所产生的五个音律,简称五音。五音加上变音,即变宫、变徵,合为七个音。七音再分高低音,就能演变出奇妙无比的乐奏。西方音乐,把音律归纳为1、2、3、4、5、6、7、1 八个音阶。其中1、2、3、4、5是原音,第6、第7是变音,第8是高低音,这种音律的分布与我国音律的创作原理基本相同。

心、肝、脾、肺、肾是由五行所产生的五个内脏,简称五脏。这是构成人体气血生化的最基本核心。这个核心既相互制约,又相互促进,这就需要联络工具,这个联络工具就叫心包络与三焦。没有心包络与三焦,五脏就不能相互生克。

胆、胃、大肠、小肠、膀胱与五脏相表里,合成五脏五腑。脏腑产生包络,合成六脏五腑。包络产生三焦,合成六脏六腑,这就形成了人体最大的网络系统。没有这个系统,五脏六腑将失去所有功能。

筋、脉、肉、皮毛、骨是由五脏所主的五个体系,简称五体。即肝主筋、心主脉、脾主肉、肺主皮毛、肾主骨。五体与五脏相连,其中必有联网勾通,称为包络。包络内藏窍道,称为三焦。此三焦与包络所以相为表里,少阳与厥阴所以合为体用,即阴为体、阳为用,阴为本、阳为标,阴属五脏、阳属六腑。

怒、喜、思、忧、恐是由五脏所产生的五种情志,简称五志。五志另加惊悲,名为七情。七情内藏合化,意义与音律相同。

以上所论,基本阐明了四个问题:(1)构成五运的最基本条件是金、木、水、火、土;(2)一个五运就能演变出五脏、五色、五音、五脉、五官、五味、五液、五常、五胜、五恶、五入、五中、五主、五过、五夺、五走、五声、五劳,五邪,五迟、五谷、五宜、五实、五水、五决、五软、五轮、五刺、五泄、五淋、五疳、五积、五虚、五善、五禁等等。这个演变规律叫阴阳者,数之可一,推之可十,数之可百,推之可千,数之可千,推之可万(见《素问·阴阳离合论》);(3)任何事物,只要它运动,它就离不开网络系统。没有网络系统,五运六气、五脏六腑就不能运动;(4)在阴阳五行中,任何一方都会出现太过不及。太过者亢则害,不及者承乃至,由此产生了生化承制。

下面是我对《素问·气交变大论》中的生化承制理解。

(1)岁木太过,风气流行,眩冒巅疾,善怒胁痛,脾土受到伤害,民病则肠鸣、腹满、飧泄。这叫风行物动,草木不宁,是谓木来克土。土受木克,飧泄至甚,津液内竭,反化为燥。燥甚木郁,风气自止,这叫承乃制。不制者,冲阳(胃气)当绝,死为中风。

脏腑三焦包络生化承制图

三焦是道　　包络是基
合为体用　　相为表里

（2）岁火太过，炎暑流行，肺金受邪，民病喘咳少气、血嗌血泄，胸痛支满，谵妄狂越，是谓火邪刑金。金受火克，制节不行，三焦难以决渎，寒水反能凌心，是谓子气上承。子气上承时，炎暑不能流行。反流行者，太渊（肺气）当绝，死为温病。

（3）岁土太过，湿气流行，肾水受邪，脾胃不通，民病饮发中满，四肢沉重疼痛，足痿肉痿不收，食减溏泄肠鸣，是谓土克水。水受土克，湿气壅盛，盛极则土崩，反暴泼下注。暴泼下注者，风气乃行。湿邪将去。不去者，太谿（肾气）当绝，死为湿病。

（4）岁金太过，燥气流行，肝木受邪，肃杀而甚，民病喘咳逆气，胸满胁痛，目赤眦疡，耳无所闻，是谓金克木。木受金克，肝气不行，两胁胀满，烦冤体重，痛引手足肩背少腹，直至尻阴股膝髀腨皆病，这叫凉燥。凉燥气收，肺气不运，不运则肝气郁结，最终化火。化火者，肃杀凉气自解。不解者，太冲（肝经）当绝，死为秋燥。

（5）岁水太过，寒气流行，邪害心火，阳气不振。民病身热烦心、躁悸、阴厥、上下中寒、谵妄心痛，是谓水来克火。火受水克，寒气早至，皮毛不宣，腠理锁闭，闭则积阳化火。火胜燥生，阳明气盛，盛则阴邪自解。若不解，寒临太阳，神门（心经）当绝，死为伤寒。

以上所论，基本阐明了一个问题，那就是说任何事物，只要有相畏，就会有相恶；只要有相生，就会有相克；只要有相克，就会有反克。由此出现了对立与统一，消长与转化，这就是生化承制的最基本学说。

论六气与六淫

六气与六淫的性质已经在"论五疫与六气"篇中阐明,这里所探讨的乃是它们的具体内容。

论风

风为六淫之首,又为百病之长。古今论风,涉及颇广,风的理论也就层出不穷,然而愈演愈乱!许多注家并不明成风的原理,却巧立门户,或真或类,名火名虚,众说纷纭,莫衷一是,以至陈修园有"不为中,名为类,合而言,小家技"之斥,这些都是认识风证的大敌,须明示之。

什么是风,什么是风病呢?首先,"风为阴阳相应之气",一方的热空气上升,另一方的冷空气就会流来补充,这就形成了风。在大宇宙中,风的形成可表现在任何一个领域。

第一,宇宙大爆炸。宇宙大爆炸是诞生星球的基本条件,也是毁灭旧宇宙的必然途径。在宇宙大爆炸的演变过程中,它要走两个极端:一个是重阳的极端,一个是重阴的极端。重阳的极端就叫"热空气上升",重阴的极端就叫"冷空气流来补充",这就产生了宇宙中的最大风。

第二,宇宙中的黑、白洞。宇宙中的黑、白洞的功能截然不同。其中黑洞行阴,白洞行阳。黑洞主收,白洞主放。黑洞能将任何物质包括光吸入,白洞能把所有索取的物质喷放,这就演变成了大收大放的联袂反应,这种反应正是风的形成。

第三,地球上的风。地球两极,气候寒冷,赤道气候炎热,所以从赤道上升的空气叫"热空气上升",从两极流来的空气叫"冷空气流来补充",地球上的风由此而形成。

第四,人体内的风。人体内的风,也要具备这两个条件:一是体内的温度在不断地上升,二是体外的冷空气在不断地流来补充,这就产生了寒热对流之气,生理上的风和病理上的风也就由此形成。

风不挟物,便很难感知它的存在,只有与物质相合时才会淫威浮现!例如风与水合并出现大浪滔天,风与火合并出现风火燎原,风与土合并扬起沙尘暴等,所以风邪为害绝大多数是合并证。

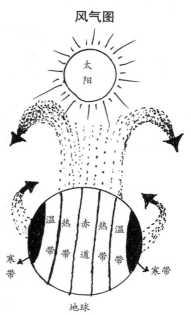

风气图

宇宙大爆炸能毁掉若干个黑白洞,一个黑白洞就能让太阳系踪影全无。太阳上的风暴能使地球的磁场变性,海洋中的飓风能掀翻远洋巨轮!所有这些,对强者而言是风气,对弱者而言是风淫。故说:风静为气,气动为风,风行为疾,疾甚为淫。

风虽然有千变万化,但归根结底都是一方的气化在行阳,另一方的气化在行阴,所以任何中风都离不开阴阳相应。

单纯地论寒,它叫伤寒;单纯地论热,它叫温病;如果寒热等停,那就叫中风。中风与伤寒合并为风寒,中风与温病合并为风温,中风与湿气合并为风湿,中风与燥气合并为风燥,中风与火气合并为风火,中风与暑气合并为暑风,如上皆是风的合并证。下面就谈《伤寒论》中的三阳中风和三阴中风。

第一,太阳中风,阴阳相应,阳盛发热,阴虚汗出,正盛脉浮,邪盛恶风,恰具阴阳两性。所以治法是用芍药育阴和营以制止发热汗出,针对体内的"热空气上升";用桂枝温经散寒以消除脉浮恶风,针对体外的"冷空气流来补充",这就形成了桂枝汤。麻黄汤同理,早期的伤寒并不能使用麻黄汤,是因为正值寒邪鼎盛的时期。在这一时期,症状是恶寒无汗,脉象是阴阳俱紧,还没有出现头痛发热脉浮紧,这是阴盛阳衰、标本俱虚的阶段,所以只能救里,不能攻表。随着阳气转胜,体内积热升温,外证出现了阳性反应:首先逆冷消退,恶寒减轻,沉脉上浮,发热加重;其后出现头身疼痛、腰痛、骨节疼痛、恶风无汗而喘,这是阳气在与阴邪交争。至此,标本俱寒的伤寒转向了标寒本热的中风,这是麻黄汤应用的最佳时刻。由于它的病机已经从寒转风,出现了风寒合并证,所以《伤寒论》中的麻黄证(第35条)并不能提示为"太阳伤寒",只能概括为"太阳病"。

而大青龙汤既治伤寒,又治中风。《伤寒论》第38条说:"太阳中风,脉浮紧,发热恶寒,身疼痛,不汗出而烦躁者,大青龙汤主之。若脉微弱,汗出恶风者,不可服之,服之则厥逆,筋惕肉瞤,此为逆也。"大青龙汤治"太阳中风"多数注家不能理解,因为它的汗药麻黄是极量六两,而且又佐以助阳散寒的桂枝、生姜,这样的方剂怎么能治太阳中风呢?殊不知这个方剂已经重用了石膏,它的病机已经形成了寒热对流,从伤寒转向中风,变成了风寒与风热的合并症。其中寒邪大于热邪的时候,它叫太阳伤寒;热邪大于寒邪的时候,它叫太阳温病;如果寒热均等,那就叫太阳中风。第38条的大青龙汤证正是寒热均等,所以叫太阳中风;第39条的大青龙证是寒湿淫盛于燥热,所以叫太阳伤寒。这就是大青龙汤既能治疗太阳伤寒,又能治疗太阳中风的根本原因。

在《伤寒论》"六经辨证"中,任何一经,只要与风气合并,病机就必然是"善行而数变",并且能与任何一淫合并,甚至出现数气共淫,这就是"风为六淫之首,又为百病之长"的特点。

第二,阳明中风与太阳中风不同,太阳中风是偏于表寒,阳明中风是偏于里热。太阳中风重在卫分和营分,阳明中风重在肌肉与肠胃。不论哪种中风,都要具备阴阳两性,否则就不能称为中风。

在《伤寒论》阳明病篇中,最为典型的中风有以下两条。第189条:"阳明中风,口苦咽干,腹满微喘,发热恶寒,脉浮而紧。若下之,则腹满,小便难也。"第231条:"阳明中风,脉弦浮大,而短气,腹都满,胁下及心痛,久按之气不通,鼻干,不得汗,嗜卧,一身及目悉黄,小便难,有潮热,时时哕,耳前后肿。刺之小差,外不解。病过十日,脉续浮者,与小柴胡汤。"这两条所示病证都是半阴半阳证,是肠胃有热,肌肉有寒;内证有热,外证有寒;阳明有热,太阳有寒,而且是里热逐渐战胜表寒,所以病机可概称为阳明中风。阳明中风,寒湿战胜燥热者为病进,其后阳明必转太阴;燥热战胜寒湿者为病退,其后有两种转归,病愈或转属正阳阳明。转属太阴者为病寒,转属阳明者为病温。欲转不能转,欲进不能进,势必形成逆枢机病,即阳明中风。阳明中风又名三阳合病,因为它外有太阳之表寒(脉象浮紧),内有阳明之里热(潮热腹满),中有表里不能过度(口苦咽干)。三阳合病的治法是以和解为主,且先治其阳,后治其阴,先解其表,后攻其里。如果舍表攻里,误用大承气汤,轻则形成寒湿系在太阴,出现腹满、小便难(见第189条),重则导致脾阳衰败,小便难演变为不尿,腹满转化为腹满而哕(见第232

条），须戒之。那么三阳合病在什么样的情况下才能攻下呢？大小承气汤又是在什么样的情况下应用才合理呢？（1）三阳合病，如果燥热淫盛，邪火猖獗，但湿气未尽，表寒未除，虽有汗出、潮热、谵语、便闭、结痛等症，不可予大承气汤。若五六日不大便或腹大满不通者，可先予小承气汤微和胃气，慎勿令大泻下。（2）若里证明显发热汗多，口燥咽干，谵语发狂，或腹满不大便，或腹中急痛，或下利纯青黑水，或目中不了了者，要采用急下法。但前提是寒湿甚微，否则峻攻必犯纯阴，犯纯阴者死！若不峻攻而反发汗，阴气就会在燥火中消亡，亡津之躯就会触犯纯阳，犯纯阳者亦死！这就是阳明中风，从寒从热，解表攻里的不同治法。

第三，少阳主半表半里，所以少阳中风半在太阳半在阳明。故"少阳中风，往来寒热，胸胁苦满，默默不欲饮食，心烦喜呕，或胸中烦而不呕，或渴，或腹中痛，或胁下痞鞕，或心下悸、小便不利，或不渴、身有微热，或咳者，小柴胡汤主之"（见第96条）。本证是建立在太阳伤寒的基础上，它是太阳表证不解，阳明开始化燥。但里热不能胜表寒，于是相逆于表里之间，形成了半寒半热的逆枢机病。由于本证起始于伤寒，终结于中风，所以本证的前提是"伤寒五六日，中风。"

单纯的少阳中风是胆火随三焦上冲，因此演变出口苦、咽干、目眩等症，这是风火上扰清空所致，也是"热空气上升"的主要反应。由于肝胆为调节脏腑，平衡着人体的气血寒热，所以肝胆为病，大多是合并证。另外，少阳外联太阳，内系阳明，失去任何一方，表里就不能形成。

第四，太阴为阴中之阴，所以太阴中风必须具备阳明气化，否则将触犯纯阴。在《伤寒论》太阴病篇中，张仲景没有提出太阴中风的临床表现，但他提出了"太阴中风，四肢烦疼，脉阳微阴涩而长者，为欲愈"（第274条）。为什么"阳微阴涩而长者，为欲愈"呢？因为获得了阳明胃气。后已经从阴转阳，所以才会出现"四肢烦疼"。如果没有"四肢烦疼"，只有四肢逆冷，且脉象是"阳微阴涩而短"，那么这是阴病不能转阳，不能转阳便是寒，所以不能获愈。在太阴病提纲中，张仲景首先提出了"太阴之为病，腹满而吐，食不下，自利益甚，时腹自痛，若下之，必胸下结鞕。"这无疑是病从寒化，属于太阴伤寒。太阴伤寒得阳者生，失阳者死，因此太阴病就必须兼有阳性反应，这就是"时腹自痛"。没有"时腹自痛"则成为典型的阴寒死证，因为它步入了病犯纯阴。只有阴病转阳，而且是阳能胜阴，"腹满吐利"才能改善为"时腹自痛"，才能出现阴阳相应、寒热相搏的太阴中风，才能从"短涩"的阴寒脉走向"而长"的阳盛证，直至太阴内证转属阳明。

在病太阴转自病阳明的过程中，受胃气不足、阴寒内盛的影响，"腹满时痛"

的"胃家实"不能采用大承气汤,而应治以桂枝加芍药汤和桂枝加大黄汤(第279条),这是小建中汤的立法,主治阳明兼治太阳。如果"腹满时痛"变为"大痛实",那就说明阳明出现燥实,大便开始结鞭,"自利益甚"的阴寒消失,故可再加入大黄,但却不能入芒硝,因为阳明燥气初兴,"胃气尚弱,易动故也"。因此尾条特别提出:"设当行大黄、芍药者,宜减之"。换句话说:此时若妄用大承气汤,则易形成脏结脏寒。

第五,少阴与太阳相表里,上火而下水,所以少阴中风是寒化与热化的合并证,否则就不能阴阳相应。在少阴病篇中,张仲景提出"病人脉阴阳俱紧,反汗出者,亡阳也,此属少阴,法当咽痛,而复吐利"(第283条)。这就是少阴中风的具体表现。在这一病变中,脉阴阳俱紧者为伤寒,反汗出者为热病。寒热相搏,阴阳相冲,因此叫少阴中风。少阴中风,下有吐利,上有咽痛。失阳者转化为伤寒,得阳者转化为温病。所以在整个少阴病篇中,只要有发热、恶寒,水病火病兼具,且水火相应,就可诊为少阴中风。少阴中风不可犯极端,犯极端则劳而无功! 也就是说,只有阴阳步入等停,而且阳气逐渐胜阴,不得气化的少阴病才能从根本上得到缓解,这就是少阴病第290条所提出的"少阴中风,脉阳微阴浮者,为欲愈。"

在整个少阴病篇中,病火与病水贯穿始终,且水火与脾土相关,脾土是水火之媒介,土崩则水火决离。一旦分离,水火就不能化气,生人之风气就会变成害人之风气。

第六,厥阴的生理是风,病理亦是风,所以厥阴中风属于肝胆调节间病。在厥阴病提纲中,仲景提出的"厥阴之为病,消渴,气上撞心,心中疼热,饥而不欲食,食则吐蛔。下之,利不止"(第326条),就是一个典型的中风。在这个病变中,消渴、气上撞心、心中疼热为阳;饥而不欲食、食则吐蛔为阴。寥寥数语就能说明厥阴中风的属性,其后的厥热胜负便自然而然地纳入其中。由于厥阴病缺乏胃气,不得少阳气化,所以厥阴中风的脉象是"微浮为欲愈,不浮为未愈"(第327条)。

厥阴中风是三阴病的转折点,是决定生死存亡的转折点,任何病变都会出现物极必反,所以任何中风都不能走极端,这就须有"中见",也就是说厥阴病必须中见少阳气化才能转危为安。

以上谈的是《伤寒论》六经中风。由于中风出于外感,所以又被后人称为"外中"。"外中"与"内中"相反,"内中"指"肝风内动",即寻常所说的口眼歪斜、半身不遂、左瘫右痪、痉急拘挛等。这些都是中风,因为它们同样具备阴阳两性,同样属于"热空气上升,冷空气流来补充"。不同的是,"外中"首先伤阳,"内中"首先伤阴。所以治"外中"要首选桂枝,治"内中"要以芍药为君。小续命汤(《千金方》)治"外中",重在祛风散寒,大定风珠(《温病条辨》)治"内中",重在潜阳育阴,一者治寒,一者治温,但都没有脱离寒热两性。

风从寒化者叫风寒,风从热化者叫风温,风从湿化者叫风湿,风从暑化者叫暑风。不论哪种风,都是阴阳相搏,水火相应。

风不静止,静止则无风,这就是风的特性,这种特性叫"善行而数变",故宇宙万类,不能静止;生命生物,昼夜运行;临床百病,时刻演变。所以任何一个病变,只要运动、转化,它的病机就从风。因此,"风为六淫之首,又为百病之长"。

风是六气,也是六淫,它既能从阳,又能从阴,从阴时静而不躁,从阳时躁而不静;从阴时化作伤寒,从阳时化为温病。故温病极化者为绝阳,伤寒极化者为绝阴,绝阳不能化,绝阴不能生,所以任何疾病都是阴中有阳,阳中有阴。故伤寒失治,能转化为中风;中风失治,能转化为温病;温病失治,能转化为湿温;湿温失治,能转化为寒湿;寒湿失治,又能转化为伤寒。这就是六淫的形成与演变。由此可见,六淫不能孤立看待,六气与六淫无时无刻不在演变,温病与伤寒焉能安如泰山? 但是,不管怎样演变,都离不开"阴盛为寒""阳盛为温""阴阳俱盛为风"这一最基本的特点,这是一个谁都无法改变的自然规律。人当探明此理,再读《伤寒论》,则思过半矣。

论寒

寒为阴盛,阴盛则寒。在大宇宙中,假如所有的恒星都不发光,那么宇宙就会无限的寒冷,那时候的温度就不是现在所说的零下几十、几百摄氏度,而是几千乃至几万摄氏度。

在太阳系中,假如太阳停止发光,行星的生命火消失,那么整个太阳系就会变成一个冰冷的世界。不过这个冰冷要比宇宙寒小得多,因为太阳系外有银河系,银河系外有总星系,它们温煦着整个宇宙,有炽热无限的能量,而一个太

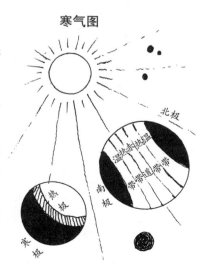

寒气图

阳系和它们相比,只不过是其中的一个亮点。

　　人类居住的地球,最寒莫过于两极,温度是零下几十摄氏度,很难超越零下一百摄氏度,这和上述的宇宙寒冷相比就显得微不足道。但是这个"微寒"同样能挑战生命的极限! 由此可见,寒邪与风邪一样,都有等级之分,都有强弱之别。这个级别对强者来说它叫气,对弱者来说它叫淫。那么寒邪又是怎样形成的呢?

　　首先说,寒是物质的本性,无火就生寒。在浩瀚无际的宇宙中,在万紫千红的地球上,它所以生机盎然,原因就是它具备着两个火源:一个是恒星火(君火),一个行星火(相火),这是先天与后天的两大火源。这两大火源一旦消失,整个宇宙就会寒冷、凝固,留给我们的将是一个冰冷的世界。所以说火是胜寒的条件,没有火,就生寒。火衰了,就伤寒。下面就看张仲景是怎样治伤寒的。

　　1. 太阳伤寒

　　太阳伤寒,病属小肠膀胱。属小肠者,病在血分,属膀胱者,病在气分。病气分者,脉象浮紧,治法是解表发汗,麻黄汤主之(见35条);病血分者,脉象浮缓,治法是育阴和营,桂枝汤主之(见12条)。若与阳明合病,其人不汗出而烦躁者,大青龙汤主之(见38条)。

　　2. 阳明伤寒

　　阳明伤寒,病在肠胃,此为客寒。客寒犯胃,其人必呕;客寒犯肠,其人必利。由于客寒出于卫分,所以阳明伤寒大多是二阳合病,治法也就必须两阳同治。故《伤寒论》第32条说:"太阳与阳明合病者,必自下利,葛根汤主之。"第33条说:"太阳与阳明合病,不下利,但呕者,葛根加半夏汤主之。"这就是两条典型的肠胃犯寒证表现,但它不累本,所以它有呕利而无吐满,更无四肢厥逆。如果累本,那叫寒湿系在太阴,轻则腹中胀满,厚朴生姜半夏甘草人参汤主之(见66条);重则吐利厥逆,又宜四逆辈,治标与治本由此分类。

　　3. 少阳伤寒

　　少阳伤寒,半表半里。表属太阳,里属阳明。表里不能过度,自然逆在少阳。少阳属胆,乃调节间病,故邪逆三焦者,小柴胡汤主之(见37条)。偏于表寒者,柴胡桂枝汤主之(见146条)。偏于里寒者,柴胡桂枝干姜汤主之(见147条)。少阳无厥热,厥热不是少阳,所以病入少阳者,脾胃不从寒化。一旦从寒化,阳病必入阴。入阴者,阳气不再相争。

　　4. 太阴伤寒

　　太阴伤寒,下脾上肺。在肺为寒,在脾湿居。湿聚则满,寒盛则利。利用干姜、四逆加人参汤主之(见385条);满用白术、人参理中丸主之(见386条)。太阴无阳,得阳转属阳明。故太阴为病,证见吐利厥逆者为阳病入阴,治以理中丸、四逆汤;若腹满时痛者,阴病欲转阳,病将从热化。热化者,太阳火气先至,可予桂枝加芍药汤,此育阴和营法;大痛实者,阳明燥气后行,可予桂枝加大黄汤(见279条),此荡涤肠胃法。不论哪种治法,都是寒邪未尽。如果寒邪已尽,那是正阳阳明。

5. 少阴伤寒

少阴伤寒,下肾上心。心肾阳虚,寒水结冰,是谓太阳累本,此属少阴,治法当温其脏。寒盛者,附子汤主之(见304条);水盛者,真武汤主之(见316条)。少阴与太阳相表里,病从寒化者必先救里,如四逆汤类(见29条);病从热化者当救里解表,如麻黄附子细辛汤(见301条),麻黄附子甘草汤类(见302条),这叫表里同治。

6. 厥阴伤寒

厥阴伤寒,包络与肝。此处伤寒,阴阳阻断,是谓逆阴枢。逆阴枢寒多热少者死,热多寒少者生。所以厥阴为病,厥五日,热三日者为病进;热五日,厥三日者为病退。病进者阳病入阴,最终转属太阴;病退者阴病出阳,最终转属阳明。如果不进不退,逆阴枢者属厥阴,乌梅丸主之(见338条);逆阳枢者属少阳,小柴胡汤主之(见379条)。如果阴阳格拒,阴寒大于阳热者,当归四逆汤主之(见351条);阳热大于阴寒者,干姜黄连黄芩人参汤主之(见359条)。厥阴主病厥热,复转往来寒热者,其病必愈,因为胃气已至。

以上治法是治寒的总则,也是治寒的纲领性用药,因为它概括了天寒、地寒、标寒、本寒。所以后人治寒,不论他怎样巧立名目,巧论巧说,他都跳不出这一治寒的最基本准则。

通查仲景书,治寒的方法比比皆是。特别是《金匮要略》,治寒的科目已涉及痰饮、咳嗽、水气、呕吐、下利、湿病、疟病、中风历节、血痹虚劳、肺痿肺痈、奔豚气病、胸痹心痛、腹满寒疝、五脏风寒等门类,使用的药物也远远超越了麻黄、桂枝、干姜、附子的范围。但这些都是目,是纲领以下的条目,属于局限性阴寒。这种阴寒如同地球上的极地、冰川、隧道、峡谷等地,是燥热很难辐射的境地,故属局限性阴寒,因此它的治法就必须分经用药,各个击破。

分经用药包括广义用药和狭义用药两大类。以麻黄、桂枝、生姜、紫苏、荆芥、防风、羌活、白芷等药物属于解表类;以附子、肉桂、干姜、生姜、吴茱萸、荜拨、良姜、砂仁、豆蔻等药物属于温里类。这是广义性的用药，如果属于狭义，那是心寒用桂枝，肝寒用吴茱萸，脾寒用干姜，肺寒用薤白，肾寒用附子，胆寒用丁香，胃寒用良姜，大肠寒用硫黄，小肠寒用茴香，膀胱寒用藁本，三焦寒用香薷，皮肤寒用姜皮，肌肉寒用川椒，腠理寒用胡椒，经络寒用细辛等等。不论广义还是狭义，只要是温药，它都能驱寒，临床可根据不同的经络与部位而分别施治。总之，寒为阴性，治寒就必须用热药，这是一个最基本的道理。

论暑

论暑先谈暑性，首先说"暑"字。暑字是由两个"日"和一个"土"组成，而且这个"土"已经被阳气击穿，可见中暑是脾土在君相二火的焦灼下出现的。"暑"字还有另外一个名叫"暍"，这也是两个"日"，而且它很像"喝"字，只不过又多了一个"口"（日），所以人在中暑后首先想到的就是加倍地饮水。

暑病发于长夏，在烈日当空的季节里，在骄阳似火的土地上，人们可随时随地中暑，这是因为大地表层的温度过高，机体中的水分供给不足，不能抵御高温高热的缘故。

西方医学，最早称中暑为日射病。这个学说与中医所谈的"日击土"其道理是相同的。但西医所讲的"日射"是一个日，而中医所讲的"中暑"则是两个日。这就自然会引起后人的思考：西医讲的日射是单指阳光辐射，这是一个火，即太阳火；而中医讲的中暑则是除了太阳辐射外还有地温，这是两个火，即太阳火和生命火。

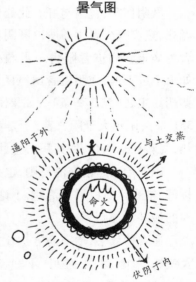

暑气图

单纯论太阳，它是单纯的日射病。日射病能发生在不同的季节和区域，只要日光暴晒，阳气极端，就会出现日射病。不过这种日射病在中医学中叫温热。病热不是中暑，因为中暑要具备三个因素，一是有火热的季节，二是有炽热的地温，三是有闷窒的环境，这是中暑必备的三个条件，这就需要特定的季节而不是短暂的温热，所以非季节性的日射病不得作为中医学的中暑。从中医发展史上看，早在《黄帝内经》时就已经提出了"先夏至日者为病温，后夏至日者为病暑"，可见温热与暑病存在有本质上的区分。

　　暑是两个日,也是两个火,所以中暑的病机是火上加热。在我国,特别是在黄河流域一带,从夏至日起,地球与太阳已经形成了直射,炽热的太阳火便开始烘烤大地,由此激发起地球的生命火,从而产生了长夏的暑气。与此同时,"夏至一阴生"也就在这种燥热的极限中产生。在此期间,白昼逐渐缩短,黑夜逐渐延长,大气受到了挤压,生命就会感到地上闷热,地下阴凉;肢体燥热,腹中寒凉。这是"阳极生阴""热极生寒"的具体表现,亦是春生、夏长、长夏化的必然规律。所以到了长夏季节,人们不仅会中暍(阳暑),而且会中寒(阴暑),也就是说它既能出现燥热(暑伤津气),又能出现湿热(暑中夹湿);既能逢寒中寒,又能逢热中热,这就是气交变化的因果,这种因果就叫"长夏化"。

　　长夏化是一年四季中气交最强的变化。在这从小暑到大暑的季节里,天上的太阳在无情地烘烤着大地,地上的水湿蒸发。所谓"六月天改水锄田"就是这个道理。在这个季节里,人们以中暑为最多,中湿为最少,因为水湿尚无存身之处。只到立秋以后,暑气渐退,湿气流行,田间道路才会逢雨便是泥泞。这是地气合拢的表现,也是湿热交争的必然反应。在这"秋后还有一大伏"的三伏天,暑气与湿气时刻在纠缠,暑中夹湿证也就随时会有出现。由此可见,中暑与暑湿不同,中暑属于燥热,暑湿属于湿热。中暑是阳中之阳,暑湿是阳中之阴。前者发于阳,后者发于阴。发于阳者要生津泻心火,发于阴者要除湿利小便,这就是暑气中人和湿气中人的不同治法。

　　暑病在《伤寒论》中没有明示,在《金匮要略》中也只有三条,但三条三个纲领:一是太阳中暑(暍)用白虎加人参汤,这是病从热化,即后世所谓的阳暑;二是治暑用一物瓜蒂汤,这是病从寒化,即后世所谓的阴暑;三是暑病的禁忌证如脉有弦细芤迟者不可发汗、温针、利小便等。除此以外,暑病的治疗方法便从六经论治。因为暑是六气,也是六淫,它们都能相互演变,都能产生三阳三阴,所以它们的治法就能通用。白虎汤不就是个通用方剂吗?一味瓜蒂汤也是通用方,也就是说:不论中暑中风,不论伤寒温病,只要证脉相应,方剂就能通用。例如食滞上脘,饮停隔上,不论伤寒中风,瓜蒂汤皆能使用;再比如邪聚中脘,水停下焦,治法将变吐为攻,三承气、五泻心、猪苓汤、五苓散皆能选用。由此可见,任何病变,初感时自有它的病因,如伤寒、中风、温病、霍乱等等。只要它侵犯人体,它就必然归入六经,然后伴随着脏腑的虚实消长,由此演变出三阳病和三阴病。下面就看看《伤寒论》是怎样治暑病的。

1. 太阳中暑

太阳中暑，必有表证，所以它的外证是脉浮、头痛身疼而恶寒。这种表现与伤寒中风没有什么差异，但是它增添了汗出、口渴、身热，这就形成了太阳中暑内合阳明的特有表现。中暑属于温邪，它是二阳合病，因此它的治法依然是二阳并取。无汗恶寒者，以汗解之；汗多身热者，以下解之。由于暑热最能消耗津液，所以它的太阳表证就极不稳定，而且很难持续，它的脉浮、身疼与恶寒也大多能在微汗法中解除（例如使用《伤寒论》的桂枝二越婢一汤，《和剂局方》的香薷散等），其后便进入了身大热、口大渴、汗大出的状态，《金匮要略》治中暑（暍）所以首选了白虎加人参汤（见痉湿暍篇）。它没有提出先解表，但它明确指出这是太阳中暑，提示后人中暑是有表证的。之所以使用了白虎加人参汤，是因为太阳中暑已经出现了"汗出恶寒，身热而渴"，这是阳明里热已经战胜了太阳表寒，所以它才敢清泻阳明。如果表寒大于里热，出现脉浮、恶寒、无汗，那它就绝不会舍表清里的。

2. 阳明中暑

阳明中暑，重在肠胃，当然也包括脾主肌肉。肌肉化燥者，首选白虎汤；口渴脉虚者，白虎汤加人参；肠胃结实者，可选承气汤；食滞胃脘者，或予瓜蒂汤，或予承气汤。阳明无寒湿，见寒转属太阴，所以暑中夹湿者，一般不作峻攻。

3. 少阳中暑

少阳中暑，必有湿热，否则不能逆枢机。逆枢机病从热化者为湿热壅滞三焦，治法当开决渎，泻相火。用石膏清肺胃，用黄芩泻相火，用竹叶利小便，用栀子清包络，用苓泽利三焦，用滑石导湿热，这是仲景治疗湿热的主要用药。栀子豉汤、茵陈蒿汤、猪苓汤皆主湿热，所以都能选用。尽管此三方不为治暑专剂，但暑湿相合便是湿热。治暑能用白虎，治湿就能用上法。要知道，仲景治六淫，传世乃是大法，他不可能用尽天下药物，也不可能创造出后世良方，故学者应尊古而不拟古，切勿认为除了清暑益气汤外，古人并无良方。

4. 太阴中暑

太阴中暑，寒湿为重，此即后世所谓的阴暑。阴暑中人，必具形寒饮冷。虽然病发长夏，脾胃照样生寒。所以它的治法是：热多有表证，或兼见水停不化者要化气行水，五苓散主之；寒多不用水，或腹满时痛者要温其脏，理中丸主之；若吐利脉微，恶寒厥逆，或下利暴止，此为血脱亡阳，虽病发三伏，宜四逆加人参汤；若利止阳回，唯身疼不休者，属营卫不和，可予桂枝汤小和之（方见霍乱篇）。由此可见,阴暑的外证治法颇似伤寒,阴暑的内证治法又如同霍乱,这就是六经辨证及其用药的演变。

5. 少阴中暑

少阴中暑,心肾俱伤。心伤则血耗,肾伤则气竭。气血俱竭,邪火猖獗,其人必心烦,黄连阿胶汤主之(见少阴篇303条);若口舌干燥,汗出而渴,起卧不安,如神灵所附者,此少阴累阳明,为津液干涸,宜百合知母汤、百合地黄汤治之(见《金匮要略》百合病篇),这是肺肾并取的大法;若阴虚水停不化,兼累阳明者,可予猪苓汤育阴利小便(见223条);若阳虚水停不化,或因暑湿而导致的肾阳衰竭,可予温阳利水法。这就是同病异治、异病同治的辨证大法。

6. 厥阴中暑

厥阴中暑,肝风内动。从热化者,狂躁瘛疭;从寒化者,筋急拘挛。既不从热,又不从寒,势必形成寒热参半。所以治疗厥阴中暑就如同治疗厥阴伤寒,都必须采用寒热调停法以促成中见,乌梅丸主之。其中病从热化者,乌梅丸减去温药;病从寒化者,乌梅丸减去凉药;如果寒热参半,乌梅丸应用全法,这是治疗厥阴中暑的唯一正法。后世治中暑,只要涉及厥阴,绝不能离开此法。得阴病转阳后,余证不退者,再选用别法。

以上所论,不仅阐明了暑病与六淫的关系,而且阐明了暑病中六经的虚实寒热。下面再看《温病学》治暑病及其论说:

明清时期,温病学说问世,暑病也分出阳暑、阴暑、伏暑、冒暑、暑风、暑疫、暑厥、暑祭、暑秽等诸多门类。辨证施治也提出了暑入阳明胃、暑伤津气、津气欲脱、暑伤心肾、暑入营血、暑湿困阻三焦、暑湿弥漫三焦、暑兼寒湿等诸多学说。这些学说从表面上看条条有理,理法方药亦被刻画得淋漓尽致,但暑病的相互关系却只字不提。例如暑入阳明胃,它使用了白虎汤,并收到了相应的效果,这固然是成功的;但如果用之不当呢?产生了异常反应呢?因寒凉过度而导致阴寒病变呢?那时候的病机还叫暑入阳明胃吗?温病学说中没有答案,但《伤寒论》回答中肯,而且无处不纠偏。一个柴胡证,一个桂枝证,只要使用不当就会演变到别经,就能出现意想不到的变证,就必须采取"知犯何逆,依法治之"。温病学说岂能例外?但它的方剂从始至终看不到补救,它的病证都是独立成章,所有的治法几乎都是药到病除,这是不符合客观逻辑的。

从温病学治暑病的观点看,叶天士首先提出了"夏暑发自阳明",他否定了太阳中暑;吴鞠通的观点与叶氏相同,从始至终看不到太阳病,而是把一切外感表证统归手太阴;张凤逵治暑的观点是"首用辛凉,继用甘寒,终用甘酸敛收,不必用下",他承认了中暑有表邪,所以他才提出首用辛凉,但反对攻下;王孟英治中暑,主张二阳并取,标本兼治,所创立的清暑益气汤,实为表里双解;李东垣治中暑,始终以脾胃为主,他所创立的清暑益气汤,性质不同于王氏。由此可见,后人治中暑,理论各有千秋,但没有哪位医家敢使用干姜、附子,因为他们所论的中暑多半是三阳证,很少有人去探及三阴,但这并不等于暑病不入三阴。

论湿

当您看到"濕"字的时候,您会有一种胸满不舒的感觉,就像六月天步入了缺氧无风的世界,随时随地出现闷督与心烦,这就是湿气。

湿气的形成要具备两个条件:一个是火,一个是水,所以"濕"字头上有个"日",身旁足下都是"水",而且一个是"三点水",一个是"四点水",这足以说明有湿就有水。从字典上查看,凡带有"三点水"的字其中必有水,例如"江河湖泊,池溏溪流";凡带有"四点水"的字水中必化气。例如"蒸煮煎烹,熬点熏糕"。一个"濕"字两项具备,不但有火、有水,而且水火在交蒸,足见湿气出于水火的反复蒸化。

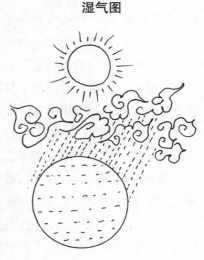

湿气图

湿气在自然界,主润泽万物。没有湿气,天干地裂,万物枯萎;而湿气过盛,又是天地浑浊,山川泥泞。故湿气在上,清窍受阻,头重如裹,耳目不聪;湿气在下,水气淫胜,小便不利,身重浮肿;湿气在外,逗留肌腠,四肢萎靡,关节痹痛;湿气在内,脾不转输,腹满溏泻,食欲不振。凡此,皆属于湿邪为病。

湿气与风相合叫风湿,与寒相合叫寒湿,与热相合叫湿热,与火相合叫湿毒,与暑相合叫暑湿,与时令热邪相合叫湿温,与疫疠相合叫湿疫。所有这些病变,都是湿家的合并证。

湿(濕)为阴邪,它是火少水多(濕字与暑字相反),其性黏腻重浊。故湿邪为患,其病进程缓慢,病势交结缠绵,这是它的特点,因为它是湿邪。湿邪从热化者为湿热,其后必转阳属腑;湿邪从寒化者为寒湿,其后必转阴属脏。属脏者治三阴,属腑者治三阳。如果阴阳不能转化,寒热相争相搏,势必形成逆枢机病。逆枢机病属阳者治少阳,属阴者治厥阴。下面就看张仲景是怎样治疗湿病。

1. 湿居太阳

《伤寒论·辨太阳病脉证并治篇》说:"伤寒八九日,风湿相搏,身体疼烦,不能自转侧,不呕不渴,脉浮虚而涩者,桂枝附子汤主之,若其人大便硬,小便自利者,去桂加白术汤主之"。(见第174条。此条并见《金匮要略》痉湿暍病篇)。

此乃风湿逗留肌腠的治法。风湿在皮毛,其人则无汗小便难;风湿在肌腠,其人则身体疼烦,不能自转,这些都是风湿在表。在表属太阳,其脉必浮,但要浮而有力。如果浮虚而涩,那是太阳累少阴,治法当标本兼治,桂枝附子汤主之。若其人不呕,说明胃中无湿邪。不渴,说明阳明无燥热,所以不必治阳明;若其人大便溏,小便不利,说明肠胃有湿气,此属太阴,故须减去桂枝,以免再泄阳气,今加入白术,除湿健脾,这叫变攻表为救里;若其人大便硬、小便自利,那是阳明气盛,可按二阳风湿治之,此一方二法之妙用。

《金匮要略》说:"太阳病,关节疼痛而烦,脉沉而细者,此名湿痹。湿痹之候,小便不利,大便反快,但当利其小便。"

这是一个表寒大于里热的湿证。太阳病,寒湿郁表则关节疼痛,阳气不能外越则内壅作烦。太阳气盛,脉当浮大,今反沉细者知太阳累本,故属少阴,少阴病水,小便不利,阳明无实,大便不结,所以叫太阳湿痹(一名太阳风湿)。湿痹为病,属表者其脉必浮,治法当先攻表,若脉沉,治法必先救里,救里宜附子汤,救表宜桂枝汤;若小便不利,大便反快者为阳明不受邪,寒湿不系太阴,仍属太阳蓄水,当利其小便,五苓散主之。这是风湿留恋太阳,从标从本的不同救治。

2. 湿居阳明

《伤寒论》说:"阳明病,脉迟,食难用饱,饱则微烦头眩,必小便难,此欲作谷瘅。虽下之,腹满如故,所以然者,脉迟故也。"(第195条)

这是一个典型的湿犯阳明证。阳明病,脉迟,说明寒气盛,有湿邪,故令小便难;食难用饱,饱则微烦头眩,这是湿从热化,因此有可能转为谷瘅,即湿热性黄疸。谷瘅为病,有腹满脉迟者不可攻下,下之则寒湿更甚,故说,虽下之,腹满如故。所以然者,脉迟为寒,腹满为湿,脾阳不足,阴气内盛故也。

《金匮要略》说:"病者一身尽疼,发热,日晡所剧者,名风湿,此病伤于汗出当风,或久伤取冷所致也,可与麻黄杏仁薏苡甘草汤。"

这是麻杏石甘汤去石膏加薏苡仁的方剂,属于风湿恋肺的治法。本证身疼发热者为风,汗出当风,遇热取冷者为湿,日晡所剧者为阳明化燥,此属大肠。大肠与肺相表里,肺主治节,主皮毛,主肃降,故肺行则风湿去,肺不行,风湿必壅滞。因此用麻黄杏仁甘草宣肺气,用薏苡仁化湿邪。由于湿邪容易犯本,所以加薏苡仁去石膏,以防太阴寒系。

《金匮要略》说:"风水恶风,一身悉肿,脉浮不渴,续自汗出,无大热,越婢汤主之。"

这是二阳犯水,但不是二阳犯湿,因为它应用了石膏,这与大小青龙汤治溢饮选石膏有着相同的意义(见《金匮要略》)。当病人一身悉肿,脉浮恶风而口不渴的时候,阳明燥气尚未形成,这是风水交结在太阳的表现,可予辛温药发汗利小便。若续自汗出,口微渴,身无大热者,阳明开始化燥,但太阳风水并不解除,故属二阳合病。二阳合病有汗者予越婢汤,无汗者予大小青龙汤。须要注意的是:脾胃无湿者属阳明,可予石膏;有湿者属太阴,石膏绝对禁用。

3. 湿居少阳

少阳有湿,必为湿热,因为少阳从寒从热。《伤寒论·阳明篇》说:"阳明病,发热汗出者,此为热越,不能发黄也;但头汗出,身无汗,剂颈而还,小便不利,渴引水浆者,此为瘀热在里,身必发黄,茵陈蒿汤主之。"(第236条)《金匮要略·痉湿暍病脉证篇》说:"湿家之为病,一身尽疼,发热,身色如熏黄也。"

这就是典型的少阳湿热证,是名副其实的逆枢机病,而且逆的是阳枢(阴枢无头汗出)。逆阳枢太阴不受邪,脾胃不从湿化,因此才能形成湿热。湿热交争,外不得汗出,内不得小便,所以才熏蒸发黄。相反,如果汗出小便利,表里不能郁蒸,那它是不能发黄的。

本证是里热大于表寒,因为它有发热不恶寒、渴引水浆,而且有头汗出,这说明阳明已从热化,但里热不能胜表寒,由此才出现逆枢机病。逆枢机病属少阳,它是半在太阳半在阳明。在太阳一身尽痛,小便不利;在阳明但头汗出,渴引水浆。这事实上是三阳合病,因为它是三阳在交争。三阳交争表寒胜于里热者必当救里,里热胜于表寒者必先解表,寒热等停者要促其转化。黄疸病如此,一切病变皆如此。

4. 湿居太阴

太阴中湿,本气使然,因为阳明无寒湿,太阴无燥热。《伤寒论》中言太阴病"太阴之为病,腹满而吐,食不下,自利益甚,时腹自痛。若下之,必胸下结硬"(见273条)。这就是典型的寒湿系在太阴。太阴无阳,不从热化,见热转属阳明,所以它的治疗遵旨是:当温之,宜四逆辈(见277条)。

《金匮要略·痓湿暍病脉证篇》说:"风湿脉浮,身重,汗出恶风者,防己黄芪汤主之。"

此风湿恋脾证。脉浮,汗出恶风者为表虚,此属太阳。身重为湿盛,病在里,此属太阴。用黄芪托表寒,用白术救里虚,用防己胜湿邪,用甘草姜枣调胃气,这是风湿恋脾的基本证治。

5. 湿居少阴

少阴属水,水能生湿,但水质下行,湿气上逆,所以治水要利小便,治湿要微发其汗。《伤寒论》说:"风湿相搏,骨节疼烦,掣痛不得屈伸,近之则痛剧,汗出短气,小便不利,恶风不欲去衣,或身微肿者,甘草附子汤主之。"(见175条。此条并见《金匮要略·痓湿暍病脉证篇》)

此太阳病本,亦风湿表里同病,而且波及太阴。所以用桂枝攻表,用附子救里,用白术甘草振兴脾胃。

《伤寒论》说:"少阴病,下利六七日,咳而呕渴,心烦不得眠者,猪苓汤主之。"(见319条)《金匮要略》说:"风湿相搏,一身尽疼痛,发当汗出而解,值天阴雨不止,医云:此可发汗。汗之病不愈者,何也?盖发其汗,汗大出者,但风气去,湿气在,是故不愈也。若治风湿者,发其汗,但微微似欲出汗者,风湿俱去也。"

这就是寒水与风湿的不同治法。在仲景书中,凡是治风湿者,大多以微汗解之;凡是治水气者,大多要发汗利小便。有了这一原则,再根据脏腑的虚实来分经用药,就能做到各个击破。

6. 湿居厥阴

厥阴为病,性质与少阳相同,俱属寒热不能过度。不同的是少阳得气化,厥阴失气化,所以治厥阴病就必须中见少阳气化,否则不能转危为安。燥火是如此,寒湿也是如此。《伤寒论》说:"伤寒厥四日,热反三日,复厥五日,其病为进。寒多热少,阳气退,故为进也。"(见342条)

这就是厥阴病的性质。在本条中,仲景提出了寒多热少者为阳气退,邪气进,反之则为邪气退,阳气盛,但盛极则化为火邪,可见厥阴为病,它是有寒有火。在厥阴病篇中,厥阴中湿并不单指湿气为患,它是风湿并存,因为厥阴之上,风气治之。所以厥阴的生理是风,病理还是风,当然它的治法就必须以风为本。只有风气运行,湿气才能看的效应。

《金匮要略》说:"湿家,其人但头汗出,背强,欲得被覆向火;若下之早则哕,或胸满,小便不利。舌上如苔者,以丹田有热,胸上有寒,渴欲得饮而不能饮,则口燥烦也。"

此标热本寒证。湿家但头汗出,背强,欲得被覆向火者必有标热,复有本寒。标热者忌汗,本寒者忌攻。攻之则胀满不能食,寒湿内陷,阴气上乘,故哕。胸满者隔上有寒,小便不利者湿阻下焦,下焦不受邪,于是逆于隔上,形成丹田有热,胸上有寒的水火不交证;舌上如苔者胃气存在,渴欲饮水者阳明出现燥热,欲饮不能饮者必有蓄水,湿阻水逆气化不行,故心烦口燥渴。表里相逆,阴阳不和,治法自然是促其转化。其后得气化者病属少阳,失气化者病属厥阴。属厥阴者,病变走向死症。(本条与《伤寒论》中第231、232条合参自有答案)

以上论湿乃是大略,详细解释要纵观《伤寒论》和《金匮要略》,这里只能阐明湿病的治疗原则。从这些基本原则上看,仲景不论治伤寒还是治湿病,他都极其严格地遵循着六经辨证,而且从始至终首尾呼应,所以他的风湿篇远不止局限在风湿诸条,六淫杂病俱在其中,这是我国最为难得的辨证经文。

论燥

燥为阴阳相耗之气,它分为温燥和凉燥。温燥是火邪刑金,凉燥是水不化气。

在太阳系中,地球之所以能万紫千红,原因就在它的温度恰到好处,这是太阳与地球的功勋,因为它产生了五运六气。其中的燥气对生命来说,它是既不能太过,又不能不及,这是多少亿年走一回的美好时机。别的星球就不同了,对生命的燥气来说,它们有的已经成为过去,有的还没有到来。

地球内围的金星,由于距太阳较近,温度过高,水分大量被蒸发,因此金星上所产的燥气叫温燥。这是因火而燥,所以它的救治大法是泻心火,润肺燥,滋肾阴。

地球外围的火星,由于距太阳较远,温度较低,水分不能被蒸发而潜藏在地下,因此火星上的燥气叫凉燥。凉燥是寒水不能化气,所以它的治法是温心阳、健脾胃、制寒水。下面就看张仲景是怎样治疗燥气的。

1. 燥在太阳

太阳是产生燥气的最基本条件,不论温燥还是凉燥都与它息息相关。如果太阳光照不足,就会产生凉燥,这是阳气虚,寒水不能化气,所以在天肃杀至甚,在地化为干冰(即水土凝结为一体);温燥与此相反,它是太阳气化有余,少阴寒水不足,所以在天化热,在地化火,火热相并,温燥由此而产生。因此说,不论温燥还是凉燥,都是水火相耗,气阴渐枯。

在《伤寒论》中,能一方通治温燥和凉燥的莫过于炙甘草汤(见177条)。此方的主要功能是滋生血液,濡润血脉,故又名复脉汤。在这个方剂中,桂枝能激发心火,参草姜枣能调中益气,地黄、麦冬、阿胶、麻仁能润燥养血,更与清酒捷行脉道,因此属于阴阳并取,寒热同治的方剂。本方被唐宗海《血证论》视为养血生血第一方。该方列于太阳篇,主治伤寒脉结代、心动悸,可见它的用意重在养血润燥复脉。但由于燥气有凉燥和温燥之分,所以复脉汤欲求治凉燥者,需将地黄、麦冬减去,以免在在润燥中产生湿气,从而加重心悸;若欲求治温燥,那桂枝与生姜又成为禁忌,因为它会助火生热,从而引起心动。动是因火而躁动,悸是因水而作抖悸,一个是病火,一个是病水,两字并非同义。复脉汤是寒热并取,水火同治,它既不偏左又不向

燥气图

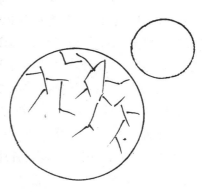

右,属于中和中正的润燥代表方剂。后世吴鞠通《温病条辨》中的加减复脉汤,乃是《伤寒论》复脉汤的一个分支,这个分支与金匮肾气丸延伸而来的六味地黄丸乃是同一个道理。

2. 燥在阳明

阳明在天属肺,在地属脾。故燥气在天,以辛润之;燥气在地,以甘濡之。这就是治疗阳明燥气的大法。《素问·六微旨大论》说:“阳明之上,燥气治之,中见太阴”。就是说,阳明燥气必须得到太阴的濡润才能阴平阳秘。故肌肉化燥者用白虎汤,涉及太阴者用白虎加人参汤;肠胃化燥者用承气汤,涉及太阴者用麻子仁丸。这是治疗阳明化燥兼本气不足的最基本方法。在白虎汤方证中(见176条),石膏能解肌热,知母能泄肺火,甘草能调胃气,粳米能生津液,这是“实则阳明”的治法;如果阴虚肺燥,津液干涸,白虎汤就必须加人参(见168条),解热润燥就必须转化为救津救气,这叫“虚则太阴”的治法。同样道理,如果燥在肠胃,属于足阳明热结,那首选的方剂自然是调胃承气汤(见70条)。在这个方

剂中,芒硝是软坚润燥药,大黄是荡涤泻火药,甘草是调和胃气药,当然就是"实则阳明"的治法;如果趺阳脉涩,脾约胃燥,大便秘结,那就需要麻子仁丸(见247条)来济脾润燥,这当然是"虚则太阴"的治法。由此可见,燥气有虚有实,治法有标有本。故阳病治其标,阴病治其本;阳病攻其邪,阴病扶其正。例如肺家实用知母、石膏,肺家虚用麦冬、人参;脾家实用芒硝、大黄,脾家虚用芍药、麻仁,这就是燥在阳明的最基本治法。

3. 燥在少阳

少阳化燥,必藏湿热,否则它不能相逆相搏,因为燥火同性,它只能愈演愈烈。在《伤寒论》中,凡是涉及少阳病者无一不逆枢机,而且逆枢机就必须要具备正反两性。燥气也不例外,在自然界,在人体内,如果是整体在化燥,那它就不可能产生相逆相冲。只有局部化燥,局部藏湿的时候,它才能出现前进与后退,相搏与相争。例如寒湿逗留在太阳、燥火淫盛于阳明,寒湿逗留在太阴、燥火淫盛于太阳等都能导致逆枢机病。逆枢机病是半阴半阳,半寒半热,半湿半燥,半表半里,所以它的治法和其他淫邪无异,都是首选和解。和解的治法很多,最常见的治法是针药结合。不论哪种治法都是促其转化,最终的目的要得到阴阳自和。例如三阳合病,腹满身重,难于转侧,口不仁面垢,谵语遗尿(见219条),就是燥气与湿邪在相搏,所以这种逆枢机病不可发汗。若发汗,必谵语,此属胃,为太过,太过则湿去燥生,故谵语而自汗出者,白虎汤主之;谵语而发潮热,大便难者大承气汤主之(见220条)。这些都是逆枢机病,误用汗法而引起的从湿化燥治法。所以说逆枢机病既不可汗,又不可下,唯一的治法就是和解,观阳明篇第229条"阳明病,发潮热,大便溏,小便自可,胸胁满不去者,与小柴胡汤"就是一个很好的解说。

4. 燥在太阴

肠胃有湿、肌肉从寒化者属太阴,治法当以温药和之,如四逆辈、白术附子汤类,这是太阴从寒化湿的治法。燥与湿反,它不是水火相蒸而是水火相耗,所以燥气从热化者属阳明,从寒化者属太阴。《黄帝内经》云:"太阴之上,湿气治之。阳明之上,燥气治之"。可见凉燥的形成与寒湿相为呼应。当太阳火走向消亡的时候,勃勃生机的阳明气化就会自然消失,取而代之的便是枯萎的太阴体,这是水土相混的必然结局。所以治凉燥既不能泻火,又不能补水,唯一的治法是助火温脾,兼行湿气。关于这方面的方剂,《伤寒论》和《金匮要略》比比皆是。

通查仲景书,既能治凉燥,又能治寒湿的方剂并不乏例,而后世的半硫丸(见

《和剂局方》)也是一个很好的范例:此方不仅能治老年虚冷便秘,还能治常人寒湿久利,实为一举两得的有效方剂。在这个方剂中,硫黄原是火中精(十九畏第一句),半夏乃是燥湿化痰之品,这样的方剂怎么能治凉燥呢? 因为硫磺能壮阳助火,自然能驱散阴寒;半夏虽能燥湿,却能以辛润之。

5. 燥在少阴

少阴化燥,火多水少,这是温燥,所以少阴化燥的治法是:在上要制心火,育心阴,黄连阿胶汤主之;在下要制命火,补肾阴,百合地黄汤主之。时方的知柏地黄丸、麦味地黄丸、大补阴丸等大多属于此类。温燥与凉燥相反,它是阳盛阴虚,津液内竭,体液干涸,所以它的治法是"壮水之主,以制阳光",这和"益火之源,以消阴霾"有着天壤之别。

6. 燥在厥阴

燥在厥阴,因风而动,因为风能胜湿,亦能化燥,物极必反故也。治疗风湿的方剂是以辛甘发散为主,例如桂枝附子汤、麻黄加术汤等(见《金匮要略·痓湿暍病脉证》);治疗风燥的方剂则是以酸咸收敛为主,例如乌梅丸(见《伤寒论·辨厥阴病脉证并治》)、瓜蒌牡蛎散等(见《金匮要略·百合狐惑阴阳毒病证治》)。为什么厥阴为病,不论湿淫于内还是燥淫于内,治法总是以行风为主呢?因为风不行,物不动。只有风气运行,湿气才能解散;只有风气运行,寒冰才能消融。所以治湿气需要风,治燥气同样需要风。

燥非独立之气,最能与诸气相合。故仲景治燥,有济阴法,有润燥法,有清热法,有泻火法,有攻下法,有温中法,有宣散法,有利水法,有回阳法,有软坚法等等。例如燥在心,标属太阳,本属少阴,实则泻心火,宜泻心汤、黄连阿胶汤;虚则济心阴,宜复脉汤、酸枣仁汤。燥在肺,标属阳明,本属太阴,实则清肺热,宜白虎汤、白虎加人参汤;虚则润肺燥,宜百合汤、麦门冬汤。燥在脾,标属阳明,本属太阴,实则泻肠胃,宜调胃承气汤、大承气汤;虚则济脾阴,宜蜜煎导、麻子仁丸。燥在肝,标属少阳,本属厥阴,实则镇肝阳,宜瓜蒌牡蛎散、瓜蒌瞿麦丸;虚则益肝阴,宜百合知母汤、百合地黄汤。燥在肾,标属太阳,本属少阴,实则利肾水,宜猪苓汤、牡蛎泽泻散;虚则补肾气,宜金匮肾气丸、加减薯蓣汤。故燥在皮毛,要注重宣肺;燥在络脉,要注重养血;燥在经输,要注重表里;燥在骨髓,要注重水火。燥与风合,要注重营卫;燥与寒并,要注重益火;燥与热合,要注重养阴;燥与火并,要注重津液。如果燥中夹实,润燥需加攻邪,这就是汉代以前的治燥方法。

晋唐以后,特别是到了明清时期,温病学说问世,燥剂有了系统的分类,但理法方药却出现了变革。虽然温燥与凉燥仍属纲领,但没有哪个方剂不受后世理论制约。例如治凉燥用杏苏散,治温燥用翘荷汤,养阴润肺用琼玉膏,增液润燥用增液汤,燥热伤肺用清燥救肺汤,益胃生津用沙参麦冬汤,气血两燔用玉女煎,润肺化痰用百合固金汤,腑实津伤用调胃承气,燥在营血用阿胶黄芩汤等等。在这些方剂中,从表面上看,绝大多数方剂能一目了然,并且能独立成章。但仔细分析就会发现问题,因为这些方剂都是直来直去,很难找到相互之间的关系。更令人揪心的是许多方剂偏于温燥,对于凉燥的治法可谓少之又少,应用药物也不过是紫苏、陈皮、半夏、茯苓、甘草、生姜、枳壳、前胡、杏仁、桔梗、苍术、藿香之类。这些药物除了经方选择外,新增的品种仍是寥寥无几,而且选择的方剂大多中庸平淡,很难适应生死如反掌的病机。

从温病学说来看,吴鞠通治燥的方剂比较多,其中杏苏散、桑杏汤、翘荷汤、沙参麦冬汤、五汁饮、增液汤等属于创作,其他方剂如清燥救肺汤、百合固金汤、五仁橘皮汤、阿胶黄芩汤、玉女煎、琼玉膏等则属于晋唐以后的选用。令人费解的是吴鞠通治六淫很少应用经方,不到万不得已他是不会使用《伤寒论》的方剂。这就需要问:难道张仲景不会治燥?例如燥在营血,吴氏选用了阿胶黄芩汤,他不选择黄连阿胶汤。这是为什么?难道黄芩能泻火,黄连不能泻火?黄芩能入营血,黄连不能入营血?这两种药物对比,试问谁入营血更为纯洁?再看百合固金汤:百合固金取材于《金匮要略》,它是百合地黄汤、百合知母汤、百合鸡子汤、百合滑石散的加减应用法。这是它的鼻祖,无论从病理上讲还是从治疗上讲它们都是同类,都是前人所总结的治疗大法。阿胶黄芩汤也不例外,只要它的目的是为了益营养血,它就跳不出《伤寒论》的黄连阿胶法。如果它增加几味,减去几味,那只能说明他在灵活应用,他在把复合、单行、相续的方剂进行了有效的变革,但这并不等于跳出古人的思维,超越了古人的立法。所以提醒后人,切勿被一些巧妙的论著一叶障目,却看不到古人治燥的北斗泰山。

论火与热

火是物质在燃烧,热是因火而产生的气化功能,下面就分别论述。

火在宇宙间有两种,一种是先天火,一种是后天火,这两种火将在《论君火》和《论命火》中阐明,这里不再讨论。

火在天叫太阳,即恒星。恒星之所以被称为火是因为它能产生巨大的能量,消耗巨大的物质。所以近物质者为火,远物质者为热,火热合并,产生阳气,阳气灌注宇宙,自然生出太阳。所以说火出物质,阳出动气。在我国,汉字是极为奥妙的。从"火"字上看,它并不犯重阳,因为"火"字取材于"人"字,人要分男女,自然有阴有阳。在"人"字两边,有左右两撇,但笔画膨胀,这是上盛下虚,其性炎上的表现,所以说火的性质是阴弱而阳强。阴弱是指物质在消耗,阳强是指火热在贲张。这就是物质与气化的关系,这种关系叫阴为体、阳为用,阴为本、阳为标,五脏属阴、六腑属阳。因此说火的物质属于少阴,火的气化属于太阳。

太阳是指阳气,它和阴体既属于对立,又属于统一,而且是在相互转化。也就是说没有阴体,就没有阳用;没有物质,就没有功能;没有对立,就没有统一;没有消长,就没有转化。所以说宇宙万物皆阴阳,但阴无纯阴,阳无纯阳,都是阳中有阴,阴中有阳,阳极似阴,阴极似阳。这就形成了一个说不清、道不明的矛盾,古人把阴阳二字全都加上了"阝"是提示后人:日月易辨,阴阳难分。

广义的阳是指一切阳刚动气,而狭义的阳则要区分阳、火、热。阳是指阳气,它来源于火又不同于火,因为它是因火而产生的热化功能,这是阳刚动气。尽管这个动气的境界要远大于火,但它所释放的能量(温度)却远不如火,这就产生了阳气与火热的区别。下面就先探讨这个阳热。

从"热"字上看,它的下半部是"灬",它的上半部是执行的"执",执行谁呢?"灬"摆在面前,谁来执行呢? 那当然是火。火能激发阳气,阳气产生燥热,燥热携带温度,温度与水结合,由此出现了水中化气。此气上升冷空,结而成云,复降为雨,流入江河,形成了水火交蒸的恒温气化。这是水火相应所产生的气化,由于内含水质,所以出现恒温,这是名副其实的"热"。如果有水无火,那叫能储电不能发电,能聚温不能升温;如果有火无水,那叫能发电不能储电,能升温不能聚温。人类居住的地球,万物欣欣向荣,因为它是恒温;月球上有火无水,不能产生恒温,所以没有生命。只有水源充沛,阳光充足,热气方至,恒温才能产生,这就是阳气。

阳气在天为热,在地为火,在性为暑,这是

火气图

根据能量的输布和生命的需求来决定的。首先说天地宇宙的划分,对宇宙来说,有形者为地,无形者为天;但对人类来说则是足下为地,头上为天,地球为地,太阳为天。也就是说站在地球上看星星,看月亮、看太阳,它们都是天,但站在月亮上、火星上看地球,那性质就截然相反,因为地球又变成了天。其实它们都是地,都是物体,都能在大气中运动,所以真正的"天"不是指它们,而是覆冒星球和旋转物质的宇宙大气。

太阳是宇宙中的一个球体,这是一颗普通的恒星。与行星不同的是它在燃烧,这是它的太阳火。由于这种火属于太阳而又消耗着太阳,所以古人把这种自身燃烧的火叫在地为火,把因火而产生热化功能叫一阳气化。一阳辐射宇宙,并与其他物质结合,从而产生了两阳合明,是谓阳明气化,所以阳明气化的产生是一阳激发另一阳的结果。由于二阳之气有强有弱,所以古人又把太过之气叫"在性为暑",把不足之气叫"在天化热"。下面就看《伤寒论》是怎样治火,又是怎样治热。

1. 火热在太阳

太阳是个大火球,所以太阳病的盛衰取决于太阳火的强弱。当太阳火衰,阳气不足的时候,天地之间将是一派寒冷,人就自然会感受伤寒。这是阴盛阳虚的表现,所以它的治法是在上激发心火,在下激发命火,麻黄汤、桂枝汤、真武汤、附子汤、四逆汤、理中汤皆能主之,这叫"太阳之上,寒气治之,中见少阴"(见《素问·六微旨大论》)。与此相反,当太阳火盛,阳气有余的时候,天地之间将是一派温热,人就会病温。这是阳盛阴虚的表现,所以它的治法是在上抑制心火,在下抑制命火,泻心汤、承气汤、栀子豉汤、栀子柏皮汤、竹叶石膏汤、黄连阿胶汤等皆主之,这是太阳与少阴,温病与伤寒,病标与病本的最基本治法。

太阳不从寒化,见寒转属少阴。所以病太阳是发热脉浮,病少阴是恶寒脉沉。如果两者兼备,那是标本俱病。

太阳与阳明,亦为表里,这是脾土与水火的关系。没有脾土,水火就不能相应,寒水就不能化气,所以治太阳就必须治阳明,治少阴就必须治太阴,正如真武汤用白术,桂枝汤用枣姜。

六气图

　　　　　　　　　　　　　　　　　　　　　　中医溯源

2. 火热在阳明

在天为热,在地为火,所以火属太阳,热属阳明。火属血分,热属气分。气分属卫,血分属营。故泻火药走血入营属太阳,清热药走气入卫属阳明。

阳明在上由肺所主,在下由脾所司。实则阳明,虚则太阴,所以病从热化者属阳明,病从寒化者属太阴。属太阴者用四逆汤,属阳明者用白虎汤。如果二阳合病,那要先治太阳,这叫先表后里;如果二阴并病,那要先治太阴,这叫从里达表。故阳明有热要谨防化燥,治疗大法是先白虎而后承气;阳明有寒要谨防湿邪,治疗大法是先四逆而后建中。竹叶加石膏善于治燥,桂枝加芍药善于建中。能识得二阳与二阴的标本表里关系,立法用药就能左右逢源,仲景的方剂就能无穷无尽地演变。

3. 火热在少阳

少阳有两种含义,一是指阳气的初生(少年的少),二是指阳气的消耗(多少的少)。这是两种不能兴旺的火热,所以它的另一半就必然是阴寒,这就是半阴半阳、半寒半热、半表半里、半虚半实的由来。

少阳与厥阴,相为表里。实则少阳,虚则厥阴,所以病从热化者属少阳,病从寒化者属厥阴。故少阳为病,往来寒热,但时间短暂,不能持续寒热,这与厥阴病的三日厥寒、三日厥热、五日厥寒、五日厥热有着明显的区别。

在少阳病变中,最为显著的症状是往来寒热、胸胁苦满、心烦喜呕、默默不欲饮食,这是少阳为病的四大要症。在这四大要症中,由于少阳病是病从热化,所以它的往来寒热是热胜于寒,它的胸胁苦满是苦胜于满,它的心烦喜呕是烦胜于呕,它的默默不欲饮食是欲食又不食,这是判定少阳阳证和厥阴阴证的主要依据。除此以外,少阳的热化证还伴有口苦、咽干、目眩,其中口苦是胆火上逆,咽干是少气少津,目眩是风气欲动,这是地地道道的相火为病,是足少阳胆火伴随三焦窍道在上冲。所以少阳为病,不从寒化者治三阳,已从寒化者治三阴。例如心烦转为烦躁,不欲食转为不能食,喜呕转为呕吐,寒热转为厥热等等。

少阳多合病,因为它是逆枢机病,所以它的治法是半治太阳,半治阳明,小柴胡汤主之。火甚者要重加芩连,热甚者要重加石膏,清阳不升者要注重疏肝,浊阴不降者要注重调胃,汗腺不利者和法结合解表,肠胃化燥者和法结合荡涤。由于和法主宰表里,所以立法用药上只要表里同治,即使不用柴胡也是柴胡法,因为最终的目的是为了和解。

4. 火热在太阴

手太阴肺,肺象天,天无阳则寒冷;足太阴脾,脾象地,地无阳则冻结。所以太阴之为病,腹满而吐、食不下、自利益甚,时腹自痛。若下之,必胸下结硬(见273条),这就是太阴病的提纲。在这一病变中,腹满而吐、食不下、自利益甚是阴气过盛;时腹自痛说明阳气尚存,故阳气尚能与阴寒交争。此时若下之,残阳就会沦陷,阴霾就会上乘,从而形成脏结。脏结无阳证,故手足不能温,下之利不止,这是病犯重阴,故预后多死!若不死,阴病必转阳,转阳时才会出现燥热,胸下结硬才能转为腹满时痛,四肢逆冷才能转为手足自温,这是桂枝加芍药汤证(见279条);如果继续转阳,腹满时痛转化为大痛实,这是肠胃在化燥,厥逆吐利必自止,可予桂枝加大黄汤(见279条)。如果继续转化,寒湿转为燥热,恶寒转为发热,无汗转为汗出,逆冷转为厥热,吐利转为燥结,这说明太阴寒湿已去,阳明燥热形成,届时的温里大法已经成为过去,迎接它的乃是白虎汤证、承气证的到来。由此可见,阳明无寒湿,太阴无燥热,所以治太阴要治寒治湿,治阳明要治火治热。

火热在少阴少阴上火下水,所以少阴病有热有寒。少阴无气化,得气化属太阳。所以少阴为病,绝大多数属于火邪。火邪在上,由心所主,火邪在下,由肾所司。所以少阴病要上治心火,下治命火,用黄连清心火,用黄柏泻命火,自然演变出黄连阿胶汤、栀子柏皮汤。由于少阴病不得气化,所以在清热与泻火的同时要警惕苦寒化燥,必须结合养阴润燥药。

5. 火热在厥阴

手厥阴心包经,为人体的系统网络;足厥阴肝经,主宰着气血调节。此处发生病变,阴阳必失调和,因为五脏六腑、凡十一脏取决于胆也(见《素问·六节藏象论》)。

胆主决断,功能在肝,这是经过厥阴调节,再次从肝家输出的冲和中正之气,名曰少阳气化。故厥阴之为病,得气化者属少阳,失气化者属厥阴。逆少阳者属胆,治在六腑;逆厥阴者属肝,治在五脏。酸苦涌泻为阴,这是治厥阴;辛甘发散为阳,这是治少阳。用乌梅丸治厥阴,用小柴胡汤治少阳。由此可见,不论风、寒、暑、湿、燥、火,只要归宿六经,辨证施治基本相同,这就是"六经黔百病"的纲领。

以上所论,基本阐明了六气与六淫的各自性质、相互关系和治疗方法,这是集理法方药为一体的综合性辨证法。在这一辨证法中,我们至少要思考以下几

中医溯源

个问题：(1)《伤寒杂病论》究竟是一部什么性质的经典，是治疗寒病的专书还是治疗外感六淫的专著？其中的杂病论即《金匮要略》能否通用六经辨证法，能否收到"见病知源"的实际效果？(2)近代中医提出，用"六经辨伤寒"、用"卫气营血辨温病"、用"脏腑八纲辨杂病"的理论是否合理？(3)以上所论的观点是否存在着牵强附会，是否存在着中医伪科学的唯心论？

论五疫与六气

什么是五疫？

中医的五疫是指寒疫、温疫、疫喉、疫痢、疫疟等，泛指一切传染病。《素问·刺法论》说："五疫之至，皆相染易，无问大小，病状相似，不施救疗，如何可得不相移易者？"并提出："不相染者，正气存内，邪不可干，避其毒气。"这是中医最早的传染病学说，这个学说与西方医学的病毒、细菌等传染病学说是一致的。其传染源、传播途径和易感人群都是一致的，而且它的预防措施也是控制传染源，切断传播途径，保护易感人群，加强机体免疫功能等等。

什么是六气？

六气是指风、寒、暑、湿、燥、火（热）六种不同的气化。这种气化既不涉及病毒，又不涉及细菌，它是四时正气，是繁衍生命包括细菌、病毒的最基本条件。

什么是六淫？

六淫是指六气在太过或不及的状态下产生的淫盛之气。这是反常的气化，例如春应暖而反寒，夏应热而反凉，秋应燥而反湿，冬应寒而反温等等。六淫是危害生命健康的主要因素，也是病毒、细菌和其他微生物的滋生温床，但它不属于传染病。

六气与六淫是相对的，在同一条件下，六气对强者来说它叫"气"，对弱者来

人体气化图

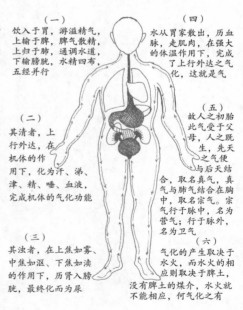

（一）
饮入于胃，游溢精气，上输于脾，脾气散精，上归于肺，通调水道，下输膀胱，水精四布，五经并行

（二）
其清者，上行外达，在机体的作用下，化为汗、涕、津、精、唾、血液，完成机体的气化功能

（三）
其浊者，在上焦如雾、中焦如沤、下焦如渎的作用下，历肾入膀胱，最终化而为尿

（四）
水从胃家散出，历血脉，走肌肉，在强大的体温作用下，完成了上行外达之气化，这就是气

（五）
故人之初胎此气受于父母，人之既生，先天之气便与后天结合，取名真气，真气与肺气结合在胸中，取名宗气。宗气行于脉中，名为营气；行于脉外，名为卫气

（六）
气化的产生取决于水火，而水火的相应则取决于脾土，没有脾土的媒介，水火就不能相应，何气化之有

说它叫"淫"。例如风,我们所看到的飓风、台风、龙卷风等对普通生命来说是灾难性的,所以叫淫;如果它面对的是自然,是地球,那它就是一个很正常的气化;如果它面对的是太阳系、银河系,那它就像大海里的几滴水、粮仓中的几粒米、健康人的一个喷嚏而已。所以区别六淫与六气,主要是看它的参照对象,并不能一概而论。

六气与六淫是相互转化的,它有冬就有夏,有寒就有热,既可以寒极化燥,又可以热极生风,所以说六淫能转化为六气,六气能转化为六淫。六气是时令正气,六淫是时令邪气,所以六淫为病可概称为季节病、时令病,其特点能在同一季节,同一区域出现相同的疾病,例如春温、夏暑、秋燥、冬寒等等。

五疫与六气的性质是不同的,尽管它们都是外感急性热病,但五疫含毒,六淫无菌。所以说有毒者为疫,无毒者为淫;流行者为疫,自染者为淫;有病原体者为疫,无病原体者为淫。一个是传染病,一个是季节病,两者的关系必须分清。以感冒为例,有病毒、有潜伏期的为"流感",无病毒、无潜伏期的为"普通"。不论是"流感"还是"普通",只要它含菌含毒,它就是五疫;只要它无菌无毒,它就是六淫。这两个概念不能混淆,也就是说六淫永远不能替代五疫,五疫也永远不能替代六淫,绝对不能把病毒与细菌的感染说成时令病、季节病,或者伤寒与温病,因为真正的伤寒与温病它是不含细菌和病毒的。下面再看1964年由南京中医学院主编的中医试用教材《温病学讲义》,其中就广泛地应用了"病毒"学说,书中的各种时令病如春温、风温、暑温、湿温、秋燥等全部用"病毒"来作为病因,这就是一个典型的用词不当,或者说概念不清,因为这种学说最能误导后人,以致后学者分辨不出什么是五疫,什么是六淫。

五疫与六气同属外感,但性质不同,不过它们能联袂作案,能在一个病机中同时进行,而且伴随着气温和体温变化。一般来说,外在的气温愈高,五疫的传播力就愈强;内在的体温愈高,五疫的杀伤力就愈猛,反之就会减弱。这就好比热带中的动植物,一旦死亡,多则数天,少则数小时,整个机体就会腐烂,就会被病原微生物所吞并,而冰封在南北两极的尸体将会永久性保存,这就是五疫在六气中的不同反应。如果不谈五疫,单论六气转六淫,那它就不存在遇寒则退,遇热则进,而是遇寒化为伤寒,遇热化为温病,如果半寒半热,它将化为中风。不论风寒温,都能使机体受病。

总之,五疫与六气有相同之处,有不同之处。相同的是它们都是急性外感热病,都能发生在同一季节,同一区域,同一易感人群;不同的是一个属于传染病,一个属于时令病。

论五疫与六气

六经生化大论

在读"六经生化大论"前,首先需说明,《伤寒论》的六经并不单指针灸学的经络,也不是单指"六经即六气""六经即脏腑""六经即八纲""六经即症候群",更不是指温病学所谓的太阴、阳明、少阳、少阴。它是集阴阳、五行、脏腑、经络、标本、体用等为一体的综合性辨证。这当然包括上述的四诊八纲、六气六淫、卫气营血、脏腑归类等多种辨证。六经辨证是我国最早的中医辨证方法,其最大特点就是"六经钤百病"。所谓钤百病,就是指六经辨证不仅适用于伤寒温病、内伤外感,还能用于妇幼杂科以及一切传染病,这是任何中医辨证方法都无法取代的,所以六经辨证当视为中医辨证法之首。下面就试论六经的生化原理和六经病产生的根源。

论太阳经病

1. 什么是太阳

"太"是个极端词,它可以说太大,也可以说太小。"太"与"大"不同,"大"是指物体在增长,在膨胀,而"太"则进入了极限,所以太阴和太阳都是指极限的阴阳。

在浩瀚无际的宇宙中,最大的阴莫过于宇宙体,最大的阳莫过于宇宙大爆炸,这是最大、最极限的阴阳,所以说宇宙在大爆炸前是个最大的阴,宇宙大爆炸后产生了最大的阳,这就是太阴和太阳。

宇宙中的恒星,每一个都发光,每一个恒星都释放着巨大的能量,所以说每一个恒星都是太阳。但这些太阳都叫星星,因为它们距地球太遥远,显得太渺小,所以对地球来说,太阳只有一个。

生活中的"太阳"比比皆是,从氢弹爆炸到炉火炊烟,从火山爆发到蜡烛荧光,只要它自身的阳气能进入极限,能产生自己的功能,它们就是宇宙中大小不等的"太阳"。尽管这些"太阳"对人类来说有的微不足道,但对昆虫蚊蝇、细菌病毒来说,它们都是巨大的太阳。

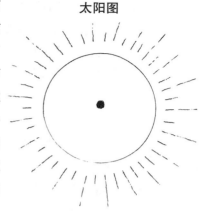

太阳图

人体中的太阳,它是指心。《素问·六节藏象大论》说:"心者,生之本……为阳中之太阳"。《金匮真言论》说:"背为阳,阳中之阳,心也"。形形色色的太阳产生着各不相同的功能,从恒星到原子,从自然到人体,每一个"太阳"都发光,每一个"太阳"都产生着它自己的能量。

太阳为日,属火性动,动则生阳,故其动气为太阳。太阳有强大的热化功能,此功能辐射宇宙,为万物生、长、化、收、藏的能源,所以说"万物生长靠太阳。"

宇宙中的太阳照耀着整个宇宙,太阳系中的太阳为九大行星之君王,人体中的太阳主宰着五脏六腑。它们都是太阳,都有自己所管辖的"太阳系",都能在自己的体系中释放着大小不等的能量。

太阳是个有形的实质体,未得阳化前本是个沉静的阴体,这个阴体也叫太阴。太阴化火,是阴体阳用,其阴体必虚。虚则少,故其阴体为少阴。阴虚则阳盛,盛则大,故其动气为太阳。因此太阳与少阴相表里,五脏与六腑所以形成了体用关系,即阴为体,阳为用;阴为本,阳为标;阴司实质,阳主气化;五脏属阴,六腑属阳;阴孕育着阳,阳统率着阴,这就是太阳与少阴的基本概念。

2. 什么是太阳经

在地球上,在人类居住的太阳系中,物种进化已经走过了几十亿个春秋。在这数不甚数的物种进化中,没有哪一个物种能离开太阳,也就是说,没有太阳就不能产生五运,没有五运就不能产生六气,没有六气生命就无法诞生。

太阳与地球,关系不可分割。太阳能使地球产生地温,地温能使海洋出现功能,功能产生气化,气化上升冷空,结而成云,复降为雨,流入了江河湖泊,形成大自然的水气循环,这就是太阳气化。这种以太阳为主宰,以水火为功能的循环经过就叫太阳经。

太阳经在人体内,主宰者是心。心能将阳气化为体温(见《论君火》篇),并能与肾所主的水液相应,从而产生膀胱气化。当饮水入胃后,胃热(体温)先凑至,随即出现气化反应。气化分清浊,其清者上出口鼻为津,外出皮毛为汗;其浊者内注骨脉为液,下行小便为尿。这就形成了以肾水为基础,以心火为动力的气化功能,这就是人体气化,这种气化与大自然的气化形成原理是一致的。由于这种气化是以太阳为主宰,其循环经过要遍布五脏六腑、十二经络、四肢百骸、筋骨毛脉,成为人体中最大的太阳气化,所以古人把这种气化循环的经过命名为太阳经。

3. 什么是太阳病

凡能影响太阳气化的一切病变都叫太阳病,这是《伤寒论》六经辨证的首选纲领。在这一纲领中,仲景提示后人:任何疾病,任何外感,只要它侵犯人体,它就必须越皮毛,走肌肉,行营卫,达三焦,直至五脏六腑。所以不论伤寒温病,不论外感内伤,哪怕疫疠痼冷,它都跳不出这一纲领。因为任何病变都能影响卫气营血,都能导致阴阳失衡,都会造成脏腑变性,所以学辨证就必须先认识六经。在《伤寒论》霍乱病篇中仲景有这样一句话:"本是霍乱,今是伤寒"。这句话的含义是,伤寒与霍乱本是性质不同的两种病变,但它的六经辨证法是一致的。也就是说,只要毒邪侵犯人体,它就必然归宿于六经,而且首先影响到太阳气化,其后才会出现阳明、少阳、太阴等证。例如霍乱,从表面上看它是典型的肠道传染病,早期就会出现上吐下泻,但仔细观察就会发现霍乱在吐泻前是有表证的,至少伴随着头痛恶风、四肢酸懒,甚至发热恶寒。这就是太阳病,或者叫二阳并病,因为霍乱病最能影响太阳气化,它绝可不能单犯肠胃不犯营卫,更不犯别经。今天它犯太阳,明天就犯阳明,后天就有可能步入三阴而断送生命!这就演变出了"本是霍乱,今是伤寒"的必然结论。

众所周知,任何疾病都不可能一成不变,绝不会从始至终滞留在某经。它要么走向死亡,要么获得重生,不论生死它都是在变动,而且这个变动并不取决于邪毒的属性而决定于人体的内因和外因。例如同样的季节,同样的易感人群,同样是感受伤寒或者霍乱,但结果是有人不病,有人染病,有人病轻,有人病重,还有人死亡。这就是内因和外因作用的结果。内因是指正气,外因是指邪毒。如果正气充沛,邪毒就不可能犯人(突发事件除外),这叫"正气内存,邪不可干";如果正气不足,邪气就会乘虚而入,这叫"邪之所凑,其气必虚"。下面就看外因是怎样通过内因而产生病变的。

太阳病的形成提示着邪气已经入侵,人体的免疫功能已经受到伤害,所以人体的正气就会本能地出现抗衡,这叫正邪交争。故早期的太阳病,首先看到的是头痛发热,恶风恶寒,身疼腰痛,咳嗽气喘,鼻塞声重,无汗少汗,颈项脊强,口燥

中医溯源

咽干,脉浮脉紧,从数从缓。这是正气与邪气相争的一系列反应,在这一时期,如果正气转胜,它将以汗散的方式驱邪外出;如果正气日衰,邪气就会长驱直入,直至脏腑失去功能,太阳病由此从表入里,三阳病由此转为三阴,并能演变出诸多的坏病。实践证明,有数不胜数的慢性疾患如痰饮水气、血痹虚劳、风湿哮喘等多数出于外感,从急性病变转为慢性病。由此可见,一切急性热病早期皆可称为外感,但到了晚期或者施治不当就能转化为内伤。内伤阳气衰,寸口脉必大于人迎;外感阳气盛,人迎脉必大于寸口,这就是人迎候外感、寸口候内伤的主要依据。遗憾的是在晋唐以后,人迎趺阳诊病已基本被淘汰,取而代之的是左为人迎,右为气口,古老的脉学由此受到挑战,因为左手与右手很难代表上、中、下,天、地、人,难怪张仲景在序言中严厉斥责业医:"人迎趺阳,三部不参,审疾问病,务在口给"! 这可能是中医脉学退化的主要原因。

论阳明经病

1. 什么是阳明

《素问·至真要大论》说:"两阳合明,谓之阳明"。什么是两阳呢? 旧著谓两阳是指少阳、太阳,非也! 少阳、太阳是指阳气的成长过程,即从青少年走向中老年,它怎么能合明呢? 所以两阳合明并不是指少阳与太阳合明,它是指一阳在激发着另一阳,从而产生阳明气化,这才是合明。例如宇宙与总星系合明,总星系与银河系合明,银河系与太阳系合明,太阳系与太阳合明,太阳与地球合明,地球与万物合明,万物与万物合明等。

阳明图

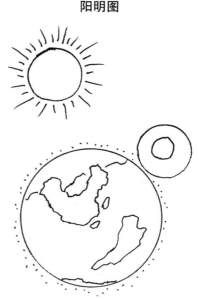

在大自然中,任何一个物体,只要静止不动,那么它就是太阴。只要它从静转动,那就具备了二阳合明的条件。阳至曰明,所以太阴的功能就叫阳明气化。

阳明气化与太阳气化不同。太阳气化是指水气循环,这是水火功能;阳明气化是指物质在变化,这是物体在运动。也就是说物体只要运动,阳明气化就会产生。例如节日看转灯,灯是一阳,转动是另一阳,这就产生了二阳合明。如果失去一阳,把灯熄灭,那转灯就自然会停止运动,剩下的物体仍将还原为太阴,这就是阳明与太阴、气化与物质的关系。人体也不例外,手太阴肺与手阳明大肠相表里,足太阴脾与足阳明胃相表里。这是两腑两脏,而且都是物质。物体不得气化,它们都是太阴。一旦出现功能,它们就变成了阳明,太阴与阳明所以是一体一用。

显太阴就不能显阳明,显阳明就不能显太阴,因为它是一体一用。当星云布满空际的时候,你不可能看到天上的太阳;当阳光普照大地的时候,你再难看到天上的星星。所以说健康的人都有胃气,都是平脉,没有谁能看到真脏脉。只有病入膏肓,胃气将尽,死亡的真脏脉才会出现,因为欣欣向荣的阳明气化已经耗尽,留下来的乃是一个没有气化,没有功能的僵尸太阴。

2. 什么是阳明经

阳明分手足,手阳明大肠经,与肺相表里,其主要功能是肺主制节,大肠主传导;足阳明胃经,与脾相表里,其主要功能是胃主受纳,脾主变化。不论是制节还是变化,只要它是功能,一切属于阳明。《素问·经脉别论》说:"饮入于胃,游溢精气,上输于脾,脾气散精,上归于肺,通调水道,下输膀胱,水精四布,五经并行";《灵枢·营卫生会》篇说:"人受气于谷,谷入于胃,以传于肺,五脏六腑皆以受气"。这就是阳明气化,这种以后天水谷为资源,以肠胃受纳与传导为动力的气化循环经过就叫阳明经。

阳明太阴,两腑两脏,主宰着后天水谷建运。其中手阳明手太阴,能"运"而不能"建";足阳明足太阴,能"建"而不能"运"。只有手足相合,才能产生"建运"功能。所以探讨阳明经病,切勿但论足阳明,忽视了手阳明。

3. 什么是阳明病

阳明与太阴相表里,太阳上肺下脾,脾建肺运。所以阳明为病,无一不涉及"建"和"运"。由于脏腑的实质是阴阳、表里、标本、体用,其病理定性是表、实、热为阳,里、虚、寒为阴,所以六经辨证的治法就必须是阳病治阳明,阴病治太阴。阳病攻其标,阴病救其本。白虎汤、承气汤皆属攻其标,都是典型的"实则阳明";四逆汤、理中汤皆属救其本,都是典型的"虚则太阴"。这是阳明与太阴辨证用药的最基本原则,但是这个原则已经被温病学打破,因为它的一切急性热病都是首先犯肺,而且都是病热,这当然违背了"实则阳明""虚则太阴"的辨证原则。下面再看《黄帝内经》。在《素问·六微旨大论》中有这样两句话:"阳明之上,燥气治之,中见太阴""太阴之上,湿气治之,中见阳明"。这两句话已经说明了脏腑与标本、阳明与太阴、肠胃与脾肺、虚实与表里的基本关系,已经指出治阳明要治燥气,治太阴要治湿气,这是一个最基本的原理,但是温病学说的肺手太阴论就不是这一原理。

从燥气和湿气上看,燥气属于阳明,湿气属于太阴,所以治燥气就必须中见太阴,治湿气就必须中见阳明,这就是脏腑的虚实标本。

单纯的论燥,它是既缺津液又无湿气,因此属于阳明。如果产生了温燥,那是燥火与邪热在合并,这是阳明与太阳在合病。因为火属太阳,燥属阳明。燥热来源于火,火盛才能燥生,才能导致身热汗出、口燥舌干、发狂谵语、大便秘结等一系列的灼土刑金病证,这就叫"实则阳明"。相反,如果有水无火,有寒无热,它将会产生凉燥。这是心肾有寒,脾肺虚冷,不能产生阳明气化所致,因此这种凉燥属于水土混为一家,火星上的凉燥就是这个道理。由于凉燥属于水不化气,气不化津,所以才会造成天地寒冷,湿气难行,这样的病机当然属于"虚则太阴"。

太阴从寒化者叫寒湿,这是病犯重阴;太阴从热化者叫湿热,这是半阳半阴。不论病犯重阴还是半阳半阴,都是寒湿为病,所以它的治法都是激发太阳,温运太阴。也就是说,只要太阴湿气不尽,一切病变均不得作为正阳阳明论,虽有"胃家实"亦不得使用芒硝、石膏,犯之则寒化太阴!观仲景治三阳合病使用白虎汤(219条),证中的主要表现是湿热。湿热有三禁,即禁汗、禁下、禁利小便,犯之则阳病入阴。但它可以微发其汗、微利小便、微和胃气以迫使阳明化燥,湿气消除,这是三阳合病的正确治法。在这一阶段它是严禁使用白虎汤的,只有小便利、汗自出,大便转硬时才能说明肠胃已经化燥,肌肉湿气尽除,才能正确使用白虎汤或者承气汤,这就是本条所指出的"若汗自出者,白虎汤主之"的原理。遗憾的是许多注家并不明这一原理,从始至终把三阳合病的湿热视为燥热,出手便使用白虎汤,真不敢想象他们所论的结果将会是怎样。

回头再看仲景,在《伤寒论》中,仲景只要治阳明,他首先注意的就是湿气。只要湿气不除,不管有无表证,他绝对不敢用药峻攻!卒然是胃气转盛,有五六天不大便,他也只能选用小承气汤来微和胃气,以尽量避免"虚则太阴",这就是他辨证施治的最基本原则,可惜这个原则至今不知谁能认可。

六经生化大论

论少阳经病

1. 什么是少阳

少的含义有二：一是年少，二是多少。年少是指阳气的初生，多少是指阳气的消耗。

《素问·阴阳离合论》说："少阳为枢"。又说："天覆地载，万物方生，未出地者，命曰阴处，名曰阴中之阴；则出地者，命曰阴中之阳"。这就是少阳。少阳为一阳初生之气，为万物生、长、化、收、藏之开始。

在大自然中，任何事物都在运动。没有运动，就没有始终。没有始终，就没有三阳三阴。

少阳是指阳气在萌芽，少阴是指阴气在初兴，这些都是早期的阴阳，所以叫少阴或少阳，即少年时期的阴阳。随着时间的推移，物质的增长，少年的阴阳逐渐成长为太阴或太阳，这是阴阳进入鼎盛的时期。但鼎盛时期过后，阴阳便和人类一样从中年走向老年，从兴旺走向衰弱，最终出现无法回避的厥阴与绝阳。

厥阴是指阴气在耗尽，绝阳是指阳气在消亡。耗尽的阴气面临着物极必反，消亡的阳气提示着重新开始，这就是宇宙中的阴阳与轮回。

从少阴走向太阴叫行阴，从少阳走向太阳叫

少阳图

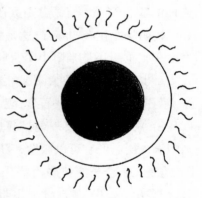

行阳。平旦至日中，天之阳，阳中之阳；日中至黄昏，天之阳，阳中之阴；合夜至鸡鸣，天之阴，阴中之阴；鸡鸣至平旦，天之阴，阴中之阳。从阳尽到阴生叫阳明生少阴，这是纯阳必阴；从阴尽到阳生叫厥阴生少阳，这是纯阴必阳。不论纯阴必阳还是纯阳必阴，只要它交换，它运动，就必须经过门槛，这就是"枢"。

枢是中枢、枢纽，它是事物相互联络的中心体系，也就是说任何事物，只要它对立、统一、消长、转化，它就离不开这一体系。例如从阴到阳，从表到里，从虚到实，从寒到热，从上到下，从好到坏等等。枢是阴阳相对立的产物，是事物从一个极端走向另一个极端的必然过程，所以说只要有矛盾的对立，就会有枢机的存在。

枢无领域，如果把枢比作枢轴，那轴里轴外都不是它的境地；如果把枢比作界线，那界线内外都没有它的权力；如果把枢比作寸关尺，那关前为阳属表，关后为阴属里。关居表里之间,它的立足点乃是半表半里,所以它并不能主宰表里,只能成为表里双方的联络工具,这就是枢机。这个枢机在自然界象征着运气的交换,在事物中象征着联络的途径,在人体内象征着气血的通道,这就是人与自然的体系。没有这个体系,五运六气就不能生化,五脏六腑将失去所有功能。

2. 什么是少阳经

手少阳三焦经,为人体气血通道,亦四肢百骸之枢纽。它内行脏腑骨肉,外行指甲毛发,可谓无所不至。由于它的联络道路是上中下、天地人、寸关尺、表中里,所以古人将这一通道命名为三焦。

三焦如路,路受区域控制,因此三焦在心为心所主,在肝为肝所司,若在筋骨毛脉,管辖也相应在内,所以说上焦出心肺,中焦出脾胃,下焦者,肝肾司之。

路与枢不同,路是途径,枢是枢纽,路枢相合才能完成系统,有了系统才能出现"天布五行,以运万类,人秉五常,以有五脏"的生化功能。下面再谈足少阳胆经。

足少阳胆,发于厥阴至阴之中,为一阳初生之气。它就像早晨的太阳,万物无一不从此处为开始。《素问·灵兰秘典论》说:"胆者,中正之官,决断出焉"。《素问·六节藏象大论》说:"凡十一藏取决于胆也"。古人之所以把胆气提高到如此的重要地位,是因为胆气与其他脏腑之气息息相关。如果打乱此气,脏腑阴阳就会失去平衡,生化承制就会发生紊乱,这就是五脏六腑,凡十一藏,皆取决于胆的道理。

胆为中精之腑,其性中正,发源于肝,运动在三焦,为人体冲和、中正之气化。此气化一旦受阻,阴阳就会相搏,气血就会相逆,五脏六腑就会因此而失调,就会产生少阳病。

3. 什么是少阳病

正常的少阳气化是指气血津液能畅达三焦,而非正常的少阳病则是指道路受阻,阴阳失调,气血丧失了冲和、中正之性,所以又叫逆枢机病。逆枢机病是指矛盾在对立,正邪在纷争,它们都是以"枢"为界,谁都不能过渡到对方。例如阴不能向阳过渡,表不能向里过渡,寒不能向热过渡,虚不能向实过渡,正不能向邪过渡等等。如果一方能突破另一方,逆枢机的少阳病变将不复存在。

逆枢机病有很强的区域性,可以说它逆在何处何处功能失调。例如逆上焦则不能"雾",逆中焦则不能"沤",逆下焦则不能"渎",逆表里则半寒半热,逆脏腑则阴阳失调。

逆枢机病又叫半表半里证,因为它半在表、半在里,半在阳、半在阴,半在邪、半在正。它们必须相逆才能出现,它们谁都不能独自产生。以太阳阳明为例:表属太阳,里属阳明,如果表寒能向里热过渡,或者说里热能够战胜表寒,那就不可能出现往来寒热、胸胁苦满、默默不欲饮食、心烦喜呕等一系列的逆枢机表现。所以说少阳病是指正邪纷争,气血不能畅达三焦的反应。由于这种病变是受区域所控制,所以它的临床表现就各不相同,治疗手段当然也是多种多样。

论太阴经病

1. 什么是太阴

太是个极端词,它可以说太大,也可以说太小,所以太阴大不可度,小不可量。

太阴是个完整的体系,它大到宇宙,小到原子,从始至终是个有机整体,打破这个整体,它就不叫太阴。

太阴是个死阴,它既不存在阳气,也不存在功能,当然就没有生命。在自然界,太阴能表现在任何一个领域,例如黑暗的宇宙,静止的星球,报废的机器,不长芽的种子,不运转的分子等等。一句话,只要事物静止不动,它就是太阴。

在日常生活中,我们所能看到的任何物体都是太阴,但前提是静止不动,不能产生一丝一缕功能。只要产生功能,它就不是太阴,而是阳明气化,下面就略举几个例子来说明:

(1)宇宙是个最大的太阴,但遇到太阳就会产生阳明气化。

(2)地球是个太阴体,但现在的地球属于阳明,因为它已经万紫千红。

(3)人的躯体也是太阴,但神采奕奕的表现就属于阳明。

(4)沉睡的种子属于太阴,但生根发芽就是阳明。

(5)未点燃的蜡烛叫太阴,已点燃的蜡烛叫阳明。

(6)未发动的机械叫太阴,已发动的机械叫阳明。

所以说阳明与太阴相为表里,合为体用,即阴为体,阳为用;阴为本,阳为标;阴司实质,阳主气化;阴属五脏,阳属六腑。

太阴在地属土,在天属金,在人属脾肺。由脾肺产生的功能叫阳明气化,例如胃能纳,脾能建,肠能传,肺能运等等。

显太阴就不能显阳明,显阳明就不能显太阴。生龙活虎的动物不可能视为僵尸,阳光下的人群不可能看到漆黑的夜空,健全的五脏六腑不可能出现真脏脉,死亡后的尸体不可能再现体温,这就是脏腑、阴阳、表里、标本和体用。

2. 什么是太阴经

手太阴肺经与手阳明大肠经相表里,它的主要功能是"肺主气""肺为华盖""肺主制节""肺主肃降""肺朝百脉""肺主皮毛""肺主行水"、"肺合大肠""大肠主传导"等。

足太阴脾经,与足阳明胃相表里,它的主要功能是"脾主肌肉""脾主四肢""脾主变化""脾主后天""脾主裹血""胃为太仓""胃主受纳""胃主腐熟"等。这就是上肺下脾,下肠上胃的基本功能。但这些功能无一不是阳明气化,失去这些功能,不论肠胃还是脾肺,都是僵死的太阴,这就是脏腑的阴阳、表里、标本、体用关系,这种关系可概称为藏象。早在《黄帝内经》中就有这样一段话:"所谓五脏者,藏精气而不泻也,故满而不能实;六腑者,传化物而不藏,故实而不能满也。"(见《素问·五脏别论》)

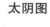

太阴图

也就是说,五脏六腑都有形体,都有功能,但形体与功能却有明显的区分,这是我国最早的体用学说。但到了晋唐以后,这个学说被打破,五脏与六腑都出现自己的形体,都产生了自己的功能,于是形成了实则阳明,虚则还是阳明;虚则太阴,实则还是太阴,吴鞠通的太阴阳明论就是一个很好的说明。从他的《温病条辨》中看,似是不存在实则阳明,虚则太阴。例如它的太阴篇有半数以上是病从热化,使用的方剂更是白虎汤、承气汤,这在《伤寒论》中是绝对不允许的!因为它是病从寒化;再比如晋唐以后的藏象学说,只要谈五脏六腑,它都有自己的实体,也都有自己的功能,这就失去了它的标本体用,造成了五脏六腑地位同等,"实而不满,满而不实"根本无法区分,这是一个值得思考的问题。

3. 什么是太阴病

太阴与太阴病不同,太阴是死阴,而太阴病则是指机体从衰败走向死亡的过程。要知道,任何一个生命,只要它病入膏肓,走向死亡,其最终结局就是还原为太阴。所以太阴病是从表、实、热走向里、虚、寒,从阳盛阴虚走向阴盛阳虚的过程。从《伤寒论》太阴病篇中,我们看到的第一条是:"太阴之为病,腹满而吐,食不下,自利益甚,时腹自痛,若下之,必胸下结硬。"(273条)这是太阴病提纲。在这一病变中,"腹满而吐,食不下"是胃中生寒。"自利益甚,时腹自痛"是肠中阴盛。肠虚胃寒,自然犯本,所以病属太阴。太阴在上属肺,在下属脾。属肺者病手太阴,属脾者病足太阴。本条上下俱犯,所以它是太阴病。太阴病从寒化者死,从热化者生。故太阴为病既不可清,又不可下。清则胃中无阳,必胀满不能食;下之则利不止,必胸下结硬,名为脏结! 所以太阴病的正确治法只有一个,那就是"当温之,宜四逆辈"(见277条)。

四逆辈包含理中汤。这是上肺下脾,脾建肺运的代表方剂。其中理中汤重用白术,目的是"建";四逆汤重用干姜,目的是"运"。有"建"有"运",才能完成拯救太阴病的使命。

太阴病失阳者为脏结,得阳者转属阳明。所以太阴病有腹满时痛者为病从热化,有大痛实者为阴病转阳。转阳者属阳明,阳明分气血,口渴者病在气分,腹痛者病在血分。病血分者属营,桂枝加芍药汤、桂枝加大黄汤主之(方见太阴篇);病气分者属卫,白虎汤、承气汤主之(方见阳明篇),这就是阳明转太阴、太阴转阳明的不同施治。

论少阴经病

1. 什么是少阴

在大宇宙中,任何事物都有终始,都有生、长、壮、老、已。植物如此,动物如此,人物也是如此,就是地球、月亮、太阳也不例外,它们都有萌芽阶段,都有初生时期,这个时期被称为少。少在阳叫少阳,少在阴叫少阴。

少的另一个含义是多少,这是指事物在运动中产生的消耗、减少,或者说两种事物相对比而出现了有多有少。例如地球上的水,从表面上看它覆盖了球体的三分之二,但这只是表面现象,因为它和地球体相比那就小而少了,因此说能地球上有水,却不能说水中有地球。水是地球的组成部分,居地球第二位,所以说地球为太阴,地球上的水则为少阴,这就是以多少论。

下面再谈减少。我们所看到的太阳是从少阳所进化的。当太阳还处在星云期的时候,太阳的星际物质才刚刚凝聚,它的固体还没有形成,还在不断地充实着自己,在这一时期它的物质基础叫少阴。

随着时间的推移,物质的完善,太阳逐渐形成了一个球体,但它还不能发光,这是它从少阴走向太阴的阶段,在这一阶段它是没有热化功能的。随着重阴必阳的变化,早期的少阴逐渐从太阴步入了厥阴,由此产生了二阴交尽,并且出现了一阳动气,释放出了早期的灿烂光芒,这就是最初的少阳气化。少阳气化日益强盛,直至进化为太阳。

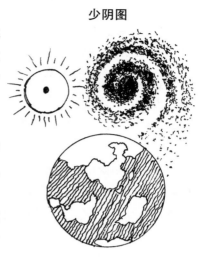

少阴图

太阳的形成提示着阳气已步入顶峰,与此同时它的阴体也在急剧地消耗、减少,完整的太阴体由此转化为少阴,这就是太阳与少阴为什么相表里的依据。

地球也是如此,它形成与消亡和太阳一致,但它不能发光,因为它的体积有限,所以它被称为行星。行星无阳时水土混为一家,这叫地之太阴。得阳后水土分离,从而出现了地之少阴,这就是水。水是土的组成部分,所以说土属太阴,水属少阴。由此可见,天有少阴,地亦有少阴,所以人的五脏六腑就出现了两个少阴。

2. 什么是少阴经

手少阴心,属火,与手太阳小肠相表里;足少阴肾,属水,与足太阳膀胱相表里。这是人体气化的发源地,此气上出口鼻为津,外出皮毛为汗,下行小便为尿,形成人体最大的气化。由于此气化出于水火,所以古人把水火的功能视为太阳,把水火的基础视为少阴。此少阴与太阳所以相为表里,分为体用,即阴为体,阳为用;阴为本,阳为标;阴司实质,阳主气化;阴属五脏,阳属六腑。

手少阴在天,主宰者是太阳。没有太阳,手少阴将还原为太阴,因为它是太阴的组成部分;足少阴在地,主宰者是命火(见"论命火")。没有命火,足少阴将还原为太阴,因为水是地球的组成部分。故手少阴在上,覆冒者是天;足少阴在下,载重者是地。没有天地,手足少阴,何存何居?所以治少阴就必须治太阴,治阳明就必须治太阳。所以真武汤用白术,泻心汤用大黄。

3. 什么是少阴病

少阴上火下水,所以少阴病是上火病下水病,即上热下寒证。

在正常情况下,少阴所产生的气化属于太阳,因此看不到少阴的本质。只有心肾功能失调、太阳气化丧失,水火的狰狞面目才会出现。

(1)火不足则水病。心火不足则命火衰弱,寒气大至,冰封地裂,太阳不能化气,肌体不为体温,这叫寒化少阴。它的临床表现是恶寒逆冷,四肢沉重疼痛,或自利而不渴,或欲寐而小便清长。由于少阴不得气化,阴霾不能鼓动脉管,所以寒化少阴的脉象多是沉细、沉迟、沉微,救治大法自然是温阳化气,驱寒制水,真武汤、附子汤主之。

(2)水不足则火病。水不足则邪火猖獗,壮火食气,肾源干涸,这叫热化少阴。它的临床表现是心中烦,不得卧,口燥咽干,小便赤涩,甚则神智昏愦,竭精动血。由于少阴不得气化,属于退行性病变,所以少阴病的热化脉既不能浮大,也不能洪数,只能沉细、沉弦、沉数。这是太阳病走向消亡的过程,所以它的治法是舍表救里,育阴养血,黄连阿胶汤主之,金匮百合知母汤、百合地黄等汤亦能作为辅佐方剂。

(3)土崩则水火俱病。土是水火的媒介,土崩则水火分离。在正常情况下,水走水道,火行火宫,互不侵犯,和谐与共,这是中州脾土的媒介作用。如果脾阳崩溃,土不制水,寒水就会倒灌中土,逼火离宫,以致君火不能下交,相火异位,水火由此出现分离,是谓阴盛格阳。阴盛格阳证是少阴与太阴俱病,是水、火、土丧失了凝聚功能,所以它的临床表现是口干咽烂,烦躁不安,吐利腹满,厥逆恶寒。这是脾阳崩溃,阴阳离决的典型表现,所以它的救治大法是回阳救逆,引火归原,四逆汤主之,通脉四逆汤、白通汤皆主之。服汤后阴病转阳者手足自温,逆冷渐去,沉脉上浮,吐利自止。若身反大热,汗反大泄,脉反暴出,吐利反不止,或利止复恶寒而烦躁厥逆者,阳病必入阴,预后多险。由此可见,少阴为病,有但病火者,有但病水者,有水火同病者,有阴阳离决者。所以治少阴,有急清法,有急下法,有急温法,有回阳法。不论哪种治法,都要注重胃气,都要注重水火与脾土的关系。因为人之将死,水火将去,留下来的不是心肾,而是一个完整的太阴体。

论厥阴经病

1. 什么是厥阴

《素问·至真要大论》有言:"两阳合明,谓之阳明""两阴交尽,谓之厥阴"。两阳进入极限时叫绝阳,两阴进入极限时叫厥阴,下面就谈谈什么是绝阳,什么是厥阴。

(1)宇宙大爆炸。宇宙大爆炸是诞生星球的基本条件,也是毁灭旧宇宙的必然途径。在宇宙大爆炸的演变过程中,它至少要走两个极端:一个是重阳的极端,一个是重阴的极端。重阳的极端叫绝阳,重阴的极端叫厥阴。

(2)白洞出现。宇宙中的黑白洞是个吸收与喷放的两性天体,其中黑洞行阴,白洞行阳。黑洞主收,白洞主放。黑洞进入极限时叫厥阴,白洞进入极限时叫绝阳。

（3）地球的黎明前。地球运转一日，要经过四个不同阶段：平旦至日中，天之阳，为阳中之阳；日中至黄昏，天之阳，为阳中之阴；合夜至鸡鸣，天之阴，为阴中之阴；鸡鸣至平旦，天之阴，为阴中之阳。从阳入阴时叫阳极生少阴，从阴出阳时叫阴极生少阳。

任何事物，只要它运动，它转化，它就必然从一个极端走向另一个极端，这叫阳极生阴，物极必反。例如从上到下，从好到坏，从寒到热，从内到外等等，由此出现了厥阴与绝阳。厥阴是指阴气步入重阴，绝阳是指阳气步入重阳。既有重阴，又有重阳，势必产生阴阳转化，这就产生了"枢"。枢在阳为阳枢，阳枢生少阴；枢在阴为阴枢，阴枢生少阳，少阴少阳所以皆为"枢"。枢是枢纽，它是阴阳水火的分界线。没有这个分界线，五运六气就不能运动，五脏六腑就不能化生。

厥阴图

2. 什么是厥阴经

人体中厥阴经，主要表现在以下两个方面。

（1）手厥阴心包经。手厥阴心包络是以心包为代表的各脏腑包膜、联网、络脉等，共同构成心包络脉，简称心包络。心包络是保护脏腑的屏障，约束气血的藩篱，三焦就是其中的窍道。没有这些窍道，饮食就不能吸收，津液就不能输布，五脏六腑将失去所有功能。

包络是基，三焦是道，合为体用，相为表里。阴为体，阳为用；阴为本，阳为标；阴司实质，阳主气化。故说三焦之壁就是包络，包络之中就是三焦，此包络与三焦所以合为体用，厥阴与少阳所以合成功能。

包络如联网，它大到脏腑骨肉，小到指甲毛发，无所不至，三焦与它紧紧相连，所以说何处无三焦，何处不包络。包络无主权，受区域所控制。

心包络虽不是脏，却有保护脏腑、约束气血之功能。无包络则气血横溢，邪毒无制，心包络为保护脏腑之屏障，约束气血之藩篱，因此它和肝家合为厥阴经，成为调节人体气血的庞大体系。

（2）足厥阴肝经。气血的生成，资源出于后天，生化出于先天。由先天心肾所化生的血气，又俱从包络汇入肝家，经过调节，进行血液循环。血为有形的物质，因此在脉络中运动；气为水液所蒸化，故可行于脉中，亦可行于脉外。凡五脏六腑,十二经络,四肢百骸,筋骨毛脉,无所不至,故无点定之地,分为层拆,名为三焦。《内经营卫生会篇》所谓的"上焦如雾""中焦如沤""下焦如渎",正是言其气化过程。此三焦所以为人体的血气通道,而约束这一通道者正是手厥阴心包络。心包络主宰着导气导血功能,与肝家合成为厥阴经。

气血从手厥阴汇入足厥阴,归于肝家血海之内。此时阳气尽潜,阴血盛极,血气至此,行阴已尽,此肝家血海之所以为两阴交尽之地,故名厥阴。少阳之冲和血气就诞生在这一功能中,这就是经过肝家调节、再次从肝家输出的血气。此血气本性和畅,欣欣向荣,发于厥阴血海之中,具有阴退阳回之象征,故名少阳气化。凡五脏六腑皆取决于此气化,只有此气化才能适应内外之环境。夫天有四时以生风、寒、暑、湿、燥、火,而人生于天地气交之中,则日经三因,时受风雨寒暑、喜怒惊恐、虫兽金伤、饮食房劳等病因侵袭,以至气血分离,阴阳相逆!人故生有调节血气之厥阴经以胜此气淫,足厥阴肝所以有贮藏气血和调节血气之功能。凡人静则血归于肝,凡人动则血离其肝。运动愈激烈,其肝家之贮藏力就愈小,其大量血气之输出为运动功能所利用,此肝家所以能适应各种太过不及之气,故肝为将军之官而主谋虑。

经过肝家调节之血气,再次从肝家输出,运动在包络之中。包络之中便是气血之道,气血之道便是三焦,三焦之壁又是包络,此三焦与包络所以相为表里,厥阴与少阳所以合为体用,故说阳在外,阴之使也;阴在内,阳之守也。

3. 什么是厥阴病

《素问·阴阳离合篇》云:"少阳为枢,厥阴为阖。所以病枢者属少阳,病阖者属厥阴。"

《素问·六微旨大论》说:"厥阴之上,风气治之,中见少阳。"可见厥阴本为风木之脏,所以它的生理是风,病理还是风。

生理性的风,是指正常的少阳气化,这是中见;而病理性的风则是指气淫太过,属于伤人的风邪。所以治风要取决于肝,获愈要取决于胆,这叫厥阴不从标本,从乎中见。

风不挟物,你很难知道它的存在,只有与物质合并时它才出现那无限的淫威!例如风与水合并出现大浪滔天,风与火合并出现风火燎原,风与土合并扬起沙尘暴等等,所以风邪为病大多是合并证。

风与寒合并叫风寒,风与热合并叫风温,风与湿合并叫风湿,风与燥合并叫风燥,风与火合并叫风火,风与暑合并叫暑风,这些都是风的合并证。

风虽然有千变万化，但归根结底只有一条，那就是一方的气化在行阳，另一方的气化在行阴，所以风邪为病，都是阴阳两性。

厥阴中风，病理与少阳相同，俱属表里相搏的逆枢机病。但逆阳枢属少阳，逆阴枢属厥阴。属少阳者得气化，属厥阴者无功能。所以少阳中风，往来寒热，时间短暂，一日数发；厥阴中风则不然，它是厥三日，热三日，厥五日，热五日。因为它不得气化，所以这种寒热就不叫往来寒热，只能叫胜负厥热。不论往来寒热还是胜负厥热，都是阴阳在相逆，寒热在相搏。其后热能胜寒者阴病必转阳，寒能胜热者阳病必转阴。转阴者死，转阳者生。

在厥阴病提纲中，仲景首先提出了"厥阴之为病，消渴，气上撞心，心中疼热，饥而不欲食，食则吐蚘（蛔），下之利不止"（见326条）。这是一个典型的厥阴风证。在这一条中，我把它分为三段解释。第一段是"消渴，气上撞心，心中疼热"，这是风与火在合并。当风火联袂作案的时候，它出现了消渴，气上撞心，心中疼热。这是气津消亡，肝风内动，邪火攻心，内燃包络所致，因此这种口渴并不是寻常的烦渴、燥渴，而是愈饮愈干、愈干愈饮的消渴，这种气上撞心也不是平常的客气上逆，它就像大自然中的飓风、龙卷风，无时无刻地吞噬着生灵！由于这种风火破坏力极强，完全丧失了冲和中正之性，所以它的病机不属少阳而属厥阴；第二段是"饥而不欲食，食则吐蚘（蛔）"，这是风与土在合并。风属木，脾属土。风能消物，故腹中饥；脾从寒化，故不欲食。强食之，蛔闻食臭出，其人当无胃气。这是化源枯竭，环境改变，生态逆传，弱小的生灵才会闻食而上逆，被迫离开自己的"家园"；第三段是"下之，利不止"，这是风与水在合并。脾阳不足，胃气虚弱，反被认为阳明结实而下之，这是严重的误治！犯之则阳气沦陷，阴霾四起，心火不能下交，脾土由此崩溃，寒水就会下注大肠，从而形成"下之，利不止"。由此可见，厥阴为病，从始至终都是阴阳在相搏，都是寒热在相逆，所以它的病理机制都是从风作起。

以上所论，基本阐明了六经的生化原理、六淫的转换机制、脏腑的虚实标本、人与自然的关系，这是探讨《伤寒论》和其他经典著作所必须了解的问题。

论心包络与三焦

这是一个富有争议的学说。

谈到心包络,当代中医就会给出以下几种解释:

（1）心包络是心的外围,对心脏有保护的作用;

（2）心包是心脏的外膜,附有包络,故称心包络,它是通行气血的道路;

（3）邪犯心脏,包络首当其冲,故临床有"热入心包""痰蒙心包"等证;

（4）心包络受邪所出现的病症与心是一致的,例如"神昏谵语"等心神病变,治以清心为主;

（5）心与心包络在辨证施治上没有多大区别,只不过是浅、深、轻、重不同程度而已。

以上结论,基本概括了现代中医对心包络的认识(理论依据出于中医教材和温病学说)。那么心包络果真是如此吗? 若如此下列问题将很难给出解释。

（1）"心包络是心的外围,对心脏有保护的作用"。那么其他脏腑有没有包络,需不需要保护,中医为何避而不谈,难道只有心脏才具有外膜保护的价值吗?

（2）"心包附有络脉,是通行气血的道路,故称心包络"。这个学说与"心主血脉"的意义是相同的,但"心主血脉"属于手少阴,而心包络则属于手厥阴,两者的性质截然不同,焉能混为一谈?

（3）"邪犯心脏,包络首当其冲"。这是指邪气犯心就必先犯包络,故病机应该是先厥阴而后少阴。然而厥阴的生理与病理都排在少阴之后,如何解释? 况且邪气犯心就必先犯包络吗?

（4）"心包络受邪所出现的病症与心基本一致,辨证论治没有多大区别"。如果是这样,那包络就变成了心脏的附属器官,脏腑的归经也就自然附属在手少阴。然而它却有自己的经络,自己的脏腑,自己的表里,自己的属性,如此庞大的体系怎么能附属给别人呢?

（5）丢掉所有的脏腑包膜去谈论心脏的外膜，这只能说明它的局部，根本不能解释心包络与三焦的表里关系，所以我不赞成以上的学说。那么真正的心包络又是何物，管领何事？它与三焦又是怎样的关系？三焦又是何物？它的生理结构和病理变化又是在怎样形成？

下面我就谈谈个人的认识。

首先说心包络。心包络是以心包为代表的各脏腑包膜、联网、络脉等，共同构成心包络脉，简称心包络（类与西医的结缔组织）。心包络是保护脏腑的屏障，约束气血的藩篱，三焦就是其中的窍道。没有这些窍道，饮食就不能吸收，津液就不能输布，五脏六腑将失去所有功能。

三焦是道，包络是基，合为体用，相为表里。因此说三焦之壁，就是包络，包络之中，就是三焦。此三焦与包络所以一体一用，厥阴与少阳所以合成功能，故说"实则少阳，虚则厥阴"。

三焦如路，它大到脏腑骨肉，小到指甲毛发，无所不至。包络与它紧紧相连，故说"何处无三焦，何处不包络"。

包络不是脏，故无气化功能，三焦却是腑，因有通道作用。包络为什么不属于脏呢？脏者生命之主宰，有生化血气和调节血气之作用，有烛照事物和谋虑事物之功能。脏有自己的作用如心主血脉，肝主疏泄，脾主变化，肺主制节，肾主水液等。有协同功能如脾胃大肠肺两腑两脏，主阳明太阴水谷建运；心肾小肠膀胱，两腑两脏，主少阴太阳气血生化；肝和胆，一腑一脏，主厥阴少阳血气调节。而心包络和三焦，一不主水谷建运，二不主气血生化，三不主血气调节，四不能相生相克，五不能烛照谋虑，所以它不属于脏，而是脏腑所附属的防御体系和联络通道。

心胞络与三焦图

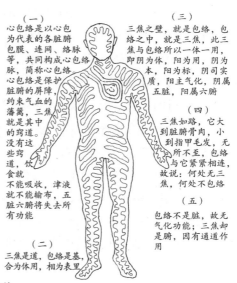

（一）
心包络是以心包为代表的各脏腑包膜、连网、络脉等，共同构成心包络脉，简称心包络。心包络是保护脏腑的屏障，约束气血的藩篱，三焦就是其中的窍道。没有这些窍道，饮食就不能吸收，津液就不能输布，五脏六腑将失去所有功能

（二）
三焦是道，包络是基，合为体用，相为表里

（三）
三焦之壁，就是包络，包络之中，就是三焦，此三焦与包络所以一体一用，即阴阳为体，阳为用，阴为本，阳为标，阴司实质，阳主气化，阴属五脏，阳属六腑

（四）
三焦如路，它大到脏腑骨肉，小到指甲毛发，无所不至，包络与它紧紧相连，故说：何处无三焦，何处不包络

（五）
包络不是脏，故无气化功能；三焦却是腑，因有通道作用

人体为什么要产生防御体系和联络通道呢？汉·张仲景在序言中有这样一段话："天布五行，以运万类，人秉五常，以有五脏"。那么天是怎样输布五行呢？没有道路，没有途径，没有联络体系它怎么去运万类呢？所以说不论五脏六腑还

是奇恒之腑，不论四肢百骸还是筋骨毛脉，只要它是个有机整体，它就必须产生联络体系，这就是道路。没有道路就不能行走，没有网络就不能沟通。天是如此，地是如此，人也是如此。这就是心包络和三焦的产生根源。这是一个庞大的网络体系，这个体系能涉及任何一个领域，所以把心包络比作心脏的外围那是片面的，因为心包络与三焦不仅运行在脏腑内外，而且存在于四肢关节、肌肤腠理的每一处。

心包络无主权，受区域所控制。三焦与它紧密相连，故在心为心所主，在肝为肝所司，若在筋骨毛脉，管辖也相应在内。例如张三的宅院李四可以行走，但管辖的权力属于张三本人。所以说上焦出心肺，中焦出脾胃，下焦者，肝肾司之。

包络虽无主权，但有保护脏腑，约束气血之功能。无包络则气血横溢，邪毒无制，心包络为气血之藩篱，因此它和肝家合为一体，并列为厥阴经，成为调节气血的庞大体系。由此可见，心包络与三焦乃是一体一用，这是气血津液往来之道路，也是疾病侵犯人体的必然途径。所以说不论是外感还是内伤，不论是六淫还是七情，只要邪气中人，三焦与包络都是首当其冲，但这并不代表该经在受病。因为它是路。路是气血往来之通道，亦正邪进退之必然途径。邪从路上走，不是路生病。只有路基被毁，交通滞留，饮食不能吸收，津液不能输布，才能发生三焦病变，才会出现实则少阳，虚则厥阴。

三焦为阳，包络为阴。阴为体，阳为用。阴为本，阳为标。故阳病治标，阴病治本。小柴胡汤和解少阳，重在治标；乌梅丸调和厥阴，重在治本。不论治标还是治本，目的只有一个，那就是恢复道路，务使网络畅通。

以上所论，基本阐明了心包络与三焦的体用关系和少阳与厥阴病的治疗原理，这是最古老，最朴素的六经辨证体系。用这种体系来解释《伤寒论》和其他中医经典著作，意义十分重大，可惜此类认识并未被当前医家认可，取而代之的是各种类型的中医辨证法，例如气血辨证法、脏腑辨证法、八纲辨证法、病因辨证法、卫气营血辨证法、三焦辨证法等等。中医辨证法由此出现了多样化，并且产生了混乱！这是一个必须阐明的话题。

论膏肓

当疾病发展到不可救药的时候,古人经常用"病入膏肓"四字来形容。

那么什么是"膏肓"呢?膏肓在近代医学上的解释是:把心尖上的脂肪称为膏,把心脏与隔膜之间称为肓,此处产生病变就叫"病入膏肓"。这个解释是否正确,有何依据,出于何人之口现已无从考证,但可以肯定的是这个说法是把"膏肓"局限在了心脏的周围,这就演变成了极其罕见的疑难怪病,因此不能代表一切面临死亡的人。

那么它是代表一切心脏的疾患吗?亦非也,因为后人已经明确地指出"膏肓"就是心尖上的脂肪和心脏与隔膜之间的部位,这无疑是指心脏的外围,即后人所谓的心包络。心包络出现病变就不可救药,这显然是不符合临床实际的。那么古人的"病入膏肓"又是何意?膏与肓又有什么不同?它的实质究竟是指什么?它的所处在位置又是指何处?下面就我谈谈我个人的看法。

首先说"膏"。膏是膏油,即人体的脂肪,它是储存能量和氧化供给的主要组成部分。我国中医把这个组织视为"脾主肌肉",这是人体的最基本物质。由于人体的脂肪能遍布到四肢百骸、脏腑内外,所以这个"膏油"就不能只局限在心尖,而是贮藏在机体中的每一个部位,因此"膏油"是泛指整个身体中的一切脂肪。

脂肪是肌肉中的一个重要组成部分,它是由脏腑中的脾胃所共司。当疾病发展到不可救药的时候,"脾主肌肉"的功能首先衰败!这就是《素问·玉机真脏论》所提出的大骨枯槁,大肉陷下。这是脂肪与肌肉在枯萎,所以病变至此绝大多数为死证。这是典型的足太阴病变,这种病变与《伤寒论》中的"藏结证"形成其道理是完全一致的。

下面再谈"肓"。"肓"是指肓膜,这是人体的网络系统,即心包络与三焦。此处发生病变,属阳者叫少阳病,属阴者叫厥阴病。

"病入膏肓"是退行性病变,所以它不是少阳病而是厥阴病。厥阴为病,道路中断,网络瘫痪,基础被毁,营养不能供给,肝家失去了谋虑,胆家失去了中正,所以它是死证。

在《伤寒论》中,凡是死证,都是三阴病变,这其中包括以下三个因素:(1)心肾不能产生气化,这是少阴死证;(2)脾肺丧失建运功能,这是太阴死证;(3)气血失去调节,道路不能运行,这是厥阴死证。其中少阴是太阴的组成部分,所以少阴病死,最终还原为太阴。这叫"脾居中土,为万物之所归","生从土中来,死回土中去"。由此可见,真正的病死原因只有两个:要么物质衰败,要么道路不通。脾胃主宰物质,包络主宰交通。交通属"肓",病属厥阴;物质属"膏",病属太阴。这就是病入膏肓,面向死亡的真正原因。

论经络

昔日有一西医业者对我说："我热爱西医，因为西医学是个实实在在的科学。从生理到病理，从诊断到用药，都有科学依据，都有形迹可查。而中医学则不然，不论是理论还是实践，大多属于捕风捉影。例如阴阳五行、虚实寒热、六气六淫、十二经络等等。这些学说都是剖之无物，视之无形，但中医却是以此为基础，并能大演其说，这和西医的解剖学、神经学等有着本质上的区别，所以我认为西医学是唯物论，中医学是唯心论，不知您对此有何见解？"

我回答说："我热爱中医，因为我认为中医的理论并不是唯心学说，它是自有人类以来，至少是近数千年以来的经验结晶，是古代天文学、地理学、哲学、人类学、社会学、军事学、数学、生态学等各种学科的综合产物，是人类长期与疾病做斗争的经验总结，而且是以生命为代价的临床实践。这种实践要比西医学用小白兔、小白鼠等来搞实验更为惨烈！所以它是理论和实践的唯物辩证法。但由于这个辩证法产生在科学技术不发达的时代，许多道理出于悟性，所以很难用当代科学、当代医学来解释。而且就当代科学、当代医学来说也并不是完美无缺，就拿西医的神经学和中医的经络学来说，神经自然是有据可查，有形可见，因为它就像电网中的电线。电线断了，局部就瘫痪了，电网乱了，整个系统将失去功能，这个道理谁都能理解。但您是否想过，收音机、电视信号能让全世界接收，小小的手机能在地球的任何地方联络，这肯定不是电线长的缘故吧？它所以能网络全世界，就是它和西医所说的神经系统一样，它有中枢，有系统，有网络，而且上有卫星，下有接收器，中有联络站，这才能形成一个完整的网络体系。在这遍布全球的网络系统中，任何一处出现故障，都能导致系统瘫痪，甚至威胁到整个网络。根据这一道理，我把中医的网络系统划分为十二经络，把接收器和联络点视为经输和腧穴，这就答出了以下的结论，西医的神经学属于有线电学，中医的十二经络属于无线电学。两个学科都是自然产物，都是人们对网络系统的探索。

不同的是神经是有形的,相当于有线电;经络是无形的,相当于无线电。所以我们既要承认有线电,又要承认无线电,而且还要懂得,认识有线电易,认识无线电难。"

经络学又名针灸学,它是祖国医学中的一个重要组成部分。在方剂未出现前,它占据着重要的治疗地位。实践证明,针灸是治疗疾病的有效途径,它快如闪电,慢如波纹,因此它能针对各种类型的急慢性病,包括传染病和外科手术的辅助治疗。据文献记载,自《黄帝内经》后,针灸学的专著就有上百种,而散存在各家名著、方书、类书中的更是屡见不鲜。但截至目前,能要求一部纯粹以中医理论学说来阐明针灸学,既有系统理论又能通俗易懂的书籍尚不多见。是什么原因造成了如此的结果?为什么近代的著作阐不明古代的学说?要知道,任何一个创作都必须懂得创作的原理,经络学也不例外。早在《黄帝内经》时经络学就已经形成,他们至少懂得经络产生的根源和腧穴命名的依据。但时隔数千年后的今天,我们却不知经络学的所以然,甚至把针灸学的经络与《伤寒论》的六经辨证法混为一谈。由此可见,当代的中医学已经退化到了何等地步,所以挽救中医,重新认识祖国医学已是刻不容缓。

论命火

命火即生命火,它来源于先天,故又名先天之火、肾火、原阳、相火。

在大宇宙中,只要有生命运动,它的第一条件就是先天之火,这是火种。没有火种,宇宙就不能爆炸,星球就不能诞生,运气就不能出现,生命就不能形成。地球是人类的先天,太阳系是地球的先天,银河系是太阳系的先天,总星系是银河系的先天。先天生后天,这是一个永远都无法改变的自然规律。人体也不例外,没有父母的元阳,就没有自己的命火,没有自己的命火,生命就不能延续,所以说宇宙万类出先天。

人之既生,命火则由后天延续。后天与先天结合,化为自身体温。体温产生气化,推动脏腑功能。所以说体温是君相二火的结合产物,是先天之火与后天之火在机体中产生的热化功能。

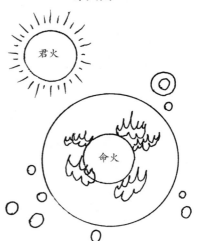

命火图

生命火在人体内,主宰者是心。《黄帝内经》云:"心者,君主之官,神明出焉"。故人之有心,若天之有日,日气下会交产生地温,心火下交会产生体温。没有地温万物就不能生化,没有体温五脏将失去所有功能,所以说体温就是生命。

故人之初胎,生命火便着入受精卵,随着细胞的分裂,机体的完善,生命火化作体温。在先天阳气(氧气)和后天养料(水谷精微)的不断补给下完成生、长、壮、老、已的全部过程,这就是生命火的作用。所以说命火终身伴体,它不能自燃,亦不能复燃,火熄则命息。

生命火在机体内,在亿万个细胞构成的"大家庭"中,每一个细胞都有它的存在,因为每一个细胞都是一个生命。它们都有自己的温度,都有自己的功能,都能释放自己的能量,都能完成自己的使命。由此可见,一个细胞所产生的热量微不足道,但亿万个细胞相合就能产生强大的动力而形成体温。所以说体温是君相二火的结合产物,是心火与命火结合在脾土中的热化功能。这是人与自然界的产物,这种产物在天为君火,在地为相火(即命火),在人为体温。根据这一原理,我国古人把君相二火及其共同的作用分别定性为:在天为热,在地为火、在性为暑(见《素问·五运行大论》)。也就是说,没有太阳的君火,就没有地球的命火。没君相二火的合明,地球就不能产生暑气和地温;同样道理,没有心火,就不能产生命火。没有命火,就不能产生体温,何暑气之有? 所以说人体中的生命火就是人体中的火种,或者说它是人体热化功能的渊源。

由此可见,人体命火出于父母,故名先天之火。由先天火种点燃后天物质,这叫先天生后天。由后天之火交付心脏,这才产生自己的太阳。由自己的太阳产生太阳经,然后出现太阳气化,至此命火才能完成自己的使命。

论君火

君火即心火,此太阳火,它来源于先天,是激发体温、产生气化的主要能源。

在大宇宙中,每一个恒星都发光,每一个恒星都释放着巨大的能量,所以说每一个恒星都是一个太阳。但这些太阳都叫星星,因为它们距离地球太遥远,产生的热量太渺小,所以对地球来说,太阳只有一个。

太阳系中的行星,都是太阳的臣佐。这是以太阳为主宰的大家庭,所以太阳为君,行星为臣。太阳为君火,行星为相火。没有君火,太阳就不能自传。没有相火,行星就不能运行,何气化之有?

人体中,主宰者是心。《黄帝内经》云:"心者,君主之官""主明则下安,主不明,十二官危"。故人之有心,如天之有日。日气下交,产生地温,心火下交,产生体温。那么心火是怎样下交,又是怎样产生体温的呢?

西医学认为,人体血液中有大量的红细胞,这是携带氧气的重要工具。我们可以认为这个氧就是君火,中医也叫心阳。心能将此火(氧气)下交,与命火(肾阳)结合在肌肉(细胞)中产生体温,这和阳光普照大地所产生的地温其

体温模式图

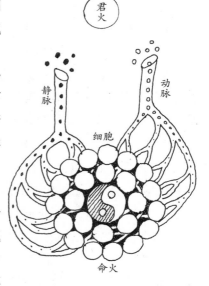

道理是完全一致的。那么红细胞为什么能携带氧气呢?在君相二火的转换中它又扮演着怎样的角色呢?

首先说,红细胞是血液中的一个重要组成部分,由于它是固体而不是液体,所以汉字的"血"字不从" 氵"而从"皿"。皿是盛东西的用具,它不能产生气化,

因此红细胞在中医的阴阳五行中它既不属于肾水，又不属于心火，而是属于脾土。这是"脾主肌肉"的范围。中医所谓的"心生血"并不是指血液中流动的水液，也不是指血液中的运行物质，我认为并非所指的是具象，而是指其赤红色。红为心火之正色，故又名赤血。赤血是红细胞在氧化过程中受君相二火的熏蒸而逐渐形成的。

红细胞广泛存在于血液中，它是以心肺为动力，以脉络为屏障，才能将氧气和养料输送到身体各部，才能与水液并行相应、互不侵犯，从而产生人体气化。这种气化的运作模式叫心肾相交、水中化气。故心属火，肾属水。水为阴，火为阳。坎为阴，离为阳。坎居七节，离居膈上。隔上有心，离中有阴。七节有肾，坎中有阳。故说："膈肓之上，中有父母，七节之傍，中有小心"（见《素问·刺禁论》）。这就是心肾相交，水火互济的原理。故曰：坎中无阳，水不化气。离中无阴，火不化血。

在本文中，我的中心思想是用西医和中医的不同理论学说来阐明心火与血液的关系，从而探讨心属火，火生血，血生脾的原理。从西医的角度说，心脏是个动静脉血液交换的动力之源，而血液又包含着红细胞、白细胞、血小板、血色素等基本物质，这些物质与心脏共同构成了循环系统，那么中医所说的心主血脉与西医是否相同呢？下面我们就共同探讨一下：

首先说血液，中医所指的血液五行具备，它内含金、木、水、火、土。其中的红细胞、白细胞、血小板都是器具，这是物质，所以它们皆属于脾；物质不能运动，它要借助气化，这就是脉管中的气，除此以外，它还需要大量的水，由此产生了肺主气，肾属水，也就是说脉管中的物质必须在肾水的涵养下和肺气的推动下才能运行，这就出现了脾、肺、肾三脏；由于血液运行的目的是吐故纳新，它要做到氧气、养料的输入，废料、二氧化碳的排放，这就需要动脉与静脉的交换，这种交换在中医学中叫开、阖、枢，这正是肝胆木气的功能，至此产生了四脏；最后是血红蛋白，血液中的色素是指朱红赤色，这是血液中最为典型象征，它的形成取决于阳气（氧气）的熏蒸。阳气来源于太阳，只有太阳才能使万物产生色素，才能使心脏在携带阳气（氧气）的过程中被火熏蒸，从而化成火之赤色，中医的心脏所以被称为阳中之太阳。由此可见，中医和西医在探讨心主血脉的原理是一致的，不同的是西医长于行迹，短于气化，所以用西医的心主血脉无法理解生化承制，更无法理解中医的"心属火、火生血、血生脾"。

论气、血、津液

气、血、津、液是构成人体的基本物质,其中气属阳,血属阴。津是阴中之阳,液是阳中之阴,下面就分别讨论。

首先谈气。气出于水中,但遇火才能形成,那么它是怎样形成的呢? 在地球上,占有地表面积十分之七的海洋里,可谓每日每时都在接受着地温的熏蒸和阳光的照射,所以有形之水质无时无刻不在产生着无形之气化。这些气化直达高空,形成了它那独有的卫外之气,这就叫卫气。卫气受地球的引力,产生了不同的阶层。其中清中之清者叫大气层,清中之浊者叫臭氧层,浊中之清者叫积云层,浊中之浊者叫雷雨层,这就是大自然的气化模式。人体也不例外,在占有总重量百分之七十的体液中,每时每刻地在产生气化,这是君火与相火在产生气化。此气上出口鼻为津,外出皮毛为汗,下行小便为

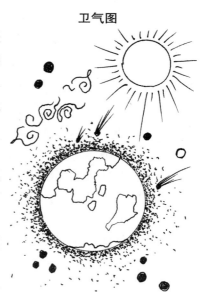

卫气图

尿,形成了"上焦如雾""中焦如沤""下焦如渎"的三焦气化过程。这种气化过程与大自然的升天为云,落地为水其性质是完全一致的。由此可见,气化是水火相结合的产物,也就是说没有水就不能化气,没有火同样不能化气,只有水火相应,气化才能产生,那么水火又是怎样相应产生气化的?

在日常生活中,我们所能看到的烧水、煮饭、熬汤、烧锅炉等都是气化,都是水火功能,但都必须使用器具。没有器具水火就不能相应,没有器具水火就必然相容。试将水泼在火上或将火投入水中,顷刻之间就会出现毁灭性的冲击! 此水火本性敌对、不能相容的一验。然而水火又必须相应才能化气,这就需要"媒

介"。大自然的媒介是指大地,生活中的媒介是指器具,而人体中的媒介则是脾胃。脾胃属土,主肌肉。肌肉是物质,只有物质才能将水火分离,才能使水走水道,火行火宫,并行相应,互不侵犯。所以说脾胃是心肾之媒介。没有媒介,心肾就不能相交,水火就不能相应,气化就不能形成。

早期的气化叫原气,它来源于父母,所以又叫先天之气;人之初胎,先天之气便与后天之气相合,形成了自己的气化,这叫真气;真气与肺气综合在胸中,叫宗气;宗气行于脉中,叫营气;行于脉外,叫卫气;与五脏六腑相合,叫脏腑之气;与

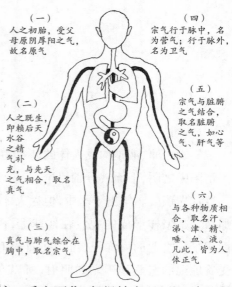

人体正气图

(一)
人之初胎,受父母原阴厚阳之气,故名原气

(二)
人之既生,即赖后天水谷之精气补充,与先天之气相合,取名真气

(三)
真气与肺气综合在胸中,取名宗气

(四)
宗气行于脉中,名为营气;行于脉外,名为卫气

(五)
宗气与脏腑之气结合,取名脏腑之气,如心气、肝气等

(六)
与各种物质相合,取名汗、涕、津、精、唾、血、液。凡此,皆为人体正气

各种物质相并,这叫汗、涕、津、精、唾、血、液。千变万化,归根结底,只此一气,这就是人体正气。"正气内存,邪不可干;邪之所凑,其气必虚"。

下面再谈血。首先说什么是血?什么是血液?中医的血液是指什么?它与西医的血液有何区别?《灵枢·决气篇》说:"中焦受气,取汁变化而赤,是谓血。"这是我国最早提出的血液生化原理。在这段经文中,中焦是指脾胃,受气是接受阳气,取汁是吸取水谷精微,变化是血液在着床孕育,而赤代表着血液已经发育成熟。也就是说,当水谷入胃后,首先是胃热凑至,这是体温的功能,水谷在体温的作用下完成"中焦受气",这是人体造血的第一个阶段;第二个阶段是水谷之精微在脾建肺运的作用下被输送到生化之地,这是心肾所共同主宰的骨髓,早期的血液(红细胞)便开始在这里孕育,这叫"取汁变化";第三个阶段是新生的血液(红细胞)要经过肝家调节,然后进入血脉,从此开始了阳(氧)气和养料的携带,并在运动中逐渐成熟、染色,这才称为"变化而赤,是谓血"。所以说血液的生成要经过受纳、取汁、变化、调节、染色等过程,这是五脏六腑的综合功能,所以人体中的血液要具备内五行。其中色赤属心,运动属肺,调节属肝,物质属脾,水液属肾。

西医学认为,人体中的血液是由红细胞、白细胞、血红蛋白、血小板和体液等物质构成,并且提出了骨髓造血,这和中医的生血原理并没有多大区别。不同的

中医溯源

是西医将血液中的物质进行了详细分类,它打破了以往中医较为笼统的"物质属脾",这当然是医学科学的发展与进步,但西医在进步中忽略了血液中的气化存在,这绝对是医学科学在发展与进步中的憾事。

最后谈谈津和液。津液就是体液,它是在五脏六腑的综合功能下完成的,其中肾水与心火占据着主导的作用。津液的性质是变化无穷的,而且能与各种物质结合。一般来说,津液在清中之清时归宿为气,在清中之浊时归宿为津,在浊中之清时归宿为液,在浊中之浊时归

物理气化图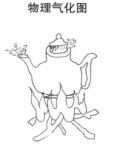

自然气化图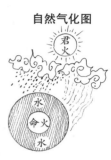

宿为尿、为血。《素问·经脉别论》说:"饮入于胃,游溢精气,上输于脾。脾气散精,上归于肺。通调水道,下输膀胱,水精四布,五经并行";《灵枢·决气篇》说:"上焦开发,宣五谷味,熏肤、充身、泽毛,若雾露之溉,是谓气;腠理发泄,汗出溱溱,是谓津;谷入气满,淖泽注于骨,骨属屈伸,泄泽,补益脑髓,皮肤润泽,是谓液;中焦受气,取汁变化而赤,是谓血"。以上两段经文,不仅提出了气血津液的各自性质,而且阐明它们的生化原理,这是人体中必须存在的体液。在这体液代谢的过程中,不论是气血还是津液,它都是根据自己的质量和能力而在依次分工。其中以气的质量为最轻,所以它既能运行在脉管之中,又能渗透到脉管以外,可以说五脏六腑、四肢百骸、筋骨毛脉,无所不至,因此才被称为气;津的质量要重于气,这是清中之浊,所以津能发腠理、走皮毛,并能以汗泄的方式运动在肌肉、腠理和毛脉之间,因此被称为津;液是水分子伴有其他物质,这是浊中之清,所以液不能蒸腾来"充身泽毛",只能濡润而"淖泽注于骨";血是物质的分类,物质是不能气化的,所以血球只能在脉络中运行,并不能跳出脉外,一旦离经,它将会造成溢血、瘀血。由此可见,气血津液皆出于水谷精微,它是异名同类。故夺血者无汗,夺汗者无血;调血者勿失其气,调气者勿失其津,调津者勿失其液,调液者勿伤其血。故血液为病,资源不足者要健脾胃,动力不足者要行制节,津液不足者要益肾水,赤血不足者要壮心火,如果代谢失衡,那是肝胆为病,治法要谋虑调节,这就是气血津液的生化原理及其治疗的最基本法则。

论营卫

卫是外卫，这是物体的保护层。任何物体都有保护层，否则它不能自卫。

卫在自然界能表现在任何一个领域，可以说大到星球，小到原子无处不存在，例如地球的表层、人体的皮肤、谷物的外壳、分子的形态等都存在着外卫。外卫对机体有保护的作用，没有外卫，机体就会四分五裂，根本无法凝聚。

卫与卫气不同。卫是指物体的躯壳，而卫气则是由机体产生的气化功能。以地球为例，它内藏着实质，外裹着表皮，但这不是它的功能，因为单靠一个躯体它是很难抵御外来侵略的，只有产生了雄厚的大气层它才能抵御大小不等的天体，才能有效地避免大量的陨石撞击，从而起到了对地球生态的保护。人体也不例外，没有汗出溱溱，没有雾露之溉，只靠一张表皮它是很难抗拒风寒等六淫的，这就是卫气的作用，那么卫气又是怎样产生的呢？

首先说卫气是气的组成部分，气出于水中，水在五脏中属肾，在六腑中属膀胱，所以说卫气出于下焦。当饮水入胃后，有形之水质便开始游溢，而且有规律、有秩序地从中焦直达下焦，然后经过肾与膀胱化为小便，这是下行之水质。与此同时，本性寒冷之水液在体温的作用下开始气化，这叫水中化气。此气上出口鼻，外达皮毛，形成熏肤、充身、泽毛及抵御外邪等功能，这就是卫气。《素问·痹论》说"卫者，水谷之悍气也，其气慓疾滑利，不能入于脉也，故循皮肤之中，分肉之间，熏于肓膜，散于胸腹"即是此理。下面再来谈营。

营是大本营，这是脏腑首脑的居住地。《素问·痹论》说："营者，水谷之精气也，和调于五脏，洒陈于六腑，乃能入于脉也，故能循脉上下，贯五脏络六腑也。"《灵枢·邪客篇》说："营气者，泌其津液，注之于脉，化以为血，以营四末，内注五脏六腑。"《灵枢·营卫生会篇》说："人受气于谷，谷入于胃，以传与肺，五脏六腑，皆以受气，其清者为营，浊者为卫（清浊二字较难理解，故疑有传抄之错，因为营不是清气，卫不是浊血。若强行辩解，那只能把水质于卫气、水谷与营血作为清浊差别）。营在脉中,卫在脉外……营出中焦,卫出下焦……中焦亦并胃中,出上焦之后,此所受气者,泌糟粕,蒸津液,化其精微,上注于肺脉乃化而为血,以奉生身,莫贵于此。故独得行于经隧,命曰营气……"从以上经文中不难看出,卫气营血皆出于水谷之精微,其生化原理是同中有异。其同者,都是以水谷为资源,然后经过蒸津液,泌糟粕以化其精微。其异者,营出中焦,中焦属脾,脾属土,土化谷,谷生血,血性黏腻重浊,故行营而入脉;卫出下焦,下焦属肾,肾属水,水化气,气无形,故其性慓悍滑利,既可行于脉中,又可行于脉外,凡五脏六腑,四肢百骸,无所不至,而且不受络脉控制,这就是营和卫的不同点。故善治卫者要行水化气,善治营者要调和脾胃。麻黄汤宣肺行水,肾气丸化气利水,方中首选麻黄、杏仁、茯苓、猪苓、泽泻、附子;桂枝汤调和营卫,建中汤调和中气,方中首选桂枝、芍药、甘草、生姜、大枣、饴糖。这就是根据两者的不同性质而产生的不同方剂。

论脏腑虚实

《素问·五脏别论》说："所谓五脏者,藏精气而不泻也,故满而不能实;六腑者,传化物而不藏,故实而不能满也。所以然者,水谷入口则胃实而肠虚,食下则肠实而胃虚。故曰实而不满,满而不实也。"这是一段重要但又让人费解的经文。重要的是它阐明了脏腑的属性,提出了五脏与六腑的性质不同,因此属于中医辨证法的纲领性文献,其学术价值是极为重要的;费解的是五脏六腑都是器官,但五脏为什么就藏精气而不泻,六腑为什么就传化物而不藏?五脏为什么满而不实,六腑为什么实而不满?这是本论重点探讨的话题。

五脏是心、肝、脾、肺、肾。其中心主血,主神明;肝藏血,主疏泄;脾统血,主变化;肺主气,主治节;肾藏精,主水液。它们都是既有形体又有功能,既有输入又有输出的器官,但它们输入的是水谷之精微,输出的是气血和津液,这是人体所必需的基本物质,也是奉养生命的精华,所以水谷之精微在机体中既能得到饱和,又不会产生滞塞,这就是五脏为阴,主藏精气而不泻,故满而不能实的学说。六腑与此不同,尽管它们也有形体,也有功能,也能输入,更能输出,但它所输入的是水谷,输出的是糟粕。这些糟粕只能运行,不能停留,一旦滞塞,轻则五积六聚,重则气血不通,所以糟粕在机体内既不能饱和,又不能壅堵,这就是六腑主传化物而不藏,故实而不能满的学说。

脏腑的阴阳是对立的,又是统一的,而且在不断地消长和转化。其中五脏为阴,六腑为阳;五脏属里,六腑属表;五脏为本,六腑为标;五脏为体,六腑为用。故表、实、热者属阳要治其腑,里、虚、寒者属阴要治其脏;治其脏者宜温宜补,治其腑者宜清宜攻。这叫阳病取三阳,阴病取三阴。阳病治六腑,阴病治五脏。例如心火亢盛者属太阳,要治标治腑;心火不足者属少阴,要治本治脏。

论胃、胃气、胃脉

《素问·平人气象论》说："平人之常气禀于胃,胃者平人之常气也,人无胃气曰逆,逆者死"。又说："春胃微弦曰平,弦多胃少曰肝病,但弦无胃曰死;夏胃微钩曰平,钩多胃少曰心病,但钩无胃曰死;长夏胃微软弱曰平,弱多胃少曰脾病,但代无胃曰死;秋胃微毛曰平,毛多胃少曰肺病,但毛无胃曰死;冬胃微石曰平,石多胃少曰肾病,但石无胃曰死"。又说："人以水谷为本,故人绝水谷则死,脉无胃气亦死。所谓无胃气者,但得真脏脉不得胃气也。所谓脉不得胃气者,肝不弦,肾不石也"。这是探讨胃气与胃脉的主要文献,那么什么是胃,什么是胃气,什么是胃脉呢?

首先谈胃。胃是食囊,为仓廪之官,名曰器。没有胃,水谷就不能受纳,五脏六腑就会断绝受气之资源。所以当胃体被切除后,以小肠与食管对接,这是以肠腔来替代胃囊,至此小肠一分为二,上段为仓廪,下段主受盛。

胃气不是胃囊,它是指平人之常气。此气在胃叫胃气,在胆叫胆气,在脏腑叫脏腑之气,内合荣卫叫营卫之气,综合胸中叫宗气,这些都是人体正气。正气出于水谷,受五脏六腑之变化,所以说"胃气者平人之常气也"。故水谷入胃后,胃热先凑至,然后经过脾肺建运、心肾生化、肝家调节等一系列的脏腑功能,人体的正常气血才能形成,这就是《黄帝内经》所谓的平人常气。由于此气欣欣向荣,出于厥阴少阳之中,具有岁木初生、阴退阳回之象征,所以五脏六腑皆取决于此气。所谓"人以胃气为本"就是指此气来源于水谷;所谓"五脏六腑,凡十一脏,皆取决于胆"就是指人体正常气化要从少阳开始。因此说,不论胆气还是胃气都是平人正常血气,都要经过脏腑的综合功能才能产生。由此可以推论:人体中的胃囊可以切除,但人体中的胃气不能伤害。一旦受损,轻则水谷不能吸收,重则五脏六腑皆摇。故说:"人无胃气曰逆,逆者死"。

再来谈胃脉。五脏皆有脉象,唯有胃气脉无形,因为它是五脏六腑的综合气化,所以任何脏腑都包含着胃气脉,或者说任何脉象也都被胃气脉所覆盖,这当然就看不到真脏脉,更不容易辨认胃气脉。只有胃气脉走向消亡的时候,真脏脉的庐山面目才会出现,但此时的生命已经步入死亡。所以说"春胃微弦曰平,弦多胃少曰肝病,但弦无胃曰死"。"微弦"是指肝胆内含胃气;弦多是指胃气不足,肝气有余,故曰肝病;但弦无胃是指胃气已去,真脏脉现形,故死。由此可见,不论是心肝肾还是肺脾病,只要有胃气脉的存在,它的真脏脉就不可能显露,如果真脏脉现形,那胃气脉已经消亡,所以诊绝脉务要看趺阳。

论中医脉学

中医脉学是一个极为深奥的学科，由于它是指下洞察，而且因人而异，所以许多中医大夫对脉学望而生畏。

脉学的演变大致可分为三个时期，即《黄帝内经》时期、汉·张仲景时期和晋唐以后的时期。

《黄帝内经》时期

这是上古的中医脉学，在这一时期，中医诊脉并不是独取寸口，而是三部九候，而且脏腑的分布与现代脉学也有差别。例如，《素问·三部九候论》说："故人有三部，部有三候……上部天，两额之动脉；上部地，两颊之动脉；上部人，耳前之动脉。中部天，手太阴也；中部地，手阳明也；中部人，手少阴也。下部天，足厥阴也；下部地，足少阴也；下部人，足太阴也"。《素问·脉要精微论》说："尺内两旁则季胁也，尺外以候肾，尺里以候腹中；附上左外以候肝，内以候鬲，右外以候胃，内以候脾；上附上右外以候肺，内以候胸中；左外以候心，内以候膻中"。《素问·六节藏象论》说："故人迎……四盛已上为格阳。寸口……四盛已上为关阴。人迎与寸口俱盛四倍以上为关格"。这是古人的诊脉要领，也是证脉合参的重要依据。至《难经》时，秦越人又提出了"左肾右命"的学说。第三十六难说："肾两者，非皆肾也，其左者为肾，右者为命门"。这个学说得到了后人的尊崇，于是后世脉学出现了左尺候肾，右尺候命门的观点，《黄帝内经》脉学由此发生了微妙的变化。

汉·张仲景时期

张仲景的脉学是以《黄帝内经》为基础，但他的三部九候与独取寸口略有差异。在他的《伤寒论》序言中，三部是指人迎（喉结旁颈总动脉）、寸口（腕部桡动脉)和趺阳（足背部胫前动脉），九候是指浮、中、沉。在这一时期，寸口脉的脏腑分布与《黄帝内经》没有本质上的变化，但辨脉、平脉却步入了崭新的时代，这是中医脉学最为鼎盛的时期。在这一时期，张仲景不仅继承了《黄帝内经》的学说，使中医的理、法、方、药浑然为一体，而且所撰的脉象不论从生理反应还是病理表现都是移步换形。其中有阳中之阳脉，有阳中之阴脉，有阴中之阴脉，有阴中之阳脉，这是脉象变化最多的一部中医经典著作。由于这部脉学"玄冥幽微，变化难极"，后人遂将它进行了

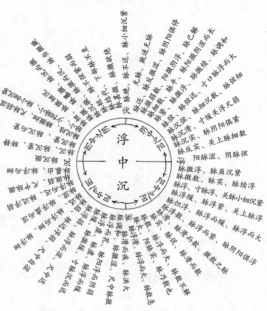

《伤寒论》脉学术语演变图

筛选、归类，天人合一的脉象由此被局限，五脏六腑的生化原理由此被格局，中医的诊脉辨证由此发生了本质上的变化。

晋唐以后的脉学

晋唐以后，三部九候的脉学已经演变为独取寸口，《黄帝内经》的"左寸候膻中，右寸候胸中，左关候隔，两尺候腹"基本被废除。取而代之的是"寸关尺，左右同，五脏六腑配合定。左心包和肝胆肾，右肺大肠脾胃命。肾与膀胱表里应，命门脉紧对三焦，大小肠两寸分并"。这就

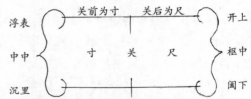

寸关尺图

是近代脉学的脏腑分布，这个分布是否合理暂且不论，但就临床病理变化来说，独取寸口是很难完善病理诊断的。例如心经有热，左寸当数；心经有寒，左寸当迟，这是合乎脉理的。问题是心经有热，三部俱数；心经有寒，三部俱迟，它并不可能只局限在左寸。因为心脏只有一个，一条动脉上迟则均迟，数则均数，它绝不会出现关下脉迟，关上脉数。再比如外感热病，起初脉多现浮，而且是左右脉

中医溯源

俱浮。如果按照近代寸口脉学的分布,那这个外感应属何脏何腑? 所以独取寸口是很难洞察整体的。但如果是三部俱参那性质就不同了,因为人体要分上、中、下,部位要分天、地、人。它就像一棵大树,人迎为树冠,寸口为枝干,跌阳为基建,所以正确的诊脉就必须人迎、寸口、跌阳三部俱参。实践证明,人迎脉大于寸口者多为外感,寸口脉大于人迎者多为内伤;阳病热实证人迎脉大多胜于寸口,阴病虚寒证寸口脉多胜于跌阳;有跌阳无寸口虽垂危不死,有寸口无跌阳胃气必亡! 这就是三部九候的重要性。所以仲景在序言中强调提出:"观今之医,不念思求经旨……按寸不及尺,握手不及足,人迎、跌阳,三部不参。"这就是对时医业医的重要警示,所以要学好诊脉,就必须注重三部九候,不应该敷衍了事。

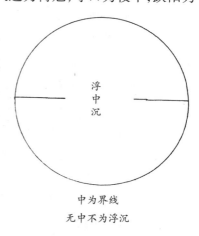

浮
中
沉

中为界线
无中不为浮沉

下面再谈脉学的变化。近代脉学,二十八脉被刻画得淋漓尽致,但这是僵死的脉学,因为它不能随机应变。它是孤立的,所以它只能采用归形归类。例如脏腑归类、八纲归类、卫气营血归类以及阴虚脉形、阳虚脉形、湿热脉形、燥火脉形等等。这种归类法几乎是千篇一律:疾病名称、症状脉象、病因病机、治法方剂等。它们几乎都是定律,或愈或死很难变化:阴病始终为阴病,阳脉始终为阳脉,伤寒永远是伤寒,温病永远是温病,湿热永远是湿热,燥热永远是燥热,寒湿永远是寒湿。至于伤寒能否转为中风,中风能否转为温病,温病能否转为湿温,湿温能否转为寒湿,阴脉能否转阳,阳脉能否转阴,如何转阳,怎样转阴等等从此不再讨论,因为脉学已经受到限制,病机已经分型定性,再难出现灵活机动,这就是近代脉学与辨证走向僵死的主要原因。

二十八脉演变图

北

沉濡短弱微紧弦浮

阴中之阴　阴中之阳

中胃气

西　　　　　　　　东

阳中之阴　阳中之阳

南

中属胃气、有胃气则生、无胃气则死。胃死则真脏脉现形,故春宜微弦,弦多胃少曰肝病,但弦无胃曰死,余此类推,二十八脉皆如此。

受分类与定性的影响,经典著作《伤寒杂病论》从此出现了人为的改变。许多著家从主观意愿上开始归类,由此导致鳞甲森严、移步换形的"六经辨证法"首尾不能呼应。以《金匮要略》和《伤寒论》为例,论中的痉病、湿病、暍病既是伤寒,又是杂病;而霍乱篇的"本是霍乱,今是伤寒",既属疫病,又是伤寒。这本是一个浑然为一体的六经辨证法,它能正确而有效地将中医的理、法、方、药一线串联。如果把这个辨证法以次分裂,各个击破,那后果就必然会形成用"六经"辨证法治伤寒,用"卫气营血"辨证法治温病,用"脏腑""八纲"辨证法治杂症,这是打乱古老中医辨证法的最根本原因。

最后谈谈二十八脉的阴阳转化。常见的病脉有浮沉迟数、虚实滑涩、洪细濡弦、促紧代结、长短微缓、牢芤革弱、散伏动大,共二十八脉。二十八脉有阴脉,有阳脉,有阴中之阴脉,有阴中之阳脉,有阳中之阴脉,有阳中之阳脉。不论哪种脉象,它都在不停地转化,否则病机就不能演变。以伤寒为例,早期的伤寒,脉阴阳俱紧,为阴中之阴,此属少阴;随着阳气的转盛,沉紧之脉转化为浮紧,阴中之阴脉由此转化为阴中之阳,少阴伤寒由此转为太阳;太阳伤寒继续热化,津液开始损伤,浮紧之脉转为浮缓,这是阳中之阴脉,太阳伤寒由此转化为太阳中风;太

二十八脉演变图

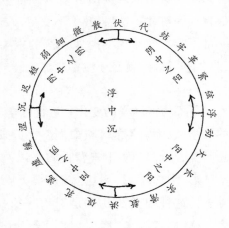

从阴到阳　从阳到阴
从无到有　从有到无

阳中风继续热化,津液内竭,浮缓之脉转为洪大,这是阳中之阳脉,太阳中风由此转化为太阳温病,这就是六淫从寒转风,从风转温的具体过程。在这一转化中,如果只知二十八脉,不知二十八脉的转化原理,那你就无法识别六气与六淫的相互转化,你将永远滞留在"伤寒就是伤寒,中风就是中风,温病就是温病",确切地说你将永远破解不开《伤寒论》,因为六经辨证的脉象是移步换形,而二十八脉仅是基础脉,须知基础脉是不能转化的。

论"脾主运化"

"脾主运化"是晋唐以后提出的一个生理学术用语,这个用语出于何人之口已无从考证,但就这个学术用语来说,不论从医学的角度还是从科学的角度它都行不通,下面我就谈谈个人的认识:

首先说脾。脾在五行中属土,土是滋生万物之根本,但土并不能运动。如果把土比作地球,那它就会旋转,但这是"大气举之"的功能。也就是说,没有大气的覆冒,没有宇宙的万有引力,孤立的地球是不会转动的。

在阴阳五行中,金木水火土都有自己的特性,都有自己的功能。其中金能运,木能伸,水能流,火能发,土能化。它们都能变化,但这些变化并不是以土为统帅,由脾来做主。因为土是物质基础,它只能"化"而不能"运",而且它的"化"也由不得它自身。

在太阳系内,人类所居住的地球是个蓝色的球体,而且是周而复始地在旋转、在运动。但这个旋转与运动要具备两个条件:一个是"大气举之",这是载重地球的主要条件,但这个大气并不属于土,而是属于金。金是大气的主宰者,它在象为天,故名天之太阴。只有天之太阴,才能产生大气覆冒,才能使物质在大气中旋转,才能使地球在大气中运动,这就是天覆地载的第一个条件。第二个条件就是太阳。在太阳系中,没有太阳这个巨大的火球,没有阳光所产生的辐射能量,地球就不可能出现万紫千红。所以说,地球的运动,一是取决于天之太阴,二是取决于天之太阳。

天之太阴,本为死阴;地之太阴,亦为死阴。未得阳前均是静的阴体,得阳之后才能产生气化功能。阳至曰明,所以说太阴的功能就叫阳明气化。这就是阴和阳、表和里、虚和实、体和用的关系。即阴为体,阳为用;阴为本,阳为标;阴司实质,阳主气化;阴属五脏,阳属六腑。

故手太阴肺经,象天而主大气,与手阳明大肠经相为表里。其主要功能是

"肺主气""肺主制节""肺主肃降""肺朝百脉""肺主行水""肺合大肠""大肠主传导"等,这些功能归根结底一个字,那就是"运"。

　　和手太阴相反,足太阴脾经,象地而主变化,与足阳明胃经相表里。它的主要功能是"脾属土""主肌肉""主四肢""主后天""主中州",为"仓廪之官",有"受纳""腐熟""裹血""藏营""藏意"等作用。这些作用归根结底也是一个字,那就是"化"。由此可见,"运"和"化"乃是两个性质不同的概念。如果把"运"字看成"化"字,把"脾化肺运"看作"脾主运化",那"水谷建运"就至少失去了一个手太阴,这就是《伤寒论》注家在解释太阴病时但论其"脾"不论其"肺"的一个最根本的原因。

　　"脾主运化"不知出于何人之著,何人之口,但它已经被后人所共认。不过我认为它误导了中医的思路,迫使两个太阴化成一个太阴,两个阳明化为一个阳明。

　　翻阅《黄帝内经》,找不到脾主"运"的依据,却找到了脾主"运"的否定。《素问·厥论》篇说:"脾主为胃行其津液者也"。这其中有个"行"字,但脾胃本是一家,所以这个"行"字只是表里变化,并不是运行。再看,《素问·经脉别论》篇:"饮入于胃,游溢精气,上输于脾。脾气散精,上归于肺。通调水道,下输膀胱,水精四布,五经并行。"这其中有两个"输"字,但前一个"输"字是一家,后一个"输"字乃是肺之功能。如果把"脾气散精,上归于肺"改为"上输于肺",那就肯定是"运"了,只可惜那是个"归"字,所以脾土并没有"动"。

　　"脾主运化"是个一字之差、毫厘千里的错误。就是这个错误迫使《伤寒论》注家找不到手太阴肺的功能,不得不把所有的太阴病包括辛走肺的干姜,行治节的人参等药全部揽入了足太阴,由此失去了辨认太阴病的真实价值,这不能说不是一件憾事。

　　再谈"脾统血"。"脾统血"最早见于明代《薛氏医案》。原文是"心主血,肝藏血,亦能统摄于脾"。这个学说应该脱胎于《难经》中的"脾裹血"。但它与"脾裹血",包括《黄帝内经》的"脾藏营"并不是一个概念。首先说"统"字。统是统一、统帅,它具有最高的领导意义和执行权力,而"藏营"与"裹血"则无此功能。所以"脾统血"和"脾裹血"乃是两个性质不同的学说。如果把"脾裹血"看成了"脾统血",那就赋给了脾胃权力,而"心为君主之官"就会被"仓廪之官"所取代,这是一个非常可怕的结果。如果说"脾统血"没有统帅的意义,它只是"脾主肌肉""脾主裹血"的一个别解,那这个"统帅"意义就不必争论。但问题是"脾统

112　　　　　　　　　　　　　　　　　　　　　　　　　　　　　　　中医溯源

血"这个词语问世后,许多注家便将它视为经典学说,甚至把"心生血""肝藏血""脾统血"联在一起,由此造成了鱼目混珠!例如清代唐宗海在著《血证论·脏腑病机论》时说:"经云脾统血,血之运行上下,全赖乎脾,脾阳虚则不能统血";清代的沈目南在注解《金匮要略》时也提出:"五脏六腑之血,全赖脾气统摄"。这是否已将鱼目混珠的作品上升为经典著作?这个观点如果不加纠正,《黄帝内经》中的"心生血,血生脾"就会倒换位置,届时的人参归脾汤就会以脾药为君,而养血安神的枣仁就会被健脾除湿的白术所取代,这是一个值得思考的学术问题。

论引火归元

　　当太阳火不足的时候,天空就会一派寒冷,这叫心火不足,寒气犯肺;当生命火不足的时候,大地就会一派寒冷,这叫肾阳不足,寒气犯脾。不论寒气犯肺还是寒气犯脾,都是热气不足,寒气有余,所以都叫阴盛阳虚。阴盛阳虚的治法是激发心肾火,温散脾肺寒。用桂枝激发心火,用干姜温肺散寒,这是针对心肺虚寒的治法;用附子激发命火,用白术健脾燥湿,这是针对脾肾虚寒的治法。不论哪种治法,只要目的是驱寒助火,都是阴盛阳虚的治疗大法。

　　阴盛格阳与此不同,它不是单纯的阴盛阳虚,而是脾土不能制水,中州丧失了"媒介"的作用。当阴霾内盛,寒水泛滥于"火宫"的时候,上焦的君火便不能下交,下焦的命火便由此而异位,中焦的脾土将不能制水反被水渍,形成了水火不能相应、寒热不能互济的真寒假热证,故名阴盛格阳。阴盛格阳的治法不同于阴盛阳虚。与温热药助阳,它将加重烦躁汗出;与寒凉药助阴,它将加重腹满吐利;与温补药健脾,它将加重湿气壅滞,反能造成土不治水。因此立法用药,既不能用健脾的白术,又不能用通阳的桂枝,还不能用滋阴的熟地黄,包括激发命火的炮附子。因为这些药物并不能从阴引阳,因此不适合引火归元,回阳救逆。

　　引火归原独取中州,回阳救逆首先温脾。脾居中州,在象属土。土为水火之"媒介"。土崩则水火分离,故回阳救逆首先温脾,四逆汤主之。在这个方剂中,干姜色黄味辛性温,黄入脾,辛走肺,温能散寒,所以它是以肺运脾药;生附子与炮附子不同,虽然它们都是大辛大温,但一个是"走",一个是"守"。生附子大辛,特点是走;炮附子大温,特点是守。回阳救逆的要求是"走"而不是"守"。因此使用炮附子乃是一个学术上的错误!那么这个"走"是往何处走呢?是走向肺肾吗?当然不是,因为肺肾不能制约水火,所以它是走脾,这就是炙甘草。也只有用炙甘草才能将附子、干姜引入脾土。只有脾土振兴,寒水才能退却,君相二火才能还宫,才能收到引火归元、回阳救逆之效。

一切四逆汤都能回阳救逆，一切回阳救逆法都必须温脾。故治节不行者加人参，寒水不化者加茯苓，呕逆不止者加生姜，格拒至甚者加葱白、人尿、猪胆汁等，这是同气相求的反佐治法，用于真寒假热的阴盛格阳证最为相宜。但如果不是真寒假热，不是阴阳格拒，唯见手足厥寒，脉细欲绝，这就不是阴盛格阳，而是心火不足，血少营虚，可予当归四逆汤温通血脉。若其人内有久寒，再加吴茱萸、生姜舒肝温胃。这本是温通血脉的治法，所以它能加入宣通心阳的烈性桂枝，但这绝不是回阳救逆，因为它只有真寒的表现，没有

体温模式图

1.生命之火，来源于先天，成熟于后天，它不能自燃，亦不能复燃，终身伴体，火熄命亡

2.人之初胎，父母的生命火便随之进入了受精卵，这是以肾为遗传基因的第一个细胞，因此说肾主先天

3.随着形具，星星之火化为燎原之火，亿万个细胞发挥强大的热化功能，这就是体温，所以说：体温是生命火的延续，没有生命火，就没有体温

4.命火必得君火的不断补充供给，才能得以延续，一旦君火停止供给命火便会熄灭，而熄灭的命火将永不再续

5.君火又名天阳，切而言之，就是红细胞中的氧气，这是以心脏为动力，以动静脉为途径，以血细胞为协带工具的后天能量资源，没有资源，生命火将无法燃烧，体温就无法形成

6.不论氧气的输入，还是二氧化碳的输出，血球是必备的交通工具，只有血球才能在血液中运动，此血球所以为水火之媒介，血球为动态基础，属脾，切勿与君火混论

2004.6.24日

假热的反应，一旦虚阳外越，桂枝断不可用。由此可见，四逆汤和当归四逆汤虽然皆名四逆，皆主四肢厥逆，但两者的性质却截然不同：四逆汤针对的是阴阳格拒，使用的药物是甘草、干姜、生附子；当归四逆汤针对的是阴盛阳虚，使用的药物是当归、生姜与桂枝，这是寒在血分的治法。如果涉及气分，须要加入附子、干姜，且附子不能生用。这就是阴盛格阳和阴盛阳虚的不同治法。

再看后世回阳救急汤的立法原理。后世回阳救急汤，创始于《伤寒六书》，这是一个完整的组合方剂。本方是以四逆汤、六君子汤为基础，再加肉桂、麝香、五味子等组成。主治寒邪直中三阴，见恶寒蜷卧，四肢厥冷，身寒战栗，腹痛吐泻，不渴，或手足指甲唇青，或口吐涎沫，脉来沉迟无力，甚至无脉者。何秀山对本方曾评论说："此为回阳固脱，益气生脉之第一良方"。可见他对本方的"回阳救急"给予了高度的评价。但必须指出，这不是阴盛格阳证，而是一个典型的阴盛阳虚，因为它只能看到真寒，并不能看到假热，当然它就不能使用回阳救逆的方剂。既然如此为什么要取名"回阳救急"呢？"回阳"与"助阳"可是两个性质不同的概念呀！"回阳"是将君相二火引回原处，而"助阳"则是激发君相二火。所以回阳救急汤属于阴寒内盛的治法，它的君臣佐使基本在助火健脾。因为它使用的药物是白术、肉桂、炮附子。这绝对不是在回阳救逆，因为它违背了四逆汤回阳救逆的最基本原则。如果是这样，那"回阳救急"的含义是否属于概念不清？

论舌质与舌苔

舌质与舌苔是诊断疾病的重要依据之一，其中舌质能别五脏虚实，舌苔能辨六淫浅深。下面分别论之。

舌体

一般来说，舌尖候心肺，舌边候肝胆，舌根候肾，舌中候脾，这是《新编中医学概要》的学说。我赞成这个学说，因为舌不仅为心之苗（心开窍于舌），而且贯穿着五脏六腑、十二经络，否则它只能洞察心主血脉，并不能分离出血脉中的气血津液。

舌质

舌质是区分脏腑虚实的主要依据，一般来说，舌体濡润，说明津液充沛；舌体枯萎，说明津液干涸；如果瘦枯干薄，说明气血衰弱；如果舌质淡红，阳虚就会形成；如果舌体浮胖娇嫩，舌质鲜红，则为阴虚；如果坚敛苍老，则为病久邪结阳明；如果舌边红润，则为湿热盘踞肝经；如果舌尖红赤，说明心火亢盛；如果舌中燥裂，肠胃必然竭津；如果舌根绛紫，说明肾竭真阴；如果舌质黏腻，非寒即为湿痹；如果舌起芒刺，燥结伴随阴虚；如果舌体颤动，阴虚或者内中；如果舌歪舌强，肝风必然猖狂；如果舌卷囊缩，肝绝筋腱挛急；如果舌光如镜，真阴亡在肝肾；如果吐舌弄舌，心脾必有积热；如果舌大红肿，毒火必然攻心；如果舌胖齿痕，脾虚必兼湿盛；如果舌质青紫，非毒即是惊风；如果舌现謇瘘，精血基本耗尽；如果舌见瘀斑，血阻气难运转。以上论舌，仅属大略，临床辨证，必须四诊合参。

舌苔

舌苔是舌面上的苔状物。鉴别舌苔就是鉴别津液的存亡和六淫的浅深。根据临床经验，正常的舌苔色白而薄，这是五谷所化，胃气所生；而病理性的舌苔则是五色兼备，薄厚不等，这是内因、外因、不内外因及一切气血食火痰的外在反应。所以说善诊者要察色按脉，先别阴阳，这其中就包括舌诊。一般来说，苔白质淡，多是外感风寒；苔白而滑，风寒伴有湿邪；如果薄白而干，那是伤及津液；如果白苔转厚，那是湿浊化火；如果白厚黏腻，那是痰饮聚结；如果先白后黄，表寒化为里热；如果黄苔转厚，那是肠胃燥火；如果黄厚而滑，那是肠胃湿热；如果黄厚而焦，那是胃燥津竭；如果黄厚而腻，那是食积痰火；如果微黄而润，那是脾虚湿盛；如果黄白各半，那是有火有寒；如果深黄粗糙，那是脾约胃燥；如果灰苔兼白，那是湿久气衰；如果舌青苔黑，惊风伴有毒火；如果灰黑滑润，湿久阳气受损；如果苔如渣腐，那是宿食聚久；如果苔霉如垢，那是积热胃腐；如果舌苔剥脱，虫积或者胃绝。由此可见，不论舌质舌苔，只要属于病态，要么涉及脏气，要么涉及淫邪，反之脏腑调和。

近代医学认为：舌色的变化与舌体的血液循环关系密切。贫血及组织水肿则色淡，充血或血管增生则色深红，瘀血或缺氧则色青紫。舌体胖嫩，多因血红蛋白减少以致舌组织水肿。若因水肿或肌张力降低，舌体增大或松弛，压在齿缘上，则舌边出现齿痕。舌质干燥是由唾液减少或唾液含水量降低所致。阴虚患者，常有交感神经兴奋性增高，副交感神经兴奋性降低，改变了唾液分泌的质和量，故舌常干。舌上裂纹是舌乳头融合形成，也有人认为它与舌黏膜萎缩有关。舌面光滑是因其黏膜上皮萎缩所致。而且还认为：正常的舌苔由舌的丝状乳头末端的角化树及其空隙中的脱落角化上皮、细菌、食物碎屑、渗出的细胞及唾液构成。舌苔变厚可因病后食减，舌的机械摩擦减少，或因发热失水、唾液分泌减少等，影响舌的自洁作用，引起丝状乳头延长所致。舌苔由白变黄，多由丝状乳头增生、角化增剧、细胞浸润、血管扩张及含菌量增多所致，与炎症感染、发热及消化功能紊乱关系最大。苔色变黑多因丝状乳头增生更甚，出现黑棕色角化细胞以及黑色霉菌增殖所致，此时的病理改变过扩展到黏膜下层。高热脱水、炎症感染、毒素刺激、肠胃功能紊乱、霉菌感染以及长期应用广谱抗菌药物等都与黑苔的发生有关。（见《新编中医学概要》）

以上学说是舌诊的大略，其中包括中西医结合和我个人的临床经验心得。由于辨舌是四诊中的一个重要组成部分，而且意义深奥，所以许多切实机理还有待进一步探讨。

论八法

汗、吐、下、和、温、清、消、补是中医治病的八大法,也是中医理、法、方、药的重要组成部分,下面就分别讨论。

论汗法

汗法是以汗散的方式来解除在表病邪的治法,故又称解表法。《素问·阴阳应象大论》有"因其轻而扬之""其在皮者,汗而发之"的说法,这是汗法的应用原则和理论根据。汗法有解表退热、祛风消肿、散寒除湿、达表透疹等作用,有宣通皮毛、开泄腠理、疏通气血、调和营卫等功能,因此适用于一切外感表证和具有表证的内外科杂病如痰饮、水气、麻疹、疮痈等。汗法居八法之首,而且种类繁多。常用的汗法有辛温解表、辛凉解表、养阴解表、助阳解表、理气解表、化饮解表、透疹解表等,除此以外,还有艾灸、烧针、点刺、药浴、刮痧、火疗、熏蒸等辅助治法。不论哪种治法,最终目的只有一个,那就是以疏松皮毛、促进血液循环的方式来使营卫调和。

汗法最早见于《黄帝内经》,至《伤寒论》时汗法的临床应用已基本完善。到晋唐以后,汗法的门类逐渐增加,汗法的方剂也渗透到每一个临床专科。时至今时,汗法的理论学说已经和古人出现了分歧,甚至产生了某种对立,这对中医学术的发展将会产生负面影响,造成学习中医越来越困难,下面我就谈谈前人的汗法和后人的汗法有什么区别。

首先谈张仲景的汗法。在《伤寒杂病论》中,张仲景开章就奠定了汗法的三大原则,这三大原则是:(1)凡是以解表为目的的方剂,不论辛温辛凉,不论益气养血,汗药必须为君,例如麻黄汤、麻杏石甘汤、麻黄连翘赤小豆汤、麻黄附子细辛汤、麻黄附子甘草汤、麻黄加术汤、麻黄杏仁薏苡甘草汤、桂枝汤、桂枝加葛根汤、桂枝加大黄汤、桂枝附子汤等,这些方剂都是以汗药为君;(2)凡是以救里为目的的方剂,不论是辛温辛凉,还是益气养血,汗药必须为臣,例如甘草麻黄汤、射干麻黄汤、厚朴麻黄汤、厚朴七物汤、黄芪桂枝五物汤、乌头桂枝汤、苓桂术甘汤、苓桂草枣汤等,这些方剂都是以汗药为臣;(3)凡是表里并重,君臣同等胜任的方剂,不论是辛温辛凉,还是益气养血,都是以病机命名,例如大青龙汤、小青龙汤、越婢汤、风引汤、奔豚汤、侯氏黑散等。这三大原则不仅能使人一目了然地区分出君、臣、佐、使,而且能根据方剂的命名推导出谁在治表,谁在治里,谁在表里同治。这是古代中医学一个最基本的发汗原则,可惜这个原则未能得到推广,下面再看现代中医学对汗法的认识。

现代中医学界将汗法归于解表,它的分类有辛温解表、辛凉解表、养阴解表、助阳解表、理气解表、化饮解表、透疹解表等多项内容。也就是这些内容造成了古今汗法的分歧,因为它的命题没有一个是以汗药为君,这就产生了说不清、道不明的内容,下面就依次分论。

1. 辛温解表

前人的辛温解表是以解表为君,辛温为臣,代表方剂是麻黄汤;后人的辛温解表是以辛温为君,解表为臣,代表方剂是华盖散、三拗汤、九味羌活汤、大羌活汤、葱豉汤等。在这些方剂中,如果按照《伤寒论》的要求它就出现了问题。首先说三拗汤,这是麻黄汤减桂枝的方剂。在这个方剂中,它既没有涉及里,也没有影响表,但它的方剂却是以病机命名,这就不符合古人汗法的原则;华盖散的病机已经涉及里,命名的依据也就不再争议,但它的功效却近似于小青龙汤,所以它的分类应该进入小青龙汤的范围;九味羌活汤不可能是九味为君,它应该是先羌活而后八味,否则它不能进入古人的汗剂;大羌活汤是以羌活为君,但它的佐使乃是黄连、黄芩、知母、生地黄等,此类药物与辛温解表没有任何关系,所以它不能列入辛温解表的范围;葱豉汤用于辛温解表是名正言顺,但它的命名却是君臣平等,这和麻黄汤、桂枝汤相比,命名的原则不同,因为它不符合经方汗法的本意。

2. 辛凉解表

前人的辛凉解表是以解表为君,辛凉为臣,代表方剂是麻杏石甘汤;后人的辛凉解表是以辛凉为君,解表为臣,代表方剂是银翘散、银翘汤、桑菊饮、柴葛解肌汤等。这些方剂按照方剂学的要求没有什么问题,但如果按照古人的要求它就出现了差错。首先说银翘散:银翘散的君药是金银花,臣药是连翘,这无疑是以清热解毒、凉血泻火为主,因为它还有竹叶在清心利小便。在这个方剂中,尽管吴鞠通使用了荆芥、薄荷来发表,但薄荷、荆芥在一派寒凉药物中又能发挥出多大的作用?何况薄荷本身就是寒凉药。所以说银翘散是个清热解毒的方剂,它的表汗能力微乎其微,这样的方剂怎么能归属于汗剂?再谈银翘汤(见《温病条辨》),银翘汤是银翘散的变法,它减去了荆芥、薄荷,增加了麦冬、生地黄,主治阳明温病,下后无汗脉浮者。这是一个很难理解的方剂,因为它没有任何解表药就能治疗下后无汗脉浮。盖下后正气虚,故表不能解,反予养阴清热剂,试问这个汗法是怎样达表的?桑菊饮也是辛凉解表法,由于汗散力量甚微,所以吴氏把它视为辛凉解表的轻剂,这就说明它不能当大任,只能用于时令微邪;柴葛解肌汤的目的是解肌,属于三阳合病的复合方剂,把这种方剂归于汗法,这也只能说明有一定的道理,因为它的君药是柴胡,最多也是个表里双解的方剂。

3. 养阴解表

《伤寒论》中的汗法不存在养阴解表,因为阴气重浊,最能影响阳气,所以表邪不解,严禁使用养阴退热之剂。观仲景治外感,不论中风、伤寒还是温病,只要有表证,治法都是先解表,但解表是有原则的:(1)解表必须通阳,无阳则汗腺不通,所以解表药必须内具阳性;(2)表邪不解不可先攻里,攻里则阳气下陷,邪气就会乘虚而至;(3)表邪不解,里热形成,这叫标本俱盛,可予麻杏石甘汤、越婢汤、大青龙等汤表里双解,标本同治,但严禁阴腻;(4)表邪不解,寒从中生,这叫标实本虚,治法当先救里,救里用四逆汤,攻表用桂枝汤,但严禁使用麻黄;(5)表邪不解,不可滋阴,滋阴则汗腺受阻,邪气不能外越,这就是《伤寒论》的汗法。这个汗法的最基本原则是:宁犯其阳,勿犯其阴,因为阳病入阴者死,阴病出阳者生。下面再看温病学的汗法。温病学的汗法与《伤寒论》相反,它是宁犯其阴,勿犯其阳,所以它的汗法从始至终是以养阴退热为主。从表面上看,温病用寒凉并不过分,但临床上往往外感的表证从无一例属于热,因为发热是正气在抗邪!过早地使用寒凉阴腻药物,就会造成湿阻三焦,邪气不能从汗腺发泄,由此化作寒湿或者湿热,难怪温病学派的失败教训是“温病滋阴容易,通阳最难”!今天的医学,不论中医还是西医,治疗外感依然存在着这一弊端:只要看到发热,首先使用凉药;只要看到高热,首先主张输液。实践证明,本来三五天就能获愈的普通感冒,结果一治就是十天半月,因为他的体内已经贮藏了人为的湿邪。

4. 助阳解表

前人的助阳解表法是以解表药为君,助阳药为臣,代表方剂是麻黄附子细辛汤;后人的助阳解表法是以助阳药为君,解表药为臣,代表方剂是再造散、败毒散、仓廪散、参苏饮等。这些方剂按照近代的中医理论学说或许是合情合理,但按照古人的要求它同样会出现差错。首先说再造散。再造散是以助阳为君,益气为臣,发汗为佐。方中的黄芪、人参、附子、甘草、生姜、大枣助阳益气,这是主药;桂枝、芍药、细辛、羌活、防风、川芎调和营卫,这是铺药。在这个方剂中,君臣佐使的用意已十分明确,它是在救里解表,这当然就不能以"再造散"来命名,因为它不符合古人汗法的三大原则。败毒散也是以病机命名,它的主要功效是败毒,这与助阳解表乃是性质不同的两个概念,本方共有三个孪生方剂:人参败毒散、荆防败毒散、连翘败毒散。第一个败毒散是以人参为君,第二个败毒散不存在助阳药物,第三个败毒散是凉血泻火,这样的方剂怎么都归入了助阳解表法?仓廪散的命名是正确的,但作用是君内臣外;参苏饮也是这个道理,命名没有差错,但谁都不是以汗药为君,这与麻黄附子细辛汤显然不是一个类别。

5. 理气解表

前人的理气解表是以解表为君,理气为臣,代表方剂是麻黄加术汤。后人的理气解表是以理气为君,解表为臣,代表方剂是香苏散、正气天香散。这些方剂的主要功能是调中益气、解表散寒,这当然能包括藿香正气散、调中益气汤、补中益气汤之类。在此类方剂中,如果按照补中益气的要求,那补益脾胃的白术就是正品,可以说没有哪种药物比它更为纯正。麻黄加术汤是麻黄汤加白术(方见《金匮要略·痉湿暍病脉证治篇》),这是外散风寒,内实脾胃的方剂,所以它是在调和中气。一切补中益气的方剂都是在调和中气,但是调和中气与解表发汗并不是一个道理,因为我们所讨论的乃是汗剂。

6. 化饮解表

前人的化饮解表是表里并重,它的病机是半阳半阴,这就造成了寒热难辨,君臣难分,所以小青龙汤是以病机来命名。在这个方剂中,特别是在方后的加减法中,会清楚地看到表里的君臣可随时互换。例如若微利者,去麻黄,加荛花;若噎者,去麻黄,加附子一枚(炮);若小便不利、少腹满者,去麻黄,加茯苓四两;若喘者,去麻黄,加杏仁半升。这就是易君为臣的变化,可惜这种变化至今没有人领会,以致后人在方后加上了十个字:"今此语反之,疑非仲景意"。这是一个无可奈何的解释,至今也未见后人增补出新的化饮解表方剂。

7. 透疹解表

透疹解表的近代方剂是升麻葛根汤、竹叶柳蒡汤,其实就是《伤寒论》中的麻黄连翘赤小豆汤。在所有的透疹解表剂中,没有哪一个方剂不升阳,也没有哪一个不解表。因为透疹就离不开升阳,升阳就离不开解表,解表就离不开发汗,发汗就离不开透发营卫。升麻葛根汤解肌透疹,重在升阳,但偏于气分;竹叶柳蒡汤解表透疹,重在透达,但偏于养阴。由于斑疹内藏温毒,所以使用升阳解表药时不仅要注意防寒凉,更要注意防辛温。因为寒凉会造成斑疹内陷,辛温会造成火邪内攻,所以治疗斑疹必须阴阳调平。麻黄协同姜枣容易助火,但加入连翘、梓皮、赤小豆就能调平。实践证明,麻黄汤治伤寒属于辛温汗法,但减去桂枝加入石膏就成为麻疹合并肺炎的首选方剂(麻杏石甘汤)。由此可见,任何方剂都不是死板教条,都是灵活加减,关于这方面,仲景没有一处不在明示,切勿认为舍去升麻葛根汤、竹叶柳蒡汤就没有别的方剂。

以上所论的是解表发汗的大法。在这各种类型的汗法中,除了经方立法森严外,其他方剂大多存有顺其自然说,因为各种流派都有自己的观点,各有自己的学说,由此产生了经方与时方的差别。但不管它怎么说,汗法都是为了解表,所以一切解表剂都应该以汗药为君,这是符合汗法原则的。

汗法在《伤寒论》中的应用极为严格,以麻桂青龙为例,它的临床应用至少有以下几个特征:(1)麻黄在极量时可用六两,在微量时只有十六铢,这是符合药剂学要求的;(2)仲景使用麻黄,一律去上沫;使用桂枝,首先要去皮;使用甘草,不论温凉寒热,哪怕白虎承气汤中,全部用炙甘草,这种炮制法常人很难理解;(3)仲景创立方剂,首先注重胃气,能用甘草用甘草,不能用甘草用姜枣,不能用姜枣用豆豉,不能用豆豉用粳米,不能用粳米用鸡子黄,不能用鸡子黄用赤小豆,总之他要调胃气,这叫脾居中土,为万物之所归;(4)仲景使用方剂,首先考虑的是误治,只要汤药下咽,补救的措施便以其为首选,这是难得的临床实践和对病人的责任感。但晋唐以后的医学,很少涉及这一概念,许多著作基本都是有此证就有此方,而且是方药下咽,很少转变,但事实上果真是如此吗?

受概念不清、认识不同的影响,当前中医的学术问题比比皆是,其中汗法就不乏其例,下面就简要地介绍几例:(1)张锡纯的汗法。张锡纯的石膏阿司匹林汤属于辛凉解表法,意义与麻杏石甘汤相似,而且内存蔗糖粳米调胃气,因此属于比较完整的汗剂。但这个汗剂违背了《伤寒论》的汗法原则,因为它的目的是发汗,但它的君药却是石膏,这就归入了《金匮要略》甘草麻黄汤(麻黄四两,甘草二两,但甘草为君)的范围而不能作为汗剂,这是一个概念性、原则性的问题。(2)赵学敏的汗法。赵学敏治外感用麻黄绿豆汤,这与张锡纯的石膏阿司匹林汤用意相似,但它却是一个完整的方剂,因为它的君药是麻黄,而且有绿豆在调胃气,这是符合古人汗法要求的,问题是赵学敏是否知道《伤寒论》的汗法原理?
(3)俞根初的汗法。俞根初的加减葳蕤汤是个养阴解表的方剂,这个方剂重在
滋阴,但《伤寒论》的汗法原则是表证不解滋阴属于禁忌。(4)吴鞠通的汗法。
吴鞠通的银翘散、桑菊饮已经在辛凉解表法中阐明,这里重述的是银翘汤。银翘
汤在汗剂中存在着两个问题:一是该方没有解表药却归入了解表剂,主治阳明温
病,下后无汗、脉浮,这是横竖都是问题。因为阳明温病至少是身热、汗出、口渴、
脉洪大,下后转为无汗、脉浮,这无疑是阳气受挫,怎么反滋其阴呢?难道急下能
存阳吗?二是该方并没有调胃气,因为它使用的是生甘草。甘草的特点是"炙则
温中,生则泻火",所以张仲景调胃气从来不生用。在《伤寒论》中,能使用生甘
草的方剂只有两个:一个是甘草汤,一个是桔梗汤(见311条),这是两个清热解
毒的经外奇方,其目的并不是调胃气。由此可见,晋唐以后的方剂已经打乱了前
人的秩序,许多方剂可随意变变,任意命名,任意提出自己的见解。这些方剂有
的正确,有的错误。如果不能统一认识,中医的理法方药就会愈演愈乱,这是中
医学术中必须注意的实际问题。

论吐法

吐乃古法,亦八法之一。《素问·阴阳应象大论》说:"其高者,因而越之"。
即是指病在上者宜吐,这是汗吐下三法中的主要治法。

吐法有广义和狭义之分,广义的吐法是指一切从上发越的手段,适用于从胸
膈到头面,从中焦到上焦,从经络到脏腑,从急性到慢性等诸多病症;而狭义的吐
法则应用物理探吐或催吐剂来治疗某种疾病,例如痰阻经络、痰阻胸膈、食滞胃
脘或食积中毒。

下面就叙说几种"其高者,因而越之"的吐法。

1. 吐法最能救急

凡药物中毒或痰阻心胸者(包括心肌梗死)大多会在短时间内危重,应急投
物理探吐或药物催吐的方法来解救,这是人所共知的常识。

2. 鼻嚏法亦属吐类

凡中风不语,牙关紧闭,神智昏蒙,四肢厥逆,脉微欲绝,不省人事者,急用猪
牙皂、辽细辛、生半夏、生南星以及巴豆等烈性药物研末吹鼻或烧烟熏之。其后
得嚏者生,不得嚏者死,此古人所惯用的救急手段。

3. 灸百会属于上取

凡婴儿出生后,遇有假死、产后风(即四六风)及脏腑功能衰竭者,急用铜钱一枚置于百会穴,然后以艾柱反复灸之,多数收到起死回生之效,但能留下终生的烙印。此法简便易行,活人无算,是旧社会抢救婴儿的重要手段。

4. "打鼻子"治感冒

贫困山区,缺医少药,一旦感受风寒,基本采取"打鼻子"的疗法。手段是:用谷秸两根,长约三寸,一头剪出斜面,分别纳于鼻孔,然后用手猛击,致使鼻血如注。随即用拇指和食指紧压两颈动脉,迫使血液外泄,须臾停止,一次可出血量可达十几毫升或几十毫升。此法用于寻常风寒感冒,效如桴鼓,绝大多数患者可在当天或次日痊愈。由于此法令人恐惧,所以到20世纪60年代后基本消失。

5. 吐法能治疯狂

据闻,有一老中医,治疗疯癫证远近闻名。办法是先将病人捆绑在木桩或梯子上,然后以烈性吐药灌之。不久病人出现剧吐,但愈吐愈灌,直至病人精疲力竭,方可停止。相传此法救人无数,后来畏惧法律,遂将此法关闭。据目击者说,此方剂量沉重,一次可煎一大脸盆,而且全部灌入腹中,场面十分吓人。

6. "倒仓法"治顽疾

"倒仓法"出于《东医宝鉴》,主治食积痰饮、腹痛痞癖、食疟黄疸、痞满噫气等诸多顽症。办法是用黄壮牛肉 7.5 ~ 10 kg,以长流水洗净切成小块,然后放入大锅中煎煮,水耗时加水,至肉烂膨化后以棉纱过滤取汁,再以文火熬至琥珀色时即可。服法是每次用一盅,少时又饮,如此数十次,病在隔上必吐,病在隔下必泻。得肠胃秽物尽出,其病才属根治。愈后的要求是:五年之内忌食牛肉,食之则复发。由于本方能清除仓廪之陈腐,故名"倒仓",不过此法现已无人使用。

7. 吐能令汗出表和

《伤寒论》第 166 条说:"病如桂枝证,头不痛,项不强,寸脉微浮,胸中痞硬,气上冲喉咽不得息,此为胸中有寒,当吐之,宜瓜蒂散"。

8. 衄能令汗出表和

《伤寒论》第 46 条说:"太阳病,脉浮紧,无汗,发热,身疼痛,八九日不解,表证仍在,此当发其汗。服药已微除,其人发烦目瞑,剧者必衄,衄乃解。"47 条说:"太阳病,脉浮紧,发热,身无汗,自衄者愈。"

9. 宿食在上脘宜吐

《金匮要略·腹满寒疝宿食病脉证治篇》说:"宿食在上脘,当吐之,宜瓜蒂散。"

10. 诸病出于上者可吐

《黄帝内经》云:"其高者,因而越之。"可见古人治病,汗吐下三法乃是立法之最,而且使用针灸、刮痧、火疗、拔罐等技术均能做到因其高而越之。

以上吐法,大多追溯于古代,随着时代的变化,许多吐法已经停止使用,流行现在的吐法大多用于喉痹、痰厥、食物中毒等急症,但这种吐法比较狭义,因为前人的吐法并不局限在应急范围。

论下法

《素问·阴阳应象大论》说:"中满者泻之于内。"这是下法产生的主要依据。下法是泻阳明,它是荡涤人体垃圾的主要手段。

垃圾在自然界存在于任何一个领域,在人体内能滞留在任何一个间隙。由于垃圾属于物质,受阳明太阴所控制,所以它们无论滞留在何处,哪怕它们飞向天空,最终还是受脾土的引力而回归原处,这就是"阳明居中土,为万物所归,无所复传"的道理。

垃圾在自然界,种类很多,常见的垃圾有工业垃圾、农业垃圾、海洋垃圾和生活垃圾等,而人体中的垃圾则是见于痰饮、水气、食积、蛊毒、瘀血、痈脓等证。这些垃圾少则污染环境,多则伤害人身,所以有垃圾就必须清除。自然界的清除法应该是风干、雨淋、日晒、焚烧、填埋、漂洗、流水等,而人体中垃圾的清除法则是攻坚、承气、活血、化瘀、祛痰、逐水、消积、导滞等,这些都是清除垃圾的重要手段。

清除体内垃圾首选阳明,因为阳明主物质,主传导,为后天水谷之本。垃圾虽然变质变性,但它毕竟是由物质所产生。物质属土,为阳明太阴所司,所以清理垃圾要荡涤脾胃,这就叫"胃家实"。

"胃家实"一语出于《伤寒论》,它是阳明病提纲,也是清除体内垃圾的重要提示。在"胃家实"这一大家庭中,任何一处受阻都离不开荡涤肠胃,其中包括行气逐水、活血化瘀、消积导滞、攻坚破结、寒下温下、攻补兼施等等。荡涤垃圾的主要手段是攻下,但攻下要讲究措施。以大承气汤为例,方中芒硝软坚,大黄泻胃,厚朴宽中,枳实下气,这是峻攻阳明的代表方剂。这个方剂不仅能荡涤宿食燥屎,还能解除肌肉化燥、气滞血瘀,是个名副其实的以肠传胃,以肺运脾的方剂,所以它才叫承气。承气是承肺气,肺与大肠相表里,没有肺主治节,就没有大肠主传导，就不可能产生以肺运脾，所以大承气汤是个上入手阳明，下入足阳明的方剂。在这个方剂中，受标本虚实的影响，它会产生不同阶段的用药。例如早期的"胃家实"，阳明燥热初兴，津液初伤，大便初硬，这是肠胃燥结的萌芽时期。在这一阶段，治法尚不宜峻攻，但用芒硝软坚、大黄荡涤即可。为防止肠胃拘挛，本方可加入甘草调胃气，这叫调胃承气汤。到了中期，阳明燥结已进入了鼎盛时期，此时标本俱盛，痛满燥实坚诸症具备，这是急下峻攻的阶段，稍缓则津液大伤，正气不支，标本俱盛就会转为标实本虚，大承气汤主之。到了后期，阳明燥热依旧不退，但太阴本气已虚，肠胃逐渐走向衰败时期。到这一阶段，尽管痛满燥实坚依然存在，但治疗的手段却要兼顾其里。虽有邪结，不可峻攻，以免造成脾阳虚陷，湿气横行，所以大承气汤要减去芒硝，由此演变为小承气汤。

单纯的承气汤是独取阳明的方剂。如果与润燥药相合，那就变成了标本同治，例如麻子仁丸、大黄牡丹汤之类；如果与逐水药相合，那就叫二阳并取，例如十枣汤、大陷胸汤丸之类；如果与逐瘀药相合，那同样叫二阳并取，但已分出了破血破气，例如桃仁承气汤、抵挡汤丸之类；如果与截热药相合，那叫外肌肉而内肠胃，这是手阳明足阳明用药，例如调胃承气汤、大承气汤之类；如果与泻火药相合，那叫先隔上而后隔下，这是手太阳足阳明用药，例如栀子大黄汤、大黄黄连泻心汤之类；如果与理气药相合，那叫先降气而后泻胃，这是手太阴足阳明用药，例如厚朴三物汤、厚朴大黄汤之类；如果与温热药相合，那叫先助火而后泻胃，这是足太阴足阳明用药，如大黄附子汤、三物备急丸之类。以上方剂，无一不涉及阳明，所以方方不离大黄，但是真正属于正阳阳明的方剂只有三个，这就是大小承气汤和调胃承气汤，除此以外都是合并方剂。其中有三阳合并的，有二阳并取的，有标本兼治的，有攻补兼施的，有寒热同行的，有气血同治的。不论哪种治法，目的只有一个，那就是荡涤。

荡涤就是攻下，就是清除体内的垃圾，这种方剂自张仲景以后比比皆是。例如《温病条辨》中的增液承气汤、《伤寒六书》中的黄龙汤、《太平惠民和剂局方》中的凉膈散、《千金方》中的温脾汤、《景岳全书》中的舟车丸、《活法机要》中的三化汤、《瘟疫论》中的承气养营汤等等。这些方剂都是以承气汤为基础，然后再与其他药物合并。例如承气汤逐水药合并，承气汤与清热药合并，承气汤与泻火药合并，承气汤与滋阴药合并，承气汤与润燥药合并，承气汤与温热药合并，承气汤与补益药合并，承气汤与消导药合并等等。尽管这些方剂出现了不同的变化，但没有哪个方剂能跳出《伤寒论》所立大法，因为它们都是复合方剂，而真正涉及正阳阳明的,只有三承气汤。

论和法

"和"就是指调和,没有对立,就没有调和,所以和法是个"和事佬",位居在正反面的中心,这就是"枢"。

"枢"是枢纽,即半阴半阳、半表半里、半虚半实、半寒半热。也就是说,没有阴阳,就没有"枢";没有表里,就没有"枢";没有虚实,就没有"枢";没有寒热,就没有"枢"。所以逆枢机病的产生绝不是一方,而是双方,只有双方对立,逆枢机病才能产生。在《伤寒论》中,逆枢机病分为逆阳枢和逆阴枢。逆阳枢属少阳,小柴胡汤主之;逆阴枢属厥阴,乌梅丸主之。下面就分经论之。

1. 和解少阳

和解少阳首选小柴胡汤,而小柴胡汤的作用主要有四个:一是透达,二是逐秽,三是甯血,四是补益,这四大功能是和解少阳的最基本原则,下面就依次讨论。

(1)透达。当阴阳、表里、虚实、寒热产生对立的时候,逆枢机的病变就会形成。逆枢机病是指太阳表寒不能入里,或者说阳明里热不能出表,于是相逆于表里之间,形成了二阳相搏、正邪纷争等一系列的寒热病变,这就叫少阳病。少阳病是指表里失和,三焦道路受阻,肝家失去了谋虑功能,胆家丧失了冲和中正之性,由此演变出了肝气郁结、胆火横逆等一系列的逆枢机病变,所以治少阳要和解表里、疏肝利胆,柴胡当然为第一首选。《神农本草经》中是这样描述柴胡的:"气味苦平无毒,主心腹肠胃中结气,饮食积聚,寒热邪气,推陈致新,久服轻身,明目益精。"可见柴胡有通里达表,升清降浊,疏肝解郁,调和胃气等功能,这就是《黄帝内经》所提出的"木郁则达之"。木郁在五行中属于风气不行,所以能疏肝、能解郁、能升阳、能发汗的药物大多能行风、能助风。麻黄、桂枝、荆芥、防风、羌活、独活、升麻、细辛、白芷、葛根、紫苏、川芎等皆能助风,但这些药物走甯性强,秉性刚烈,易伤津液,因此不为少阳所选用而被视为祛风除湿、解表发汗药。不过这些药物用之得当同样能生发少阳气化,李东垣著《脾胃论》就极善于应用上述药。需提醒的是,该类药用量极轻极微,而且多与寒凉药物匹配,这就消除了生阳助火、解表发汗的弊端,为透达三焦、升提胃气起到了良好的作用;与上述药物相反,青蒿、茵陈、白头翁、金钱草、泽兰、佩兰等也能疏肝利胆,升清降浊,但此类药物和上述药物相比就显得比较柔和、迟钝,因此它们大多用于浊气内阻、肝胆湿热,很少用于表里相逆,寒热相搏。

宜柴胡而用羌活者为太过,宜柴胡而用茵陈者为不及。不及者化寒,太过者化热。因此治少阳病既不可不及,又不能太过。柴胡性平气和,既不化寒,又不助火。较麻、桂、羌、独为缓,较茵陈、青蒿为速,恰得少阳冲和中正之气,故为疏肝利胆、透达三焦之第一品,小柴胡汤用以为君,正是发挥它良好的透达性能。但是在疾病的演变过程中,病机经常会出现阴阳偏盛,表里不均,寒热不等,虚实不平,所以在应用柴胡的同时,有时还必须辅以桂枝、葛根、青蒿、茵陈。不论哪种药物辅佐,只要能获得少阳气化,便是柴胡的透达功能。

(2)逐秽。逐秽是清除窍道中的腐秽,它包括驱逐痰饮、消磨食滞、攻坚化瘀、宽中下气等。受污秽的阻窍影响,三焦道路不能畅通,气血循环不畅达,所以小柴胡汤用半夏除湿化痰,这是一个非常重要的逐秽手段,因为浊阴不降则清阳不升,所以在和解少阳法中,逐秽法仅次于透达法。秽是腐秽,它包括食积、痰饮、水气、瘀血以及各种伤害人体的毒邪,这是滞塞三焦气机的罪魁祸首,所以和解少阳就必须铲除腐秽以确保气血津液的畅达。故邪在上焦用瓜蒌,邪在中焦用半夏,邪在下焦用茯苓,这是驱除痰饮湿邪的治法;如果是食积,那就变除湿为消导,轻则用神曲、麦芽、山楂、莱菔子,重则用槟榔、厚朴、枳实、大黄;如果内有瘀血,那就结合延胡索、郁金、三棱、莪术、虻虫、水蛭、桃仁、红花;如果兼气滞,那就使用香附、乌药、沉香、降香、青皮、陈皮、木香、枳壳,这些都是逐秽法的最基本原则。

(3)甯血。木郁化火,升降失司,胆气不能畅达三焦,从而失去了冲和、中正之性,所以治少阳要升清降浊、甯血泻火,小柴胡汤重用黄芩。黄芩与黄连不同,它不是泻心火,而是泻相火,是针对肝胆火邪的最基本疗法。由于三焦遍布着整个机体,相火能燃烧到每一个角落,所以治相火就不同于治君火,治相火不能局限一处,而需根据不同的区域分经用药。

单纯的泻火叫"实则少阳",这是专泻胆火。如果涉及脏,那是阴虚火旺,泻火的黄芩就必须与柔肝育阴、益肾凉血药结合。用当归、芍药、黄精、玉竹、生地、熟地黄、何首乌、女贞子、桑椹、枸杞子、黑芝麻等柔肝育阴,用黄连、黄芩、黄柏、栀子、龙胆草、大黄、青黛、紫草、丹皮、竹叶等凉血泻火，这些都是甯血大法中不可缺少的选药。

（4）补益。邪之所凑，其气必虚，正邪纷争，虚表及里，所以和解少阳要补中益气，这是扶正祛邪的重要手段，因此小柴胡汤用参、草、姜、枣大建中气，大生津液以培化源。一切健脾运肺的药物都能补中益气，一切生津养血的药物都能滋培化源。只有化源充沛，中气建运，才能收到"上焦得通，津液得下，胃气因和"之效，才能避免阳气下陷，阴邪内攻。

以上四大法是和解少阳的最基本原则。在这四大法中，每一个大法都能产生相应的方剂，每一个大法都能出现君臣佐使的变革。例如以透达法为主的当取柴胡法，小柴胡汤则属此类方剂；以逐秽法为主的当取半夏法，大柴胡汤则属此类方剂；以甯血法为主的当取黄芩法，逍遥散则属此类方剂；以补益法为主的当取人参法，补中益气汤则属此类方剂。一法四施，不失和义，小柴胡汤和中有散，大柴胡汤和中有夺，逍遥散和中有补，补中益气汤补中有和。故和剂立法，是以阴阳药相合者谓之和，补泻药相合者谓之和，寒热药相合者谓之和，升降药相合者谓之和。如果但寒但热，单补单泻，那就不能叫和。

和法种类繁多，常见的和法有调和少阳、调和厥阴、调和肠胃、调和肝脾、脏腑双调、表里双解等。尽管这些和法千变万化，但它的演变规律却是一致，下面就看李东垣是怎样调和脾胃的。

李东垣著《脾胃论》，极为重视胃气。李氏认为"人以胃气为本，胃气盛则能食而不伤，过时而不饥。若胃中元气下陷，则阴火上乘，火与元气不两立，一胜则一负"。这就是李东垣著《脾胃论》的观点，所以李氏用药除了补中益气、调和脾胃外，还特别注重升清阳、降浊阴，这就是他调和胃气的最基本手段。

李氏所指的胃气，实际上就是《伤寒论》中的少阳之气，这是人体最基本、最冲和的血气，凡五脏六腑无不取决于此气。故此气在胆叫胆气，在胃叫胃气，若在五脏六腑，那就叫脏腑之气。所谓"人以胃气为本"就是指水谷之精微出于脾胃；所谓"五脏六腑皆取决于胆"就是指脏腑的血气都是以肝胆为开始，此肝胆与脾胃的关系之所以不可分割之由，治脾胃要疏肝胆，治肝胆要调胃气，这就是李东垣《脾胃论》的观点。下表是《伤寒论》小柴胡汤与《脾胃论》代表方剂的比较。

方剂名称	方剂来源	透达法	逐秽法	甯血法	补中法
小柴胡汤	《伤寒论》	柴胡	半夏	黄芩	人参、甘草、生姜、大枣
补中益气汤	《脾胃论》	柴胡、升麻	陈皮	当归	人参、黄芪、白术、甘草、生姜、大枣
升阳益胃汤	《脾胃论》	柴胡、防风、羌活、独活	陈皮、半夏、茯苓、泽泻	黄连、芍药	人参、黄芪、白术、甘草
补脾胃泻阴火升阳汤	《脾胃论》	柴胡、羌活、升麻	石膏	黄芩、黄连	人参、黄芪、苍术、甘草
调中益气汤	《脾胃论》	柴胡、升麻	木香、青皮		人参、黄芪、苍术、甘草
益胃汤	《脾胃论》	柴胡、升麻	陈皮、半夏	当归、黄芩	人参、黄芪、白术、甘草、苍术、益智仁
通气防风汤	《脾胃论》	柴胡、升麻、羌活、防风、藁本	陈皮、青皮	黄柏	人参、黄芪、甘草、白蔻
黄芪人参汤	《脾胃论》	升麻	陈皮、炒神曲	当归、黄柏	人参、黄芪、白术、苍术、甘草、麦冬、五味子
清神益气汤	《脾胃论》	升麻、防风	茯苓、泽泻		苍术、生姜
升阳除湿汤	《脾胃论》	柴胡、升麻、羌活、防风	神曲、麦芽、陈皮、半夏、猪苓、泽泻		苍术、甘草

李东垣《脾胃论》中共计六十三方,此类方剂约占半数,其中四大功能兼备的有二十三方,且为群方之代表,可见李氏调脾胃极善于升发少阳之气。在整个《脾胃论》中,李氏始终以脾胃为核心,正确而有效地应用着和解少阳的四大法。如果清阳不升,使用柴胡、藁本、升麻、羌活、独活、防风;如果浊阴不降,使用陈皮、半夏、青皮、木香、泽泻、茯苓、猪苓;如果阴火上乘,使用黄连、黄芩、黄柏、芍药、当归;如果中气不足,使用人参、黄芪、苍术、白术、甘草、生姜、大枣、益智仁、白蔻仁等等。由此可见,李东垣的《脾胃论》方剂乃是《伤寒论》中的小柴胡汤应用。

小柴胡汤在《伤寒论》中是个左右逢源的方剂,在八法中几乎占据了半壁江山,在后世医学中也得到了广泛应用,例如唐宗海的《血证论》就极善于应用小柴胡汤,王清任的《医林改错》也颇受影响,他的血府逐瘀汤就是小柴胡汤的变法,论中所提出的"血化下行不作痨"就是一个典型的逐秽功能。

2. 调和厥阴

病在腑者属少阳,治法用小柴胡汤,这是以散为主,所以它的君药是柴胡;病在脏者属厥阴,治法用乌梅丸,这是以收为主,所以它的君药是乌梅。一个主阴,一个主阳;一个主表,一个主里;一个主虚,一个主实;一个主寒,一个主热。这叫实则少阳,虚则厥阴;实则治其标,虚则治其本。治其标者和中有散,治其本者和中有敛。

在汗、吐、下、和、温、清、消、补八大法中,任何大法都容易理解,唯有和法变化最难!因为和法无处不存在,无处不对立,而且能与任何一法合并。例如桂枝汤属于解表发汗剂,但加入芍、甘、姜、枣就能调和营卫;瓜蒂散属于涌吐剂,但加入了赤小豆就能调胃气;泻下剂离不开芒硝、大黄,但加入了甘草就叫调胃承气汤;半夏泻心汤旨在调和肠胃,但黄连与干姜本身就对立;附子汤属于驱寒剂,但方中的芍药却是益阴气;白虎汤属于清凉方,但它的佐使在调胃;厚朴七物汤属于消导方,但甘草姜枣是调肠胃;人参汤属于补益方,但主要功能是建中气。由此可见,古人立法,不论是温凉寒热还是解表攻里,都注重存胃气,这就是调和方剂的意义。

乌梅丸属于调和厥阴的代表方,此方与小柴胡汤相为表里,其最大特点是主里不主表,主阴不主阳,所以它的功能不是主决断,而是主谋虑,是个既相互制约而又相互促进的方剂。在这个方剂中,所有的药物都是在对抗:既有乌梅、米醋的大酸大敛,又有细辛、椒、桂的大辛大散;既有附子、干姜的大温大热,又有黄连、黄柏的大苦大寒,而且不用甘草调和,这就迫使诸药都处在对抗中,谁都不能发挥自己的有效性能,从而化为缓冲中和之剂,为人参补气、当归补血赢得了培化源、促中建的宝贵生息时间,所以说乌梅丸属于调和厥阴、振兴少阳、促成中建的重要方剂。可惜这个方剂已被后人误解,许多注家并没有把它列入调和厥阴病的代表方而将它贬视为驱虫剂,良可叹也。

以上所论,基本阐明了和剂的立法原理和肝胆在脏腑调节中的实际意义,这种意义对于和法的应用十分重要。也就是说,任何方剂只要涉及枢机,它就走向了调和道路,而且这种道路最终归宿于脾胃。读《伤寒论》者尤须探明此理,才能于千变万化的和法中来创造自己的方剂。

论温法

温法适用于虚证、寒证。在《伤寒论》中,凡是涉及实证、热证者可统称为阳证,治法以清下为主,这是治其标;凡是涉及虚证、寒证者可统称为阴证,治法以温补为主,这是治其本;如果是半阴半阳,半寒半热,那就要标本同治。下面就分经论之。

1. 寒犯太阳

在八纲辨证中,凡是表实热者为阳,里虚寒者为阴,这是广大医者所共识,但这只是一个广义上的概念,因为表有表寒,里有里寒,表有表虚,里有里虚,所以把表证或里证一概视为阳证或阴证是不合适的。

在太阳病篇中,能治疗表寒的方剂莫过于麻黄汤、桂枝汤、麻杏石甘汤、大青龙汤等。在这些方剂中,能直接攻破表寒的药物当首选麻黄,因为它能发汗,只有发汗才能攻逐表寒,才能使居留在皮毛逗留在肌腠的邪气得以解散,所以麻黄汤治疗太阳表实证,用于头痛发热、身疼腰痛、恶寒恶风、无汗而喘以及舌苔薄白、脉象浮紧等症。

桂枝汤与麻黄汤不同,它不是治表实,而是治表虚。因为它的表证不是寒邪束表,而是营卫不和,所以它的外寒是玄去而玄生,它的临床表现是头痛发热、汗出脉缓、鼻鸣干呕、恶风恶寒。不过这种发热是"翕翕发热",这种恶风是"淅淅恶风",这种恶寒是"啬啬恶寒",这种脉象是"阳浮而阴弱",可见表虚证的寒邪要比表实证减少许多。

受病机不同的影响,太阳伤寒是阳虚生外寒,它是内外具寒,所以它的治法是用桂枝助火、用麻黄散寒;太阳中风与此不同,它是内热引外寒,属于寒热各具其半,所以它的治法是用芍药育阴、用桂枝散寒,这就是太阳中风和太阳伤寒虚实不同点。根据这一变化,就能审查后世治疗风寒的一切方剂:即凡是应用一切辛温解表药物的,不论是否调胃气,都是治疗太阳伤寒,例如葱豉汤、三拗汤、华盖散、香苏散、正气天香散等等;凡是应用寒热两性的解表药物,不论是否调胃气,都是治疗太阳中风,例如九味羌活汤、大羌活汤、柴葛解肌汤、加减葳蕤汤、葱白七味饮等。这是划分伤寒与中风的主要标志。所以看后世方剂,不论它怎样巧立眉目,都跳不出阴盛为伤寒,阳盛为温病,阴阳俱盛为中风这一最基本的原则。只要掌握这一原则,立法用药就能左右逢源,不必死板教条地遵守各种流派的解表学说。

2. 寒犯少阴

手少阴心经、足少阴肾经生寒,乃是上火病而下水病。因为心属火,肾属水,心肾相交,水火互济,才能产生太阳气化。如果心火不足,命门火虚,肾水就会露出阴寒的本性,临床就会出现恶寒身重,四肢逆冷。这叫心肾阳虚,水不化气,为病本。治法当上助心火,下助命火。用桂枝助心火,用附子助命火,这是治疗心肾阳虚的最基本方法。

桂枝是助阳药,能温经散寒,能激发心火,而且与别药相伍能产生不同的效果。例如桂枝与麻黄相伍能解表发汗,如麻黄汤;桂枝与芍药相伍能调和营卫,如桂枝汤;桂枝与地黄相伍能养血复脉,如复脉汤;桂枝与黄芪相伍能建中益气,如黄芪建中汤;桂枝与大黄相伍能和血止痛,如桂枝加大黄汤;桂枝与茯苓相伍能利水宣阳,如苓桂术甘汤等等。不论哪种应用法,只要使用桂枝,目的只有一个,那就是宣心阳、助心火。

再谈附子。附子有两种用法,一是命火不足,脾肾阳虚,寒湿内盛,水不化气者。它的临床表现是手足逆冷,腹满短气,肢体浮肿,小便不利,骨节疼痛,头眩心悸,下利腹痛,脉象沉微。救治大法是温经散寒,通阳利水。主要药物是炮附子,代表方剂是附子汤、真武汤、桂枝附子汤、白术附子汤、甘草附子汤、金匮肾气丸之类。这是命火不足,阴盛阳虚的治法。二是少阴寒盛,阳气衰微,寒水泛滥,脾土崩溃,以致君火不能下交,相火异位,由此演变出上吐下利,烦躁厥逆,恶寒踡卧,脉象沉微或者无脉。这是阴盛格阳证,治法当引火归原,回阳救逆。主要药物是生附子,代表方剂是四逆汤、通脉四逆汤、通脉四逆加猪胆汁汤、白通汤、白通加猪胆汁汤等。由此可见,凡是命火不足,阴盛阳虚的病变通用炮附子;凡是阴盛格阳,脾土崩溃的病变通用生附子。生附子大辛、大温、大毒,有彻上彻下,破阴回阳之效,其主要作用是"走";炮附子经过反复炮制,毒热功能已大幅度减退,功用变"走"为"守",因此它只能激发命火,温肾散寒,并不适合回阳救逆,这是《伤寒论》使用生附子和炮附子的区别点。可惜这个观点已经被后人改变,观《保命集》中的浆水散、《伤寒六书》中的回阳救急汤、《太平圣惠方》中的正阳散、《正体类要》中的参附汤、《和剂局方》中的黑锡丹等就没有一个附子用生,它们都是回阳救急的方剂,可见后人的思路与前人不同。

在寒犯少阴的病变中,能激发心火的药物莫过于桂枝,能激发命火的药物莫过于附子。但桂枝解表,故作用于太阳;附子温里,故作用于少阴。因此附子与桂枝同用,那是太阳与少阴并取,例如桂枝加附子汤;如果附子与干姜同用,那是少阴与太阴同治,例如四逆汤。所以在一个方剂中如果既有附子,又有桂枝,还有干姜,那它就必然是外解其表,内温其里的方剂,但这种方剂并不能回阳救逆,因为回阳救逆绝不能使用桂枝。观后世回阳救急汤,方中以肉桂替代桂枝,显然它的目的是变攻表为救里;用炮附子替代生附子,因为生附子有剧毒,所以使用了炮附子。但炮附子是温热有余,运行不足,于是又在炮附子、肉桂、干姜的基础上,再加入沉香、木香、茴香、麝香、金铃子、葫芦巴、猪牙皂、阳起石、黑锡、硫黄等药物以助其走窜,从而收到回阳救急之效,不过这种治法与张仲景用生附子回阳救逆还是有一定的差异。

3. 寒犯阳明

《伤寒论》阳明病篇说:"阳明之为病,胃家实是也。"(见180条)又说:"阳明外证云何? 答曰:身热汗自出,不恶寒反恶热也。"(见182条)可见阳明无寒证,见寒则属太阴,但这是指本寒,并不是说肠胃不受风寒侵犯。

伤寒表不解,寒邪内陷阳明,形成二阳合病。这是外寒入侵,内犯肠胃,故外证有恶寒,内证有下利,为葛根汤证(见32、33条)。葛根汤证是二阳病标,所以它的外证是头痛发热,它的内证是或呕或利,但它不会出现呕吐下利,也不会出现脉沉或者脉微,否则不是寒犯阳明,而是湿系太阴。

在《伤寒论》中,仲景辨呕吐与下利是有原则的。一般来说但呕是病标,但吐是病本,如果有呕有吐,那是标本同病。下利也是这个道理,单纯的下利,不涉及呕吐,而且病从热化,有头痛发热脉浮者,此属二阳合病,因为它是水土同病,所以仲景在葛根汤证中强调指出:"太阳与阳明合病者,必自下利。"可见单纯的病土或者单纯的病水是不能形成下利的。

单纯的病利,此属大肠;单纯的病呕,此属胃。如果有呕有利,那是下肠上胃。胃肠从热化者属阳明,从寒化者属太阴。属太阴者吐利腹满,恶寒厥逆,脉象沉微;属阳明者或呕或利,头痛发热,脉象浮大。浮大而下利者,葛根汤主之。但呕者,葛根加半夏汤主之(见上条);如果欲呕欲吐,欲满欲利,那是阳中有阴,必须标本同治。腹胀微满者,可予厚朴生姜半夏甘草人参汤(见66条);食谷欲呕者,吴茱萸汤主之(见243条);有呕有吐者,小半夏汤主之(见《金匮要略·呕吐篇》),其他如生姜半夏汤、半夏干姜散、橘皮汤等也都属于此类;如果表证已去,寒湿犯脾,那是阳病入阴,治法要温其脏,可按寒犯太阴治之。以上谈的是《伤寒论》的辨证法,下面再谈晋唐以后的辨证施治。

晋唐以后,"实则阳明""虚则太阴"的学说基本淡化,"呕"证与"吐"证的概念基本不分,可统称为呕吐。治疗方法也大多归宿于祛湿剂,其中肠胃犯寒湿者属于燥湿化浊的范围,代表方剂有平胃散、六和汤、藿香正气散之类。在这些方剂中,最为醒目的症状就是呕吐、泄泻、胀满,这是它的共同点。那么它的不同点呢? 它们谁在治标,谁在治本,谁在标本同治呢?

从藿香正气散来看,它是治标法,因为它没有治本的药物,方中既看不到补肺药,又看不到健脾药,整个方剂芳香苦温,是个外解风寒,内调中气的方剂,因此属于二阳合病的范围;六和汤是个救里解表的方剂,因为它是以香砂六君子汤为基础,然后加入了中和达表药,因此属于标本同治;平胃散也是这个道理,但它局限在了肠胃,因为方中无解表药,只有苍术健脾燥湿,这当然属于调和脾胃的方剂。

以上三个方剂,都是治寒湿方,其中有的治标,有的标本同治,但没有那个方剂纯属治本,因为治本的原则是"先救其里,后攻其表",它是不能标本同治的。

4. 寒犯太阴

手阳明大肠经与肺相表里,足阳明胃经与脾相表里。此处生寒,乃是上犯天而下犯地。因为肺象天、脾象地,脾肺结合,君相火至,才能产生阳明气化。故心火不足,肺气寒冷;命火不足,脾阳不振,这叫寒化手足太阴。太阴为病,在上治节失调,在下湿气横行,由此演变出"腹满而吐,食不下,自利益甚,时腹自痛"(见提纲)。这叫寒湿系在太阴,为病本,治方法当温其脏,四逆汤主之(见232条),理中丸亦主之(见386条)。下面就分经讨论。

首先谈谈四逆汤。四逆汤入手太阴,它是温肺散寒、回阳救逆的方剂,其特点是"运",故君药是干姜。干姜色黄、味辛、性温。黄入脾,辛走肺,温能散寒,所以干姜属于以肺运脾的药物。《神农本草经》言干姜"气味辛温无毒。主胸满、咳逆上气,温中、止血、出汗,逐风湿痹、肠澼下利。"可见干姜是个温肺散寒的药物。干姜在《伤寒论》中的应用方剂有三种:一是温肺散寒,代表方剂是小青龙汤;二是温中下气,代表方剂是半夏泻心汤;三是引火归原,代表方剂是四逆汤。在这三种方剂中,干姜的使用目的只有一个,那就是救本救里。里者手太阴,太阴属肺,肺主治节。干姜既能驱寒,又能温散,所以它的主要功能是"运"。如果再与生附子解合,那它将大大增强"运"的功能。

再谈谈理中丸。理中丸入足太阴,它是温中散寒,补气健脾的方剂,其特点是"化",故君药是白术。白术色白、味甘、性温。白走肺,甘入脾,温能驱寒,所以白术属于以脾养肺的药物,这叫土能生金、肉能生肺。《神农本草经》言白术

"气味甘温无毒。治风寒湿痹、死肌痉疸、止汗,除热消食,作煎饼。久服轻身延年不饥。"可见白术是个健脾燥湿的药物。白术在《伤寒论》中应用的方剂也有三种:一是温化痰饮,代表方剂是苓桂术甘汤;二是温阳利水,代表方剂是真武汤;三是温中散寒,代表方剂是理中丸。在这三种方剂中,白术的使用目的只有一个,那就是救本救里,里者足太阴,太阴属脾,脾主变化。白术既能健脾,又能除湿,所以它的主要功能是"化"。如果再与炮附子配合,那它将大大增强"化"的功能。

由此可见,太阴之为病,有手太阴病,有足太阴病。故病手太阴者要益气行治节,病足太阴者要温中健脾胃。黄芪、人参、党参、山药、茯苓、五味子、胡桃仁等药皆能益肺气,干姜、葱白、细辛、白芥子、胡椒、半夏、南星等药皆能散肺寒;白术、苍术、薏米、扁豆、莲子、豆蔻、灶心土等药皆能健脾胃,陈皮、木香、砂仁、丁香、良姜、佛手、生姜等药皆能调中气。一个属手太阴,一个属足太阴。一个是主"化",一个是主"运"。故病属手太阴者要运肺,病属足太阴者要健脾。如果手足俱病,那要肺脾同治。以理中丸为例,方中干姜温肺散寒,人参大补元气,这是治肺;白术健脾燥湿,甘草调中益气,这是治脾。由于脾肺同属太阴,共主阳明,而且为万物之所归,所以它的立法用药就很难分离,只能鉴别主次。故用药以干姜为主者为运肺,以白术为主者为健脾。只有脾健肺运,才能产生运化功能。

5. 寒犯少阳

少阳主半表半里,所以少阳病是半寒半热。半寒半热能过渡者不为逆枢机,不能过渡者才是少阳病。例如太阳表寒不解,阳明里热极化,但里热不能胜表寒,于是相逆于表里之间,形成双方不能过渡的逆枢机病,这才是少阳病。少阳病没有单寒单热,而且犯腑不犯脏。只要犯脏,病机就不属少阳,所以少阳为病大多是二阳并病或者三阳合病。一般来说,二阳并病大多是表有寒、里有热,而且是表寒不能入里,里热不能出表,所以才逆少阳。由于逆少阳不累本,所以治法是以小柴胡汤为主(见37条)。表寒甚者可与桂枝汤合并,名曰柴胡桂枝汤(见146条);脉但浮者,可予麻黄汤(见232条)。这是驱散太阳表寒的手段,表寒被驱散了,阳明里热就能随汗腺外泄,逆枢机病变就会自然化解。如果不能化解,那是里有湿邪,这叫三阳合病。三阳合病不是寒湿就是湿热,湿热属腑,寒湿属脏。不论属腑属脏,只要有湿气,治法就必须通阳。其后阳气转胜者,病机属于少阳,如果阳气转衰,病机则属厥阴,当与寒湿中求之。

6. 寒犯厥阴

逆阳枢属少阳,逆阴枢属厥阴,因为阳枢属腑,阴枢属脏。

手少阳三焦经与心包络相表里,足少阳胆经与肝相表里。此处生寒,乃是寒邪犯脏。脏为阴,在手为包络,包络为联网,没有联网,气血就不能运行;在足为肝,肝主调节,没有调节,五脏六腑就不能和谐。

手厥阴心包络主宰着三焦道路,是人体的网络系统。如果病从寒化,系统就会凝结,网络不能温煦,气血不能循经,肝家就会失去调节功能,临床就会出现手足厥冷,脉细欲绝。所以寒犯厥阴的首要治法是温通血脉,当归四逆汤主之(见351 条)。若肝胃不和,内有久寒者,可再加生姜调胃气、吴茱萸通肝络(见352条),这是寒犯厥阴,病在血分的治法。如果涉及气分,出现大汗出,热不去,内拘急,四肢疼,又下利厥逆而恶寒者,四逆汤主之(见353 条)。这是寒犯厥阴,病在气分的治法。由于肝家属于调节脏腑,它既主气又主血,而且涉及五脏六腑,所以厥阴病用药极为繁乱,临床可根据寒邪逗留的部位分经选药。需要注意的是,厥阴无纯寒,亦无纯热,它和少阳病一样,都是半寒半热。但少阳病表,是热大于寒;厥阴病里,是寒大于热。

以上谈的是六经驱寒法。这是根据脏腑的阴阳、表里、标本、体用关系来分经探索。在《伤寒论》六经辨证中,每经都能存在寒邪,但寒邪的性质却有不同:一般来说,寒犯三阳者为客邪,客邪如同浮云,玄去玄生,故寒邪虽甚却不伤人;主邪则不然,它是寒犯三阴,贼邪入脏,入脏者半死半生,因为阳气下陷,很难与阴邪抗争。所以寒邪中人,不论邪犯三阳还是邪犯三阴,只要发现脉沉恶寒,吐利厥逆,不管有无表证,都必须先救其本。

论清法

清法是治其标,适用于火证、热证之阳病,所以它的治法是以清热、泻火、养阴为主,下面分经论之。

1. 火属太阳

小肠与心相表里,膀胱与肾相表里。太阳生热,必为火邪,因为心属火。故火邪在心,君火亢盛,肺金受刑,津液枯竭,轻则烦躁,重则动血。用黄连泻心火、黄芩泻肺火、阿胶育心阴、百合生津液,这是火邪竭阴,燥热伤肺的治法。火邪在肾,命火亢烈。脾土化燥,肾水干涸。轻则少气,重则脾约。用黄柏泻命火、麻仁济脾约、地黄滋肾阴、花粉复津液,这是火邪在肾,热在膀胱的治法。由于火出太阳,热出阳明,火属血分,热属气分,所以治火的药物与治热的药物要有差别,下面就谈谈什么样的药物是治火,什么样的药物是治热。

首先谈谈黄连。黄连在《伤寒论》中的主要作用是泻火,这是一个地地道道的苦寒泻心药,对于它的应用,可以说无论在何种方剂中,目的只有一个,那就是泻心火。一切苦寒药都能泻火,但没有哪种药泻心比黄连更为纯洁。因为黄连色黄味苦,苦能清心,黄能泻胃,这叫实则泻其子,所以黄连为清心泻火的正品。大黄与黄连相比,也是味苦色黄,但它是兼味兼性。因为大黄质量疏松,苦味不纯,黄中有赤,味薄气浓,因此它是荡涤肠胃、逐瘀泻心之品。黄连与此不同,它质地坚实,苦味纯正,而且是味重于气,故黄连虽黄却不能泻胃,只能清心泻心。黄芩与黄连也不同,它也是味苦色黄,但苦中有涩、黄中带青,也是兼味兼性。而且还有子芩和枯芩之分,其中子芩内实,枯芩中空,故子芩利胆,枯芩泻肺。由于黄芩色泽不正,气味不纯,因此属于清泄相火之品。以上三种药物,都是味苦色黄,也都能泻火泻心,但主次归经各有不同。故欲求泻心者,当首选黄连。欲求泻肺者,要首选黄芩。欲求泻胃者,要首选大黄。如果三者皆求,那就三者同用。观《伤寒论》大黄黄连泻心汤(见154条),主治心下痞,关上脉浮,方中只用大黄黄连两味;而《金匮要略》泻心汤(见吐衄篇),主治心气不足,吐血、衄血,方中又加入了黄芩,这些都叫泻心,但有两味、三味之不同。值得注意都是,凡是泻心,首先泻胃,所以两个方剂都使用了大黄,这是实则泻其子,也就是说,只有釜底抽薪,才能缓解太阳火盛。

下面再谈谈黄柏。黄柏不是泻心火,它是制约命火的首选药。《神农本草经》中,黄柏是这样描述的:"气味苦寒无毒,主五脏肠胃中结热、黄疸、肠痔,止泻痢,女子漏下赤白,阴伤蚀疮。"从这段经文看,黄柏主治下焦湿热,而且能治五脏火邪。所谓下焦湿热,就是指命火居于下。所谓五脏火邪,那就不是单指命火,而是泛指五脏六腑、十二经络之火邪,这当然就不能局限在"七节之旁,中有小心"的命火。命火出于下焦,它来源于先天,而脏腑之火则是每个脏腑所产生的热化功能。所以命火多指肾阳,相火多指别脏之火。黄柏主治湿热,它既能抑制命火,又能抑制脏腑火邪。从黄柏的形色气味上看,它是一个耐寒的木本,药用的部位是皮肉,这叫以皮走皮、以肉走肉。味苦、性寒、色黄,苦能泻火,寒能胜热,黄能泻胃,所以黄柏内可走五脏、外可走皮毛,最能适用于疮疡、火邪和下焦湿热。一切味苦、性寒而色黄的药物都能泻火,一切兼味、兼性、兼色的药物都能兼治相火。例如青黛色青泻肝,丹皮色赤泻心,知母色白泻肺,黑丑色黑泻肾等

中医溯源

等。这些药物都能泻火,但它们都是兼味兼性,并非都是外走太阳,内走少阴泻火。

2. 火在少阴

太阳化火,阳气未衰,治法当然以清泻为主,这叫"实则太阳";少阴化火,气虚津竭,治法当然以清润为主,这叫"虚则少阴"。

单纯地使用黄连只能清心火,这是治太阳。一旦与大黄合用,就兼能泻胃,这是治阳明,所以大黄黄连泻心汤是个治疗二阳合病的方剂。如果减去大黄加入阿胶、鸡子黄,那就变"实则阳明"为"虚则太阴"。所以黄连阿胶汤是个变治标为治本的方剂(见少阴篇 303 条)。在这个方剂中,黄连泻心火,黄芩泻相火,这是治太阳。如果再加入大黄那就叫二阳同治;但如果减去大黄加入阿胶,再加入芍药、鸡子黄育阴,这就不是二阳并取,而是太阳与少阴同治。《黄帝内经》云:太阳少阴,从标从本,所以治太阳与少阴病,可以标本同治。在黄连阿胶汤证中,主治太阳与少阴的药物显而易见,但涉及阳明、太阴的药物就必须补充。首先说太阳离不开阳明,少阴离不开太阴,所以任何方剂都不能独取太阳或者独取阳明,黄连阿胶汤也不例外。在这个方剂中,芍药育阴和营,阿胶生血养阴,这无疑是滋助少阴。但鸡子黄呢?鸡子黄伴随阿胶呢?阿胶是驴皮的产品,它是"肺主皮毛"而不是"心主血脉"的药物,所以单纯地使用阿胶,它是益肺大于补肾,更何况鸡子黄本身就是滋助脾阴。由此可见,泻心汤是主治太阳,兼治阳明;黄连阿胶汤是主治少阴,兼治太阴,它们都能治疗火邪,但有的治其标,有的治其本。

故火邪在上,当治心火,黄连自然为君;火邪在下,当治命火,黄柏自然为君。治心火用黄连比比皆是,但治命火用黄柏就寥寥无几。通查仲景书,除了《伤寒论》中的栀子柏皮汤外(见 261 条),使用黄柏的方剂很难搜寻。从《金匮要略》的百合病中,我看到了许多金水相生方,例如百合知母汤、百合鸡子黄汤、百合地黄汤、百合洗方、瓜蒌牡蛎散等,但是清泻命火的黄柏却没有一个方剂应用。是历史战乱的丢失还是清泻命火属于严禁,这个问题至今说不清。到了近代,《金匮要略》中的肾气丸被分裂出六味地黄丸、麦味地黄丸、杞菊地黄丸、知柏地黄丸等,制约命火的黄柏才被后人认可,并且出现龙火与雷火的学说,但不论哪种学说,味苦性寒的黄柏都不属于清热药,它是在泻火。

3. 热属阳明

手阳明大肠经与肺相表里,足阳明胃经与脾相表里。此处生热,必因火邪,因为无火不生热。火是有形的,它是物质在燃烧,既能看得见,又能摸得着,因此被视为"在地为火";热是无形的气化,它是因火而产生的热化功能,是个看不见、摸不着的阳刚动气,所以叫"在天为热";因火因热而产生的闷督之气,位居在形气之间,这叫"在性为暑"。因此说火属物质、热属气化,火属地气、热属天气,火属太阳、热属阳明,火属血分、热属气分。故气分有热制以辛寒,血分有火制以苦寒。黄连、黄芩、黄柏、大黄等皆苦寒;芒硝、石膏、知母、麦冬等皆辛寒,这是苦寒与辛寒的不同概念。

在《伤寒论》中,能用苦寒治火的方剂莫过于泻心汤(见 154 条),能用辛寒治热的方剂莫过于白虎汤(见 176 条)。这是两个性质不同的代表方剂,其中泻心汤走血分,白虎汤走气分。如果火热同治,气血并行,那就演变成大承气汤证,下面就详细论说,首先谈白虎汤。

白虎汤是手阳明大肠经的方剂,它是肺主治节、大肠主传导的"实则阳明"方。当心火亢盛,肺金受邪的时候,相傅之官就会打乱宣发肃降指令,就会产生身热面赤、心烦汗出、口舌干燥、渴欲凉饮、脉象洪大、时时恶风等证,这叫火邪刑金、热炽阳明。其中心烦者为火盛,汗出者为热盛,口渴者为津伤,时时恶风寒者为热极生风。所以气津未伤而身热汗出者用白虎汤,气津已伤而口渴心烦者用白虎加人参汤,这是热炽阳明,病在气分的治法。本方是以石膏为君,知母为臣,甘草为佐,粳米为使。如果再加人参,那是病从"实则阳明"走向"虚则太阴"。

在太阴与阳明的标本转化中,凡是攻邪的药物都是"实则阳明";凡是扶正的药物都是"虚则太阴"。如果攻补兼施,那是标本同治。石膏、知母攻邪气,人参、粳米扶正气,以此类推,这是阳明有热,病在气分的虚实治法。

再谈谈承气汤。承气汤是承肺气,因为肺与大肠相表里。其中肺主治节,大肠主传导,所以泻大肠就必须承肺气。在《伤寒论》中,凡是用承气汤,大黄必居其中,而且用量稳定,3 个承气汤都是 4 两,可见它的主要作用是荡涤,但这并不叫承气,因为大黄入血分,它是不能承肺气的。承肺气的药物是指厚朴、枳实和芒硝,这是以肺运脾的重要手段,所以任何攻下剂只要不选气分药它就不叫承气汤。经方的承气汤有四个类型:第一类是大承气汤,第二类是小承气汤,第三类是调胃承气汤,第四类是桃核承气汤。在这四个类型的承气汤中,最为猛烈的承气汤当属于大承气,这是以厚朴 8 两为君的宽中下气药,而且与芒硝、大黄、枳实并作臣使,可见它的目的是在以肺运脾,因此属于推荡肠胃,主攻积聚,消除气血食火痰的重要方剂;小承气汤不用芒硝,厚朴只用 2 两,枳实只有 3 枚,唯有大黄

4两攻坚破积,它可见其荡涤力量是何等的轻微,因此它不能用于标本俱盛的胃家实,只能用于肠胃内结、大便不通、湿气未尽、燥气未盛的标实本虚证;调胃承气汤是重用芒硝(半升)、大黄(4两),芒硝咸寒软坚,色白入肺,遇热即化为水,可见它的药理作用不是主血而是主气,大黄与芒硝相反,它是色黄带赤,遇热气走,故不宜久煎,但渣滓不能化水,可见它的药理作用是主血而不主气,本方不用厚朴、枳实,但用芒硝大黄,而且与甘草相伍,足见它的目的不是以肺运脾,而是调和胃气,故名调胃承气汤;桃核承气汤是以调胃承气汤为基础,再加桃仁、桂枝理血分,这是主攻阳明、兼化瘀血的方剂,因此属于调胃承气汤的范围。

承气汤与白虎汤合并叫白虎承气汤,承气汤与增液汤合并叫增液承气汤,承气汤与导赤散合并叫导赤承气汤,这是后世的复合方剂。复合方剂可随心所欲,例如刘完素的三一承气汤,《和法机要》的三拗汤,《和剂局方》的凉膈散等都是此类。这些方剂都是经方与时方合并,都是经方的延续,如果失去了经方的基础,那时方就很难创造出白虎汤、承气汤之类的方剂。

4. **热在太阴**

太阴不从热化,见热转属阳明,所以太阴为病,不论肠胃脾肺,只要病从热化,没有一例不涉及阳明,反之则为寒湿系在太阴。

早期的阳明病,它是标本俱盛,所以它的治法是:病属手阳明者用白虎汤,病属足阳明者承气汤。如果手足并重,那便用白虎承气汤,这是早期的阳明化燥治法。中期的阳明病,气津出现了消耗,此时标气虽盛,但本气已虚,所以它的治法是:病属手阳明者用白虎加人参汤,病属足阳明者用麻子仁丸。如果气津俱虚,虽肠胃结实不可下,宜蜜煎导润之,这是中期的阳明化燥治法。晚期的阳明病,燥热已步入极限,这是物极必反的时刻。到了这一时刻,外证虽然鼎盛,但气津已接近枯竭,如果不采用急下,阴阳气便顷刻间消亡!故无阳则阴气独居,腑结必转脏结;无阴则阳气不存,燥热由此转向寒冷,热结阳明由此转为寒系太阴。

太阴生寒,湿气流行,浊气上逆,腑气不通,虽有旧结,不可强攻。攻之则死!不死利不止,必胸下结鞭(病理见太阴病篇)。所以然者,脏结无阳证,病从寒化故也。

太阴从寒化者死,从热化者生。从热化者转阳,从寒化者转阴。转阴者只有死路,转阳者有两种途径:一种是气分,一种是血分。从气分转阳是手足逆冷转为手足自温,脉象沉微转向弦滑范围,当身热、汗出、脉洪大出现的时候,太阴病变已经转属阳明,这就是《伤寒论》第350条提出的白虎汤证;从血分转阳是时腹自痛转为大痛实,桂枝加芍药汤证转为桂枝加大黄汤证(见 279 条),这是营分生热,所以它的转化是火热并行。

以上所论,基本能阐明阳明与太阴的相互转化。从这个转化中不难看出,任何疾病,只要它从阳化热,它的病变就属于腑;如果从阴化寒,它的病变就属于脏。属于腑者治其标,属于脏者治其本,例如脾肺从热化者治其标,肠胃从寒化者治其本,这是古人的立法原则,这种原则与温病学说的"温邪上受,首先犯肺,病手太阴"乃是天壤之别。

5. 火热属少阳

火属太阳,热属阳明,但生火者为少阳,用火者为阳明,这叫木能生火,火能生土。

火在人体内有多种:一种是命火,即先天之火,这是人体中的生命之火;一种是心火,即后天之火,这是人体中的君火;一种是相火,这是先后二天相结合所产生的热化功能,是火与物质的共同产物,因此叫相火,即脏腑之火。故相火在心,表现在神明;相火在小肠,表现在化物;相火在肺,表现在治节;相火在大肠,表现在变化;相火在肝,表现在谋虑;相火在胆,表现在决断;相火在肾,表现在伎巧;相火在膀胱,表现在气化;相火在脾胃,表现在五味;相火在膻中,表现在喜乐;相火在三焦,表现在水道。所有这些,功能皆属于相火。故相火为害,在心即名心火,在肺即名肺火,在肝即名肝火,在胃即名胃火,若在筋骨毛脉,那叫诸经之火。由于相火能遍燃十二经络,所以相火在正常的情况下它叫脏腑之火,在反常的情况下它叫浮游之火邪。

浮游之火是个极不稳定的火邪,它飘忽不定,或强或弱,不与脏腑相合,它叫三焦之火。一旦与脏腑合并,它将遍燃十二经络,以致少阳丧失冲和中正之性,肝胆失去谋虑决断功能,所以治相火要下取肝胆,上取包络。用黄芩泻胆火,这是治相火;用栀子清包络,这同样是治相火。由于相火出自肝胆,它的循行道路是外走三焦,内行包络,所以治相火就不能用黄柏、黄连,只能用兼味兼性的栀子、黄芩。《神农本草经》是这样描述栀子与黄芩的:"栀子气味苦寒无毒,主五内邪气、胃中热气、面赤、酒疱、皶鼻、白癞、赤癞、疮疡;黄芩气味苦寒无毒,主诸热、黄疸、肠澼、泄利逐水、下血闭、恶疮、疽蚀、火伤"。这两种药物的清热泻火功能是多方面的,因为它们适用于五内、诸热。五内是指五脏之邪火,诸热就不是一经之热。栀子色赤性寒,形像心包,故能清心胸之邪热,还能屈曲利小便;黄芩色黄带青,味苦清寒,其中枯芩泻肺,子芩利胆,因此属于清泻相火的首选。下面就看张仲景是怎样应用栀子、黄芩的。

在《伤寒论》中,应用黄芩的方剂不乏其例,其中最典型的是黄芩汤、葛根黄芩黄连汤、大小柴胡汤、柴胡桂枝汤、泻心汤、黄连阿胶汤、麻黄升麻汤等。这些方剂有的主治三阴,有的主治三阳。不论主治三阴还是主治三阳,只要方中有黄芩,那无一例外不是泻相火,但泻火是有原则的。在仲景应用黄芩的方剂中,凡是寒湿盘踞少阳者,黄芩属于慎用;凡是寒湿系在太阴者,黄芩属于禁用。例如太阳少阳并病,心下硬,颈项强而眩者,当刺大椎、肺俞、肝俞。慎勿下之。(见171条)。这本是柴胡证,当用柴胡汤,但它内存寒湿,有心下硬,所以它只能以针刺之来促其转化。阳明中风也是这个道理(见231条),这是三阳合病,而且主病属少阳,但它却不能应用小柴胡汤,因为它有短气、腹满、小便难。这是寒湿盘踞三焦的典型表现,所以它只能先以针刺之。得脉续浮后,才敢予小柴胡汤和之。五个泻心汤也属于此类,当三焦无湿邪、脾胃不从寒化的时候,可以大胆使用黄芩与黄连。一旦有寒湿,芩、连就必须伍以半夏、生姜及附子、干姜。如果寒湿系在太阴,虽有心火盛,不可用黄芩,因为寒湿已经犯脏,相火已失去了它应有的作用。所以黄连汤、乌梅丸都不使用黄芩,这是阳证与阴证的严格区分。下面再谈栀子的应用。

栀子在《伤寒论》中的应用主要有两类:一是栀子豉汤类,二是茵陈蒿汤类,前者以栀子为君,后者以栀子为臣。

以栀子为君药的方剂都放在清包络,这是泻虚火。虚火即相火,它与实火有着本质上的区别。实火来源于心,这是它的本命火,而虚火则是实火在放射,因此实火归心,虚火归包络。用黄连泻实火,用栀子泻虚火,因为黄连内实,栀子中空;黄连大苦大寒,栀子微苦微寒。从栀子形象上看,它很像心包,而且也具备着左右心房和内外联网,所以栀子属于清心包、泻相火、止虚烦、除懊恼的要药。一切栀子豉汤类方都能清泻相火,而清泻相火的最基本原则是下取肝胆,上取包络。

再谈谈茵陈蒿汤。茵陈蒿汤是入手足少阳的方剂。由于它的主要作用是治疗黄疸,因此它的君药是茵陈,臣药是栀子,佐药是大黄。这是一个偏于中下焦的方剂。在这个方剂中,没有使用黄芩,因为黄疸的形成不是寒湿就是湿热,而只要有湿邪就需注意泻相火,这是《伤寒论》治少阳病的最基本原则。

后世治少阳,温病学的药物最多,所创立的方剂,除上述药物外,还新增了牛黄、麝香、犀角、羚羊角、珍珠、冰片、朱砂、沉香、鳖甲、龟甲、玳瑁、琥珀等多种名贵中药。但这些药物的用意也只有两个：一个是增强清热泻火的力度，另一个是提高通窍透达的功效，其实这都是治少阳，因为名贵的牛黄、麝香与低廉的人尿、猪胆汁原本就是一个类别。

6. 火热在厥阴

三焦与心包络相表里，胆与肝相表里。此处生热，属阳者病胆，属阴者病肝。但肝不从热化，见热属于少阳。所以热在厥阴与热在少阴的病理相同，病标与病本、属腑与属脏主要是看它的气化反应。

当肝胆失去调节、邪热上冲包络、相火内焚五脏的时候，《伤寒论》的应急措施便是急清或者急下。如果走向阳极生阴、热极生寒的时候，又当采用救里法或者通阳法，这是少阳与厥阴合病，或者是从少阳转向厥阴的治法。在厥阴病变中，最为显著的特点是阴证大于阳证，而且是三焦道路闭锁不通，因为它是阳病入阴、从衰竭走向死亡的过程，所以它的治法是用四逆散复其阳，用通脉四逆汤复其阴，如果阴阳俱复，那是乌梅丸证。

少阳与厥阴，皆属逆枢机病，但逆阳枢属少阳，逆阴枢属厥阴。所以少阳为病，多热少寒。如果但热无寒或者是阳热超越了极限，那就不是寒热相逆，而是燥火猖獗！这当然越出了少阳厥阴病范畴，因为它不存在逆枢机，它势若燎原，能在瞬间遍燃六经，这就是后世所谓的温病、热病。

在后世温病学说中，有关少阳、厥阴病的论述并不少见，但对于逆枢机的病变却很少叙谈，因为温病学的理论不同于伤寒。从《温病条辨》中看，吴鞠通的"厥阴病"也是上治包络下治肝，具体措施是：凡是邪热内陷心包者，治法多采用清宫开窍法，例如清宫汤、安宫牛黄丸、紫雪丹、至宝丹等，这是逆传心包、病属手厥阴的治法；凡是温热竭阴、燥火猖盛，最终引动肝风者，治法多采用息风滋阴法，例如羚角钩藤汤、大定风珠、黄连阿胶汤、加减复脉汤等，这是肝风内动、病属足厥阴的治法。在这些治法中，吴鞠通的厥阴病都是病从热化，它不存在寒邪，所以他的学术用语都是"热烁真阴、肝风内动、痰蒙清窍、热闭心包"等等。尽管这些病证都是阳盛热极，但实践证明，任何病变，只要涉及厥阴少阳，它都会产生逆枢机病，例如吴氏论厥阴，他的"肝风内动"证中有风，他的"痰蒙清窍"证中有痰，他的"热闭心包"证中有闭，他的"四肢厥冷"证中有冷等等。这些都是热极生寒、物极必反的阴性反应，不过这些反应甚轻甚微，而它的主要症状还是阳盛热盛，所以吴氏论厥阴没有一个是病从寒化，它的所有临床表现都是三阳热盛，真不敢想象，当热盛失治，或阳病入阴，病从鼎盛走向衰竭的时候，吴鞠通又该做出如何决定?

论消法

消是消除,这是针对气血食火痰的荡涤治法。在近代医学中,《医学心悟》有这样几句话:"脏腑经络肌肉之间本无此物,而忽有之,必为消散,乃得其平。"这就是指人体中的污秽。污秽是代谢产物,是疾病在发展和演变过程中的病理反应。由于污秽能阻塞窍道,以致人体阴阳气血功能失调,所以不论污秽滞留在何处,均当以法消之。

消法在临床中应用广泛,常见的消法有宽中下气、活血化瘀、排脓消肿、攻坚破积、搜饮逐痰、消食导滞等。

消法在《伤寒论》中应用较少,在《金匮要略》中应用繁多,因为急性热病生死如同反掌,慢性杂症多数积久缠绵,所以消法多用于杂病,下法多用于伤寒。下面就看张仲景的消法应用。

1. 宽中下气

适用于气机受阻、升降失司,证见脘痛胸闷、呕吐胀气,代表方剂是厚朴七物汤、橘枳姜汤、橘皮汤、生姜半夏汤、半夏厚朴汤等类(《金匮要略》)。

2. 活血化瘀

适用于蓄血内停、瘀血阻滞,证见谵妄狂躁、腹满里急,代表方剂是《伤寒论》中的桃仁承气汤、抵当汤,《金匮要略》中的下瘀血汤、大黄甘遂汤、矾石丸、当归芍药散等类。

3. 消食导滞

适用于宿食滞留、痞满积聚,证见嗳腐吞酸、食疟下利,代表方剂是《伤寒论》中的大小承气汤、泻白散,《金匮要略》中的九痛丸、厚朴三物汤、枳术汤等类。

4. 排脓消肿

适用于营卫不和、经脉阻滞,证见内痈外肿、已溃未溃,代表方剂是《金匮要略》中的葶苈大枣泻肺汤、桔梗汤、薏苡附子败酱散、大黄牡丹汤、排脓汤等类。

5. 逐痰搜饮

适用于痰饮悬饮、水气不行,证见喘咳呕逆,胸胁痰痞,代表方剂是大小陷胸汤、大小青龙汤、十枣汤、小半夏汤、小半夏加茯苓汤等类,并见《伤寒论》《金匮要略》。

6. 攻坚破积

适用于癥瘕积聚、疟母痃癖,证见胁下鞭满,腹痛经闭,代表方剂是鳖甲煎丸、大黄䗪虫丸、硝石矾石散、桂枝茯苓丸、抵当丸等类并见《伤寒论》《金匮要略》。

从以上方剂中不难看出,消法脱胎于下法,但它与下法亦有区别:一般来说,下法推荡峻猛,适用于标本俱盛、形气俱实,用药是以芒硝、大黄、甘遂、大戟、虻虫、水蛭、芫花、巴豆、葶苈、牵牛子之类为主;消法逐秒柔和,适用于形气不足、虚中夹实,用药是以陈皮、半夏、枳实、厚朴、桃仁、红花、赤芍、丹皮、灵脂、香附、槟榔、瓜蒌、神曲、麦芽之类为主,这是两者的主要区别点。

在汗、吐、下、和、温、清、消、补八大法中,下法与消法属于同类,它们都能攻坚,都能荡涤,但作用却是有缓有急。病缓者宜消,病急者宜下。不论宜消还是宜下,最终的目的是"坚者削之""结者散之""中满者泻之于内"。

消法与下法在仲景书中没有明显的分界线,因为任何病变都没有固定模式,所以任何治法都是随机应变。以蓄血为例,早期的蓄血,来势汹涌,治法首选峻攻,宜抵当汤、桃仁承气汤;中期的蓄血,瘀血已经凝结,正气开始消耗,治法也就变峻为缓,宜下瘀血汤或抵当丸;晚期的蓄血,瘀血已化为干血,形成了虚中夹实,治法当然要攻散结合,宜大黄䗪虫丸、矾石丸等。食积也不例外,早期的食积,腹满急痛,治法首选涌吐、峻攻,宜瓜蒂散或者大承气汤;中期的食积,急痛变缓,腹满加重,治法宜宽中下气,可予厚朴三物汤、小承气汤;晚期的食积,脾胃内虚,宿食难行,治法要攻补兼施,可予九痛丸、枳术汤。一切荡涤消散法都是这个逻辑,王清任的几个逐瘀汤也都是这个道理。所以说,不论食积痰火,不论气滞血瘀,治疗大法基本一致,都是根据病机的不同变化而采用的不同施治,这其中还包括同病异治、异病同治。例如一个九痛丸能治九种心痛,黄疸病可选用八大剂。由此可见,《伤寒论》六经辨证法不同于其他辨证,它不是某病某证用某方,而是首尾相顾,一线串联,从始至终是个有机整体,这是一个非常严谨的知识结构,用这种辨证法来认识消法,就能收到举一反三之效。下面再看近代方剂学中的消法。

在近代方剂学中,消法的主要内容主要有两个:一个是消积导滞,代表方剂是保和丸、枳实导滞丸、木香槟榔丸、枳术丸、健脾丸等;另一个是消痞化积,代表方剂是枳实消痞丸、葛花解酲汤、蟾砂散、鳖甲煎丸等。除此以外的消法则归于理气、理血、祛湿、祛痰、虫积、疮疡等门类,由此失去了相互之间的联系,致使每个方剂都局限在了它自己的小天地中。以保和丸为例,这是一个消积导滞的方剂,其主要作用是消积和胃、清热利湿,主治食积停滞,胸脘痞满,腹胀时痛,嗳腐吞酸,厌食泄泻或食疟下痢等证,这是它自己的适应范围。但如果本证发生了改变,出现了气滞血瘀、痰饮水气、腹中急痛、往来寒热呢?那这个方剂就必须改变。假如没有综合性分析,那它就必然另选门类,这就会造成门类愈多,教条性愈强。观仲景治病,不论它涉及何门何类,它都离不开六经辨证,否则理法方药很难对接。

论补法

补是补益,适用于五脏六腑、阴阳表里、气血津液等诸不足证。《素问·三部九候论》说:"虚则补之"。《素问·至真要大论》说:"损者益之"。这就是补法产生的由来。

补法有补气、补血、补阴、补阳之不同,而且要有标本表里之分。《素问·五脏别论》说:"所谓五脏者,藏精气而不泻也,故满而不能实。六腑者,传化物而不藏,故实而不能满也。"满是指痞满,这是脏气不足;实是指结实,这是腑气有余。有余者泻之,不足者补之。所以逢泻药治其腑,逢补药治其脏。《伤寒论》阳明篇中说:"阳明之为病,胃家实是也。"(见180条)《伤寒论》太阴篇中说:"太阴之为病,腹满而吐,食不下,自利益甚,时腹自痛,若下之,必胸下结硬。"(见273条)这就是辨脏虚腑实的具体表现,根据这个表现就不难看出,阳病属腑,治法以攻邪为主,解表、攻里、涌吐、消导等皆属于攻邪;阴病属脏,治法以扶正为主,补气、补血、补阴、补阳等皆属于扶正。下面就分别论述。

1. 补气

气是气化,常见的气化有元气、真气、宗气、营气、卫气、脏腑之气、水谷之气等,这是人体的正常气化,可统称为正气(见论气化篇)。气是水火的结合产物,没有水不能化气,没有火同样不能化气,只有水火相应,气化才能产生,所以补元气就必须上助心火,下滋肾水。用桂枝助心火,用附子助命火,用地黄补肾水,由此形成了金匮肾气丸,这是滋阴壮阳,水火同济的方剂。如果减去桂、附,它就变成了济阴方,成为壮水之主,以制阳光的六味地黄丸。地黄丸加知母、黄柏叫知柏地黄丸,加杞、菊叫杞菊地黄丸,加麦冬、五味子味叫麦味地黄丸,这些都是益水养阴剂,因为它们谁都不能激发命火。

气有先天和后天之分,先天之气来源于父母,它内藏于肾,所以肾气不足者要补先天,金匮肾气丸主之。如果属于后天,那就要健脾益中气,因为脾胃为后天之本,为水谷之海,所以补脾胃才能健中气。大建中汤、小建中汤、黄芪建中汤、人参汤、理中丸皆主之,这是张仲景的代表方。在这些方剂中,小建中汤重用饴糖,这是培化源,建中气;大建中汤重用蜀椒,这是行治节,温肺气;黄芪建中汤重用黄芪,这是补肺气,调中气;理中丸亦名人参汤,这是上温肺,下健脾。后世四君子汤,出于《和剂局方》,这个方剂曾被后人视为益气健脾第一方,其实它就是《金匮要略》中的人参汤、《伤寒论》中的理中丸减去了干姜,加入了茯苓,变驱寒为除湿。在这个方剂中,君臣佐使没有分类,因为四种药物皆为君,功能主治自然平等。如果再加陈皮、半夏,那叫六君子汤,立法原理就不用再言。不论四君子还是六君子,增减的药物都是燥湿化痰,和中理气,这当然与张仲景用干姜属于同类,因为它们都能驱除寒湿,都能调中益气。

2. 补血

血是物质,它秉性为阴,内藏于营,来源于水谷精微。《灵枢·决气篇》云:"中焦受气,取汁变化而赤,是谓血。"这就是血液的生化过程。在这一生化过程中,"中焦"是指脾胃,"受气"是受肺气,"变化"是指取汁,"而赤"才成血液。也就是说,水谷要想转化为血,就必须经过脾肺建运、心肾生化、肝家调节等环节,否则它就不能产生血液。所以要创造一个有效的生血补血方剂,首先要完成以上三个环节,这就是炙甘草汤。此方见于《伤寒论》中,主治伤寒脉结代,心动悸。在这个方剂中,炙甘草、人参、生姜、大枣是调中益气,健脾运肺,这是第一个环节;地黄、麦冬、阿胶、麻仁是滋肾养阴,生津补液,这是第二个环节;桂枝入心化气,清酒捷行脉络,生血之源、导血之流由此得到调节,这是第三个环节。由于本方能益气,能生血,能建中,能通脉,所以又名复脉汤。唐宗海对此方高度赞扬,在他所编著的《血证论》中,养血生血的方剂比比皆是,但唯有此方被视为生血补血第一方。到了吴鞠通《温病条辨》,本方发生了脱胎换骨的改变,阴生阳长的方剂从此转化为济阴方,因为吴氏将方中的人参、桂枝、生姜、大枣及清酒一并减去,然后加入芍药,并命名为加减复脉汤。此汤主治身热面赤、口干舌燥、神倦耳聋、脉象虚大以及手足心热甚于手足背热等等。在这个方剂中,吴氏首先提出了此方亦能复脉,这就要问:吴氏的加减复脉汤是在复何脉? 如果把虚大脉象列入了复脉范围,那它就不是复脉而是制约。因为《伤寒论》的复脉汤是治脉结代,心动悸。它是针对脏腑俱虚、阴阳并竭! 而吴鞠通的加减复脉汤则是治疗阳盛阴虚,燥火猖獗! 一个是三阳热盛,一个是三阴虚竭,所以吴氏提出的"复脉"

当存疑议,因为他使用的复脉汤是治疗脉虚大,他使用的白虎加人参汤是治疗脉洪芤。洪芤与虚大都是阳盛阴虚,但这与复脉汤治脉结代又有什么瓜葛?

在《温病条辨》的下焦篇中,吴鞠通的加减复脉汤前后共十条,但他所提出的结代脉只有一个(六),而且是温病误用了升散药的结果。毫无疑问这是阴虚阳盛,所以吴氏的加减复脉汤都是济阴药,这当然与张仲景的脉结代就有天壤之别! 在《伤寒论》中,代脉与结脉绝对不是同一概念,它是结脉为阳,代脉为阴,结脉属腑,代脉属脏。所以治结脉要救阴,治代脉要复阳,这就是炙甘草汤。本方阴阳并取,脏腑同治,而且仲景特别强调指出,"得此脉者,必难治"(见180条)。由此可见,吴鞠通所提出的脉结代并不是三五不调、沉迟沉微,它是有浮有数,数中有止,属于阳盛热极的促脉之类,所以说吴鞠通的加减复脉汤是个济阴潜阳方,它绝不属于生血补血的复脉剂。下面再看四物汤是怎样生血养血的。

四物汤出于《和剂局方》,它与四君子汤并列为补气养血之大剂。其中四君子汤出于《金匮要略》中的人参汤,四物汤则出于《金匮要略》中的芎归胶艾汤(减去了阿胶、艾叶、甘草)。在这个方剂中,地黄是补血药,川芎是行血药,当归是养血药,芍药是调血药,这就构成了补血、行血、养血、调血等四大功能。但这只能说调血而不能说补血,因为它做不到《黄帝内经》所提出的"中焦受气,取汁变化而赤,是谓血"的三个环节。它减去了甘草就不能益中气,减去了阿胶就削弱了心生血,减去了艾叶就降低了肝调节,所以它不能作为补血大剂,只能作为调血大法,而《金匮要略》的芎归胶艾汤却能做到这些,可见中医方剂学把四物汤列为补血调血代表方有点欠缺。

3. 气血双补

用四君子汤补气,用四物汤养血,由此产生了八珍汤(《正体类要》),成为气血双补的代表方剂。与此同时,《和剂局方》的人参养营汤、《济生方》的归脾汤、《医学发明》的十全大补汤、《内外伤辨惑论》的当归补血汤、《景岳全书》的泰山磐石散等相继出现。但这些方剂的成因最早应追溯到《金匮要略》中的薯蓣丸,这是最早的气血双补方剂。在这个方剂中,参、术、苓、草、生姜、大枣补中益气,地、芍、归、芎、麦冬、阿胶生血养阴。以薯蓣(山药)为君,目的是补虚疗损,这就形成了早期的"八珍汤"和"十全大补汤"。由于该方的主治是"虚劳诸不足,风气百疾",是个补虚祛风的方剂,所以它在补气养血的基础上加入了防风、桂枝、柴胡、桔梗、杏仁、白蔹、神曲、豆卷之类。这是一个极为灵活的加减方剂,它就像肾气丸、复脉汤,临床可根据阴阳的盛衰而加减用之。仲景示人以法,后世当灵活掌握。

4. 补阴

阴是物质，阳是气化，阴属五脏，阳属六腑，故补阴者益其味，补阳者益其气，下面就分经论之。

（1）补心阴。心属火而味苦，故微苦者益心，大苦者泻心。枣仁微苦，故能益心；黄连大苦，故能泻心。故泻心火用大黄、黄连，补心火用枣仁、桂枝，这是心经的虚实寒热用药。在《金匮要略》中，能济阴、能养血、能安神、能制火的方剂莫过于酸枣仁汤，这是一个体阴而用阳的方剂。在这个方剂中，君药酸枣仁内藏精气，外露赤色，故能养血安神，入心化火。今协助于川芎、甘草、知母、茯神，反能增强益心阴、降虚火之功，因此用于虚劳虚烦不得眠，这是阴阳同济的养心方剂。《伤寒论》的黄连阿胶汤与此不同，它不用枣仁益心火，而是用黄连制心火，可见它的目的不是益心阳，而是济心阴，因此用于心中烦，不得卧。《摄生秘剖》的天王补心丹，阴药大于阳药，功效与酸枣仁汤相似，但与黄连阿胶汤有别，因为它是多阴少阳的方剂。

（2）补肝阴。肝属木而味酸，故微酸者益肝，大酸者泻肝。芍药微酸益肝，乌梅大酸泻肝。所以补益肝阴的方剂应属于芍药甘草汤、一贯煎之类。芍药甘草汤见《伤寒论》第 29 条，主治汗后"两胫拘急"，这是"证象阳旦，按法治之而增剧"的结果。根据《黄帝内经》"肝主筋"的学说，芍药甘草汤是治疗筋急拘挛的重要方剂。一贯煎见于《柳洲医话》，是一个养阴舒肝的方剂，而且变化多端。在这个方剂中，沙参、麦冬、当归、生地黄、杞子等益水生木，滋养肝肾，再加川楝子疏肝理气，由于本方一派阴腻，所以魏柳洲只要应用此法，就必须加入一味异性药如川楝子、贝母、枣仁等以作引经报使，由此取名一贯煎。

（3）补脾阴。脾属土而味甘，故微甘者滋脾，大甘者泻脾。麻子仁微甘滋脾，甘草大甘泻脾。补脾阴属于滋脾，所以它的代表方剂是麻子仁丸。本方见于《伤寒论》，主治脾约大便干燥，属于虚中夹实的阳明证治，这种证治与《和剂局方》中的甘露饮相为表里，都是根据《内经》提出的"燥者濡之"而创立的方剂。当河干地裂、寸草不生，万物失去润养的时候，天降甘露便是当务之急，取名甘露饮也就自然是这个道理。后有诗为证：天降甘露润万物，地气不生天气无，二地二冬芩壳草，枇杷茵陈共石斛。

（4）补肺阴。肺属金而味辛，故微辛者补肺，大辛者泻肺。百合微辛补肺，葶苈子大辛泻肺。补肺阴首先要泻肺热、生津液，所以它的代表方剂是百合知母汤、清燥救肺汤。百合知母汤见于《金匮要略》，主治百脉一宗的百合病，这是典型的肺家阴虚证。在这个方剂中，百合养阴润肺，知母清热泻火，意义极为鲜明，因此属于养阴润肺的首选方剂。《医门法律》的清燥救肺汤与此相似，方中的桑叶、枇杷叶轻宣理肺，杏仁、石膏利肺清热，人参、甘草补益肺气，阿胶、麦冬、麻仁生津润肺，因此属于清燥救肺的方剂。其他像琼玉膏、百合固金汤等也都是这个道理，

（5）补肾阴。肾属水而味咸，故微咸者补肾，大咸者伐肾。牡蛎微咸补肾，芒硝大咸伐肾。补肾阴重在于壮水，所以它的代表方剂是六味地黄丸、大补阴丸。六味地黄丸化裁于金匮肾气丸，这是钱仲阳《小儿药证直决》的补肾阴方。后世根据王太仆所提出的"壮水之主，以制阳光"之说，遂将此方进行了大胆的改革，例如《医宗金鉴》的知柏地黄丸，《医级》的杞菊地黄丸、麦味地黄丸，《医宗已任编》的都气丸等等。这些方剂都是以金匮肾气丸为基础，也就是说没有金匮肾气丸，就没有六味地黄丸。没有六味地黄丸，其他地黄丸就不能出现，所以说任何地黄丸都是一脉承源。除此以外，像张景岳的左归丸、朱丹溪的大补阴丸也应该属于此类。

5. 补阳

补阳与补阴相反，因为阴是物质，阳是气化，所以补阴要重其味，补阳要重其气。下面就分经论之。

（1）补心阳。心阳不足，神明不振，此属少阴。治法当宣心阳、助心火，桂枝甘草汤主之，养心汤亦主之。桂枝甘草汤见于《伤寒论》，主治因发汗过多而导致的心下悸，欲得按者。在这个方剂中，桂枝是激发心火的要药，今配伍甘草，其目的有二：一是甘草能制约桂枝的烈性，二是甘草能将桂枝引火归脾，从而收到"脾居中央，为万物所归"之效。一切宣心阳、助心火的药物都要引火归脾，《和剂局方》的人参养营汤、《济生方》的归脾汤皆属此类。

（2）补肝阳。肝阳不足，谋虑失调，此属厥阴。治法要温阳助胆气，当归四逆汤主之，暖肝煎、天台乌药散亦主之。当归四逆汤见于《伤寒论》，暖肝煎见于《景岳全书》，天台乌药散见于《医学发明》。这是养血通脉、温经散寒、行气疏肝的方剂。尽管这些方剂各有不同的主治，但暖肝炀胆、行气驱寒的原理却是一致的。

（3）补脾阳。脾阳不足，胃不受纳，此属太阴。治法当温其脏，四逆汤主之，理中丸、附子理中丸皆主之。四逆汤，理中丸并见于《伤寒论》，而附子理中丸则

见于《阎氏小儿方论》。这些方剂都是治疗寒湿系在太阴,但有回阳救逆和温中散寒之不同。其中寒盛者用附子、干姜,湿盛者用白术、茯苓。只要分清寒盛与湿盛,立法用药就可左右逢源。

（4）补肺阳。肺阳不足,治节不行,此属太阴。治法当温肺气、散痰饮,甘草干姜汤主之,小青龙汤、人参胡桃汤亦主之。甘草干姜汤、小青龙汤并见于《伤寒论》和《金匮要略》,而人参胡桃汤则见于《济生方》。在这些方剂中,甘草干姜汤、小青龙汤都有双重的作用,而人参胡桃汤则是治疗虚喘的常用方。尽管这些方剂有的治寒,有的治水,有的补虚,但它们温暖肺气的原理却是一致。

（5）补肾阳。肾阳不足,水不化气,此属少阴。治法要温肾阳,利寒水,附子汤主之,真武汤、保元汤皆主之。附子汤、真武汤见于《伤寒论》,保元汤见于《博爱心鉴》。这是温肾散寒的重要方剂。这些方剂在后世医学中变化多端,但真正涉及温阳利水的方剂却寥寥无几。

以上所论,基本阐明了八法的形成与应用。本论是以汉代以前的理论为依据,结合晋唐以后的各家学说,重点讨论八法的变化、方剂的性能、药物的归经、应用的手段等等。由于八法的运用最早见于《伤寒论》,所以本论都是以经方为指导,然后结合时方,从而找到"伤寒钤百病"的实际价值。

《伤寒论》六经纲领条辨

古往今来,有成百上千的《伤寒论》注家对六经辨证法的认识可谓绞尽脑汁,但许多实际问题至今不能圆满解释。例如太阳病的"发热"、阳明病的"潮热"、少阳病的"往来寒热"、太阴病的"里寒外热"、少阴病的"下寒上热"、厥阴病的"胜负厥热"等为什么不能加入提纲?太阴病为什么论脾不论肺?少阴病为什么只谈"脉微细,但欲寐"?厥阴病为什么论肝不论包络等等。这是一些最基本的学术问题,这些纲领性的问题如果不能解释,《伤寒论》的注释就会愈演愈乱,医学科学的实用方书就会变成玄谈,下面就谈谈我个人编著的"伤寒论六经纲领条辨"。

太阳病纲领条辨

《伤寒论》曰:"太阳之为病,脉浮,头项强痛而恶寒。"(见首条)

这是太阳经病的提纲。在这一条辨中,我将解释以下三个问题:(1)提纲和立提纲的原则;(2)纲领的创立与应用;(3)太阳病是否专主表证。

1. 提纲和立提纲的原则

提纲是提网的总绳,任何事物,任何作品,只要它形成一个完整的体系,它就必然会产生提纲。提纲是提网的总绳,提网是提纲的条目。提不起纲就放不下网,所以说只有纲举,才能目张。

中医学的提纲,是指理法方药;《伤寒论》的提纲,是指一切急性热病;六经辨证的提纲,是指各经的主要名称;而太阳病的提纲,则是指本经出现的证脉是否至当。

什么是至当呢?至就是至关重要,当就是恰当、适当。例如"太阳病,脉浮",这是太阳病所独具的主脉,所以它能进入提纲。如果把阳明病或者二阳合病、三阳合病的洪、大、滑、数脉皆揽入太阳病提纲,那就不适当了,因为它是合并脉。再比如"太阳病，头项强痛"，这是它的主要症状，但有时候也会出现身疼、腰痛、骨节疼痛。不过这两种症状相比，前者就尤显得重要，所以前者为纲，后者为目，这就是立提纲的原则。

2. 纲领的创立与应用

太阳病提纲是指太阳经自病，这是自发证，只有自发证才能进入提纲。如果是或然证、合并证，那它是不能入纲的，否则就叫以目乱纲。那么谁是自发证，谁是合并证，谁又是或然证，怎样才能区分它们的属性呢？首先谈"脉浮"。

脉浮是阳气盛于表，它是得气化脉，故为诸太阳病脉之首，当然就能进入提纲，不过它只能局限在"浮"。如果是浮紧、浮大、浮弦、浮滑、浮洪、浮数、浮缓、浮迟等，那就不是太阳自病脉，而是太阳与阳明、太阳与少阳、太阳与少阴等脉在合并，或者说它是太阳伤寒、太阳中风、太阳温病、太阳中暑、太阳湿病等病脉之形。由于这些脉形各有自己的特点，所以太阳病除了脉浮外谁都不能进入提纲，只能作为提纲以下的条目使用。

再谈谈"头项强痛"。头项强痛和脉浮一样，都是太阳病所共有的表现，因为诸阳病皆上循外达，诸阴病皆内还下行。所以太阳之为病，首先看到的就是脉浮、头项强痛。《黄帝内经》云："邪之入输，腰背乃强"。《素问·热论篇》说："伤寒一日，太阳受之，故头项痛，腰脊强。"由于手太阳小肠经的循行路线是从手走头，而足太阳膀胱经又是连风府，上头项，夹脊抵腰至足，所以头项强痛的太阳表证就能被历代注家所公认，当然它就自然而然地被选进提纲。

再谈谈"发热"。常见的发热有两种，一种是生理性的发热，一种是病理性发热。生理性的发热是指体温，这是正常温度，故名正气；病理性发热是指正气在抗邪，这是非正常的发热。不论哪种发热，都是体温在升高，否则就不能叫发热。发热是机体的阳性反应，是物质与气化的热化功能，这是一个复杂的联袂过程。首先说发热来源于火，无火不生热。火无风不生，火无物不燃，而火之既燃就必然焚物。物属阳明，火属太阳，风属少阳，此发热所以为三阳经所合并，因此三阳病均不得以"热"为纲。因此太阳病提纲无"发热"，阳明病提纲无"潮热"，少阳病提纲无"往来寒热"，这就是《伤寒论》立提纲的原则。从太阳病提纲中看，在"脉浮，头项强痛"之后，仲景没有加入发热，而是用"而"字来转折发热，很明显这是别有用意，因为发热是合并证，它是不能进入太阳病提纲的。下面再来谈"恶寒"。

恶寒与发热不同，它不是合并症，因为它不属于正气，它是阴邪，是最能影响太阳气化的罪魁祸首,而且它能独立存在,因此它是自发证。在大自然中,在人类居住的地球之所以生机盎然,原因就是头上有太阳,足下有地温。如果上没有太阳,下没有地温,那整个球体将是一派寒冷,这就是恶寒的独立存在。今天的南北极,尽管头上有太阳,足下有地温,但气温依然下降到零下几十摄氏度,因为它是阳虚阴盛,所以说寒冷是大自然的本性,用不着与谁合并。

寒在人体内,主宰者是肾。肾属水,水性本寒,所以肾与膀胱被视为寒水之脏。今寒水产生了气化,形成了太阳经,毫无疑问这是心火与命火的功能。没有心火,寒水就不能化气;没有命火,寒水就地冻冰封,肾与膀胱就会显露出阴寒的本性,就会产生"而恶寒"。所以说"发热"是合并症,"恶寒"是自发证,只有自发证才能进入提纲。这是一个显而易见的道理,遗憾的是这个道理从晋唐以后至今无人阐明。

分辨不出合病,就筛选不出自病;分辨不出条目,就筛选不出纲领;分辨不出伤寒,就筛选不出温病。例如"太阳病,脉浮,头项强痛而恶寒"。这是太阳病所共有,当然就包括六气与六淫。然而它的醒目症状是"而恶寒",它没有产生发热,但已经出现了脉浮,所以它是早期的太阳伤寒。太阳伤寒脉沉者属少阴,治法当温其内,如附子汤类(见 304 条);脉沉而反发热者是太阳表里同病,治法要标本同治,如麻黄附子细辛汤类(见 301 条);如果脉不沉而浮紧,恶寒转为恶风,发热以次加重,这说明阳气在转盛,可予麻黄汤解表(见 35 条);如果继续发热,并出现了烦躁口渴汗出,脉象从浮紧转向浮数乃至洪大,伤寒就会经过中风进入温病,麻黄证就会经过青龙证(见 38 条)而步入白虎汤证(见 176 条)。这就形成了风寒温的相互转化,可惜这种转化目前未能得到公认,不少注家始终认为伤寒就是伤寒,中风就是中风,温病就是温病,它们永远都是各自为病,这是不明六经生化、六淫演变的根本原因。

3. 太阳病是否专主表证

太阳主一身之表,为六经之藩篱。风寒袭人太阳首当其冲,邪干于表,正气向外抗邪,故脉应之而浮。风寒外束,太阳气化受阻,正邪交争在太阳经,故头项强痛。风寒之邪外束于表,故恶寒。这几乎是所有注家的解释,但这种解释归根结底一句话,"太阳主表"。那么太阳病就是表层的病变吗? 如果是表层病变,那蓄水证、蓄血证、泻心证、结胸证、痞证等就无法解释,因为它们都不在表层,而是分布在机体中的每一个角落。以麻黄汤治太阳伤寒为例,喘是邪气犯肺,无汗是邪气犯皮毛,身疼是邪气犯肌肉,骨节疼痛是邪气犯筋骨,这难道只是一个表层变化？所以用"太阳主表"的观点来解释太阳病变是片面的,倒不如说凡是影响太阳气化的一切病变均可统称为太阳病。

阳明病纲领条辨

《伤寒论》曰:"阳明之为病,胃家实是也。"(180 条)

辨阳明病提纲首先要明白仲景开章就提出的三个问题:(1)病有太阳阳明,正阳阳明和少阳阳明(179 条);(2)阳明病的提纲是胃家实(180 条);(3)身热汗自出,不恶寒反恶热是阳明病外证(182 条)。这是区别提纲与条目,合病与自病的主要内容。在这三条中,太阳阳明与少阳阳明是不能加入提纲的,因为它们都掺杂着合并证;身热汗自出、不恶寒反恶热是阳明外证,当然也不能进入提纲。只有"胃家实"是肠胃自病,所以正阳阳明能进入提纲。

"胃家实"为什么是阳明自病呢？首先说胃家。单纯的言胃,它是仓廪之官,如果涉及"家",那便是整个消化系统,这当然包括脾主变化,胃主受纳,大肠主传导,肺主治节。这是两腑两脏,共同构成阳明太阴。其中手阳明、手太阴主宰着传导与治节,这叫"运";足阳明足太阴主宰着受纳与腐熟,这叫"化"。没有化,饮食就不能吸收;没有运,津液就不能输布。有化有运才叫水谷建运,这就是脾、胃、大肠、肺的综合功能,此阳明与太阴所以一体一用。故病从寒化者属太阴,病从热化者属阳明。"胃家实"是病从热化,它是肠胃受病,因此它能进入提纲。

手阳明大肠经,与肺相表里;足阳明胃经,与脾相表里。肺主皮毛,脾主肌肉。肌肉从寒化,这叫湿系太阴;肌肉从热化,这叫热灼阳明。皮毛从寒化,这叫邪袭肺卫;皮毛从热化,这叫燥火刑金。不论从寒化还是从热化,只要掺杂了阳明外证,它就不叫正阳阳明。

什么是阳明外证呢？外证就是合并证,例如太阳与阳明合病,太阳与少阳合病,少阳与阳明合病,三阳合病等。外证不是自病,所以它不能进入纲领,下面就具体看什么是阳明外证。

1. 太阳表证不解,太阳旧喘未除,但阳明开始化燥,出现了身热汗出,脉象浮大,这是太阳与阳明合病,可予麻黄杏仁甘草石膏汤(见 63 条);如果表证已解,旧喘已除,但见阳明燥热,那是太阳病基本转属阳明,可予白虎汤(见 176 条)。

2. 太阳表证已解,少阳内证未除,胸胁苦满依然存在,但阳明燥热已经形成,潮热谵语相继出现,这是少阳与阳明合病,可予小柴胡汤(见 229、230 条)。得汗出小便利,大便结硬者,再予承气汤下之。

3. 太阳表证不解,少阳湿气不除,但阳明已经化燥,这叫三阳合病(见219条)。三阳合病的特点是必有表,复有里,更有半表半里。故在表不得汗出,其人身重;在里湿气不行,其人腹满;表里相逆,其人难以转侧,这是湿热。湿热为病,浊气上行,津液不化,脏腑失衡,故其人口不仁、面垢、谵语、遗尿。此时若发汗,津液就会内竭,湿热将化为燥火,谵语就必然加重;此时若下之,湿热将转为寒湿,阳气突陷,额上生汗,四肢就会逆冷,这叫阳病入阴。不论阴病转阳还是阳病转阴,病机都不是正阳阳明。

4. 三阳合病(见231、232条),脉浮者属太阳,脉大者属阳明,脉弦者属少阳。属太阳者病表,故不得汗而嗜卧;属阳明者病里,故腹满鼻干而潮热;属少阳者半表半里,故胁疼心痛而短气。这是湿阻三焦,作痰留饮,故使久按之气不通。由于本证是前期化寒,后期化热,属于寒湿转湿热,因此会出现身目为黄、小便难、时时哕、耳前后肿。这是典型的逆枢机病,当然它的治法首选和解。阴阳相逆、经气不利者可加刺期门、肝俞、肺俞,这只能令其少安,同时使用小柴胡汤和解才是正法,但前提是脉要续浮,寒邪不能大于热邪;如果脉但浮,表寒大于里热,但肠胃无湿,三焦无阻,这叫无余证,可予麻黄汤;如果脉象沉实,里热大于表寒,这叫瘀热在里,身必发黄,可予茵陈蒿汤;如果脉沉微,腹满加剧,小便难转为无尿,时时哕转为哕不止,那是阳病入阴,属于不治。所有这些,都是合病,没有一个属于正阳阳明。

5. 太阳表证不解,肠胃俱从寒化,这叫寒湿系在太阴。太阴为病,腹满而吐,下利不止,四肢厥逆,脉象沉微细涩者,预后多死;若脉浮而缓,手足自温,小便自利者阴病必转阳;若手足自温,小便不利,寒湿必化为湿热(见187条)。湿热熏蒸,汗不得出,小便不利者,其身必发黄。若小便自利,虽腹满不能发黄。至七八日,大便从溏转硬,其后身热汗出口渴者,湿热将转为燥热,届时的合并证才能转属正阳阳明。

以上五条是区别阳明自病与合病的主要条文,也是历代注家最难理解、争议最大的条文(详细解释见《伤寒论溯源》)。它之所以会出现相互恣意和自相矛盾,原因就是注家不明六经的实质,不知六气的演变,不究纲领与条目的关系,不通自病与合病的呼应,所以从古到今,没有一位注家注解的《伤寒论》得到众医家的全面认可。

少阳病纲领条辨

《伤寒论》曰:"少阳之为病,口苦,咽干,目眩也。"(263条)

辨少阳病提纲首先要辨明以下几个问题:

1.《素问·阴阳离合篇》说:"少阳为枢。"问:枢在何处? 如果把枢比作门之枢纽,那枢纽内外应该属于谁? 如果把枢比作界线,那界线内外又是谁的权利? 如果把枢比作表里,那表是哪家,里又是谁? 如果把枢比作寸关尺,那关前为阳属表,关后为阴属里,关居表里之间,试问哪儿是它的居住地? 以上问题,如果不能解释,那么枢也好,界也罢,岂不都是空话?

2.《素问·六微旨大论》说:"少阳之上,火气治之。"由于胆火化热,上扰清窍,伤及津液,所以少阳病的提纲就会出现口苦、咽干、目眩。这几乎是多数注家的看法,但火与热属少阳吗? 如果说火热属少阳,那《素问·阴阳应象大论》的"南方生热,热生火,火生心"又该作如何解释? 在五行中,肝胆本为"风木之脏",它与"心为火脏"的性质是完全不同的。木虽然能生火,但木与火毕竟是两个概念,少阳与厥阴原本就属于木,它怎么能用火热二字来形容呢?

3. 四大要证能否入提纲。多数注家认为:仅凭口苦、咽干、目眩三个症状就能说明它是少阳病提纲,这只能说明有一定的理由,如果再把小柴胡证中的往来寒热、胸胁苦满、默默不欲饮食、心烦喜呕等症加入,那才比较全面,而且也符合临床实际。这种观点无疑是在指责《伤寒论》,或者说张仲景立提纲有差错。那么差错在仲景还是在注家呢?

下面我将回答这些问题。

首先说"少阳为枢"。在大宇宙中,任何事物都在运动,这些运动有的行阳,有的行阴,有的主动,有的被动。这些事物虽然运动的方式不同,但它们都有一个共同规律,那就是重阴必阳,重阳必阴。从重阴到纯阳要经过枢,从重阳到纯阴也要经过枢,这就自然会出现顺逆。顺者顺行,它看不到相搏、相争。如果不能过度,那就必然会出现逆枢机病。

逆枢机病是寒热相逆,正邪交争,它是半在表,半在里,半在阳,半在阴。它们必须相逆才能出现,谁都不能独自产生,所以它们都是合并证,合并证当然不能进入提纲的。下面再谈"少阳之上,火气治之"。

手少阳三焦经,为人体气血通道。足少阳胆经,与肝家合成谋虑、决断功能,这是生理性的风,名曰少阳气化,五脏六腑凡十一脏皆决于此气化。所谓"人在

中医溯源

风中不知风"就是指此气化;病理性的风与此相反,它是指肝胆气淫太过,这是邪风!风不挟物,你很难知道它的存在,只有与物质合并时它才出现那无限的淫威!所以风邪为害绝大多数是合并证。在少阳病提纲中,仲景提出了"口苦,咽干,目眩",这是风邪挟胆气循三焦上冲所致。在这一时刻,风邪虽然超越了正常的少阳气化,但它尚没有与其他物质结合,因此它口苦而不焦,咽干而不燥,唯见风旋胆气而已。这是唯一的少阳自病,所以它能进入提纲。假如它出现了口渴的燥证,心烦的火证,心悸的水证,头眩的饮证,那它就不是单纯的少阳病,当然就不能进入提纲。

最后谈谈少阳病四大要症(见96条)。

四大要症是指"往来寒热""胸胁苦满""默默不欲饮食""心烦喜呕",这是鉴定逆少阳病的主要依据。在这四大要症中,最为显著的特点就是半阴半阳,半表半里,半虚半实,半寒半热,而且都是病从热化,但没有一个是自发症。下面就分别讨论。

1.“往来寒热”。往来寒热是时有恶寒,时有发热,而且是一日数发。由于寒热等停又是阳性大于阴性,所以才叫少阳中风。少阳中风热证大于寒证者叫少阳温病,寒证大于热证者叫少阳伤寒。不论中风、温病还是伤寒,只要病机属少阳,关上阳脉就不得下沉,下沉则少阳转厥阴,一日数发的寒热就会变成三日为寒,三日为热,往来寒热由此变成胜负厥热。

2.“胸胁苦满”。胸是指隔上,此属太阳;满是指胃中,此属阳明;胁是指两胁,此属少阳;苦是指痛苦,这是正邪相搏;如果无苦有满,那要警惕脏结。

3.“默默不欲饮食”。病机属阳者必能食而不呕,病机属阴者必拒食而复吐。本证位居阴阳之间,乃是肝气不舒,胃气不和,故病机属少阳。

4.“心烦喜呕”。上焦有热则心烦,中焦有寒则喜呕。胃气上逆,寒热相搏,故病机属少阳,但这是合病。

以上所谈的四大要症无一不是合病,合病是少阳与别经的合成,这是诸经所共有的病变,所以谁都不能进入提纲。

太阴病纲领条辨

《伤寒论》曰:"太阴之为病,腹满而吐,食不下,自利益甚,时腹自痛,若下之,必胸下结鞕。"(273条)

辨太阴病提纲首先要分清实则阳明,虚则太阴;还要分清足太阴脾主"建",

手太阴肺主"运"的不同功能,否则很难区分出谁是手太阴病,谁是足太阴病。

太阴的生理功能和病理表现我已经阐述在《六经生化大论》中,这里不再多论。这里所探讨的乃是合病与自病、条目与纲领。

手太阴肺经,与手阳明大肠经相表里,主要的功能是"运";足太阴脾经,与足阳明胃经相表里,主要的功能是"化"。这是体阴用阳的产物,所以说脏腑的实质属于太阴,脏腑的气化属于阳明。脏腑从寒化者属于太阴,从热化者属于阳明。

显太阴就不能显阳明,显阳明就不能显太阴,因为它们一个是体,一个是用;一个属阳,一个属阴。尽管体阴用阳能同时存在,但是没有谁能既看到白天的太阳,又看到黑夜的星星。所以说阳明脉至则太阴脉隐,太阴脉至则阳明脉绝,这就是物质与气化的轮回反应。

早期的太阴病,叫寒湿系在太阴,这是阳明病从寒化,因此它的主要症状是腹满而吐,食不下,自利益甚,时腹自痛。腹满而吐、食不下是胃中有寒。自利益甚、时腹自痛是肠中湿盛。这是肺失治节,脾失温煦的主要原因,所以它的病机属于太阴。太阴不得气化,得气化者转属阳明。时腹自痛是阴阳在相搏,它是阳气欲转阳明而又不能转阳明,所以说它是名副其实的太阴病。太阴病内存残阳,如果无阳,那是死太阴而不是太阴病。

太阴病的治法是"当温之,宜四逆辈"(见277条)。一个"辈"字,概括了太阴病的最基本治法,而且它是上治手太阴,下治足太阴。观四逆汤,方中干姜温肺,附子温脾,甘草调中益气,虽然药物只有三味,但已经从根本上阐明了手足太阴的"健运"道理;人参汤(见金匮胸痹篇)、理中丸(见386条)也都是这个道理。方中人参大补肺中元气,协调干姜温肺散寒,这是治手太阴;白术健脾燥湿,甘草调和中气,这是治足太阴。由于太阴不从热化,而少阴又是其中的组成部分,所以四逆汤、理中辈往往结合附子。

太阴病从寒化者死,从热化者生,所以太阴病,手足逆冷,吐利不能食者死;若手足自温,腹满时痛者为太阴病欲转阳明;如果大痛实,那是太阴病已转阳明。

太阴转阳明要经过三个阶段,第一个阶段是阴病转阳,营分首先生热,这是太阳火至,否则脾阳不能振兴。在这一阶段中,受寒湿系在太阴的影响,太阳火并不能顺利过渡入阳明,由此产生了腹满时痛,这是桂枝加芍药汤证(见279条)。第二个阶段是腹满时痛转为大实痛,这是阳明开始化燥。在这一阶段,太阳火已经步入了肠胃,肌肉也由此出现了燥热,但是太阴病的旧寒旧湿并未解除,所以它只能形成桂枝加大黄汤证(见上条)。第三个阶段是大实痛转为阳明燥热,这是肠胃已经化燥。到了这一阶段,太阴病的旧寒湿已完全消除,吐利厥逆早已不复存在,迎来的症状便是痛、满、燥、实、坚,而且还伴随着身热汗出,口燥舌干。当日晡潮热,或手足漐然汗出的时候,正阳阳明的大小承气汤证已经形成,这就是阴病转阳的三个不同过程。

在太阴转阳明的过程中,顺传与逆传可谓随时表现。如果阴寒与阳热等停,它将化为太阴中风;如果阴证大于阳证,它将形成太阴伤寒;如果阳证大于阴证,它将出现太阴温病;温病内脏寒湿,这叫湿温,又名湿热;如果有燥无湿,有热无寒,那是阳明自病。由此可见,太阴自病是寒湿具盛,残阳微弱,浊气不行,这是阴寒内盛证,只有阴寒内盛证而且涉及脾肺时太阴病提纲才能形成,否则都是合并证。

少阴病纲领条辨

《伤寒论》曰:"少阴之为病,脉微细,但欲寐也"(见281条)。

辨少阴病首先要辨明少阴与太阳的表里关系,还要分清少阴与太阴的各自功能,否则三者之间就容易相混。

少阴的生理功能和病理表现已经在《素问·六经生化大论》中阐明,为了更准确、更透彻地鉴别出它的合病与自病,这里不妨再多叙说几句。

首先说什么是少阴,少阴为什么是太阴的组成部分?在自然界,我们所能看到的少阴比比皆是,但能够说明问题的主要有两种:一种是头上的太阳,一种是足下的太阴。头上的太阳可谓阳气极大,但它的物体却是少阴,因为它的物质在急剧地消耗着,已经变成了阴体阳用,从太阴走向了少阴。

足下的太阴是地球,这本是一个完整的太阴体,但它出现了水,而且产生了水中化气。这是距地球之后的又一个阴体,是地之太阴分裂出的地之少阴,所以少阴是太阴的组成部分。

人体中的少阴,它是上心下肾。心属火,为阳中之太阳;肾属水,为阴中之少阴。没有太阳,水中就不能化气;没有少阴,太阳就无法依存,这就是阴阳、水火、标本、体用的相互作用。故手少阴心,生血而主神明,育营而主血脉;足少阴肾,纳气而制约寒水,育卫而化生津液。这就是人体的水火功能,太阳气化就产生在这一功能中。所以少阴为病,它是上火病,下水病。病水不能化气,病火不能化血,少阴病由此出现了"脉微细,但欲寐"。

"但欲寐"是精神疲惫,"脉微细"是气血虚脱,这是心肾水火间病。其中脉微是阳气虚,动力不足,不能鼓动脉管,故微弱;脉细是阴血虚,物质缺乏,不能填充脉管,故沉细。气虚血少,邪气复至,阴阳并竭,形体虚惫,故神疲则欲寐,邪扰不能寐,欲寐不能寐,就叫但欲寐,这就是少阴提纲中的自病。少阴自病是水火同病,而且不得气化。一旦产生气化,少阴病将转属太阳。所以说太阳病脉浮,少阴病脉沉。由于少阴病是上火下水,因此它的病变就会自然出现寒化证与热化证。

1. 少阴的寒化证

少阴寒化是指君相二火不足,体温下降,阳气不能四达,机体内外阴寒,是谓寒化少阴。寒化少阴亦名阳虚阴盛,其中包括少阴自病与少阴合病。少阴自病是指水气凌心,这是心火不足,寒水泛滥于本经,所以它的临床表现是心下悸、脐下悸,治法是宣心阳、利寒水,桂枝甘草汤主之(见 64 条),苓桂草枣汤亦主之(见 65 条)。本方列于太阳篇,因为它的脉象不是沉微、沉细,而是浮缓、浮迟。这是阳气未衰,为少阴病标,病标属太阳,因此悸证不能进入少阴提纲。如果阳气下陷,浮脉下沉,表证已罢,寒水逆行,那无疑是阳病入阴。所以说浮脉属太阳,沉脉属少阴,微细之脉是阴中之阴,所以它是少阴自病。下面再谈少阴合病。

少阴合病是指湿气凌脾,这是命火不足,阳气虚惫,寒水泛滥中州所致,所以它的临床表现是:除了少阴本经病的脉微细、心动悸、身恶寒、体沉重、骨节痛等证以外,还要伴随腹满吐利、四肢厥逆等等。这是少阴与太阴并病,所以它的治法是补脾利水,温阳化气。水盛者,真武汤主之;寒盛者,附子汤主之。这些都是少阴寒化证的代表方剂,遗憾的是它们不是少阴自病,所以不能进入提纲。

2. 少阴的热化证

少阴热化是君相二火有余,但脉象不能上浮,体温不能上升,因为它是少阴病。少阴无气化,它不存在水火功能,但它存在着水火的狰狞。当心火亢盛,肾水不足的时候,阴虚阳盛的病变就会出现。此时若关上脉浮,那是大黄黄连泻心汤证(见 154 条),因为浮脉属太阳。如果脉沉,或沉细而数,那它不得气化,故属少阴。

少阴的热化证是君相二火有余,肺肾阴精不足的具体表现。当心火亢盛的时候,它会出现心中烦;当命火亢盛的时候,它会出现不得卧;如果君相火俱盛,那自然会出现心中烦、不得卧。这是黄连阿胶汤证(见 303 条),因为它的脉象不浮,它的病机属于少阴。少阴不得气化,邪火猖獗,津液干涸,因此治法是交通心肾、育阴泻火。用芩连泻火,用胶芍育阴,用鸡子黄交通心肾,自然收到阴生阳长之效。

单纯地泻火,可以用黄芩、黄连,单纯地育阴,可以用地黄、麦冬。一旦心肾不交,便是媒介丧失功能。媒介属土,土是水之堤防,火之宫城。在正常情况下,水走水道,火行火宫,并行相应,互不侵犯,从而产生了太阳气化,这是少阴功能。在反常情况下,脾阳崩溃,水火分离,心火不能下交,肾水不能上济,气血津液由此不能生化而消亡。在此期间,如果见火就泻心,见热就补水,忽视了脾为中州的媒介意义,狰狞水火就会各自为害,就会演变出在上阳气飞越,在下寒水无制,形成水火不交的阴盛格阳证。由此可见,少阴为病,绝大多数会影响到太阴,因为少阴是太阴的组成部分。所以单纯的论心肾,它是少阴为病;单纯的论脾肺,它是太阴为病,如果太少同论,那太阴与少阴合病。黄连阿胶汤、附子汤、真武汤都是治少阴,但或多或少都掺杂治太阴之意,所以它们都不是自病,当然就不能进入纲领。

厥阴病纲领条辨

《伤寒论》曰:"厥阴之为病,消渴,气上撞心,心中疼热,饥而不欲食,食则吐蚘(蛔),下之利不止。"(326 条)这是厥阴病提纲。

辨厥阴病提纲首先要分清什么是枢,什么是阖,什么是风,否则就很难区别谁是自病,谁是合病。

《素问·阴阳离合篇》说:"少阳为枢,厥阴为阖"。所以病枢者属少阳,病阖者属厥阴。

《素问·六微旨大论》说:"厥阴之上,风气治之"。可见厥阴为风木之脏,所以它的生理是风,病理还是风。

风邪为害基本是合并证。在厥阴病提纲中,我们至少会看到三种合并证,一是"消渴,气上撞心,心中疼热"。这是风与火在合并,是物质极端地行阳,所以这种渴不是普通的烦渴、燥渴,而是狂饮不止的消渴,这种心中疼热不是普通的刺疼,而是风火攻心,灼痛难耐的表现。二是"下之,利不止"。这是风与水在合并,是物质极端地行阴,所以这种下利不是寻常之利,而是下利不止! 三是"饥而不欲食,食则吐蛔"。这是风与土在合并,是脾阳衰败、资源枯竭、生态紊乱的表现。以上三证,都是物质走极端,都是风邪与别经在合并。

在《伤寒论》中,仲景凡立提纲都是本经自病,何以此处自相矛盾? 答案只有一个,那就是厥阴与少阳很难找到自病,因为它没有自己的领域,它的前后左右都是别人,这样的环节它怎么能产生自病呢? 所以少阳病"枢"也好,厥阴病"阖"也罢,都是象征性的病变,都是甲乙双方在互动的状态下才能产生,任何一方退却逆枢机病就不能形成。就拿风气来说,没有甲方的热空气上升,没有乙方的冷空气流来补充,它怎么会产生风? 就是产生了风,谁又能判定出它的存在,谁又会知道它在运行? 所以预测风的动向必须靠参照物,这就是厥阴病提纲的三个合并证。

厥阴在五行中属木,在五脏中属肝,在六经中分为手足厥阴。其中手厥阴心包络与三焦相表里,这是人体的联络系统,是气血往来之道路。但道路无主权,受区域所控制,所以它不能产生自病,只能反映出道路中的变动,例如逆上焦不能"雾",逆中焦不能"沤",逆下焦不能"渎"等等。

再谈谈足厥阴。足厥阴肝与足少阳胆相表里,主宰着人体气血调节,这叫胆主决断,肝主谋虑。谋虑是肝家能把后天的水谷资源、先天的气血生化进行调节,决断是肝家把调节后的新生血气交付于胆,然后注入三焦,进行血液循环。血为有形之实质,因此在络脉中运动;气乃水液之蒸化,故可行脉中,可行脉外,凡五脏六腑、十二经络,无所不至。由于新生的血气本性和畅,欣欣向荣,发于厥阴血海之中,具有阴退阳回之象征,故名少阳气化。五脏六腑,凡十一脏皆取决此气化,这就是经过肝主谋虑,到达胆主决断的气化。此气化不可相逆,逆则木郁化火。火扰清窍,就会出现口苦,咽干,目眩。如果引动肝风,气血丧失了冲和中正之性,少阳病标就会转向厥阴病本,就会形成无处不极端,这种极端就叫厥阴中风。

厥阴中风与少阳中风不同,少阳得气化,它正气易复,所以往来寒热能在瞬间变化,即一日数发;厥阴中风则不然,它不得气化,而且处处走极端,所以厥阴中风的寒热叫厥热胜负,即"厥三日,热三日,厥五日,热五日"。如果第六日复厥者,此为阴气盛,中风必转伤寒;如果热三日,厥三日,热五日,厥五日。到第六日复热者,此为阳气盛,中风必转温病。不论转寒转温,皆不得少阳气化。所以厥阴中风,脉微浮者为欲愈,不浮者为未愈。

厥阴病是病入膏肓的转折点,临床表现极为繁乱,病机从始至终是阴阳胜负,寒热错综,而且会涉及五脏六腑、十二经络。所以鉴别厥阴病,首先要找到它的演变规律,从而判断出它的风寒温属性。

厥阴病虽然有千变万化,但归根结底只有一条:从乎中见。因此治厥阴病,不论它从寒从热,从虚从实,治疗的最终目的只有一个,这就是中见少阳气化,这是厥阴病愈的唯一个标志。

以上所论,基本阐明了六经立提纲的原理,这是鉴别合病与自病、纲领与条目的主要依据。读《伤寒论》者,如果分辨不出什么是提纲,什么是条目,什么是合病,什么是自病,那他注解《伤寒论》就会自相矛盾,因为他从实质上并不了解六经。

论六淫中六经

六淫者风寒暑湿燥火,六经者手足三阳三阴。六淫中人必居六经,但六经的生化原理不同,所以它的临床表现和治疗方法就各有差异,下面简要论述。

六淫中太阳

1. 风中太阳

太阳中风,寒热相应,否则不叫中风。《伤寒论》太阳篇第 2 条的"太阳病,发热,汗出,恶风,脉缓者,名为中风"就是典型的太阳中风脉证。其中发热汗出为阳,恶风脉缓为阴,只此两句便道出了风邪中人的属性。所以在整个太阳病篇中,只要具备阴阳两性,符合寒热相应而又偏于表证者,可盖称为太阳中风。

2. 寒中太阳

太阳伤寒,阳虚阴盛,否则不叫伤寒。《伤寒论》太阳篇第 3 条说:"太阳病,或已发热,或未发热,必恶寒,体痛,呕逆,脉阴阳俱紧者,名为伤寒。"这就是典型的太阳伤寒。其中"或已发热,或未发热"不是主症,"必恶寒,体痛,呕逆,脉阴阳俱紧"才是伤寒。所以在整个太阳病篇中,只要阴寒大于阳热而又偏于表证者,可盖称为太阳伤寒。

3. 暑(热)中太阳

太阳中暑,阴虚阳盛,而且初感便是二阳合病。《伤寒论》太阳篇第 6 条说:"太阳病,发热而渴,不恶寒者,为温病。"《金匮要略》之痉湿暍篇说:"太阳中热者,暍(暑)是也,汗出恶寒,身热而渴。"《素问·五运行大论》说:"其在天为热,在地为火,其性为暑。"由于暑、火、热一脉同源,所以太阳中暑,早期就与阳明相合。

4. 湿中太阳

太阳中湿,多为风湿。故在表宜汗,在里宜温。《伤寒论》太阳篇 174 条说:

"伤寒八九日,风湿相搏,身体疼烦,不能自转侧,不呕不渴,脉浮虚而涩者,桂枝附子汤主之。"175 条说:"风湿相搏,骨节疼烦,掣痛不得屈伸,近之则痛剧,汗出短气,小便不利,恶风不欲去衣,或身微肿者,甘草附子汤主之。"《金匮要略·痓湿暍篇》说:"太阳病,关节疼痛而烦,脉沉而细者,此名湿痹。"由于湿病既能出于外感,又能发于内伤,所以仲景把湿病既列于伤寒,又列于杂病。

5. 燥中太阳

太阳化燥,有虚有实。实则太阳,虚则少阴。《伤寒论》太阳篇 177 条说:"伤寒脉结代,心动悸,炙甘草汤主之。"《金匮要略》痓湿暍篇说:"太阳病,发热,脉沉而细者,名曰痓。"就是两个典型的燥证。

6. 火中太阳

太阳化火,必干营血,因为太阳属火,易动火邪。《伤寒论》太阳篇 76 条说:"发汗吐下后,虚烦不得眠,若剧者,必反复颠倒,心中懊憹,栀子豉汤主之。"154 条的"心下痞,按之濡,其脉关上浮者,大黄黄连泻心汤主之"就是太阳产生的虚实二火。

六淫中阳明

1. 风中阳明

太阳中风,表寒大于里热;阳明中风,里热大于表寒。《伤寒论》阳明篇 189 条说"阳明中风,口苦咽干,腹满微喘,发热恶寒,脉浮而紧"就是里热大于表寒。假令有热无寒,那叫阳明燥热;如果有寒有热,那叫阳明湿热。湿热为中风,燥热为中暍。

2. 寒中阳明

阳明中寒,必有本虚,此属太阴,因为阳明不从寒化。《伤寒论》阳明篇 190 条说:"阳明病,若能食,名中风,不能食,名中寒。"194 条说:"阳明病,不能食,攻其热必哕。所以然者,胃中虚冷故也。"这就是标寒本虚的存在,所以读阳明篇,只要肠胃从寒化,可概视为系在太阴。

3. 暑(热)中阳明

暑为阳盛,它是燥火热三气合成,所以治暑,既要注重太阳,又要注重阳明。《伤寒论》阳明篇 222 条说:"若渴欲饮水,口干舌燥者,白虎加人参汤主之。"《金匮要略》痓湿暍篇说:"太阳中热者,暍是也,汗出恶寒,身热而渴,白虎加人参汤主之。"其中汗出恶寒者属太阳,身热而渴者属阳明。由于病从热化,表寒不胜里热,所以治暑的重点是清泄阳明。

4. 湿中阳明

阳明中湿,系在太阴,因为湿为阴邪。《伤寒论》阳明篇 219 条的"三阳合病,腹满身重,难于转侧,口不仁面垢,谵语遗尿"就是阳明湿邪。湿邪从寒化者为寒湿,此属太阴;湿邪从热化者为湿热,此属阳明。既不能化寒,又不能化热,那就叫三阳合病,因为它是逆枢机病。

5. 燥中阳明

燥结阳明,湿气已尽,太阴必从热化,胃家实当然形成。《伤寒论》阳明篇 209 条说:"阳明病,潮热,大便微硬者,可与大承气汤,不硬者,不可与之。若不大便六七日,恐有燥屎,欲知之法,少与小承气汤,汤入腹中,转矢气者,此有燥屎也,乃可攻之;若不转矢气者,此但初头硬,后必溏,不可攻之,攻之必胀满不能食也。"这段经文就是判定阳明是否化燥,太阴湿气是否消除的主要标志。

6. 火中阳明

阳明化火,必成温邪,因为火属太阳,热属阳明。故火盛者急清之,宜白虎法;燥盛者急下之,宜承气法。《伤寒论》阳明篇 253 条的"阳明病,发热汗多者,急下之,宜大承气汤"就是指此法。

六淫中少阳

1. 风中少阳

少阳中风,往来寒热。其中寒大于热者为太阳阳明,热大于寒为少阳阳明,如果三者等停,那是三阳合病。《伤寒论》少阳篇 264 条说:"少阳中风,两耳无所闻,目赤,胸中满而烦者,不可吐下,吐下则悸而惊。"这就是三阳合病。其中耳聋属少阳,目赤属阳明,胸中满属太阳,所以它是三阳合病。三阳合病必有寒,复有热,否则不是风邪。

2. 寒中少阳

少阳伤寒,阴邪大于阳邪,否则不能叫伤寒。《伤寒论》少阳篇 265 条说:"伤寒,脉弦细,头痛发热者,属少阳。"这就是少阳伤寒。其中头痛发热者为阳,脉弦而细者为阴,阳病见阴脉,不是伤寒又是什么?

3. 暑(热)中少阳

少阳中暑,阳明必从热化,否则不叫暑热。《伤寒论》少阳篇 268 条说:"三阳合病,脉浮大,上关上,但欲眠睡,目合则汗。"这就是少阳从热化。被热化的少阳病最终转属阳明,所以少阳病未解时为湿热,已解后为燥热。

4. 湿中少阳

少阳中湿,肠胃必从寒化,这叫寒湿系在太阴。太阴不受邪,阴病必转阳。转阳者,寒湿转湿热。《伤寒论》少阳篇270条说:"伤寒三日,三阳为尽,三阴当受邪,其人反能食而不呕,此为三阴不受邪也。"《伤寒论》阳明篇236条说:"阳明病,发热汗出者,此为热越,不能发黄也;但头汗出,身无汗,剂颈而还,小便不利,渴引水浆者,此为瘀热在里,身必发黄,茵陈蒿汤主之。"这就是少阳病从寒湿转向湿热的治法。

5. 燥中少阳

燥在少阳,此属坏病。因为燥属阳明而反居少阳者,太阳寒湿不尽。这是燥热与寒湿在交结,故汗、吐、下、和皆不能胜。《伤寒论》少阳篇270条说:"若已吐、下、发汗、温针,谵语,柴胡汤证罢,此为坏病。"坏病的治法是"知犯何逆,以法治之"。

6. 火中少阳

少阳之上,相火治之。故火中少阳者,其人病湿温。湿温上受,引火动风。《伤寒论》少阳病提纲263条说:"少阳之为病,口苦,咽干,目眩也。"这就是风火循三焦为病。其中口苦是火胜,咽干是热胜,目眩是风胜。由于病机属于少阳,所以阳证大于阴证。

六淫中太阴

1. 风中太阴

太阴中风,标本呼应,从热转阳,从寒转阴。转阴者吐利厥逆,转阳者腹满时痛。《伤寒论》太阴病提纲(273条)说:"太阴之为病,腹满而吐,食不下,自利益甚,时腹自痛。"这就是太阴中风。其中腹满吐利者为阴,时腹自痛者为阳。阴阳呼应,故病机从风。

2. 寒中太阴

太阴中寒,湿气犯脾,阳虚阴盛,燥气消退。故吐利不能食,四肢逆冷,脉象沉微,治法当温其脏。《伤寒论》太阴篇277条的"自利不渴者,属太阴,以其藏有寒故也。当温之,宜服四逆辈"就是指此类方剂。

3. 暑(热)中太阴

太阴不从热化,见热则转属阳明。所以太阴中暑,多为寒湿及后世所谓的阴暑。阴暑不从热化者为寒湿,治法当温其脏;已从热化者为湿热,治法当清热利湿。其后汗出小便利者,湿热转为燥热。转燥热者,治法才归于暑热。《伤寒论》太阴篇第278条说"伤寒脉浮而缓,手足自温者,系在太阴。太阴当发身黄,若小便自利者,不能发黄。至七八日,虽暴烦下利日十余行,必自止,以脾家实,腐秽当去故也。"这就是先寒湿,后湿热,然后燥热。

4. 湿中太阴

湿邪为病,当分标本。本属寒湿,标属湿热。不论寒湿与湿热,但得头汗出,身无汗,小便不利者,其身必发黄。故黄疸为病,有阴黄,有阳黄。《伤寒论》第195条和《金匮要略》皆说:"阳明病脉迟者,食难用饱,饱则微(发)烦头眩,小便必难,此欲作谷疸;虽下之,腹满如故,所以然者,脉迟故也。"这就是阴黄。

5. 燥中太阴

燥有温凉,凉燥属太阴,温燥属阳明。属太阴者阳虚不能化气,属阳明者阴虚不能化津。所以治凉燥要温肺行治节,治温燥要济阴泻阳明。《伤寒论》253条说:"阳明病,发热汗多者,急下之,宜大承气汤。"《金匮要略》说:"大气上逆,咽喉不利,止逆下气者,麦门冬汤主之。"这是治温燥。至于凉燥,那自然是甘草干姜汤主之。

6. 火中太阴

太阴化火,阳明生热,此属二阳气盛,所以阴病转阳。故早期的太阴病,阳气下陷于阴中,其人腹满时痛。随着阳气转盛,虚痛转为实痛,这是病从热化,故前期为寒,后期为温。《伤寒论》第279条说:"本太阳病,医反下之,因而腹满时痛者,属太阴也,桂枝加芍药汤主之,大实痛者,桂枝加大黄汤主之。"这就是太阴转阳明的热化过程。

六淫中少阴

1. 风中少阴

少阴中风,阴阳两性,单论一方,无法成风。故少阴中风,水火俱病。《伤寒论》282条说:"少阴病,欲吐不吐,心烦,但欲寐,五六日自利而渴者,属少阴也,虚故引水自救;若小便色白者,少阴病形悉具,小便白者,以下焦虚有寒,不能制水,故令色白也。"这就是少阴中风,属于典型的上热下寒证。

2. 寒中少阴

少阴伤寒,阴盛阳虚,这是病水。病水者,阴寒俱盛。《伤寒论》第305条"少阴病,身体痛,手足寒,骨节痛,脉沉着,附子汤主之"就是一个典型的少阴阴寒内证。

3. 暑(热)中少阴

暑中少阴,阳盛阴虚,这是火病。火病者,阳热俱盛。《伤寒论》第303条"少阴病,得之二三日以上,心中烦,不得卧,黄连阿胶汤主之"就是典型的少阴温热内证。

4. 湿中少阴

少阴伤湿,水气凌心,其人必作悸,桂枝甘草汤主之(见第64条)。如果水气凌脾,其人必胀满而复吐利。胀满吐利者,四逆汤主之(见第323条)。

5. 燥中少阴

少阴化燥,心肾不交,津液内竭,水火相耗。在脏心烦欲寐,在腑溺赤口燥。如果燥在血脉,心律极易失调。《伤寒论》第177条说:"伤寒脉结代,心动悸,炙甘草汤主之。"《金匮要略》虚劳篇说:"虚劳虚烦不得眠,酸枣仁汤主之。"这些都是治疗少阴化燥。

6. 火中少阴

少阴化火,必发痈脓,在下便血,在上咽痛,名为火邪。《伤寒论》第308条说:"少阴病,下利,便脓血者,可刺。"第311条说:"少阴病二三日,咽痛者,可与甘草汤;不差者,与桔梗汤。"所有这些,都是治火的简要方法。

六淫中厥阴

1. 风中厥阴

厥阴中风,阴阳等停,三日为寒,三日为热,故名胜负厥热。《伤寒论》第327条说:"厥阴中风,脉微浮为欲愈,不浮为未愈。"第336条说:"伤寒病,厥五日,热亦五日。设六日,当复厥,不厥者自愈。"以上两条,都是厥阴中风。厥阴中风,脉微浮者为欲愈,大浮者为太过。太过者病温,不及者病寒,等停者,乌梅丸主之。

2. 寒中厥阴

厥阴伤寒,厥必胜热。三日为寒,一日为热,而且见厥利不止!若腹满不能食者,此为脏寒,其后必为脏厥。《伤寒论》第333条说:"伤寒脉迟六七日,而反与黄芩汤彻其热。脉迟为寒,今与黄芩汤复除其热,腹中应冷,当不能食,今反能食,此名除中,必死。"这就是脏寒转脏厥的结果。脏厥无胃气,故名除中,除中者,阳气消除殆尽。

3. 暑(热)中厥阴

暑犯厥阴,热必胜厥。一日为寒,三日为热,而且见热大便硬,遇阳肌肤热,这是阳热盛于里。《伤寒论》350 条说:"伤寒,脉滑而厥者,里有热,白虎汤主之。"这就是寒厥转向热厥,从逆冷转向阳热。转阳热者,暑气与温热自合。

4. 湿中厥阴

厥阴伤湿,有寒有热。寒为寒湿,热为湿热。寒湿下利不止,湿热大便脓血。《伤寒论》354 条说:"大汗,若大下利而厥冷者,四逆汤主之。"371 条说:"热利下重者,白头翁汤主之。"这是治疗湿邪的两种方法。

5. 燥中厥阴

厥阴化燥,温凉有别。温燥伤津,凉燥凝血。伤津者脉虚而大,手足发热;凝血者四肢寒冷,脉细欲绝。《伤寒论》第 351 条说:"手足厥寒,脉细欲绝者,当归四逆汤主之。"《伤寒论》第 397 条说:"伤寒解后,虚羸少气,气逆欲吐,竹叶石膏汤主之。"这是两种不同的治燥法。

6. 火中厥阴

厥阴化火,形同少阴。上有咽喉痹痛,下有便血便脓,故名厥阴中风。《伤寒论·厥阴篇》334 条说:"伤寒先厥后发热,下利必自止,而反汗出,咽中痛者,其喉为痹。发热无汗,而利必自止,若不止,必便脓血,便脓血者,其喉不痹。"这就是厥阴病火与少阴病火的不同差异。

以上所论,机理皆出自《伤寒论》,由于它分布在每一个角落,所以不通六经的生化原理,不明六淫的转化关系,它是很难一线串联的。例如太阴中风、少阴中风、厥阴中风,从本经看它没有临床表现和治疗方法,仅仅提出了或愈或不愈的脉象。如果不能全面贯通《伤寒论》,包括《金匮要略》,即使牵强附会也很难补充它的症状与配方,所以许多注家每逢此论便尽量回避,卒然补方也是时方,这绝对不是仲景的心意,因为仲景书有此证必有此方,否则就是不治,难治,死!所以读《伤寒论》者,务要学会从无字处补字,从无方处补方,但补字不伤本意,补方勿用时方。

学看病

　　说起看病,人人皆知,但真正能学会看病的却不是一件容易事。

　　看病是个大众话题,每个人都可能看病,所以这个"病"字就取材于"广"字。在"广"字旁的左边有个"疒",这个说法很多,它可以指阴阳,也可以指病因,还可以指医患两家。不论哪种说法,都是个双重关系,所以要用"疒"来表示,这就产生了"疒"。在"疒"字里边有个"丙"字,从形上看好像一个人坐了囚车,但这比坐囚车还难受,因为"人"的脖子被卡住了,头上还横架着一条大梁,随时都有被吊死、压死、卡死的危险,而且两足还蹬不着地! 因此还没有在囚笼中舒服。好在"丙"字下方有口,有露逃的机会,所以人患病后总是存在有侥幸心理。但不论如何生病总不是好事,它是个冲运、倒运的事。

　　什么是"运"呢? 运就是时运、天运,中医学叫五运,它包括金、木、水、火、土五类事物的运动。在这五类事物中,每一运都分阴阳,合成十天干,名为甲、乙、丙、丁、戊、己、庚、辛、任、癸。其中东方甲已木,南方丙丁火,西方庚辛金,北方任癸水,中央戊己土,生病倒的是"丙"字火运。

　　生病为什么要倒火运呢? 要解开这个谜还必须从人与自然说起,当宇宙还没有大爆炸的时候,当宇宙还没有星球的时候,宇宙是十分宁静的,这是一个重阴的世界,由于没有生命存在,当然也就谈不上什么生病、看病。宇宙大爆炸后,星球出现了,生命开始诞生,整个宇宙活跃起来,所有的生命都开始了新陈代谢,完成自己的生、长、壮、老、已。这是历史使命,更是宇宙大循环。在这如环无端的运动中,任何一个运动都离不开火。就是说没有火宇宙就不能爆炸,星球就不能诞生,五运就不能形成,生命就不能出现,所以说火是万物的主宰者。

　　火在天为君火,在地为相火。君火为日,象征着太阳,相火为生命火,象征着地温。没有君火,就没有相火,没有君相二火,天地宇宙不仅寒冷,而且是一片漆黑! 所以说万物生长靠太阳,这就是火。

172

火在地球上,已经燃烧了几十亿个春秋。在这漫长的岁月中,地球曾不止一次地经受着壮火的考验,有过无数次的大小火山爆发,直到它的表面温度才下降到正负几十摄氏度,才能使地球上的生命得以繁衍。这是几十亿年走一回的美好温度,但这个温度对地球来说却是弹指一挥间。随着太阳的衰老,温度的内移,地球上的温度将从一个极端走向另一个极端。如果地球表面的温度降到零下百摄氏度时,所有的高级生命将会灭绝。

火在人体内,同样存在着君火与相火,这是产生人体体温的最基本条件,因此属于正常的火。受内外环境的影响,君相二火能随时出现盛衰,从而形成火病。故火盛阳盛,火衰阳衰,阳衰则阴盛,盛极则二火熄灭。

火为阳,阳胜则热,热甚则化燥伤阴。《素问·热论》曰:"今夫热病者,皆伤寒之类也""人之伤于寒也,则为病热"。据以此文,则知一切火病、热病无不伤阴。寒是阴的本性,所以说但见热病,则知寒伤。

汉·张仲景著《伤寒论》,把一切外感热病统称为伤寒,这是根据《素问·热论》的观点编写的,所以《伤寒论》并不是治疗寒病的专书,而是探讨多种急性热病的巨著。要知道"伤寒"与"寒病"乃是两个性质不同的概念,如果把"伤寒"看成了"寒病",那就等于把整个宇宙看成了局部的星星,这个观点已经被后人承认。

张仲景的《伤寒论》对中医学的影响是巨大的,这是祖国医学四大古典之一。本书是在《黄帝内经》《难经》的基础上,总结了汉代以前的医学成就以及他自己的临床经验,创造性地阐明疾病形成的内外因素、变化规律、治疗原则以及药物的配伍方法,从始至终严密而系统地将理、法、方、药一线贯连,为后世的医学发展做出了极其重要的贡献。遗憾的是,这部经典著作直到现在还没有得到统一认识,特别是六经的实质,从古至今议论纷纷、见解不一。有人以经络来解释,有人以脏腑来解释,有人以气化来解释,有人以八纲来解释,有人用归类法作解释。这些看法各有一定的理由,为研究《伤寒论》提供了宝贵的意见;但是不论哪种说法都是不够全面的。为什么会出现这样的结局呢? 为什么会出现无休无止的争论呢? 这其中有一个最主要的原因,那就是从古到今还没有哪位注家能系统地解释六经的生化原理、六气的演变依据、脏腑的标本学说、阴阳的互换机理,所以才会无休无止地争论下去。

温病学说的问世打破了旧传统的"六经辨证法","卫气营血辨证"能一目了然。但它的理论依据何在? 为什么同是急性热病,同属外感初期,在《伤寒论》

中它叫太阳病,而到了温病学中就变成了太阴病呢? 姑且不论它们谁是谁非,但就太阳与太阴这个性质截然不同的概念,如果认识到同一个病证,那无疑是阴阳难辩,水火难分!

明清时期,我国温病学说兴起,《温疫论》《温热论》《温病条辨》都是温病学派的代表作。这些作品不仅总结了前人的学术理论和临床经验,而且提供了不少的有效方剂,为急性热病的研究和发展做出了不可磨灭的贡献,这是毋庸置疑的。但是它的理论学说和辨证观点却与《内经》和《伤寒论》产生了分歧,甚至是严重的分歧。他们在治疗急性热病方面与前人的不同观点如下。

(1)吴有性认为有些医家注重伤寒而忽略温病,有着很大的局限,因为真正的伤寒百无一二,而温病到处流行,墨守成规,乱投方药是有害无益的。他的这个观点,毫无疑问是针对《伤寒论》。而且他认为,温病的诊断与治疗绝不同于伤寒,这就有可能误导读者,以致后人误认为《伤寒论》是治疗寒病的专书,属于"百无一二"的寒病,变相地说就是轻伤寒而重温病。这个观点最终导致了温病与伤寒的对立,从而形成了伤寒与温病的两大派别,这是事实。但是这可能忽视了两个问题:其一是张仲景在《伤寒论》原序中说:"余宗族素多,向余二百,建安纪年以来,犹末十稔,其死亡者,三分有二,伤寒十居其七。"这就完全能说明《伤寒论》是广义的,它是治疗一切外感急性热病的巨著,其中就包括温病,并不属于"百无一二"的治疗寒病专书;其二是张仲景著《伤寒论》,全书找不到一句"阴寒病",相反看到的是"太阳病""阳明病""太阴病"等等。这足以说明"太阳病"与"阴寒病"乃是性质不同的两个概念,既如此,吴氏为什么要提出"百无一二的伤寒"呢?

(2)叶天士说:"温邪上受,首先犯肺,逆传心包。"(见首条)又说:"卫之后方言气,营之后方言血"(第八条)。下面就分析一下叶氏的这个学说。

首先说"温邪上受,首先犯肺"。叶氏所谓的"温邪"是泛指一切温病,这与《内经》提出的"今夫热病者"道理相同。"上受犯肺"是指温邪侵犯肺经。犯什么呢? 就是让肺"化燥伤阴",这和《黄帝内经》所提出的"皆伤寒之类也"道理也是相同的。但同中有异的是如果把"热病"改为"温邪",把"伤寒"改为"伤阴",那热病的性质就局限了。因为热病是广义的,它上可犯心肺,中可犯脾胃,下可犯肝肾,外可犯肌腠,内可犯骨髓,可谓无处不敢犯,而且也不一定首先犯肺。所以叶氏的《温热论》观点并不能代表《黄帝内经》所说的"今夫热病"。他的"温邪上受,首先犯肺"也仅代表急性热病中的一个局部内容。

中医溯源

下面再谈"逆传心包"。首先说顺传，顺传就是侵略，是淫胜者肆无忌惮地侵犯受害者。温邪上受，首先犯肺，然后再犯阳明，这叫侵略；伤寒寒邪袭表，先后化热入里，这同样叫侵略。侵略是顺传，即使侵略受阻，正邪相逆于表里之间，形成了短暂的相争相搏，但这依然叫侵略，依然叫顺传；逆传不是侵略，它是自相残杀，是从一个淫胜者转化为一个失败者！这是自病，其特点是淫胜的热病不能化燥伤阴反被阴伤，所以叫逆传。《伤寒论》中太阳病能传阳明者说明阳气盛，不能传阳明者说明阳气衰。阳气胜者病标，阳气衰者病本。病标者顺传阳明，病本者逆传少阴，这叫"实则太阳，虚则少阴"。

温病是热病，热来源于火。《素问·阴阳应象大论》说："在天为热，在地为火，在性为暑"。可见太阳火与生命火是产生温热病的主要根源，既如此温病与太阳病就没有什么两样。为什么偏说它们不同？温病能犯肺，太阳病难道不能犯肺？温病有表证，太阳病难道没有表证？温病能传阳明，太阳病难道不能传阳明？它们都是同类、同性的急性热病，为什么逆太阳要传本转少阴，逆温病就不传本而转厥阴呢？手厥阴心包络是何物？它有何功能，它主何气化，它归属于何经？在五行中它属于何类，在六气中它又主何气淫？为什么这个一不主水谷建运、二不主气血生化、三不主气血调节、四不能相生相克、五不能烛照谋虑的附属器官在温病学中担当起了如此的重任？这当然是一个很难理解的学说，而且这个学说与《黄帝内经》《伤寒论》不能吻合。

最后谈"卫之后方言气，营之后方言血"。首先谈卫，叶氏对卫的生理功能没有专论，但他提出"辨卫气营血虽与伤寒同，若论治法则与伤寒大异也"（见首条），又说"在卫汗之可也"（第八条）。这就明确了他的观点，"大异"就表现在这个汗法上。

汗法居八法之首，任何外感只要有表证，它就必须使用汗法。汗法的种类很多，但常用的汗法则是辛温解表和辛凉解表两大类。其中表寒甚者用辛温，里热甚者用辛凉。不论用辛温还是用辛凉，只要有表证，就必须以汗药散之。

《伤寒论》的汗药是首选麻黄，这是汗中王。由于发汗猛烈，易伤津液，所以后人多采用紫苏、荆芥、防风、白芷、羌活、独活、葱白、生姜等药来替代它，但这些汗药同样是辛温，同样会伤及津液。

麻黄在《伤寒论》中的用量反差很大，极量时可用6两，如大青龙汤；微量时只有16铢，如桂枝二麻黄一汤。可见麻黄虽猛，但只要掌握好配伍和剂量，它是有益无害的。

单纯地使用麻黄,它是辛温发汗药;如果配伍桂枝,那就是辛温解表的峻剂,例如麻黄汤;但如果配伍石膏,它就变辛温为辛凉,例如麻杏石甘汤。所以决定辛温与辛凉的方剂并不在于解表的麻黄,而是在于解肌使用的桂枝与石膏。石膏在《伤寒论》中的用量反差也很大,极量时可用1斤,例如白虎汤;微量时仅有24铢,例如桂枝二越婢一汤。由此可见,不论伤寒中风,不论温病湿病,只要表寒存在,麻黄就不是禁品!因为它遇凉药化为辛凉,遇温药化为辛温,麻黄汤和麻杏石甘汤就是一个很好的说明。所以说麻黄、桂枝、石膏只要能把握住配伍、掌握好剂量,它就能适用于一切外感证的初期,这绝不是叶氏所提出的"若论治法则与伤寒大异也",因为许多温病的初感都需要辛温发汗,吴鞠通的《温病条辨》,首篇首剂就是桂枝汤。吴氏说:"太阴风温、温热、温疫、冬温初起恶风寒者,桂枝汤主之。"(第四条)这就是一个典型的而又是一个加倍使用桂枝的辛温解表剂,试问这个辛温解表剂与叶氏所提出的"若论治法则与伤寒大异也"有什么不同?到江左时逸人、沈啸谷时期,《温病全书》出现了,书中的辛温解表法比比皆是,这就完全能说明温病学的表证治法与《伤寒论》的表证治法并不存在差异,既如此,叶氏所提出的"大异"又异在何处呢?

下面再谈气。气是水火的结合产物,任何一方的盛衰都能影响到气化的功能。故阴盛阳衰时其人病寒;阳盛阴虚时其人病温。如果阴阳相应,寒热等停,那它就会病风,这就是《伤寒论》所提出的伤寒、温病和中风的内因和外因。

温病学的温病也不例外,它同样是阴虚阳盛,否则它就不能病温。因为温病出于火邪,这叫无火不生温。火属太阳,热属阳明。所以单纯的论火邪它叫太阳病;如果火邪刑金,燥热伤肺,那就叫二阳合病,或者叫太阳病顺传阳明。阳明在上,由肺所主,阳明在下,由脾所司。"实则阳明,虚则太阴"。所以病从热化者属阳明,病从寒化者属太阴。温病初感,标本俱盛,它是病从热化,理当属于太阳阳明,怎么反成了"病手太阴"呢?太阴乃是暗无天日,它是阴寒内盛的病从寒化,它怎么会产生太阴温病呢?

最后来谈营和血。首先说营主血。《素问·痹论》说:"荣者水谷之精气也。"《灵枢·经脉篇》说:"脉为营。"据以此文,则知古人将脉管视为营,脉管内的精气视为营气,脉管内的物质视为营血。营血受脉管制约,这叫"营行脉中";卫气不受制约,这叫"卫行脉外"。这就是《内经》所提出的人体气血循环,但这个循环并不是由卫气营血来决定,而是由脏腑生化功能所主宰。例如脾与肺主宰者水谷建运,心与肾主宰者气血生化,肝与胆主宰者气血的调节。而心包络与三焦只不过是人体的气血通道,它是网络系统,所以它只能传递气血,并不能主宰血气,因此它就不可能出现心烦不寐、躁扰不宁、谵语发狂、抽搐昏迷等一系列的脏腑临床表现。所以说叶氏所论的卫、气、营、血辨证只不过是一个症候群的归类,这种归类法对研究脏腑的生化承制没有任何意义。

(3)吴鞠通的学说是在叶氏的基础上进一步发展出了三焦辨证。他所著的《温病条辨》在写作格式上与《伤寒论》相似,但他的理性认识与《伤寒论》不同,其具体表现如下。

①张仲景的一切外感初期都是太阳病,而吴鞠通的一切外感初期都是病手太阴。为什么会出现如此的结局呢?道理很简单:那就是张仲景命名太阳病是取决于罪魁祸首;而吴鞠通命名太阴病则是取决于受害者而不是帮凶,这是性质不同的两个概念。从理论上说,任何疾病的命名都应该取决于罪魁祸首而不是受害者,否则它的道理就永远说不清!例如禽流感、狂犬病,不管它是伤人还是传染其他动物,它都叫禽流感、狂犬病,因为它是罪魁祸首;如果遵照吴氏的学说,那它就不能叫禽流感、狂犬病,只能叫人流感、狂人病了!所以吴鞠通论太阴病,本身的命名就说不通。

②吴鞠通论三焦与古人不同,它不存在标本体用,也不与心包络相表里,而是划分了三个层次,其中上焦代表着心包络与肺,中焦代表着大肠和脾胃,下焦则代表肝与肾。吴氏说:"治上焦如羽,非轻不举;治中焦如衡,非平不安;治下焦如权,非重不沉。"这是他治疗三焦病变的最基本模式,然而他的立法用药却远不是这个道理。从他的上焦篇看,他的应用的方剂许多是走中下焦,例如白虎汤、犀角地黄汤、清营汤、清宫汤、玉女煎、化斑汤、牛黄丸、紫雪丹、至宝丹、三仁汤等等,试问这些方剂有谁能做到上焦如羽,非轻不举?再看他的下焦篇,首选方剂是加减复脉汤,其次是黄连阿胶汤、麻杏石甘汤、葶苈大枣泻肺汤、小青龙汤、猪肤汤、甘草汤、桔梗汤、苦酒汤等等。这些方剂在《伤寒论》中都是典型的心肺咽喉用药,怎么到了《温病条辨》中却全都坠入下焦篇的范围?三焦到底是指什么?羽、衡、权到底是指何阶层?如此混乱的三焦用药,试问它还有什么作用?

③吴鞠通论温病,强调指出治太阴温病不同于治太阳伤寒,但它的解表治法同样离不开辛温和辛凉。在吴鞠通的《温病条辨》中,他的第一方就是桂枝汤,这无疑是辛温解表;他的第二方是银翘散,这无疑是辛凉解表。这两个方剂与《伤寒论》中的桂枝汤和麻杏石甘汤又有什么差异?仅仅是麻杏石甘汤为"辛凉重剂"、银翘散为"辛凉平剂"、桑菊饮为"辛凉轻剂"就能说明两者的区别吗?它

们可是一路同行啊！所以这个问题他说不明。

④吴氏的《温病条辨》对后世中医产生的影响是巨大的，因为他继承了叶氏的卫气营血理论，应用了前人的学术用语和《伤寒论》的辨证体系，并搜集和整理了历代注家治疗温热病的有效方药，形成了一个独立的体系，但这个体系却给中医辨证法带来了另一个方面的困扰，因为他沿用的是《黄帝内经》和《伤寒论》的学名，发展的则是另一种学说，而且这个学说从根本上扭转了《黄帝内经》和《伤寒论》理论的观点，由此演变成同是外感急性热病，辨证施治却截然不同，例如"伤寒从皮毛入，邪袭太阳膀胱经；温病从口鼻入，邪袭太阴在肺经""伤寒易于伤阳，温病易于伤阴"；"伤寒为寒邪郁表，温病为温邪客表"等等。该学说的形成使古老的中医学有诸多的理论说不清、道不明，中医的基础理论由此出现了相互訾议，终无定论，这对中医学的继承和发展是极为不利的，希望我的提示能引起学术界的思考。

学论证

中医诊病重在望闻问切,中医辨证重在理法方药。没有正确的理论就没有正确的治法,没有正确的观点就没有正确的结果,这是一个最基本的辩证常识。西方医学,不论它走向何方,它的理性认识都是统一的,这当然能令世人接受。我国医学则不然,从汉代以前说,它理、法、方、药认识是统一的,但到了晋唐以后,这个认识就被打破,五花八门的中医辨证法悠然产生,例如"病因辨证法""脏腑辨证法""八纲辨证法""卫气营血辨证法""三焦辨证法""归类辨证法"等等。这些辨证法各有千秋,但其中有的已经脱离了实际,有的已经和中医经费理论产生了分歧,有的出现了自相矛盾,所以重新认识祖国医学,统一中医辨证法,保留其精华,剔除其糟粕就变成了当代中医奋斗的历史使命。下面我就选择两个方剂来鉴定它的精华与糟粕。

论白虎汤证

白虎汤的命名应追随到二十八宿,它应该是古中医和古天文的结合产物。白虎汤证最早见于《伤寒论》,但它的历史也许更为久远。

白虎汤证在《伤寒论》中,它的具体表现有以下三条,现笔者依次解释。

1."伤寒脉浮滑,此以表有热,里有寒,白虎汤主之"。(太阳篇176条)

太阳伤寒,脉当浮紧,证当多寒少热,今脉浮滑而使用白虎汤,则知阳明里热已经形成,故脉从浮紧转向浮滑,证从多寒少热转向多热少寒,这是太阳病向阳明过度的必然趋势,所以这里的"表"字是指表面现象,这里的"里"字是指其中,就是说从表面上来看阳明热证已经形成,但实际上太阳的旧寒尚未尽解,其中还有微寒的存在,所以脉只能出现浮滑,不能出现洪数。(本解与旧注认识不同,旧注认为"里有寒"是里有热,或表里具热,但种解释与脉象不符,且必须更正原文,故不可取。所谓旧注,即是指自张仲景《伤寒论》原著问世后从古到今的一切注本,包括历代注家和当今教材,其中第一个注本是指成无己的《伤寒论集注》。在这古今注解《伤寒论》的注本中,本人只要提出"本解与旧注认识不同",那是与上述所有的注本观点均不相同;如果本人提出"旧注多误",那是指绝大多数注本与我的观点不同,但还有极少数注家的观点相似,但他们不是主流,所以我把此类文章视为醒世文章)。

2. "三阳合病,腹满、身重、难以转侧,口不仁,面垢,谵语,遗尿。发汗则谵语,下之则额上生汗,手足逆冷。若自汗出者,白虎汤主之。"(阳明篇 219 条)

所谓三阳合病,就是指太阳表寒不为阳明里热所化,或者说阳明里热不能战胜太阳表寒,于是逆于表里之间,形成寒热交争状态,这就是三阳合病。本证的腹满,身重,难以转侧是寒从湿化;证中的谵语、遗尿是火热内攻;湿热交蒸,故口不仁,面垢。此时如果发汗,就会加重火邪的攻势而导致谵语甚;如果攻下就会导致上越下脱而产生额上汗出,手足逆冷。但如果病人能自汗出,说明阳气能自行转盛,湿从汗解,此后的湿热将转化为燥热,由此形成白虎证。(注意:如果阳明燥热形成但腹满仍不了了者,属于湿气未尽,万勿认作白虎证或承气证,因为湿阻肠胃大便是很难结硬的。本条旧注认为是阳明燥热,不知本证内藏湿热,因此解释三阳合病大多牵强附会,因为白虎汤根本不能治疗三阳合病)

3. "伤寒脉滑而厥者,里有热,白虎汤主之。"(厥阴篇 350 条)

当病从寒化的时候其人当脉沉、恶寒而厥逆;当病从热化的时候其人当脉浮、发热而汗出。本证列入厥阴篇,可见它的前证为阴。今反用白虎汤者是阴已转阳,寒已化热,逆冷已经消退,否则有谁敢轻用白虎?本条与 176 条性质不同,前条是阳明里热形成,但太阳表寒未尽,所以它的脉象是从浮紧转向浮滑;本条的性质是病从里寒转向里热,再从里热转向表里俱热。一是由表及里,一是从里达表。由表及里的滑脉,是从浮紧转向浮滑,而从里达表的滑脉,则是从沉微、沉细,经过沉紧、沉滑才能转向浮滑。所以本条的滑脉绝不是浮滑,因为它还有四肢厥逆,阳气还没有完全外达,因此它只能在沉中见滑,只有阳气到达四末,厥逆消退,浮滑之脉才能出现,这是一个必然的道理。(本解与旧注认识不同,旧注解释四肢逆冷是有寒厥、有热厥,非也!逆冷是阳气不能到达四末,它永远都是寒,而热厥不是手足逆冷,它是手足灼热。)

从以上三条的病理演变中,我们看到了白虎证的一个基本特点,那就是伤寒寒邪未尽、阳明标本俱盛这是使用白虎汤的最佳时刻。例如汗虽出而不甚,口虽干而不渴,脉虽滑而不洪,热虽发而不烈等等。如果身大热、口大渴、汗大出、脉洪大,那就不是白虎证,而是白虎加人参证。因为此时的阳明燥热已经不是标本俱盛,而是气虚津竭,标实本虚,所以才加入人参救津救气,请看《伤寒论》中的白虎加人参汤证。

(1)服桂枝汤,大汗出后,大烦渴不解,脉洪大者,白虎加人参汤主之(26条)。(2)伤寒若吐若下后,七八日不解,热结在里,表里俱热,时时恶风,大渴,舌上干燥而烦,欲饮水数升者,白虎加人参汤主之(168条)。(3)伤寒无大热,口燥渴,心烦,背微恶寒者,白虎加人参汤主之(169条)。(4)伤寒脉浮,发热无汗,其表不解者,不可与白虎汤。渴欲饮水,无表证者,白虎加人参汤主之(170条)。(5)若渴欲饮水,口干舌燥者,白虎加人参汤主之(222条)。(6)太阳中热者,暍是也,汗出恶寒,身热而渴,白虎加人参汤主之(金匮痉湿暍条)。

以上六条是《伤寒杂病论》谈白虎加人参汤证的主要内容。在这六条白虎加人参汤证加之前三条白虎汤证,我们又看到了两个特点:一是所有的白虎证无一证言渴,而所有的白虎加人参汤证则无一证不言渴,这就是"标本俱实"和"标实本虚"的主要区别。二是所有的白虎证普遍存在着"里有寒",例如"脉浮滑,此里有寒""脉滑而厥""腹满身重""时时恶风"背微恶寒"汗出恶寒"等,这些寒有的是旧寒未尽,有的是新寒产生。旧寒未尽说明阳气未至,新寒产生说明热极生风,阳气未至提示着燥热尚未进入极限,热极生风则是物极必反的形成。所以说,任何事物都不能孤阳膨胀,任何事物都是阴中有阳,阳中有阴,这是一个最基本的辨证常识。遗憾的是,这个常识到了后世就变了性,请看吴鞠通所论的白虎汤证及白虎加人参汤证。

吴鞠通《温病条辨》,对白虎汤证及白虎加人参汤证是这样描述的。(1)太阴温病,脉浮洪,舌黄渴甚,大汗面赤,恶热者,辛凉重剂白虎汤主之(上焦篇七)。(2)太阴温病,脉浮大而芤,汗大出,微喘,甚至鼻孔煽者,白虎加人参汤主之。若脉散大者,急用之,倍人参(上焦篇八)。(3)形似伤寒,但右脉洪大而数,左脉反小于右,口渴甚,面赤,汗大出者,名曰暑温,在手太阴,白虎汤主之。脉芤甚者,白虎加人参汤主之(上焦篇二十二)。(4)手太阴暑温,或已经发汗,或未发汗,而汗不止,烦渴而喘,脉洪大有力者,白虎汤主之。脉洪大而芤者,白虎加人参汤主之(上焦篇二十六)。(5)太阴伏暑,舌白口渴,有汗,或大汗不止者,银翘散去牛蒡子、元参、芥穗,加杏仁、石膏、黄芩主之。脉洪大,渴甚汗多者,仍用白虎法。脉虚大而芤者,仍用人参白虎法(上焦篇四十)。(6)面目俱赤,语声重浊,呼吸俱粗,大便闭,小便涩,舌苔老黄,甚则黑有芒刺,但恶热,不恶寒,日晡益甚者,传至中焦阳明温病也,脉浮洪燥甚者,白虎汤主之。脉沉数有力,甚则脉体反小而实者,大承气汤主之(中焦篇一)。(7)下后无汗脉浮者,银翘汤主之。脉浮洪者,白虎汤主之。脉洪而芤者,白虎加人参汤主之(中焦篇十三)。(8)吴鞠通的白虎禁忌证是:白虎本为达热出表,若其人脉浮弦而细者,不可与也。脉沉者,不可与也,不渴者不可与也。汗不出者,不可与也。常须识此,勿令误也(上焦篇九)。

    以上八条是吴鞠通论白虎汤证的全部内容,在这八条中,我们完全能看出吴鞠通的白虎证与《伤寒论》的白虎证其性质是截然不同的:(1)吴鞠通的所有白虎证都是阳性热证,没有一丝一缕的阴性反应,既看不到阳气未至,也看不到热极生风,从始至终都是孤阳膨胀,这和《伤寒论》中的"里有寒"其性质是完全不同的。(2)吴鞠通的所有白虎证无一证不言渴,而《伤寒论》中的白虎证则无一证言渴,所以吴鞠通所说的白虎证是《伤寒论》中的白虎加人参证,而《伤寒论》中的白虎证在吴鞠通《温病条辨》中根本不存在。(3)吴鞠通在白虎禁忌证中说:"白虎本为达热出表"。试问白虎汤中的那种药物能达表?(4)吴鞠通在禁忌证中说:"汗不出者不可与也"。可是他的下后三证均无汗。(5)吴鞠通的白虎汤上至太阴,下至阳明,可谓无处不能应用,就连"大便闭,小便涩,舌苔老黄,黑有芒刺,日晡益甚"的大承气证,只要出现浮洪脉他也使用白虎汤。这就须要问:承气证会出现白虎脉吗?(6)吴鞠通凡言白虎加人参,其脉必芤。吴氏解释说:"此阴虚而阳不固也"。那么阴虚阳不固的脉象是白虎证吗?(7)吴鞠通论暑温,言右脉必大于左。他的解释是"右手主上焦气分,左手主下焦血分。暑温是从上而下,故左脉反小于右"。吴氏这个脉学令人迷闷,因为他的温病都是病手太阴,都是从上而下,这与暑温并没有什么不同,何以暑温就右大于左呢?右大于左的脉象是外感吗?心肺居上焦怎么又变成下焦血分呢?(8)吴鞠通论暑温,言暑必言湿,吴氏认为"有湿者为暑,无湿者为温"。吴氏此论,实属费解。因为暑是六气,湿也是六气。暑是六淫,湿也是六淫,它们都是主气,尽管暑能挟湿,能联袂作案,但它们怎么能混为一谈而暑湿不分呢?(9)吴鞠通对"形似伤寒"的解释是:"病头痛身痛发热恶寒与伤寒相似,但性质不同,伤寒之恶寒是寒郁卫阳之气,而暑温之恶寒则是火盛克金,肺性本寒。"试问"火盛克金"怎么还会有"肺性本寒","本寒"不解为什么还敢用白虎汤?以上提出的问题,依据皆出于吴鞠通论白虎汤证的自注中。

    为什么吴氏论白虎与《伤寒论》不同,为什么吴氏的白虎汤证自相矛盾?这个问题还有待大家认真面对,积极思考。

"论白虎汤证"提出了诸多的中医思考问题,而且涉及古今《伤寒论》注家,所以它是一个具有改革性的中医学术论文,希望引起学术界的重视。

论麻黄汤证

麻黄汤主治太阳风寒,是辛温发汗的第一方,对于它的认识,至少要经过以下六个过程:(1)麻黄汤的药物组成;(2)麻黄汤的药物炮制;(3)麻黄汤的药物性能;(4)麻黄汤的功效主治;(5)麻黄汤的禁忌使用;(6)麻黄汤的剂型变化。

1. 麻黄汤的药物组成

麻黄汤是由麻黄、桂枝、杏仁、甘草四味药物组成,其中麻黄为君,桂枝为臣,甘草为佐,杏仁为使。

2. 麻黄汤的药物炮制

(1)麻黄。张仲景使用麻黄,必须去节,然后先煎去上沫,再纳诸药。这种方法是张仲景的自创还是延续古人的用法现已无从考证,但就去节去上沫来说现已很少应用。那么去节去沫究竟合不合理,下面谈谈我个人的观点。

首先说麻黄去节。麻黄去节从理论上说是合情合理的,因为麻黄是解表发汗药,是宣通肺气、透达皮毛的重要药物,而且在通透中它不应该受到阻滞,所以去节使用麻黄应该合理。问题是去节是个辛苦的工艺,所以很少有人如法炮制它;去上沫也是这个道理,因为它必须先煎,所以好多人并不采用,而且还有人提出去掉上会沫会减低药效,因此现代人也就很少使用此法。那么去上沫究竟合不合理,张仲景为什么要这样坚持? 如果说去上沫会减低药效,那张仲景本人焉能不知这一道理? 所以我的认为是麻黄去上沫是预防烦躁,因为它是竭津耗液的峻剂。

(2)桂枝。仲景使用桂枝,首先要去皮,这是许多人不能理解的。在《伤寒论》中,仲景使用桂枝的方剂约占三分之一强,但是没有哪个方剂的桂枝不去皮。那么桂枝为什么要去皮呢? 去了皮能增强它的疗效吗? 非也! 因为桂枝色赤像火,它的枝皮内含有发挥油,这是激发心火、以皮走皮的重要药,所以桂枝去皮其解释只有一个,那就是荡去浮皮,以避免外在的蛇蝎毒物附着在表皮。

(3)杏仁。仲景使用杏仁,一律水漂提毒,然后去皮尖炒香。因为杏仁有小毒,其皮尖内尤甚,所以使用前要用清水反复漂洗,然后如法炮制。炮制后的杏仁口味清香,但它的药用效能略有减低,这足见仲景用药,他是何等精细。

（4）甘草。仲景使用甘草，生用的寥寥无几（《伤寒论》只有甘草汤、桔梗汤两处生用），可以说不论温凉寒热，哪管白虎承气，只要使用甘草，基本都是蜜炙。这种炮制法在现代医学中基本被推翻，因为它不符合"炙则温中，生则泻火"的要求，那么张仲景是否懂得上述的原理呢？他为什么要这样做呢？我的理解是《伤寒论》的六经辩证法从始至终是以"脾居中土，为万物之所归"为基础，所以他的任何方剂都要调和脾胃，也就是说任何方剂都要以脾胃为轴心，能用炙甘草，用炙甘草；不能用炙甘草，用姜、枣；不能用姜、枣，用豆豉；不能用豆豉，用粳米；不能用粳米，用赤小豆；不能用赤小豆，用鸡子黄；不能用鸡子黄，用蜂蜜。总之，要调和胃气，调和胃气就不是简单地用"生甘草"的意义。

3. 麻黄汤的药物性能

首先谈麻黄。麻黄是气分药。气属卫，卫属肺，肺主皮毛。所以麻黄能解表、能宣肺、能发汗、能行水。"主治中风、伤寒、头痛、温疟，发表出汗，去邪热气，止咳逆上气，除寒热，破癥坚积聚"（见《神农本草经》）。从麻黄的形色气味上看，它是外清内红，外实内空，丛茎直上，气味辛温，形同皮毛，宛如汗孔，故能行治节、宣肺气、走皮毛，达腠理，从而收到汗散卫阳之效。

其次谈桂枝。桂枝是血分药，血属营，营属脾，脾主肌肉。所以桂枝能助火、能解肌、能生血、能温脾。主治上气咳逆、结气喉痹、吐呕、利关节、补中、益气（见《神农本草经》）。从桂枝的形色气味上看，它是色赤味辛，枝节纵横，形如脉络，宛如经筋，故能实四肢，肥腠理，利关节，通阳气，为祛风散寒、调营和卫的首选要药。

第三谈杏仁。杏仁像心，分裂就像肺。气味苦温，性能冷利，故有小毒。主治"咳逆上气，雷鸣喉痹，产乳金疮，奔豚下气"（见《神农本草经》）。由于此药内含油脂，中藏小毒，所以使用前必须去毒炒香，才能收到利肺平喘、止咳化痰之效。

最后谈甘草。甘草内黄外赤，赤能归心，黄则入脾。主治五脏六腑，寒热邪气，坚筋骨、长肌肉、倍力气，金疮肿，解毒（见《神农本草经》）。由于此药性平味甘，且为甘平之最，故能调和诸药，解释百毒，还能导引诸药归宿脾胃。

4. 麻黄汤的功效主治

麻黄汤的功效是解表发汗、宣肺平喘，主要用于外感风寒，恶寒发热，头痛身疼，无汗而喘，脉象浮紧等太阳病变。

麻黄汤最早见于《伤寒论》，它的主要适应证是太阳伤寒。那么太阳伤寒是怎样形成的，又是怎样转化为麻黄证的呢？首先说太阳伤寒的形成。经云："正气内存,邪不可干,邪之所凑,其气必虚。"又云:"风雨寒热不得虚,邪不能独伤人。卒然逢疾风暴雨而不病者,盖无虚,故邪不能独伤人。此必因虚邪之风,与其身形,两虚相得,乃客其形。"这就是风寒中人的内因和外因。在自然界,人所以感受伤寒,它的先决条件就是阴盛阳虚。阴盛是指邪气盛,阳虚是指正气虚。以淫盛之邪加临不足之气,人所以病伤寒。故寒邪伤人,正气先虚,太阳不能温经,寒水不能化气,阴寒贼邪就会乘虚而至,这当然叫太阳病。故太阳伤寒,恶寒恶风,头痛无汗,脉浮而紧。若脉沉紧,无汗体痛,恶寒逆冷者,此属少阴,为太阳病本。病本者不可发汗,以阳气虚,阴气盛,故不可攻表。

早期的太阳伤寒,大多邪犯少阴,因为阳气虚,阴气盛。随着正气转胜,积阳升温,外证出现了阳热反应。首先是逆冷消退,恶寒见轻,沉脉上浮,发热加重。其后出现了身疼腰痛,骨节疼痛,恶风无汗而喘等证,这是阳气与阴邪在交争,是自身的免疫力发挥了作用。在此期间,如果阳气获胜,它将以战汗的方式驱邪外出;如果寒邪淫盛,汗不得出,这就需要麻黄汤来解表发汗。

麻黄汤是建立在阳气转盛,邪气未退的基础上,这是以发汗为目的的解表峻剂。本方是以麻黄发汗为君,桂枝散寒为臣,甘草调中为佐,杏仁下气为使,故有解表发汗,宣肺平喘之功能。由于本方汗散猛烈,易伤阳气,所以太阳病累本者不可与之。

麻黄汤在《伤寒论》中的应用有九条,这九条病机分别是:(1)太阳病,头痛发热,身疼腰痛,骨节疼痛,恶风,无汗而喘者,麻黄汤主之(见35条);(2)太阳与阳明合病,喘而胸满者,不可下,宜麻黄汤(见36条);(3)太阳病,十日已去,脉浮细而嗜卧者,外已解也。设胸满胁痛者,与小柴胡汤。脉但浮者,与麻黄汤(见37条);(4)太阳病,脉浮紧,无汗,发热,身疼痛,八九日不解,表证仍在,此当发其汗。服药已微除,其人发烦,目瞑,剧者必衄,衄乃解。所以然者,阳气重故也。麻黄汤主之(见46条);(5)脉浮者,病在表,可发汗,宜麻黄汤(见51条);(6)脉浮而数者,可发汗,宜麻黄汤(见52条);(7)伤寒,脉浮紧,不发汗,因致衄者,麻黄汤主之(见55条);(8)脉但浮,无余证者,与麻黄汤。若不尿,腹满加哕着,不治(见232条);(9)阳明病,脉浮,无汗而喘者,发汗则愈,宜麻黄汤(见235条)。

以上九条,笔者依次浅释为:(1)太阳病,头痛发热,身疼腰痛,骨节疼痛,恶风,无汗而喘者,这是太阳伤寒,但寒从热化,所以不云恶寒而云恶风,不云伤寒而云太阳病(本证的焦点是从寒转风)。(2)太阳与阳明合病,必有表寒,复有里热。其中表寒大于里热者无汗,宜麻黄汤。里热大于表寒者有汗,宜麻杏石甘汤。不论有汗无汗,只要喘而胸满,麻黄就必须首选(本证的焦点是从寒转温)。(3)太阳病,十日已去,满去喘停,脉浮细而嗜卧者,此外证已解。设胸满胁痛者,此寒热逆在少阳,可与小柴胡汤。若脉但浮,不汗出,喘满不去,可仍予麻黄汤(本证的焦点是旧寒不解)。(4)太阳病,脉浮紧,无汗,发热,身疼痛。八九日不解,表证仍在,此仍需发汗,可予麻黄汤。服药后表证微除,其人出现心烦,目瞑,甚至鼻衄,但衄后表解。这是阳气重,营分化热的缘故,名为红汗(本证的焦点是不从汗解,必从衄解)。(5)脉浮者,病在表,此卫阳不宣,可发汗,宜麻黄汤,但必须浮紧有力,不汗出。若汗出浮缓无力,那是表虚证(本证的焦点是病在卫分)。(6)脉浮而数者,营分必化热。其后汗出者属阳明,不汗出者属太阳。属太阳者与麻黄汤,属阳明者与白虎汤(本证的焦点是营卫俱病)。(7)伤寒,脉浮紧,不汗出而致衄者,表邪可自解。若不解,汗不出者,仍然予麻黄汤(本证的焦点是有汗无汗)。(8)若脉但浮,无衄血、无汗出及无里寒诸证者,可大胆使用麻黄汤。若不尿,更有腹满加哕者,此为阴寒盛于里,为病本,切勿再攻其表,犯之则阴阳离决,为不治(本证的焦点是犯标犯本)。(9)阳明病,当汗出脉洪大。若脉浮,无汗而喘者,此太阳表寒不解,故仍需麻黄汤发汗(本证的焦点是太阳旧寒)。

从以上焦点中看,麻黄汤的正确应用是太阳表寒不解,二阳俱从热化,这是使用麻黄的最佳时刻。如果病从寒化,或者从寒转温,那就属于禁忌证了。

5. 麻黄汤的禁忌使用

麻黄汤在《伤寒论》中的禁忌证有八条,这八条分别是:(1)脉浮紧者,法当身疼痛,宜以汗解之。假令尺中迟者,不可发汗。何以知然?以荣气不足,血少故也(见50条)。(2)咽喉干燥者,不可发汗(见83条)。(3)淋家,不可发汗,发汗必便血(见84条)。(4)疮家,虽身疼痛,不可发汗,发汗则痓(见85条)。(5)衄家,不可发汗,汗出,必额上陷,脉急紧,直视不能眴,不得眠(见86条)。(6)亡血家,不可发汗,发汗则寒栗而振(见87条)。(7)汗家重发汗,必恍惚心乱,(见88条)。(8)病人有寒,复发汗,胃中冷,必吐蚘(见89条)。

从以上的禁忌证中我们不难看出,凡使用麻黄汤者必须注意以下四点:(1)阳盛阴虚者不可使用麻黄汤。(2)阴盛阳虚者不可使用麻黄汤。(3)阴阳俱虚者不可使用麻黄汤。(4)阴阳格拒者不可使用麻黄汤。

6. 麻黄汤的剂型变化

单纯的用麻黄,它是单纯的发汗药。一旦加入别药,发汗的性质就发生改变。例如麻黄伍以桂枝为辛温,伍以石膏为辛凉,伍以甘草为和中,伍以附子为救本,这些都是以麻黄为轴心的药用。

单纯地用麻黄汤,它是辛温解表剂,主治太阳伤寒(见 35 条);单纯的用桂枝汤,它是调和营卫方,主治太阳中风(见 12 条);单纯地用麻杏石甘汤,它是辛凉解表剂,主治太阳温病(见 63 条),这是《伤寒论》风、寒、温的基础方。基础方属于自病,它不需要变化,最多也就是个加减应用。合病则不然,它是风、寒、温在相合,属于联袂作案,所以它的剂型就必须调整,例如太阳中风与太阳伤寒合并叫风寒,可予桂枝汤、麻黄汤各居其半,这叫桂麻各半汤(见 23 条)或桂枝二麻黄一汤(见 25 条)。太阳中风与太阳温病相合叫风温,可予桂枝汤、麻杏石甘汤同用,这叫越婢汤(见金匮水气)或桂枝二越婢一汤(见 27 条),太阳中风、太阳伤寒与太阳温病相合叫风寒温,可予桂枝汤、麻黄汤和麻杏石甘汤联合,这叫大青龙汤(见 38 条)。所以大青龙汤既治伤寒,又治中风,还治温病,这些都是复合方剂。复合方剂要灵活掌握,其中热盛者去桂枝加石膏,寒盛者去石膏加干姜。大青龙汤标本具盛,麻黄可用 6 两;小青龙汤(见 40 条)标实本虚,首选干姜细辛,这就是麻黄汤的剂型和应用。

单纯的治太阳伤寒,首选的是麻黄汤。如果与少阴合病,它就要治标救本,这就是麻黄附子细辛汤、麻黄附子甘草汤证(见 301、302 条)。在本证中,原有的太阳病并没有改变,它依然在发热,但它的脉象不是浮紧而是沉紧! 这就不是病标而是病本。本属少阴,少阴无气化,它不能发热,今反发热者,少阴并发太阳,这是标本俱病,所以它的治法是治标救本。用麻黄治其标,用附子救其本。不用桂枝、杏仁,恶其汗多阳越;加入附子、细辛,通阳保存体温。如果有寒无热,那是四逆汤证。

从四逆汤到麻黄附子甘草汤叫少阴转太阳;从麻黄附子细辛汤到麻黄汤叫本寒转标寒;从大青龙汤到越婢汤叫伤寒转中风;从麻杏石甘汤到白虎汤叫中风转温病,这就是伤寒从少阴、历经太阳转向阳明的风、寒、温变化。这种变化叫病从热化者转阳,病从寒化者转阴。转阴者为伤寒,转阳者为温病,如果半阴半阳,那叫寒热中风。由此可见,六气与六淫,无时无刻地不在转化,今天它是伤寒,明天就是中风,后天它将化为温病。读《伤寒论》者尤须辨明此理,才能正确认识各种经方的变化,如果死板教条地认为伤寒就是伤寒,中风就是中风,温病就是温病,那《伤寒论》的方剂就永远不能变化,《伤寒论》的辨证法就永远不能统一,这是一个必须要阐明的话题。

辨手足厥逆

手足厥逆有寒厥,有热厥,有寒热厥。寒厥是指手足逆冷,热厥是指手足厥热,寒热厥则是指手足先是逆冷,随后灼热。不论寒厥、热厥还是寒热厥,手足皆不得汗出,否则不能叫"厥"。

寒厥与热厥最早见于黄帝内经。《素问·厥论篇》说:"阳气衰于下,则为寒厥;阴气衰于下,则为热厥。"又说:"寒厥……阳气日损,阴气独在,故手足为之寒也""热厥……阳气独胜,故手足为之热也"。这就明确指出,寒厥是手足逆冷,它是阳气退,阴气进,故其脉当沉迟、沉细、沉微;热厥是手足灼热,它是阴气退,阳气进,故其脉当浮弦、浮滑、浮数。不论寒厥还是热厥,都是阴阳气不相接顺,所以都是逆枢机病。

逆枢机病在《伤寒论》中无处不存在,有关寒厥、热厥和寒热厥的条文至少有55条之多,这还不包括"杂病论"的《金匮要略》。其中单言"厥"者27条,言"厥逆"者5条,言"下厥上竭"者一条,言"手足冷"者一条,言"手足寒"者两条,言"手足厥"者一条,言"手足厥寒"者一条,言"手足厥冷"者六条,言"手足厥逆"者3条,言"手足逆冷"者4条,言"四肢微急"者一条,言"四肢沉重疼痛"者一条,言"四肢拘急"者两条,这是有史以来记载厥证的最丰盛内容。在这阴阳气不相顺接的逆枢机病中,仲景采用了各不相同的医学术语来为寒热厥定位,用极微极细的语法来提示阴阳盛衰的每一个环节,为审脉辨证创立了史无前例的正确规范,可惜这个规范并不能完全被后人理解,下面就看《伤寒论》注家是怎样认识手足厥逆的。

后世《伤寒论》注家,对手足厥逆的解释基本一致,都是指手足逆冷,没有哪个注家提出手足灼热。即便是白虎汤证,口头上认为它是热厥,但落实到文字上的依然是手足逆冷,这就和阴寒逆冷的四逆汤证没有什么两样,只能从脉象和其他症状来加以区分。那么白虎汤证和四逆汤证都是手足逆冷吗?非也! 四逆汤证是阴盛阳虚,这是寒厥,所以它的脉象是沉迟、沉细、微细,而白虎汤证是阳盛阴虚,这是热厥,所以它的脉象是浮弦、浮滑、浮数。这本是天壤之别的两种病变,怎么能一概视为手足逆冷呢?特别是白虎汤证,历代《伤寒论》注家将"脉滑而厥"(见厥阴篇350条)解释为热厥是热邪郁伏,四肢虽然逆冷,胸腹必然灼热,故其脉滑而有力。这就很难理解了,因为冰凉的手足怎么能产生滑而有力的脉象呢(请你把手伸进冰箱冻室一分钟,然后抽出来验脉就会明白)?何况寒热厥皆不得汗出,它的气化尚没有到达四末,这样的病变怎么能贸然使用白虎汤呢?所以白虎汤证的"脉滑而厥"并不是手足逆冷,它是手足灼热,这是从寒转热的过度脉象,因为滑热的出现象征着汗出口渴的到来。

手足逆冷与手足厥热的性质不同。当病从寒化,阳气消退的时候,温煦的四肢首先出现指尖寒,随后发展为手足逆冷。当逆冷超过肘膝的时候,阴寒内证已完全形成,这是阳气不相接顺。例如寒邪在表,当用汗法,反以攻下,这就造成了阳气内陷,寒从中生,浮大的脉象就会下沉,温暖的四肢就会变冷,这是阳气在依次退却,所以它的最终结局是阴寒内证。

热厥与寒厥相反,这是阴病转阳。当病从热化,阳气转盛的时候,逆冷的四肢首先变温,随后出现手足灼热。当手足浊然汗出的时候,阳热外证已完全形成,这是阴气不相接顺。例如阴寒在里,应用了四逆汤,此后阳气转胜,阴寒退却,沉伏的脉象就会依次上浮,寒冷的四肢就会逐渐转温。当手足自温转为手足灼热的时候,阳盛阴虚的热厥证已完全形成。由此可见,凡阳气不相顺接者为寒厥,凡阴气不相顺接者为热厥,若阴阳气俱不相顺接,那叫寒热厥。

寒厥与热厥是相互转化的,当病从寒化的时候,热厥可以转为寒厥;当病从热化的时候,寒厥又可转为热厥。由于寒热厥的性质不同,所以它的转化方式也不同。一般来说热厥转寒厥是从指尖开始,逐渐向四肢发展,所以它的脉象是从浮滑经过沉滑坠入沉微;寒厥转热厥是从四肢开始,逐渐走向指端,所以它的脉象是从沉微经过沉滑进入浮滑。前者是阳气退却,后者是阳气复兴,两种性质自然不同,所以说寒热厥是阴阳走极端,它是从一个极端走向另一个极端,其中阳盛走绝阳,阴盛走绝阴。故阳极生阴,物极必反。若不反,两个极端都是死;若反,其后必然逆枢机。逆阳枢属少阳,因为它得气化;逆阴枢属厥阴,因为它失气化。寒热厥皆不得气化,它不能汗出,所以都是逆阴枢。逆阴枢得阳者生,失阳者死,从热化者生,从寒化者死。所以厥阴病的特点是厥热胜负,其中有三日为厥、三日为热者,有五日为厥、五日为热者,有九日为厥、九日为热者。不论几日为厥,几日为热,只要寒热等停,那就叫逆枢机病。如果寒大于热,那叫病从寒化;如果热大于寒,那叫病从热化。从寒化者死,从热化者生,所以厥阴病的最终获胜者不是寒厥而是热厥。

热厥在《伤寒论》中无此用语,而且仲景在337条中还特别指出"凡厥者,阴阳气不相顺接,便为厥。厥者,手足逆冷者是也"。这一结论造成了任何厥证是手足逆冷,从此《伤寒论》注家再没有人敢提出热厥是手足灼热。那么张仲景为什么会说出这样的话呢?理由只有一个,那就是寒厥多死,热厥多生,所以仲景用"厥"字来形容死,用"热"字来形容生,"厥热胜负"从此被后人所公认,这当然能说得通,但这并不代表任何厥证都是手足逆冷。假如都是逆冷,那《黄帝内经》的寒热厥就没有任何意义,张仲景的寒热厥就只能论阴不论阳,这是绝对不可能的。

论合病与并病

　　合病是指两经或两经以上同时发病,例如太阳与阳明合病,太阳与少阳合病,三阳合病等等;并病是一经病未解,另一经病又产生,例如太阳病不解,阳明病产生,少阴病不解,太阴病又产生等等。不论合病并病,它都不是自病。

　　合病在《伤寒论》中有太阳与阳明合病、太阳与少阳合病、阳明与少阳合病以及三阳合病等共计四种七条(32、33、36、172、219、256、268 条);并病在《伤寒论》中有太阳与阳明并病、太阳与少阳并病等共计两种五条(48、142、150、171、220 条),除此以外就看不到合病与并病。然而合病与并病在《伤寒论》中远不止这些,确切地说,除了六经纲领和六淫自病外,绝大多数病变都是合并证。因为任何一气、任何一经、任何一脏都不能独自生化,所以任何病变都是阴中有阳,阳中有阴。以太阳病为例,发热与恶寒是它的特有表现,但其中的发热就涉及阳明。所以辛温解表的桂枝汤要用甘草姜枣和胃气,辛凉解表的麻杏石甘汤、表里双解的大青龙汤都用石膏。毫无疑问,这是主治太阳,兼治阳明的方剂。这些方剂都是寒中有热、表中有里,当然它的病变就不是太阳自己。

　　合病与并病的意义十分广泛,可以说诸病俱在其中,因为任何病变都离不开脏腑的生化,任何病变都不能脱离三阴三阳经,所以合病与并病就不是单论伤寒,一切杂病都在其中。例如心肾合病、肺肾合病、心肝肾合病、心脾肾合病等。

　　单纯的论自病,它是本经本脏为病。例如太阳病,它的主要脉证是"脉浮,头项强痛而恶寒",这是本经自病。但如果除自病外又增添了呕逆、下利等症,甚至出现身重、腹满、难以转侧,这就不是太阳自病,而是二阳合病或三阳合病。合病是建立在自病的基础上,是原有的病变逐渐在发展,所以又叫并病。不论合病还是并病,都是两经或两经以上的病变,其形成是根据人体的内外因素所决定,下面就看张仲景的示范性合病。

　　1.《伤寒论》32 条说:"太阳与阳明合病者,必自下利,葛根汤主之。"

2.《伤寒论》33 条说："太阳与阳明合病,不下利,但呕者,葛根加半夏汤主之。"这是两条寒邪既犯太阳,又犯阳明的病变。其中的下利属大肠,呕逆属胃气,所以它是太阳与阳明合病;

3.《伤寒论》36 条说："太阳与阳明合病,喘而胸满者,不可下,宜麻黄汤。"这也是寒邪既犯太阳,又犯阳明的病变。伤寒邪犯太阳,自然产生表证。如果更犯阳明,它将喘而胸满。因为喘属肺,肺从热化,当然属于阳明;如果肺从寒化,它将系在太阴,这当然也是合病。

4.《伤寒论》172 条说："太阳与少阳合病,自下利者,与黄芩汤;若呕者,黄芩加半夏生姜汤主之。"这是既有表寒,又有里热的病变。但里热不能胜表寒,于是出现了逆枢机病。逆枢机属少阳,当然叫太阳与少阳合病。如果阳明已化燥,那叫三阳合病。

5.《伤寒论》219 条说："三阳合病,腹满身重,难于转侧,口不仁面垢,谵语遗尿。发汗则谵语,下之则额上生汗,手足逆冷。若自汗出者,白虎汤主之。"这是寒在太阳,热在阳明,但表里仍不能过度,所以叫三阳合病。三阳合病,腹满身重者为寒盛,谵语遗尿者为热盛,难于转侧者为湿盛。寒、热、湿俱盛,自然出现湿热交争。此时若发汗,湿热就会转为燥热,谵语就会出现;此时若下之,湿热就会转为寒湿,手足就会逆冷,额上就会汗出,这叫但头汗出,身无汗,若小便不利者,其身必发黄;如果汗出小便利,那是阳气转胜,湿气自行,三阳合病由此归属阳明,从而形成白虎汤证。

6.《伤寒论》256 条说："阳明少阳合病,必下利。其脉不负者,为顺也。负者,失也,互相克贼,名为负也。脉滑而数者,有宿食也,当下之,宜大承气汤。"本条无表证,初感即是湿热。湿热是半寒半热,所以叫阳明与少阳合病。合病有下利者属阳明。阳明从热化者为顺,其脉必滑数,最终可转化为燥结;阳明从寒化者为负,其脉必沉弦,最终转化为寒湿。从湿热转燥热者为一帆风顺,从湿热转寒湿者为互相贼克。

7.《伤寒论》268 条说："三阳合病,脉浮大,上关上,但欲眠睡,目合则汗"。本条外有太阳之表证,故脉浮;内有阳明之里证,故脉大;中有少阳之半表半里,故脉上关上,名为三阳合病。三阳合病的正确治法是促其转化,引导病机最终归属阳明。若不转阳明,虽燥热淫盛,不得使用承气、白虎,最多用小承气汤微和胃气,所以然者,湿气未尽故也。

再谈谈并病。并病是一经病未解,另一经病又产生。伤寒太阳病,当发其汗,但汗出不解,反增出了身热、汗出、口渴,这就形成了二阳并病。二阳并病有自然转化的,有误治造成的,例如当发汗而反下之,以致表寒未解,中阳先伤,由此导致腹满、身重、难以转侧,这就形成了三阳合病,所以合病与并病的意义基本相同,仅有同时发病和一先一后之分。

下面就看《伤寒论》是怎样看待并病的。

1.《伤寒论》48 条说:"二阳并病,太阳初得病时,发其汗,汗先出不彻,因转属阳明,续自微汗出,不恶寒。若太阳病证不罢者,不可下,下之为逆,如此可小发汗"。本条的太阳病是初感,阳明病是继发,所以它是并病。

2.《伤寒论》142 条说:"太阳与少阳并病,头项强痛,或眩冒,时如结胸,心下痞硬者,当刺大椎第一间、肺俞、肝俞,慎不可发汗;发汗则谵语,脉弦,五日谵语不止,当刺期门"。当太阳病并入少阳的时候,虽头项强痛不可发汗,因为它增添了眩冒、心下痞硬、时如结胸,已经形成了并病。并病涉及少阳,虽有寒热,忌汗忌下,但不忌针刺,因为针刺属于和解导引的范围。

3.《伤寒论》150 条说:"太阳、少阳并病,而反下之,成结胸,心下硬,下利不止,水浆不下,其人心烦。"这是坏病。当太阳与少阳并病的时候,正确的治法是先以针刺之,然后根据病机的转化而采用"知犯何逆,依法治之"。如果当刺而反下之,阳气就会内陷,饮痰就会上泛,就会形成"热入因作结胸"。故结胸为病,心下硬满,燥热心烦。若无烦,其人反静,但下利不止,水浆不下者,此为脏结!脏结无阳,病从寒化,预后多死。若不死,阴病必转阳,转阳者,其人当再次心烦。

4.《伤寒论》171 条说:"太阳少阳并病,心下硬,颈项强而眩者,当刺大椎、肺俞、肝俞。慎勿下之。"本条与上两条意义相同,强调太阳与少阳并病,既不可妄汗,又不可妄下,合理的治法是以针刺来促其转化,这当然属于和解的范围。

5.《伤寒论》220 条说:"二阳并病,太阳证罢,但发潮热,手足漐漐汗出,大便难而谵语者,下之则愈,宜大承气汤。"二阳并病,但得太阳病解,逆少阳病便不攻自破,因为寒去热炽,自然转属阳明。

以上五条,俱属并病,这是原发证加继发。但这种病变并不局限在外感,任何疾病的演变都有可能出现。既如此,古今伤寒注家为什么把合病与并病但局限在《伤寒论》中呢?

辨呕、吐、哕、噎

呕、吐、哕、噎皆属胃气上逆,但性质却有标本表里之分,具体表现是:有声无物者为呕,有物无声者为吐,有声有物者为呕吐,呕吐伴撞击声者为哕,声微而无吐物者为噎。

呕、吐、哕、噎的阴阳属性是:呕为阳盛,吐为阴盛,呕吐为阴阳俱盛,哕为阴盛逼阳,噎为阳盛迫阴,所以说,呕属胃,吐属脾,呕吐属脾胃,哕是脾多胃少,噎是脾少胃多,下面就分别论之。

辨呕

呕在《伤寒论》中有呕、呕吐、呕逆、干呕、喜呕、若呕、则呕、使呕、而呕、但呕、反呕、欲呕、以呕、微呕、呕多、或呕、本呕、不呕、呕家、呕不止等学术用语。从表面上看这些用语十分繁乱,但仔细观察就会发现每一个用词都有微妙的差别。

单纯论呕,它是胃气上逆,一旦与别经相合,它将变化莫测,不过它的病机总是涉及肝,这叫肝气犯胃。

肝在五行中主谋虑,所以它的主要功能是调节人体气血,平衡脏腑阴阳。呕是胃气上逆,它是清阳不升,浊阴不降。所以治呕逆就必须升清降浊,疏肝调胃。《伤寒论》桂枝汤是调和营卫方,主治鼻鸣干呕。此方的君药是桂枝,臣药是芍药,佐药是甘草、姜、枣,这本身就是疏肝调胃气;小柴胡汤治心烦喜呕,君药是柴胡,臣药是黄芩、半夏,佐使药是参、枣、姜、草,这同样是疏肝利胆,调中和胃。一切治疗呕逆的方剂都离不开疏肝调胃。只有清阳上升,浊阴下降,才能收到"上焦得通,津液得下,胃气因和"之效。

呕是阳性反应,它不涉及三阴,因此它的治法是从阳不从阴,从腑不从脏,从胆不从肝,从胃不从脾。如果涉及吐,或者是有呕有吐,那就不是阳经自病,而是阴阳俱病或者从阳入阴。所以说治呕者治其腑,治吐者治其脏,如果有呕有吐,那是脏腑同治。

呕在《伤寒论》中至少有 34 条,在《金匮要略》中更是不乏其例。这些呕证有的属太阳,有的属阳明,有的属少阳,有的属合病或并病。所以它的治法有的用桂枝汤,有的用柴胡汤,有的用黄芩汤,有的用黄连汤,有的用泻心汤,有的用茱萸汤,有的用半夏汤,有的用橘皮汤等等。不论哪种治法,原则只有一个:但吐者治三阴,但呕者治三阳。

辨吐

吐是阴性反应,但它不是犯纯阴,因为它还有阳气上冲,所以它只能说明胃中阴盛。吐是无声有物,是胃不受纳的典型表现,但它的致病根源依然涉及肝。因为肝主调节,在藏为风。风不行,物不动,所以胃气上逆牵连着厥气上行,这是物质非正常的运行,所以吐证的治法首先要考虑到厥阴(观厥阴病提纲自明)。在《伤寒论》中,有关吐证的论述至少有 40 条。如果再加上呕,包括《金匮要略》治呕吐,那少说也有百条以上。如此细致的分析,如此庞大的体系,这在我国中医史上恐怕难找第二。

在呕与吐的病变中,仲景把但呕归宿于三阳,把但吐归宿于三阴,把呕吐归宿于合病与并病,当然要包括在三阳与三阴。其中病三阳为呕,这是病从热化;病三阴为吐,这是病从寒化。因此读《伤寒论》,但见呕者,治胃治胆,但见吐者,治肝治脾。由于呕吐涉及逆枢机病,所以治呕治吐,除了主治脾胃以外,还要兼治少阳厥阴,而且要牢记分清标本,例如先呕后吐,那是阳病入阴,治法要温其脏,例如四逆汤;若是先吐后呕,那是阴病出阳,治法要清其腑,例如用小柴胡汤;如果呕吐兼备,那要标本同治,例如用黄连汤,这就是治呕、治吐、治呕吐的大法。

辨哕

哕是一个症状,它是呕吐时从口中发出的冲击声,这种声音既像蛙禽的鸣叫声,又像金属的撞击音,因此被称为铃铛鸟鸣声。

哕证最早见于《黄帝内经》。在《灵枢·口问篇》说:"人之哕者,何气使然"?岐伯曰:"谷入于胃,胃气上注于肺。今有故寒气与新谷气,俱还入于胃,新故相乱,真邪相攻,气并相逆,复出于胃,故为哕。"

哕证在《伤寒论》中有九条,在《金匮要略》中有四条,这是反映胃不受纳、邪气上冲的主要表现。从"哕"字的造型上看,它应脱胎于"秽"字。秽是秽浊,污秽。在自然界,污秽是指禾本在腐烂时散发出的臭气,这是自然污秽。在人体内,污秽是水谷在腐败时产生的反常气体,这是人体污秽。当这些污秽不能为肠道所接受时,腐败的污秽就会伴随着胃气而上逆,与此同时暴发出了金属般的撞击音或蛙禽似的鸣叫声,这就是"哕"的形成。所以哕证是个有声、有物、有秽气的表现,这个表现在《伤寒论》中被刻画得淋漓尽致,但到了晋唐以后,许多医家因不明"哕"的含义而误解为"打呃逆"!是谁提出的,理论依据何在现已无从考证,但就从《脉经》《诸病源候论》《千金要方》《千金翼方》《外台秘要》等书中看,有关呃逆、呃忒等病已出现了记载,后人遂将此病与哕证黏附在一起,《伤寒论》中的"哕"由此演变成了呃逆、呃忒、吃逆,相当于现在医学中的膈肌痉挛,那么哕证就是膈肌痉挛吗?

在《伤寒论》中,有关胃气上逆的病变有多种,其中最主要的就是呕、吐、哕、噫,包括干呕、干哕、干噫和食臭等。其中干呕是无物有声无秽气,干哕是无物有声有秽气,干噫是无物无声有秽气(相对论),这是直接影响肝脾不和的主要病变,因此它不属于胃家自病。除此以外,像呃逆、呕咳、奔豚、水逆、喘呕等病变也都属于合并证。

膈肌痉挛在《伤寒论》中属于呕逆范围,它是以胸膈为界线来反映中焦与上焦的病变。当胃气上逆的时候,它产生了呃。当隔间受阻的时候,它产生了逆。所以呃逆的产生要具备两个条件:一个是胃中有寒,一个是隔上有热。下寒上热,相争相搏,由此形成膈肌痉挛。这是阴阳气不相顺接,属于逆枢机病,所以它的临床表现是持续争冲不断,喉间呃呃作声,它的治法是阳病取少阳,阴病取厥阴,做到阴阳并取,寒热同治,务使一方退却,膈肌痉挛将不复存在。

哕证与膈肌痉挛不同,它不受隔上阻力,但属污秽上冲,因此它是一方淫盛而不是双方气淫。当脾胃本寒大于脾胃标热的时候,水谷的腐化将会受到影响。当本寒进一步加剧时,仓廪的水谷将不再受纳,于是产生了排异反应并伴随着污秽上逆,直至秽气上冲咽喉,形成了金属般的撞击声或蛙禽似的鸣叫声。这是胃不受纳、脾不消磨的表现,是地地道道的胃家生寒,所以它的治法是先救其里,而且要以温药和之,这当然与上述的阴阳并取、寒热同治就产生了本质上的差异。如果按照近代学说把哕证看成了打呃逆,那事实上就把胃中生寒看成了隔上生热,这是一个大是大非的问题,下面我就简要分析《伤寒论》辨哕证的九段经文。

1.《伤寒论》第98条说:"得病六七日,脉迟浮弱,恶风寒,手足温。医二三下之,不能食,而胁下满痛,面目及身黄,颈项强,小便难者,与柴胡汤,后必下重。

本渴饮水而呕者,柴胡不中与也,食谷者哕。"

脉迟为寒,浮弱是阳气虚,故恶风寒。如果再伴手足逆冷,那是阳去入阴。今手足温而不寒,脉象浮而不沉,故知病机属阳,因此才敢连续攻下。但这忽视了虽脉浮却迟弱,所以才造成一下伤胃,二下伤脾,三下留饮不能食的结局。这是典型的胃中冷,在此期间,如果阳气能转胜,它将化为湿热。湿热交争,胁下满痛,若小便不利者,其身必发黄;若伴有颈项强,说明表证依然存在,这是三阳在合病。三阳合病,理当用柴胡汤,或以针刺导引。然本证不是小便利,它是小便难,属于寒湿证,所以服汤后不但病不解,反而造成了里急后重!因为本证的特点是燥热不足,寒湿有余,属于水停不化的真寒假热,所以外现口渴,予水则呕,这当然是柴胡汤的大忌。若犯之,轻则湿浊内壅,阳气外越,重则胃中生寒,食谷者哕!所以然者,当救其里,反攻其表故也。

2.《伤寒论》第 111 条说:"太阳病中风,以火劫发汗,邪风被火热,血气流溢,失其常度。两阳相熏灼,其身发黄,阳盛则欲衄,阴虚小便难,阴阳俱虚竭,身体则枯燥。但头汗出,剂颈而还,腹满微喘,口干咽烂,或不大便。久则谵语,甚者至哕,手足躁扰,捻衣摸床,小便利者,其人可治。"

太阳中风,以火劫发汗,邪风被火热,血气流溢,失其常度,于是演变出了以下三种结果:(1)因火为害形成燥热。燥热为病,阴虚阳盛。阳盛化燥,阴虚化火,故上有欲衄、口干咽烂,下有燥结,乃至谵语,这是风火竭阴证,因此归属于风温。(2)因火为害形成湿热。湿热为病,有寒有热。故在上但头汗出,齐颈而还。在下小便不利,腹满微喘。这是湿热在交争,因此归属于湿温。(3)因火为害阴阳俱竭。阳为气,气虚则胃生寒,故腹满乃至哕。阴为血,血虚则不荣经,故神疲体枯燥。气血俱虚,阴阳并竭,外不能淫四肢,内不能濡五脏,因此出现手足躁扰,捻衣摸床。若神昏谵语而无尿者,此为脏绝。脏绝无气化,故不得小便。今小便利,知气津尚存,故云可治。

3.《伤寒论》第 194 条说:"阳明病,不能食,攻其热必哕。所以然者,胃中虚冷故也;以其人本虚,攻其热必哕。"

不能食者为阳明中寒,此属太阴,故云本虚。本虚反攻其标者则标本俱虚,胃中虚冷,阳气下陷,阴邪上乘,故食谷必哕。本条病理明确,哕证属于虚寒,切勿视为燥热。

4.《伤寒论》第 209 条说:"阳明病,潮热,大便微硬者,可与大承气汤,不硬者,不可与之。若不大便六七日,恐有燥屎,欲知之法,少与小承气汤,汤入腹中,转矢气者,此有燥屎也,乃可攻之;若不转矢气者,此但初头硬,后必溏,不可攻之,攻之必胀满不能食也。欲饮水者,与水则哕。其后发热者,必大便复硬而少也,以小承气汤和之。不转矢气,慎不可攻也。"

本条已明确地划分出了阳明与太阴的标本界线,指出了阳明病,潮热,大便微硬者即可与大承气汤;若不硬者为本气不足,太阴寒湿未尽,故其热不潮,不可强攻。若六七日不大便,有宿食,但怀疑湿气未尽者,可先予小承气汤试之。服汤后腹中转矢气者,说明湿气已尽,可予大承气汤;若不转矢气,肠胃必有本寒,大便必初硬后溏,万不可峻攻!峻攻则太阴寒化,必胀满不能食。此时予水,下咽则哕!所以然者,湿阻于下,浊气上逆故也。其后发热者,为阴病转阳,寒湿必从热化,大便必然从溏转硬。若大便复硬而少者,此阳明燥气不足,可更予小承气汤和之,不硬者,不可与之。

5.《伤寒论》第 226 条说:"若胃中虚冷,不能食者,饮水则哕。"

食谷则哕为胃不受纳,此属太阴。饮水则哕乃是水逆,此属少阴。不论属太阴还是属少阴都是病从寒化,都是寒湿为病,所以治哕证忌寒凉,宜以温药和之。

6.《伤寒论》第 231 条说:"阳明中风,脉弦浮大,而短气,腹都满,胁下及心痛,久按之气不通,鼻干,不得汗,嗜卧,一身及目悉黄,小便难,有潮热,时时哕,耳前后肿。刺之小差,外不解。病过十日,脉续浮者,与小柴胡汤。"

凡中风必具阴阳两性。太阳中风是表寒大于里热,阳明中风是里热大于表寒,少阳中风是半寒半热。所以脉浮者属太阳,脉大者属阳明,脉弦者属少阳。故阳明中风,脉弦浮大者为三阳合病。其中短气者为隔间支饮,故胁下及心痛。腹满者肠胃有湿滞,故久按之气不通。鼻干有潮热是阳明化燥,故身黄不得汗而嗜卧。小便难者是气化受阻,膀胱州都不利。时时哕是胃中有本寒,湿气不下行。耳前后肿是少阳经已经化火,已经从寒湿走向湿热。这是半表半里证,但里寒仍然胜于里热,所以它的治法是先用针刺,得里寒消除,脉象从沉弦转向浮弦时,再予小柴胡汤和解表里。如果脉续浮转向脉但浮,那三阳合病就会转向表层,小柴胡汤证就会转化为麻黄汤证。

7.《伤寒论》232 条说:"脉但浮,无余证者,与麻黄汤;若不尿,腹满加哕着,不治。"

这就是病从三阳转向太阳的治法。伤寒脉浮者为病表,脉续浮者则是从里达表。当阴病转阳的时候,沉寒的脉象就会依次上浮,就会从沉弦之脉上升到浮弦。如果继续转阳,它将进入脉但浮。这是阴病转阳的必然趋势。所以脉沉弦者以针刺之,脉浮弦者小柴胡汤主之,脉但浮者麻黄汤主之,这是三阳合病从里达表、从内向外、从寒转热、从阴转阳的治法,属于病从热化的治法;相反,如果病从寒化,里寒胜于里热,那上述的方剂就不能应用,犯之则阳气外越,寒从中生,湿热由此转为寒湿。故湿滞膀胱、三焦不能决渎则不尿。中州壅滞、寒湿犯脾则胃不受纳。清阳不升、浊气上逆则腹满加哕。这是脏寒无胃气,焉能焕发生机?故属不治。

8.《伤寒论》第 380 条说:"伤寒大吐大下之,极虚,复极汗者,其人外气怫郁,复与之水,以发其汗,因得哕。所以然者,胃中寒冷故也。"

伤寒大吐伤胃气,大下伤胃气,极虚极汗同样伤胃气。胃气大伤,客气乘之,故云胃中寒冷。胃中寒冷而外气反怫郁者是热在阳明,寒在太阴,属于标热本寒,治法必先救里。若更发汗,或者以水逼汗,其后必然加重胃寒。轻则阳虚不化水,重则阳绝无胃气,"因得哕"的产生就是这个道理。

9.《伤寒论》第 381 条说:"伤寒,哕而腹满,视其前后,知何部不利,利之则愈。"

本条是辨哕证的概念性总结。伤寒哕是胃中虚冷,腹满是寒湿系在太阴,不尿是水停不化。这是本病,治法当先救里。在此期间,哕证伴有腹满者属太阴,哕证伴有水逆者属少阴。属少阴者要温肾,真武汤主之;属太阴者要温脾,四逆汤主之,这就叫"视其前后,知何部不利,利之则愈。"

以上九条论哕,皆属于胃中有寒,没有一条是胃中生热,包括《金匮要略》辨哕证的四条,这足以说明哕证不是膈肌痉挛。遗憾的是《伤寒论》注家把哕证看成了呃逆,把胃不受纳的阴寒内证看成了有虚有实,有寒有热,由此失去了它的本来面目。

辨噫

噫乃嗳气。《灵枢·口问篇》说:"人之噫者,何气使然?"岐伯曰:'寒气客于胃,厥逆从下上散,复出于胃,故为噫'。"《景岳全书·杂证谟》说:"噫者,饱食之习,即嗳气也。"噫气俗称"打饱嗝",其临床表现是胃中不时有气体上溢,经过咽喉时微发声响,并且声长而缓,这与膈肌痉挛的短频率作呃声有着不同的表现。

噫气有干噫和嗳腐两种,干噫排出的气体大多无味,所以又叫"胃风";嗳腐则不然,它除了有腐秽的气味外,还大多伴有吞酸、嘈杂、痞闷、恶心,甚至出现脘腹胀痛,但这属于合并证。在《伤寒论》中,干噫与嗳腐本是两个概念:干噫是指噫气,嗳腐是指食臭。太阳篇157条说:"伤寒汗出,解之后,胃中不和,心下痞硬,干噫食臭,胁下有水气,腹中雷鸣,下利者,生姜泻心汤主之。"161条说:"伤寒发汗,若吐,若下,解后,心下痞硬,噫气不除者,旋覆代赭汤主之。"这就是嗳腐与噫气不除的两种病变。从这两条经文看,前者是噫气兼食臭,后者是单纯论噫气。故前者重用生姜,后者重用旋覆花,前者重在调胃,后者重在祛痰;前者涉及胁下,后者涉及胸中,涉及胸中者要降逆行制节,涉及胁下者要泻肝温胃气。何以知泻肝?仲景方后云:"生姜泻心汤,本云理中人参黄芩汤,去桂枝、术,加黄连,并泻肝法。"这段经文前人无细解,但"并泻肝法"四字应该理解为"并且属于泻肝法",因为肝主调节。当太阳病不能向阳明过渡的时候,它出现心下痞硬,干噫食臭,胁下有水气,腹中雷鸣下利等一系列的逆枢机病变,这是肝胃不和的病变,所以它的治法是用黄芩、黄连泻火,用生姜、干姜散寒,这是二阳相逆的治法。由于二阳相逆会涉及肝主调节,所以寒热并用的方剂本身就是泻肝,这是符合《灵枢·口问篇》"寒气客于胃,厥逆从下上散"之道理的。

以上谈的是呕、吐、哕、噫的辨证施治,这是集仲景理法方药为一体的辨证法,遗憾的是这种辨证法很少被后人识别。

辨胀满与下利

辨胀满

《素问·阴阳应象大论》说："浊气在上，则生䐜胀"。病机十九条说："诸腹胀大，皆属于热"。《伤寒论》太阴病提纲说："太阴之为病，腹满而吐，食不下，自利益甚，时腹自痛，若下之，必胸下结鞕。"据以此文，则知胀满产生的原因甚多，其中有虚有实，有寒有热。

虚寒性胀满，大多伴有吐利，腹部以胀为主，而且喜温喜按，这是寒湿系在太阴，即"诸湿肿满，皆属于脾"；实热性胀满与此相反，它是以满为主，不仅大便秘结，而且腹痛拒按，这是胃家实，病属阳明，即"诸腹胀大，皆属于热"。不论虚寒还是实热，只要产生胀气，多数存在湿邪，这叫"浊气在上，则生䐜胀"。

胀与满的性质不同，表现也有差别。胀是胀气，满是苦满。胀无实，满无虚。胀是诸气膹郁，满是肠胃积滞。所以治胀要行治节，治满要泻肠胃。

胀满如同呕吐，往往同时并居，病机属于虚中有实，实中有虚，故临床表现很难一致。一般来说，单纯的胀气多是脾肺虚寒，治法要温其脏，例如用四逆汤、用理中汤；若胀满伴有食积，其人脘腹必痛，这是热气不足，寒气有余，治法当然要温其脏，大建中汤主之。本方有蜀椒温肺，干姜散寒，人参益气，饴糖建中，所以它是以肺运脾的方剂。与此相反，若胀满伴有腹痛拒按，或从心下至少腹硬满而痛不可近者，这就不是虚寒，而是实热，治法当然要攻其腑。有宿食者，大承气汤主之；水火互结者，大陷胸汤主之；湿气不尽者，小承气汤主之；寒气不罢者，可标本同治。除此以外，像《金匮要略》中的备急丸，《千金方》的温脾汤亦属此类，这叫虚寒温脾肺，实热荡肠胃。

辨下利

下利在《伤寒论》中有利、下利、泄利、自利、自下利、久利、下利清谷、下利便脓血、吐利、呕吐而利、下利谵语、下重、大便溏、大便反溏、大便先易后溏等名词,所占的条文足有130条,加上《金匮要略》下利篇24条,合计154条。这是一个庞大的症候群体,尽管这些群体有重复,但除去佐证的经文依然居诸证之首,可见下利在《伤寒论》中占据着举足轻重的地位。

下利变化多端,但它的性质不外乎虚、实、寒、热,利型不外乎寒利、热利、寒热利,归类也离不开三阴三阳经。

1. 寒利

寒利是指太阳气化不足,复感风寒,以致寒邪通过营卫直达肠胃,形成了外有太阳之表证,内有阳明之里证,因此这种下利叫太阳与阳明合病(见32条)。由于本证出于外感,本气未衰,且病从热化,所以它的治法是从标不从本,葛根汤主之;如果阳气内虚,病从寒化,属太阳者必犯少阴、属阳明者必犯太阴,犯少阴者要治水,真武汤主之;犯太阴者要温脾,四逆汤主之;如果少阴太阴同犯,那是白通汤、通脉四逆汤之类;如果涉及血分,下利便脓血者,那又是桃花汤之类,这是寒邪入里,从本不从标的证治。

2. 热利

热利是太阳表寒不解,营分化火郁热,以致邪气暴注大肠,形成旧喘未除,下利新添(见34条)。这是燥火在相迫,所以它的治法是清里解表,葛根黄芩黄连汤主之。本方用葛根升阳解肌,黄芩、黄连苦坚肠胃,甘草调和诸药,不用麻桂,因为汗出脉促,已经形成了协热下利。

协热利是胃中有湿,肠中有水,否则它不能作利。卒然阳明化燥,也只能产生热结旁流,所以热利的形成是先寒后热,先湿后燥。《伤寒论》第321条说:"少阴病,自利清水,色纯青,心下必痛,口干燥者,急下之,宜大承气汤。"这就是一个先寒后热,先湿后燥的医案。在这个案例中,自利清水是肠中有湿,色泽纯青要考虑瘀积,口舌干燥是阳胜热盛,心下疼痛是燥结不行。这是一个既有宿食,又有蓄血的病变,而且它是湿气先至,燥火后行,所以它的治法是急下存阴。下面再看《金匮要略》。其下利病篇说:"下利三部脉皆平,按之心下坚者,急下之,宜大承气汤""下利,脉迟而滑者,实也。利未欲止,急下之,宜大承气汤""下利,脉反滑者,当有所去,下之愈,宜大承气汤""下利已差,至其年、月、日、时复发者,以病不尽故也,当下之,宜大承气汤""下利谵语者,有燥屎也,小承气汤主之"。以上五条,除了小承气汤治本气不足外,其余四证皆标本俱盛,因此全部使用了大承气汤,这是正阳阳明的治法。需提醒的是,上述的医案都是阳明气盛,如果阳明气衰,腹满吐利,四肢厥逆,脉象沉微,反误作阳邪成厥逆,其后必然造成汤下即毙!

3. 寒热利

寒热利属少阳,它是半表半里,半寒半热。当太阳表寒不能入里或阳明里热不能出表的时候,太阳与阳明就会产生相逆,由此形成了少阳下利。少阳下利是病从热化,所以它的治法是清肝利胆,黄芩汤主之(见 172 条)。本方黄芩清热利胆,芍药育阴柔肝,意义显而易见。佐以甘草大枣,目的是调和胃气,因此它是少阳下利的代表方剂。这是一个阳热大于阴寒的方剂,因为它得气化,所以主治少阳。如果不得气化,那病机将属于厥阴。厥阴下利,气滞血瘀,赤白参半,里急后重,这是白头翁汤证(见 371 条)。由于本证气滞血瘀,水火运行不畅,因此当病从热化的时候,逆枢机病会导致肝气郁结,这就需要疏通肝气,四逆散主之(见318 条)。本方的特点是从里达表,从阴出阳,属于调和厥阴、促成中见少阳的方剂,所以它同样能治寒热利。

寒热利又名湿热痢,它是水火在交争。其中寒湿大于燥热者为白痢,燥热大于寒湿者为赤痢。故白痢多脓,赤痢多血。如果寒热相等,那就叫赤白痢。赤白痢在后世医学中分类明确,但在《伤寒论》中却统称为下利。下利无脓血者病属气分,有脓血者病属血分。属气分者要除湿利小便,这是治水;属血分者要济阴除热邪,这是治火。如果水火同治,那叫寒热并取。

单纯论下利,它是寒湿下注大肠,这是二阳并病,因为寒水属太阳,下利属阳明,所以它是水土同病。如果有土无水,那它不能作利。所以正阳阳明病不存在太阳寒水,它是肠胃燥结,属于胃家实,所以才使用大承气汤。今热结旁流依然用大承气汤急下,可见它是湿气先行,燥热后至,这是阳明再次化燥,这种化燥的模式与"伤寒脉滑而厥"用白虎汤(见 350 条)道理是完全一致的。所以说下利脉浮者属太阳,下利脉大者属阳明,下利脉弦者属少阳,下利脉缓者属太阴,下利脉沉者属少阴,下利脉短者属厥阴。

在寒利与热利的相互转化中,最难判断的是阳明燥结形成,但太阴湿气不尽。这是举棋不定的时刻,所以仲景每当遇此证,必先以小承气汤试之。汤入腹中,转矢气者,说明湿气已尽,可以攻之;不转矢气者,说明湿气未尽,不可予大承气汤,犯之则阴寒内盛,初兴的燥热将再次沉沦。

辨结胸与脏结

辨结胸与脏结仲景开章就提出了"病有结胸,有脏结,其状何如? 答曰:按之痛,寸脉浮,关脉沉,名曰结胸也。"(见 128 条)又说:"何谓脏结? 答曰:如结胸状,饮食如故,时时下利,寸脉浮,关脉小细沉紧,名曰脏结。舌上白苔滑者,难治。"(见 129 条)只此两条就道出了结胸与脏结的性质,指明了结胸为阳属腑,脏结为阴属脏。属腑者阳气盛,相争激烈,临床能表现出"从心下至少腹硬满而痛不可近"(见 137 条);属脏者阳气衰,不能抗争,故其人反静,不往来寒热,但时时下利(见 130 条),这是结胸与脏结的主要区别。那么结胸与脏结又是怎样形成的呢?

《伤寒论》太阳篇第 131 条说:"病发于阳而反下之,热入因作结胸;病发于阴而反下之,因作痞也。所以成结胸者,以下之太早故也。"这是结胸与痞证的形成原因。在这里,仲景没有提出"脏结",但他提出了脏结"如结胸状",并且指出"寸脉浮,关脉小细沉紧",这就可以说明结脏与结胸的成因是一致的,都是病发于阳。病发于阳为什么有的形成结胸,有的形成脏结呢? 下面就从病发于阳说起。

病发于阳是指病发于太阳,这是风寒袭人的表证。由于病从热化,所以它的外在表现是脉浮,头项强痛,发热恶寒。这与《伤寒论》第 7 条提出的"病有发热恶寒者,发于阳也"道理是一致的。病发于阳的治法是解表发汗,但正确的时机是发热大于恶寒。如果当发汗而反下之,或者攻下过早,那阳气就会下陷,寒水就会上乘,并化为痰火交结在胸,从而形成大小陷胸证。陷胸证的类型取决于正气的强弱,如果正气盛,太阳就会化火,阳明就会燥热,于是形成大陷胸汤证;如果正气虚,燥火不足,它将形成小陷胸证或者寒实结胸;如果正气衰,或者攻下过猛,那阳气就会沦陷,饮痰就会凝结,于是形成了脏结,所以说脏结无阳证,它不能往来寒热。

脏结的形成说明了阳病入阴，所以脏结的治法绝不等同于结胸，它不能攻下，下之犯纯阴，必死！但它可以从阴转阳，故脏结饮食如故，时时下利，脉象沉微者，当先救里，宜四逆等辈。得阳气转胜，沉脉上浮，白苔转黄时，再根据情况以法下之。

在《伤寒论》中，仲景治脏结与结胸大致分为几个类型：（1）大陷胸汤证。大陷胸汤证是标本俱盛，它是水火在交争，所以它的临床表现是从心下至少腹硬满而痛不可近，而且伴有口渴、舌燥、大便坚，甚至出现日哺小有潮热（见137条）。这是燥热在极化，水火在相搏，所以它的治法是逐水泻热。（2）大陷胸丸证。大陷胸丸证与大陷胸汤证基本相同，它们都有表证，也都存在着项亦强，如柔痉状（见131条）。但大陷胸汤内证告急，表证较轻，而且脉象下沉，因此可采用峻攻；大陷胸丸证与此不同，它外证明显，内证稍逊，脉居表里之间，证发浮沉之中，所以它不宜汤而宜丸。（3）小结胸病。小结胸病，正在心下，按之则痛，脉浮滑者，必有表证，虽有内实，不可峻攻，宜小陷胸汤和之，这与肠胃有湿用小承气汤同义（见138条）。（4）寒实结胸。寒实结胸，寒实并存。寒者宜温，实者宜攻。故寒实结胸，阳热大于阴寒者脉必浮滑，可予三物小陷胸汤；阴寒大于阳热者脉必浮紧，可予白散。由于寒实结胸比较局限，寒冷与燥热相对和缓（见141条），所以治疗寒实结胸时要谨防寒化。（5）脏结。脏结无阳证，它不往来寒热，其人反静，而且时时下利（见130条），这是阴寒内证的典型表现，所以真正的脏结，寸脉不能见浮，舌上不能有白苔，因为它犯的是纯阴。如果不犯纯阴，脏结必有阳性反应，例如脏结饮食如故，时时下利，寸脉浮，关脉小细沉紧，舌上白苔而滑者（见129条），可用药调停。由于本证阳气微，经不起攻下，因此说难治。但难治不是不治，故审系寸脉微浮，舌上白胎滑者，可先予温法和之，得阳气转胜时再按结胸治之。总之，结胸与脏结的成因相同，俱属痰饮交结在胸，它是手太阴、手阳明为病。不同的是结胸病从热化，脏结病从寒化。从寒化者死，从热化者生。

结胸与脏结虽然性质不同，但它完全能表里转化：脏结得阳者为结胸，结胸失阳者为脏结，因为它们都是饮痰凝结为病。

辨痞气

痞是"不"开"口"病,有出路不为痞。《伤寒论》第131条说:"病发于阳而反下之,热入因作结胸;病发于阴而反下之,因作痞也。"这就是结胸与痞证所产生的不同根源。

在"辨结胸与脏结"一文中,我提出了病发于阳是指病发太阳,同样道理病发于阴则是指病发少阴。发太阳者脉浮,发少阴者脉沉,发太阳者发热恶寒,发少阴者无热恶寒,这是区别标本表里的主要依据。

在太阳病提纲中,仲景首先提出"太阳之为病,脉浮,头项强痛而恶寒"。在这里,仲景没有提出发热,但他提出了"脉浮,头项强痛"。这是早期的阳性反应,也是早期的太阳病,但这并不是早期的伤寒。因为早期的伤寒,身不会发热,证不会头痛,皮不会汗出,脉不会浮紧,唯有恶寒、肢冷、脉下沉。这是最早感受寒邪的阴盛阳衰时期,也只有这一时期寒邪才会乘虚而至。所以早期的伤寒,邪气并不犯太阳,而是犯少阴,这叫太阳病本。随着阳气的转胜,体内积阳升温,正气开始抗邪,太阳病由此从病本转向病标,无热恶寒演变为发热恶寒,脉象沉紧演变为脉象浮紧,颈项强急演变为头痛身疼,直至出现鼻鸣、干呕、恶寒、恶风,至此太阳伤寒或太阳中风才能形成,所以说病有发热恶寒者发于太阳,无热恶寒者发于少阴。

发于太阳者当攻其表,当攻表而反下之就会造成"热入因作结胸",这是阳气与阴邪在交争;发于少阴者当温其里,当温里而反下之就会造成"寒入因作痞",这是阳气与阴邪在相持。相持者君火不能下交脾胃,所以才会出现肠胃胀气,名曰痞气。

痞气的形成象征着阴盛阳虚,无阳的攻下导致了脾阳的崩溃。脾属土,土为水火之媒介,土崩则湿气至,阴寒内犯火宫,以致君火不能下交,相火异位,阴阳水火由此不能相争而相持,这就是痞证形成的根本原因。

痞证形成后,如果阳气转胜,脾家湿邪就会依次退却,最终被阳明燥热所取代。若不能取代,汗不得出,小便不利,水火可再次交争形成结胸,不成结胸者其人必发黄。如果既不作结胸,又不能发黄,它将出现烦躁欲死,甚至逼血妄行!这是水火在相搏,属于病从热化的过程;相反,如果病从寒化,阳气下陷,阴霾上乘,二火退却,湿气淫盛,水火相持的痞气就会被阴寒所取代。轻则腹满不能食,重则吐利厥逆,当身寒逆冷伴随着脉象沉微或者脉象暴出的时候,真寒假热的阴盛格阳证或者纯阴无阳的脏寒与脏厥就会形成。由此可见,痞证的形成是水火在相持,它是半阴半阳,半寒半热,所以它的正确治法是半治其寒,半治其热,这就是半夏泻心汤(见149条)。本方以半夏为君,目的是降逆止呕、健脾除湿,这是振兴火宫的重要手段。受攻下过早的影响,寒湿系在了太阴,以致脾家湿气过盛,肺家制节不行,心火由此不能下交,相火由此产生异位,治痞气所以要泻心火、行制节、温脾胃。用黄连泻心火,用人参行治节,用干姜温脾胃,这就是治疗痞气的最基本措施。

本方(即半夏泻心汤,下同)加生姜减干姜名生姜泻心汤(见158条),这是变治本为治标轻的方剂。在这个方剂中,生姜用足了4两,干姜只有1两,毫无疑问这是治胃而不是治脾。所以本方是以生姜为君,黄连、半夏为臣,其他药物为佐使,是个重取阳明轻取太阴的方剂。

本方去人参增甘草名甘草泻心汤(见158条)。所以去人参,目的是防逆气。所以重甘草(4两),目的是解痉挛,这是调和肝脾的重要方剂。这个方剂从表面上看它在调胃,但从实质上说它是在疏肝,因为肝主谋虑、主调节,为将军之官,任何相逆都与它有关,所以方后云:半夏泻心汤、甘草泻心汤,同体别名耳。生姜泻心汤,本云理中人参黄芩汤,去桂枝、术,加黄连,并泻肝法。

本方但用黄连,别加大黄,名为大黄黄连泻心汤(见154条)。主治痞证未解,二阳出现燥火,这是痞证在热化,所以它的症状是心下痞、按之濡,脉象是关上浮、关下沉,这是痞气将要解散的时刻。在这燥火淫盛、寒气欲罢未罢的时刻,如果再用半夏干姜,就会造成邪火猖獗,甚至因火动血!所以当病从热化、关上脉浮的时候,仲景提出了大黄黄连泻心汤。这是"但见肝病,当先实脾"的治法,所以这种泻心汤用量较轻,而且不用黄芩,因为旧寒未尽,痞气尚存,所以不能过度用寒凉,以免造成相火不振。但如果痞证已解,旧寒已罢,唯见燥火猖獗,甚至发为吐衄,那时候的泻心汤就会自然加入黄芩,变成《金匮要略》中的泻心汤(见吐衄篇)。这是两个同性不同用的方剂,其药理作用类似于白虎汤过渡到白虎加人参汤。一个是寒气未尽,一个是燥气形成。一个是痞气未解,一个是火邪竭阴,两种治法当然不同。

本方但留芩、连,另加附子、大黄,名为附子泻心汤(见155条)。此方以附子为君,主治伤寒痞不解,二阳俱从热化,但少阴本寒再生,故汗出当发热而反恶寒。这是标气有余本气不足,心火有余命火不足,所以它的脉象不是关上浮大而是关上细数,这当然与大黄黄连泻心汤证有着显著的区别。在这标实本虚的病变中,仲景所采用方法是各个击破:用炮附子壮肾阳,用泻心汤泻心火,这是标取太阳、本取少阴的治法。

以上五个泻心汤,方方不离黄连,个个都在泻心,但泻心的黄连却不能为君,因为它的目的不是为了泻火而是为了治痞。要知道,痞气的产生不是单纯的火盛,它是寒水内犯火宫,以致心火不能下交。治痞证所以要上清心火,下暖脾胃,这才是诸泻心汤的形成原理。由于阴阳水火无时无刻不在演变,所以治痞气就必须做到因地制宜:半夏泻心汤,寒热同治,但偏于除湿;生姜泻心汤,水火并取,但偏于温中;甘草泻心汤,重在调和,针对肠胃痉挛、水火相逆;大黄黄连泻心汤,病从热化,痞气将解,寒湿甚微;附子泻心汤,标热虽盛,但本气不足,故需标本同治,这就是五个泻心汤的五个原理。

下面再看《温病条辨》的五个加减正气散。

吴鞠通的五个加减正气散,无一不是调中气,所以它的君药都是藿香,这与张仲景的五个泻心汤、内藏五种君药其性质是完全不同的。在《伤寒论》中,仲景立法用药,他的最基本原则是:凡属本经自病的,方剂命名都是以本经主药为君,例如麻黄汤、桂枝汤、柴胡汤等;凡属合病与并病的,方剂则另选其名,例如青龙汤、白虎汤、承气汤等;如果主次分明,治有先后,方剂则是以顺序命名,例如葛根黄芩黄连汤、麻黄细辛附子汤、麻黄杏仁甘草石膏汤等,这是《伤寒论》理、法、方、药的命名原则。用这个原则来看待吴鞠通,他的五个正气散都是本经自病,所以它只能以藿香为君,这和《伤寒论》中的真武汤、小青龙汤、小柴胡等汤其加减方法根本没有什么两样。以小柴胡汤为例,仲景在方后提出(见96条):若胸中烦而不呕者,去半夏、人参,加瓜蒌实1枚;若渴,去半夏,加人参合前成4两半、瓜蒌根4两;若腹中痛者,去黄芩,加芍药3两;若胁下痞鞭者,去大枣,加牡蛎4两;若心下悸、小便不利者,去黄芩,加茯苓4两;若不渴、外有微热者,去人参,加桂枝3两,温服微汗愈;若咳者,去人参、大枣、生姜,加五味子半升、干姜2两。这种加减法就是吴氏的加减法,那它能叫"七加减小柴胡汤"吗?所以说吴氏的五个正气散都是本经自病,它是一个方剂在加减,这与《伤寒论》的泻心汤根本不是一个意义。下面再谈痞证的病理变化和方剂的自然演变。

当痞证从寒转热、从静转动的时候,原有的心下痞,按之濡就会发生本质上的改变。首先是心下痞转化为腹中痛,其次会出现欲呕欲吐。这是水火在相搏,邪气无从出的表现,所以它的病机是胸中有热,胃中有寒(见173条)。胸中有热是指心火亢盛,胃中有寒是指邪气不散,半夏泻心证由此发生了本质上的改变。首先说邪气不散腹痛不减,阴寒不除经络受阻,所以半夏泻心汤去黄芩加桂枝,这个道理是一目了然。也就是这一寒一热的加减,治痞的泻心汤就变成了治痛的黄连汤。这是以黄连为君、桂枝为臣、干姜为佐的方剂,属于从静转动、从寒转热的方剂,所以它要去黄芩加桂枝。

由此可见,痞证的形成要具备两个因素:一个是阴寒内盛,一个是火不下行,所以治痞就必须上制心火,下暖脾胃。得阴病转阳后,再根据其中出现的问题来分经治之。

辨藏厥、蛔厥、脏寒、脏结

《伤寒论》338 条说:"伤寒,脉微而厥,至七八日肤冷,其人躁无暂安时者,此为脏厥,非蛔厥也。蛔厥者,其人当吐蛔。今病者静,而复时烦者,此为脏寒。蛔上入其膈,故烦,须臾复止,得食而呕又烦者,蛔闻食臭出。其人常自吐蛔。蛔厥者,乌梅丸主之。"下面就依次辩解这段经文。

1. 藏厥

藏厥即脏厥,它不犯孤脏,所以用"藏"不用"脏",即诸脏皆可犯厥,皆可出现逆冷。例如心之厥当躁烦不得安,肺之厥当膹郁而喘满,脾之厥当腹满不能食,肾之厥当下利而恶寒,肝之厥当三日为寒,三日为热。凡此,皆有手足逆冷,所以叫藏厥。

藏厥无阳证,它不往来寒热,卒然烦躁欲死,也是阴格阳别。所以说"伤寒,脉微而厥,至七八日肤冷,其人躁无暂安时者,此为藏厥。"藏厥无气化,所以它的治法是回阳救逆,引火归原,代表方剂是四逆汤类。

2. 蛔厥

蛔厥者,厥热胜负,此属厥阴,为肝厥。其中逆冷大于发热者为藏厥,发热大于逆冷者为蛔厥。蛔厥者,其人当自吐蛔,这是风行蛔动,阳气转胜的表现,所以叫藏寒,即脾胃虚寒。虚寒属太阴,其后病从热化属阳明。属阳明者动,属太阴者静。今病者静而复时烦者为阴病转阳、藏厥转藏寒。故蛔虫从静转动,并向上求食而被吐出,这叫蛔上入其膈,故烦。烦是阳气至,厥是阳气退,故时烦时厥是阳气时至时不至,因此出现须臾心烦,须臾复止。又心烦得食而呕,胃中必有寒邪。寒邪动隔,上逆为吐,以致蛔闻食臭出,最终导致吐蛔。这是隔上有热,胃中有寒的逆枢机病。所以它的治法是:逆阳枢属少阳,小柴胡汤主之;逆阴枢属厥阴,乌梅丸主之。本证不得气化,它是胃中生寒,属于逆阴枢,当然用乌梅丸。

3. 藏寒

藏寒是五脏生寒,此属三阴,为病本。病本者少气化,故属阴盛阳虚。如果病从热化,阴盛转为阴虚,那五脏必转六腑,三阴必转三阳。故寒在心,其人必作悸;寒在肺,其人必喘咳;寒在脾,其人必吐利;寒在肾,其人必恶寒;寒在肝,其人必逆冷,这些都属于脏寒。

藏寒不是藏厥,更不是脏结,它不存在阴盛格阳,宿食蓄水,它是阴盛阳虚,寒水不能化气,所以它的治法不需回阳救逆,攻坚逐水,但温其脏即可,如附子汤、理中丸之类。

4. 藏结

藏结是五脏之结,不论痰饮水气,不论食积瘀血,只要不得气化,全部视为藏结。藏结与藏厥相同,都是有阴无阳,只要不从热化,皆属病入膏肓。

以上所论的藏厥、蛔厥、藏寒、藏结都是三阴为病,但有轻重标本之分。一般来说,藏厥无阳,藏寒阴盛,蛔厥是半阳半阴。所以藏寒转蛔厥者易,藏厥转蛔厥者难,因为藏厥无气化,很难回阳故也。

辨蓄水

水是构成生命的基本物质,也是产生气化的基本条件。

水约占地球面积的三分之二强,但这是表面现象,因为它和地球相比那就小而少了,因此说地球上有水,不能说水中有地球。水是地球的组成部分,居地球第二位,所以说地球为太阴,地球上的水为少阴。少阴受太阳熏蒸,产生了自然气化。此气上升冷空,结而成云,复降为雨,流入江河,形成了大自然的水气循环。这是生命孕育、万物滋生的第一条件,名为太阳气化。

人体中的水约占体重的三分之二强,但这是表面现象,因为它和人体相比那就小而少了,因此说人体有水,不能说水中有人。水是人体的组成部分,居人体第二位,所以说人体为太阴,体中的水液为少阴。少阴受太阳熏蒸,产生了人体气化。此气上出口鼻为津,外出皮毛为汗,下行小便为尿,形成了人体中的水气循环。这是生命运动、繁衍孕育的第一条件,名为太阳气化。

太阳属火,但气化却出于水中。没有水,太阳就不能化气,没有火,寒水就会结冰,所以说太阳气化乃是水火的综合功能,任何一方的盛衰都能导致气化失调,甚至不能运行。

蓄水是寒气有余热气不足,所以才导致水停不化。由于寒水是脾土的组成部分,所以治寒水就必须健脾胃,否则水土混为一家,整个机体都是湿气。下面就根据六经的生化原理来分别探讨蓄水。

1. 太阳蓄水

太阳蓄水是指心火不足,肾水不能化气,体液滞留在三焦,由此出现水停不化,是谓膀胱蓄水。膀胱蓄水不是孤立形成的,它至少会涉及心阳不足,脾阳虚惫,运化失司,决渎不利。所以它的治法并不是单纯利水,它要上助君火,中健脾胃,下开决渎,这就形成了五苓散的制剂(见第71条)。在这个方剂中,桂枝温经散寒,这是激发心火;白术健脾燥湿,这是助其转输;苓、泽通关利窍,以渗州都之滞;用散不用汤,意在捷行腠理,避免体液沉积,所以服药后要多饮暖水,以促成津液升腾,最终得到汗出而愈。

2. 阳明蓄水

太阳主表,阳明主里,所以治太阳治皮毛,治阳明治肌肉。

阳明与太阴,相为表里,寒水蓄此,乃是脾不健而肺不运,故使湿气凝聚。因此治阳明蓄水,上要行治节,下要利湿气。从寒化者,温而通之,从热化者,清而泄之。阳明不从寒化,见寒属于太阴,所以阳明蓄水的治法是育阴利水,猪苓汤主之(见223条),这是病从热化、寒湿化为湿热的证治。

太阳蓄水用五苓散,阳明蓄水用猪苓汤。这是两个病从热化的治法,所以它们的外证都有发热、脉浮、心烦、口渴、小便不利。不同的是,五苓散针对的是太阳表证不解,寒水不能化气,所以它的外证是发热无汗,苔白消渴,小便不利,颜色清白。这是阳明未从热化,表寒大于里热,所以它要用桂枝攻表,白术救里;猪苓汤与此不同,它是太阳表证已解,寒湿化为湿热,因此它的外证是发热汗出,苔黄燥渴,小便不利,色泽赤黄。这是阳明已从热化,所以它要用阿胶润燥,滑石泄热。一个注重表寒,一个注重里热,两个方剂自有差别。

3. 少阳蓄水

少阳蓄水是指半在太阳,半在阳明,这是二阳在相逆,因此又叫三阳合病。三阳合病属太阳者病水,属阳明者病土,属少阳者病枢机,即水土不能分离。所以它的治法是在表者汗之,在里者泻之,半表半里者和之。由于少阳蓄水病在三焦,它能导致上焦不能"雾",中焦不能"沤",下焦不能"渎",所以它能演变出各种类型的痰饮湿气。关于这方面的学说,《金匮要略》中的"痰饮咳嗽病篇"最多,临床可根据不同的病变来各个击破。

4. 太阴蓄水

手太阴肺,肺象天;足太阴脾,脾象地。此处蓄水,可概称为寒湿系在太阴。太阴无阳,它不从热化,所以治太阴蓄水只有一个原则,那就是"当以温药和之"。

"当以温药和之"语出《金匮要略·痰饮咳嗽病篇》,其中苓桂术甘汤、小半夏汤、小半夏加茯苓汤属于代表方剂。在这些方剂中,桂枝是激发心火药,生姜是温胃散寒药,白术是健脾燥湿药,茯苓是渗湿利水药,半夏是除痰降逆药,甘草是调中益气药。寥寥数味,就能奠定脾健肺运的治疗大法。在此类方剂中,如果里寒较重,它将于四逆汤结合;如果湿气淫盛,它将于五苓散结合。总之它要健脾运肺,只有脾"健"肺"运",太阴湿气才能消除。

5. 少阴蓄水

少阴上心下肾,上火下水,所以少阴蓄水,在下小便不利,在上凌心作悸。

少阴与太阳相表里,实则太阳,虚则少阴,所以蓄水证得气化者属太阳,失气化者属少阴。属太阳者治其标,属少阴者治其本。治标者汗而散之,治本者温而和之。

少阴与太阴,关系不可分割,因为少阴是太阴的组成部分,所以治水要治脾,治火同样要治脾。桂枝甘草汤(见64条),用桂枝治助心火,用甘草实脾胃,主治寒气凌心作悸;苓桂草枣汤(见65条),用桂枝助心火,用茯苓利肾水,用草枣实脾胃,主治寒水淫盛作悸;苓桂术甘汤(见67条),用桂枝助心火,用茯苓利肾水,用术甘健脾胃,主治寒水淫肾侮脾。以上方剂,无一不用桂枝,桂枝是解表药,所以它们都是主取太阳的方剂。

与上述不同,主取少阴是变救标为救本,变治表为治里,这是治肾水,真武汤主之(见316条)。在这个方剂中,附子温肾,白术健脾,芍药敛肝,茯苓利水,生姜调胃。不用桂枝,意在救里;不用干姜,意在治水,所以它是主治少阴寒水的方剂。

6. 厥阴蓄水

厥阴蓄水与少阳相同,但少阳得气化,厥阴失气化,所以治少阳要治其腑,治厥阴要治其脏。

厥阴与少阳,病变都是逆枢机,但逆阳枢病从热化,逆阴枢病从寒化。厥阴蓄水是病从寒化,所以它的病机是寒水凝结,它的临床表现是饮痰积聚,下利厥逆。这是脏寒、脏厥、脏结的范围,也是病入膏肓的最后阶段。到了这一阶段,如果阴病不能转阳,那预后必死无疑。

阴病转阳要涉及少阴、太阴,因为少阴是太阴的组成部分,它是寒水同性。所以病寒者要治太阴,病水者要治少阴。蓄水是水病,当然要先治少阴,茯苓甘草汤主之(见356条)。在这个病变中,仲景首先提出"伤寒,厥而心下悸,宜先治水,却治其厥。不尔,水渍入胃,必作利也"。这就明确地指出厥阴病既能犯寒,又能犯水,但它的治法却是先治水后治寒,先治少阴后治太阴,否则水土相混,湿热熏蒸,陈寒旧水就能演变成红白痢证。

厥阴病在"六经辨证"中属于最后阶段,这是生死存亡的转化阶段。在这一阶段中,如果病从寒化,它将走向死亡;如果病从热化,它将走向痈脓,因为厥阴病不得气化,它很难从阴转阳,所以它的治疗原则是:"厥阴不从标本,从乎中见"。也就是说,任何厥阴病都必须获得少阳气化才能转危为安。

以上谈的是六经蓄水及其辨证施治,由于寒水本是一家,所以痰饮湿气都是同类,临床可根据它的变化性质来分经治之。

辨蓄血

蓄血即离经之血,初溢时为淤,可旋停而旋去;积久后成瘀,必产生病理阻滞。蓄血的成因和种类繁多,常见的病因有六淫七情、疫疠杂症、跌打堕坠、虫兽金伤等。滞留的部位也能表现在任何区域,即何处有脉络,何处能出血,何处有间隙,何处能凝结,这就是广义的蓄血。

狭义的蓄血是指某经某脏,例如瘀血在皮毛,瘀血在肌腠,瘀血在脉络,瘀血在脏腑等等。不论哪种瘀血,只要蓄久成瘀,均须依法荡之,否则变化无穷,贻害不可底止。蓄血在《伤寒论》中能表现在以下几个方面。

太阳蓄血

太阳蓄血是指伤寒表不解,卫气不能从汗发泄,以致营分积热化火。火邪伤阴,逼血妄行,由此出现吐衄便漏,是谓因火动血。因火动血不为瘀滞者曰红汗,这叫不从汗解,必从血解。例如"太阳病,脉浮紧,无汗,发热,身疼痛,八九日不解,表证仍在,此当发其汗。服药已微除,其人发烦,目瞑,剧者必衄,衄乃解。所以然者,阳气重故也。麻黄汤主之。"(见46条)"太阳病,脉浮紧,发热,身无汗,自衄者愈。"(见47条)"伤寒,脉浮紧,不发汗,因致衄者,麻黄汤主之。"(见55条)"伤寒,不大便六七日,头痛有热者,与承气汤,其小便清者,知不在里,仍在表也,当须发汗。若头痛者,必衄,宜桂枝汤。"(见56条)这些都是红汗,都是邪从衄解。但这些红汗都不存在淤积,所以它们都不属于太阳蓄血。

太阳蓄血是指血液溢出于脉络之外,滞留在窍道之中,形成瘀血内阻的诸般血证,这才叫太阳蓄血。太阳蓄血,表不解者不可攻里,当先解表。表解乃可攻里,这是太阳蓄血证的治法。由于太阳统摄营卫,本为水火脏腑,所以病水者叫太阳蓄水,治在卫气;病火者叫太阳蓄血,治在营血。

蓄血在上,其人喜忘,蓄血在下,其人如狂。不论喜忘还是如狂,都是瘀血在作祟,所以治法都是活血化瘀。《伤寒论》第106说:"太阳病不解,热结膀胱,其人如狂,血自下,下者愈。其外不解者,尚未可攻,当先解其外。外解已,但少腹急结者,乃可攻之,宜桃核承气汤。"这段经文的大意是太阳表证不解,汗不得出,随后出现了少腹急结,小便自利,其人如狂,这是热结膀胱,为太阳蓄血。太阳蓄血血自下者愈(这和太阳病不解,自衄者愈其道理是一致的)。若不愈,可予桃核承气汤,但原则是先解表,后攻里。那么解表与攻里都是治太阳吗? 非也! 因为桃核承气汤取材于调胃承气汤,它是攻逐阳明的方剂,其中桃仁桂枝走营血,所以它又属于二阳并病。二阳并病表不解者不可攻里,这是针对阳明而言。但蓄血严重,少腹硬结,其人发狂者,虽有表证可先下其瘀,抵当汤、抵当丸皆主之(见124、125、126条),这是针对太阳随经,瘀热在里的证治。但这个"里"并不是指肌肉肠胃,它是指太阳之里,是针对营分血分而言,这和太阳表不解,卫气不得宣,可先用五苓散治蓄水其道理是完全一致的。

阳明蓄血

阳明外主肌肉,内主肠胃,瘀血蓄此,自然归宿于"胃家实"的范围。

"胃家实"在《伤寒论》中是典型的阳明病,它的主要治法是承气汤,但它要分为三个阶段:第一个阶段是"胃家实"的初兴时期,第二个阶段是"胃家实"的鼎盛时期,第三个阶段是"胃家实"的半衰时期。在这从兴到衰的不同时期,仲景分别采用了调胃承气汤、大承气汤和小承气,这是针对肠胃燥结的三种不同治法。蓄血也不例外,早期的蓄血,阳明燥热初兴,瘀血尚未形成,所以它的治法是内攻其里,兼顾其表,这就是桃核承气汤。这个方剂是以调胃承气汤为基础,另加桃仁桂枝,很明显它是二阳蓄血的制剂。二阳蓄血是指营血从络脉溢于肌腠,这是蓄血初聚,所以它能出现"血自下者愈"。如果不能自下,那就需要桃核承气汤逐之。中期的蓄血,阳明燥热鼎盛,瘀血已经形成,所以它的治法是峻攻其里,这就是抵当汤。这是以逐瘀破血为主的方剂,其荡涤作用可与大承气汤相媲美,但大承气汤走气分,抵当汤走血分,这是两者的不同施治。晚期的蓄血,阳明燥气已衰,瘀血化为干血,所以它的治法是缓攻缓下,这就是抵当丸。这个方剂是以抵当汤为基础,变汤为丸,很明显它是小承气汤微调微和的手段。

在治疗阳明蓄血的病变中,仲景一般不用芒硝,因为芒硝寒化肠胃,不利于瘀血吸收,所以除了阳明燥热淫盛,少腹急结,咽干潮热大便难外,基本都是但逐其瘀。

少阳蓄血

太阳主表,阳明主里,少阳主半表半里,所以少阳蓄血,既可与太阳相合,又可与阳明相并。

手少阳三焦经,为人体气血通道,它内行血海,外走毛脉,上至巅顶,下至足脚,可谓无所不至。这是人体的网络系统,一旦受阻,五脏六腑皆摇。

三焦无主权,受区域所控制,所以临床表现不能一致。故瘀血攻心,心痛头晕,神志昏愦;瘀血乘肺,咳逆喘满,鼻起烟煤;瘀血在经,往来寒热,胁如锥刺;瘀血在上,其人善忘,发脱舌绛;瘀血在中,脐脘拒按,便黑而软;瘀血在下,其人如狂,少腹硬满;瘀血在表,营卫不和,周身作痛;瘀血在里,齿焦口燥,或有潮热等。凡此皆与三焦有关,皆属气滞血瘀,皆能影响肝胆调节,以致少阳丧失了冲和中正之气,所以治少阳蓄血首先要疏肝理气。

单纯的治少阳,首选的方剂是小柴胡汤,但小柴胡汤侧重于气分,用于少阳蓄血并不能处处吻合,这就需要与活血化瘀的药物相结合,并要根据蓄血的不同区域和性质来分经用药,所以治疗少阳蓄血证就最为烦琐。关于这方面的研究,唐宗海的认识可谓最多。在他所编著的《血证论》中,唐氏把许多血证进行了分类施治,其中小柴胡汤的应用可谓半壁江山,这就足以说明少阳蓄血的临床表现在变化上为最多,遗憾的是唐氏把蓄血和瘀血进行了分类,以致后人对蓄血、淤血、瘀血不能统一理解。王清任著《医林改错》,提出了"血化下行不作痨",这是他治疗瘀血的卓见。在他所创立的逐瘀汤中,绝大多数方剂都是少阳用药,其中血府逐瘀汤,重在心胸,这是上焦用药;隔下逐瘀汤,重在隔下,这是中焦用药;少腹逐瘀汤,重在血室,这是下焦用药;通窍活血汤,重在经络,这是窍道用药,这当然都是三焦用药。三焦在王氏心目中是指隔膜,但他把隔膜与腔子说成了血府,把腔子里瘀血说成了生理上的血液,这无疑是解剖上的偏见,但他的方剂却能收到举目共读的效果,因为它内含着小柴胡汤的应用法,它与《金匮要略》中的逐瘀方剂乃是同步改革。

太阴蓄血

热伤阳络则吐衄,热伤阴络则便血,所以三阳蓄血大多上行外达属六腑,三阴蓄血大多下行内还归五脏。

手太阴肺经,足太阴脾经,这是阳明之本。此处蓄血,无论聚在何处,阳气都是自免三分。在《伤寒论》中，凡病属阳明者，胃家必然从热化燥，所以它的外证是身热口渴，大便结硬；凡病属太阴者，胃家必然从湿化寒，所以它的内证是腹满时痛，下利不止。蓄血也不例外，属阳明者从热化燥，属太阴者从湿化寒。故寒湿系在太阴，属肺者宗气下陷，属脾者不能裹血。以宗气下陷加不能裹血，中焦由此而生寒，下焦由此而蓄血，最终形成了黄土汤（方见《金匮要略》）之类的阴性便血。阴性便血的特点是大便虽易，其色必黑。

少阴蓄血

少阴与太阳相表里，所以少阴蓄血与太阳蓄血的途径基本一致，但太阳得气化，少阴失气化，所以治太阳者要清，治少阴者要温。

少阴蓄血，根在水火，水性本寒，火性本热。所以少阴从热化者属太阳，太阳从寒化者属少阴。属太阳者血因火动，这叫热结膀胱；属少阴者血因寒泄，其人必下血。下血者用桃花汤（方见《伤寒论》），这是太阳转少阴的蓄血治法。

少阴与太阴，关系不可分割，因为脾土是水火的媒介。所以病太阳要涉及阳明，病少阴要涉及太阴。黄土汤用附子，这是治少阴；桃花汤用干姜，这是治太阴，这些都是水火与脾土的关系。所以少阴病水，它会出现下利，少阴病火，它会出现下血。下利与下血都能涉及肠胃，都是合病与并病，但侧重于水火者属于少阴，侧重于脾土者属于太阴。

厥阴蓄血

手厥阴心包经，主宰着隔膜联网，足厥阴肝经，主宰着血气调节。此处蓄血，属阳者归宿于三焦道路，属阴者归宿于网络系统。

厥阴与少阳，相为表里，所以病从热化者属少阳，病从寒化者属厥阴。属少阳者得气化，故往来寒热，制以小柴胡汤；属厥阴者失气化，故胜负厥热，制以乌梅丸，这是少阳与厥阴、得气化与失气化的治疗大法。蓄血证的治法与此相同，病在少阳要制以小柴胡法，病在厥阴要制以乌梅丸法。所谓法，就是根据蓄血的不同性质来选择不同的药物，并不是指离开柴胡乌梅就再无良药。在厥阴的蓄血病变中，只要它使用的药物符合厥热胜负的原理，最终能促成少阳中见，它就是厥阴病的治疗大法。由于厥阴病是病入膏肓的最后阶段，生死存亡能变化在一瞬之间，所以它的治法都是随机应变。它既可以用四逆散，又可以用承气汤，当然就能使用抵当汤。要知道，肝胆为调节脏腑，但它并不是专主调气，它是既能调气又能调血,所以病气病血都要疏肝。既如此,厥阴蓄血就不能拒绝活血化瘀之剂,凡虻虫、水蛭、干漆、大黄、桃仁、红花、赤芍、丹皮、蛴螬等等都是它的治疗范围。

以上所论,乃是蓄血中六经的辨证大法,这是《伤寒论》的辨证法。能掌握这一辨证法,就能识别任何血证的虚实标本,从而不被后人的奇谈怪论而被搞得头昏脑涨。

辨黄疸

黄疸有阳黄和阴黄,阴黄涉及三阴,阳黄涉及三阳。

太阳发黄,必有表寒;阳明发黄,必有里热;少阳发黄,半寒半热;太阴发黄,湿气浊重;少阴发黄,水气不行;厥阴发黄,膏肓俱病。以上诸黄,无一不涉及肝胆,所以三十六黄的治法最终取决于少阳。

手少阳三焦经,为人体气血通道;足少阳胆经,主宰者中正与中精,这是五脏六腑,凡十一脏皆为取决的象征,一旦受阻,气血就会失调,胆汁就会逆行,由此出现了身黄、目黄、小便黄等各种类型的黄疸病。

黄疸病的出现象征着肝气郁结,这是谋虑失调。在正常情况下,肝胆肩负着阴阳水火的调节,所以正常的胆汁是指气血津液的结合产物。这种产物洁净清晰,它不含杂质,因此被称为精汁(胆汁)。精汁是衡量人体健康的重要标志,也是鉴定中精之腑的唯一标准。由于精汁来源于后天,生化与先天,所以精汁能否正常生化与运行,除了肝胆调节外,还要追溯其他脏腑的方方面面。

黄疸是胆汁在变性,也是胆汁在逆行。这是阴阳在相逆,水火再交争,也只有寒热相搏、水火争冲,循经的胆气才能逆行,洁净清晰的胆汁才会变性。所以治黄疸就必须治水治火、治寒治热,下面就看《伤寒论》治黄疸的六经辨证法。

太阳发黄

太阳发黄必有表证,所以在外不得汗出,在下小便不利,这是黄疸产生的主要原因。一切黄疸产生都要具备这一条件,但阳性黄疸得气化,所以它的外证是畏风发热、脉浮无汗、身黄小便难,除此以外还要具备但头汗出、身黄如橘子色,这是阳黄出现的主要标志,而阴性发黄就欠缺这一点。在《伤寒论》中,仲景治阳黄有三个方剂:茵陈蒿汤、栀子柏皮汤、麻黄连翘赤小豆汤。这三个方剂并列在阳明病篇,但它们的主治却是太阳发黄、阳明发黄、少阳发黄。

太阳发黄的首选方剂是麻黄连翘赤小豆汤(见262条),这是桂麻各半汤的变法,是针对太阳发黄而兼表证不解。在这个方剂中,原有的桂枝是温经散寒药,原有的芍药是柔肝育阴药,这是调和营卫的药物,所以它的适应证是外感风寒。发黄是内热淫盛,而且属于湿热,所以助火的桂枝、育阴的芍药就必须减去,另加连翘赤小豆,变助火为制火,变育阴为截热。由于发黄内藏湿气,阳明太阴旧有本虚,所以太阳表证不解者不可妄利小便,桂麻各半汤所以增加了生梓白皮,这是宣肺不助火、利气不助热的药物,麻黄连翘赤小豆汤所以选择了此药。这不仅增强了肺主治节的功能,有利于麻黄的解表、发汗、利尿,还能避开热药助火(如桂枝)、凉药生寒(如石膏)的弊端,因此适用于表有风寒,里有湿热的黄疸病变。

阳明发黄

阳明发黄必有里证,至少会看到身热口渴不恶寒,这是地地道道的阳黄。阳黄形成后,身热反甚者,名为火邪。火邪竭阴,内迫阳明,机体由此走向了高热,这是湿热发黄的鼎盛时期。在这一时期,受汗腺被阻和小便不利的影响,三焦出现了壅滞,相火也开始猖獗,因此才选用栀子柏皮汤(见261条)。本方用栀子清包络,用黄柏泻命火,用甘草实胃气。不用承气白虎,不选芒硝、石膏,因为发黄不是燥热,它是湿热。湿热不宜峻攻,所以发黄伴有肠胃结实时,只能采取小承气汤中的大黄来攻坚破结。

少阳发黄

少阳发黄半表半里,它是内藏湿气,外露火热。所以它的治法是疏利肝胆,荡涤湿热,茵陈蒿汤主之(见236条),这是主取少阳,兼取阳明的方剂,也是中和表里,疏肝利胆的小柴胡汤变法。在这个方剂中,仲景既没有使用柴胡、黄芩,也没有使用半夏、人参,更没有是用甘草、姜、枣,但这并不代表黄疸病不能使用小柴胡汤。在《金匮要略》黄疸病篇中,仲景治黄疸特别提出:"逐黄,腹痛而呕者,宜柴胡汤"。可见柴胡汤并不是黄疸病的禁忌。既如此,仲景治黄疸为什么要首选茵陈呢?

首先说柴胡与茵陈都是疏肝利胆药,但柴胡升阳捷速,不利于湿热壅滞,茵陈恰能做到这一点。《神农本草经》中是这样描述茵陈的:"气味苦平微寒无毒。主风湿、寒热、邪气、热结、黄疸。久服轻身益气,耐劳面白悦,长年。"这是茵陈与柴胡极其相似的主治,但两者相比,柴胡就显得性急,茵陈就显得性缓,从两者的生态上看就能说明这一点。因此用柴胡是为了升清,用茵陈是降浊。一个是治少阳寒热,一个是治少阳湿热。发黄的病机的湿热,所以不用柴胡用茵陈,这是两者的主要区别。

太阴发黄

太阴不从热化,见热转属阳明,所以有热者属阳明,为阳黄;无热者属太阴,为阴黄。不论阴黄还是阳黄,只要发黄,它都存在湿气,所以它的治法都以除湿为主。阳黄者,茵陈蒿汤主之;阴黄者,茵陈五苓散主之,这是治疗黄疸病的主要方剂。在这些方剂中,茵陈是利湿驱黄的主要药物,它是少阳用药。如果与大黄合并,那它就兼治阳明;如果与白术合并,那它就兼治太阴。茵陈蒿汤治湿热,方中的佐使是栀子、大黄;茵陈五苓散治寒湿,方中的佐使是白术、茯苓。一个是实则阳明,一个是虚则太阴。所以黄疸为病,只要涉及里,只要寒湿过盛,中气内虚,它都属于阴黄。阴黄的治法可首选茵陈五苓散,寒盛时可去桂枝加干姜、附子,或者合并四逆理中辈;如果有痰湿,腹满而喘,或热除而哕者,可予小半夏汤或者小半夏加茯苓汤;如果中气内虚,表证迟迟不解,可先予桂枝加黄芪汤来救里解表(上方俱见《金匮要略》黄疸病篇),然后再根据标本的转化依次治黄。

少阴发黄

少阴发黄是太阳病本,因为太阳与少阴相表里。但太阳得气化,少阴失气化。故黄疸得气化者为病标,其人当脉浮发热,小便不利,但头汗出,余处无汗,这是阳黄,治法以攻表为主,宜麻黄连翘赤小豆汤;失气化者为病本,其人当脉沉肢冷,小便不利,头身俱无汗,这是阴黄,治法以救里为主,宜茵陈五苓散。寒气淫盛者,可结合附子汤;水气淫盛者,可结合真武汤。由于少阴是太阴的组成部分,寒水湿气共一家,所以治脾者要治湿,治肾者要治水。但得湿去小便利,诸黄的堡垒可不攻自破。以上谈的是少阴寒化证,如果少阴化火,它将使用黄连阿胶法。所谓法,就是指方剂在应用中的变化,而不是指原汁原味的汤药,例如猪肤汤治少阴咽痛(见《伤寒论》少阴病篇)、猪膏发煎治少阴发黄(见《金匮要略》黄疸病篇)就是同类变法。

厥阴发黄

厥阴发黄是指病入膏肓,这是物极必反的时刻,所以厥阴发黄的治法和其他厥阴病一样,最终都要获得少阳气化,这叫厥阴不从标本,从乎中见。在《金匮要略》黄疸病篇中,仲景治黄疸除了茵陈蒿汤、栀子柏皮汤、麻黄连翘赤小豆汤外,还增补了硝石矾石散、栀子大黄汤、桂枝加黄芪汤、猪膏发煎、茵陈五苓散、大黄硝石汤、小柴胡汤等。毫无疑问这是六经并取,标本同治,而且是随机应变,从始至终融为一体。

辨痰饮与水气

痰饮与水气并列在《金匮要略》中,但在《伤寒论》中也无处不存在。区别的是暴发于生死之间的为伤寒,沉积在长年累月的为杂病。

痰饮与水气皆属于阴,因此它的治疗大法是:俱当以温药和之。

痰饮与水气同姓同类,它是人体水液在阴阳失衡的条件下形成的,这是水液的反常变化,所以说它是病理反应。在正常的情况下,"饮入于胃,游溢精气,上输于脾。脾气散精,上归于肺。通调水道,下输膀胱,水精四布,五经并行"(见《素问·经脉别论》)。这是人体正常气化。正常气化又可分为下几种:即清中之清者为气,清中之浊者为津,浊中之清者为液,浊中之浊者为尿;在反常的情况下,清中之清者病气,清中之浊者病津,浊中之清者病液,浊中之浊者病尿,痰饮水气这就是在这种情况下出现的。

《金匮要略》痰饮咳嗽病篇说:"夫饮有四,何谓也?"师曰:"有痰饮、有悬饮、有溢饮、有支饮。"又说:"病痰饮者,当以温药和之。"

《金匮要略》水气病篇说:"病有风水,有皮水,有正水,有石水,有黄汗。"又说:"诸有水者,腰以下肿,当利小便;腰以上肿,当发汗乃愈。"简短的经文,既能说明痰饮水气共一家,又能说明温阳制水是它的治法要领,下面就看张仲景是怎样治疗水气痰饮。

1. 水气痰饮发太阳

太阳病水,卫气不行,在上喘咳,在外恶风,在下小便不利。与肠胃合病,其人则呕逆下利。呕利者,葛根汤主之(见 31、32 条);无汗而喘者,麻黄汤主之(见 35 条);心下有水气者,小青龙汤主(见 40 条)之;水停不化者,五苓散主之(见 71 条)。如果归宿于杂病,属痰饮者苓桂术甘汤、大小青龙汤、十枣汤、五苓散皆主之(方见《金匮要略》痰饮病篇);属水气者,越婢汤、甘草麻黄汤、杏仁汤皆主之(方见《金匮要略》水气病篇)。这是太阳病气、病水、病痰、病饮的方剂。

中医溯源

从这些方剂中不难看出,痰饮水气本为一体。

2. 水气痰饮发阳明

阳明病水,肠胃壅滞,在上主喘满,在下主下利,在外主身重,在内主湿痹。与膀胱合病,其人则病痰病饮、病湿病水。其中溢饮无汗者,大青龙汤主之;支饮不得息者,葶苈大枣泻肺汤主之;支饮胸满者,厚朴大黄汤主之;肠间有水气者,己椒苈黄丸主之;心下有支饮者,小半夏汤主之。如果涉及伤寒,那是阳明蓄水。蓄水者,猪苓汤主之(见223条);结痰者,大小陷胸汤主之(见134、138条)。这是阳明病气、病水、病痰、病饮的方剂。由于饮痰湿邪皆属于水,所以治阳明舍太阳就无法成立方剂,因为肾与膀胱主宰水气。

3. 水气痰饮发少阳

少阳病水,表里相逆,在上痰饮,在中悬饮,在下支饮。与膀胱合病,其人则病水饮。病水饮脉浮者,苓桂术甘汤主之;脉弦者,十枣汤主之;脉伏者,甘遂半夏汤主之;脉紧者,木防己汤主之。少阳得气化,它是三阳在相逆,而且邪在三焦,易从寒化,因为它是痰饮水气,所以治少阳病水,既要调和三阳,又要注意三阴,以免造成阳气内虚,寒湿犯脾。

4. 太阴病水

太阴病水,运化失司,在上喘满,在中吐利,在下小便不利。与寒水合病,其人必苦眩冒。眩冒者,泽泻汤主之;咳满者,苓甘五味姜辛汤主之;身重者,防己黄芪汤主之;心下坚如盘者,枳术汤主之。这是太阴病气、病水、病痰、病饮的治法。

5. 少阴病水

少阴病水,元阳疲惫,在下浮肿,在上心悸,在腑气短,在脏少气。与湿气联袂,其人必小便难、自下利。自下利者,真武汤主之;心下悸者,桂枝甘草汤主之;脐下悸者,苓桂草枣汤主之;转胞不得溺者,肾气丸主之。这是少阴病水、病气、病痰、病饮的标本论治。

6. 厥阴病水

厥阴病水,阴阳格拒,从热化者生,从寒化者死。死者为脏结脏寒,生者为痰饮水气。厥阴本调节脏腑,故寒水犯经治法与少阳相似,但少阳得气化,它是三阳在相逆;厥阴失气化,它是三阴在相逆,所以厥阴病水的治法是"当与脏气中求之",务使阴病转阳、促成少阳中见。一切厥阴病变的治疗大法都是这个原理,一切水气痰饮的治疗原则都是:"诸有水者,腰以下肿,当利小便;腰以上肿,当发汗乃愈。"

以上所论,乃是痰饮水气的粗略概说,详细机理已注解在《伤寒论》和《金匮要略》中的每一个条款内,这里只是阐明痰饮水气与六经的辨证关系。

辨霍乱与伤寒

论说:"伤寒,其脉微涩者,本是霍乱,今是伤寒,却四五日,至阴经上,转入阴必利,本呕,下利者,不可治也。欲似大便,而反失气,仍不利者,此属阳明也。便必硬,十三日愈,所以然者,经尽故也。下利后,当便硬,硬则能食者愈。今反不能食,到后经中,颇能食,复过一经能食,过之一日当愈,不愈者,不属阳明也。"(见384条)

霍乱与伤寒皆属于急性热病,俱能导致死亡。但伤寒伤人,它是有规律、有秩序的转化,而霍乱中人,初感就造成代谢紊乱,出现上吐下泻,而且很快就能进入衰竭! 这是人所共知的烈劣性传染病,如果不能及时救治,绝大多数病人能在二三日内死亡,这当然与外感伤寒有着显著的区别。那么伤寒与霍乱有没有必然的联系,感染了霍乱能否又同时感染伤寒? 为什么张仲景把两者的病变连接在一起,其理论学说又有什么临床指导意义? 下面我就谈谈个人的心得。

首先说,任何疾病,包括各种传染病,只要它中人,它就必须具备两个条件,这就是内因和外因。内因是指脏腑的虚实,外因是指病源的属性,外因只有通过内因才能起到致病作用。例如霍乱,如果正气内存,津液充沛,那邪气是不能侵犯人体的。只有脏腑不实,正气内虚,邪气才会乘虚而至。故风雨寒暑,不得虚,邪气不能触伤人,卒然遭邪风而不病者,盖无虚。这叫"正气内存,邪不可干;邪之所凑,其气必虚"。

霍乱是急性传染病,它的致病因素与伤寒不同,它的传播途径与伤寒也不同,但它的临床表现和病理变化却与伤寒无异。因为任何病原体,它只要侵犯人体,它就必须坠入六经,然后伴随着脏腑的虚实而变化,它绝对不可能从始至终与脏腑虚实无关,从感染到死亡都是霍乱弧菌在反应。由此可见,当霍乱中人的时候,它首先打乱了脏腑的正常功能,这是霍乱初感的挥霍缭乱阶段。在这一阶段,多数病人会因气血紊乱而走向死亡! 如果不死,机体就会产生抗力,就会出现正邪交争,从而演变出三阳病和三阴病,所以它的辨证大法是前期遵照霍乱,后期遵照伤寒,这就是"本是霍乱,今是伤寒"的原理,这个原理概称万病归六经,《伤寒论》所以被视为"六经钤百病"。

在本论中,仲景首先提出了"伤寒,其脉微涩"。这是霍乱病进入了后四五日的阴寒脉象,这个脉象与霍乱前三日的挥霍缭乱阶段绝对不同,它是从阳性走向阴性、从亢盛走向衰竭,所以霍乱病得此脉者已经病入三阴,已经从洪大滑数的脉象走向了沉迟微涩。这是典型的阳病入阴,也是名副其实的霍乱转伤寒。在此期间,如果吐利不止,预后多数凶险;如果大便渐止,或者但利无呕,或者欲似大便,不时失气,虽小便仍不利,已提示阴病在转阳。转阳者,大便必硬,此属阳明,预期为十三日愈。所以然者,霍乱来势凶猛,耗气竭精,恢复周期长,所以经尽再经尽乃愈。换句话说:霍乱病能否在两三个周期内获愈,关键是看它能否获得阳明气化,这是胃气。《脉经》云:"人有胃气则生,无胃气则死。"霍乱是上吐下泻,初感就损胃气,而且极易虚脱,所以霍乱病从阴转阳者生,从阳转阴者死。那么霍乱病又是怎样转化的呢?例如下利后,大便当硬,硬则能食,这是阴病转阳。如果早期不能食,中期欲思食,后期饮食知味,这同样是阴病转阳。转阳者,过经必自愈。不愈者,胃气未至,当然不属阳明,这就是本条所论的真实含义。(本条旧著多错)

以上所论,基本阐明了霍乱与伤寒的辩证关系,指出了任何疾病,不论它是外感还是内伤,不论它是传染病还是代谢病,只要它侵犯人体,它就无可争议地坠入六经,并且伴随着脏腑的虚实而变化,这就是《伤寒论》六经辨证法的总则。

伤寒论溯源

Tracing the source of basic Chinese Medicine

读《伤寒论》须知

一、《伤寒论》为《伤寒杂病论》的一部分，它是汉代以前的中医学总结，是唯物辩证法的基础学，其辩证大法可适用于任何学科的诊断与治疗，如果仅把它视为热病专著或外感专书，则贬低了它的文献价值。

二、《伤寒论》理法方药融为一体，风寒暑湿燥火合为一气，诸病辨证通用六经，非后人所说的用"六经辨伤寒"，用"卫气营血辨温病"，用"脏腑八纲辨杂证"。

三、《伤寒论》六经与针灸学六经概念不同，针灸学六经是以经络为导向，而《伤寒论》六经则是中医辨证方法的说理工具，两者切勿混为一谈。

四、《伤寒论》六经辨证，言脏必言腑，言手必言足，而且反复强调相互之间的关系，例如太阳病论膀胱必论小肠，太阴病论脾必论肺。若知脾不知肺，论膀胱失小肠则有失偏颇。

五、《伤寒论》凡表实热者为阳，里虚寒者为阴，这是古人平脉辨证的最基本原则。故病从热化者为阳属腑，病从寒化者为阴属脏。例如阳明病，从热化者属胃与大肠，这叫实则阳明；从寒化者属脾与肺，这叫虚则太阴。

六、《伤寒论》六经，各有自发症，这是纲领。各有合并症，这是相互之间的关系。不知自发症，便不知合并症。例如少阳病，口苦、咽干、目眩为自发症；往来寒热、胸胁苦满、默默不欲饮食、心烦喜呕等为合并症。如果把合并症揽入自发症，那叫以目乱纲，其后解释六经就会愈解愈乱。

七、《伤寒论》辨证，证脉纯阴者死，纯阳者死。故任何病变，除了死证以外，都是阴中有阳，阳中有阴。例如四逆汤证，自始至终存在着里有热；白虎汤证，自始至终存在着里有寒。如果把"里有寒"改作"里无寒"，白虎证将变成白虎死证。

八、《伤寒论》辨证法，万病统归六经，而且相互演变。即本为霍乱，今是伤寒;本为伤寒,今是中风;本为中风,今是温病;本为温病,今是杂症。例如太阳病,从恶寒到发热为伤寒转中风;从发热到口渴为中风转温病;从口渴到痞满为温病转湿温;从痞满到吐利为湿温转寒湿;从吐利到厥逆为从寒湿转伤寒。这就是六淫的相互演变,不知这种演变,那"伤寒永远是伤寒,中风永远是中风,温病永远是温病"。

九、《伤寒论》诊脉与后世不同,它不存在左为人迎、右为气口,也不是以左心包和肝胆肾、右肺大肠脾胃命为依据。它是证脉相应,随机演变,左右逢源,变化无穷。故脉有但浮者,有阳浮而阴弱者,有阴阳俱浮者,有关下沉紧者等等。在《伤寒论》中,此类脉型有百余种,而且是无穷无尽变化,这与后世的二十八脉分类法有着本质上的区别。

十、《伤寒论》本汉代著作,由于文意深奥,许多知识结构很难理解,由此出现了历代注家的解说,其中许多注解属于伪说,所以破解《伤寒论》,切勿以晋唐以后的学说为依据。

十一、《伤寒论》知识结构严谨,每条经文都是相互呼应,相互佐证。如果断章取义,或者选段归类,那便不能得到六经辨证法的真髓。

十二、《伤寒论》文法,特点是见病知源,因此要学会从无字处求字,从无法处求法,从无方处求方,从无药处求药。

十三、读《伤寒论》,必须与《金匮要略》相结合,否则伤寒与杂病不能衔接。

十四、读《伤寒论》,必须与天文、地理、人事等学科知识结合,否则难解其中之奥妙。

十五、读《伤寒论》,必须参照晋唐以后的中医学,否则难明"伤寒钤百病"的真实价值。

辨太阳病脉证并治（上）

太阳之为病,脉浮,头项强痛而恶寒。(1)

问曰:什么是太阳病? 答曰:凡能影响太阳气化的一切病变可统称为太阳病。问曰:什么是太阳病提纲? 答曰:提纲即是指太阳本经的自发症,即自病。问曰:什么是自病? 答曰:自病不涉及合病、并病,例如太阳病脉浮,假令脉沉则属少阴,故沉脉不能进入太阳病提纲,以此类推。

辨别太阳病提纲首先要辨明以下几个问题:(1)什么是提纲,立提纲的原则是什么? (2)发热能否进入太阳病提纲? (2)太阳病是否专主表证?

1.提纲和立提纲的原则

提纲是提网的总绳,任何事物都有纲网。纲是网上的提绳,网是纲下的目孔。提不起总绳,就放不开网目,所以说只有纲举,才能目张,这就是立提纲的原则。

中医学的提纲,是指理法方药;《伤寒论》的提纲,是指一切外感急性热病;而"六经"的提纲,则是指本经至当的证脉。

什么是至当的证脉呢? 至就是至关重要,当就是适当、恰当。例如太阳病脉浮,这是太阳自病脉,是所有太阳急性热病所共有的脉象,所以它能进入提纲。如果把浮大、浮滑、浮洪、浮数等脉也列为太阳病那就不适当了,因为它是合并脉;再比如太阳病,它的主要临床表现是头项强痛,但有时也会出现身疼、腰痛、骨节疼痛。不过两者相比,前者就显得重要,也就是说一个是必然症,一个是或然症,所以前者为纲,后者为目,这就是《伤寒论》立提纲的原则。

2."发热"能否进入太阳病提纲

首先说立提纲不是合并症,也不是或然症,它是立本经自病,即自发症。"发热"虽然是太阳病的一个主要症状,但它不是自病。因为发热来源于火,无火不生热。火属太阳,热属阳明,而风气又属少阳(火无风不生,火无物不燃,而火之既燃就必然焚物),此"发热"所以为三经合并才能产生。太阳病提纲所以无"发热",阳明病提纲所以无"潮热",少阳病提纲所以无"往来寒热"。在本太阳病提纲中,仲景没有提出"发热",因为它是合并症,它不能进入提纲,所以才使用了一个"而"字来转折"发热",以免造成以目乱纲! 这本是一个十分简朴的中医辨证法,可惜这个辨证法从晋唐到现在,没有哪位伤寒注家能够阐明。

再谈恶寒:"恶寒"与"发热"相反,它是大自然在阳气不足的情况下形成的一种寒邪。这种寒邪遇阳化气,遇阴冻结。太阳病是阳气不足、阴气有余,它是在阴盛阳衰的状态下自然形成的,所以"恶寒"是自发症,用不着与谁合并就能产生。

3. 太阳病是否专主表证

"太阳主一身之表,为六经之藩篱。风寒袭人太阳首当其冲,邪干于表,正气向外抗邪,故脉应之而浮。风寒外束,太阳气化受阻,正邪交争在太阳经,故头项强痛。风寒之邪外束于表,故恶寒"。这几乎是所有《伤寒论》注家的解释,但这种解释归根结底一句话"太阳主表"。那么太阳病就是单纯的表证吗? 如果是表证,那蓄水证、蓄血证、泻心证、结胸证就不能解释,因为它们都不是表证,它们能分布在脏腑机体的每一个角落。以麻黄汤证治为例(见35条):喘是邪气犯肺,无汗是邪气犯皮毛,身疼是邪气犯肌肉,骨节疼痛是邪气犯筋骨,这些难道都是表证? 所以用"太阳主表"来解释太阳病是片面的,倒不如说凡是能影响太阳气化的一切病变统称为太阳病。

太阳病,发热,汗出,恶风,脉缓者,名为中风。(2)

太阳病提纲既立,太阳病条目自然分类。在条目分类中,它不仅包括了太阳中风、太阳伤寒、太阳温病、太阳湿病、太阳中暑、太阳燥证、太阳疫疬等,而且将这些病变的相互关系与内科杂症紧密相连,从而形成完整的中医辨证体系,这种体系就叫"六经钤百病"。下面先谈太阳中风。

1. 中风的形成与特点

首先说什么是风:在科学常识中,任何一种风都是阴阳相应之气,都是水火在相搏,寒热在相应。例如甲方的热空气上升,乙方的冷空气就会流来补充,这就形成了风。所以风的特点是善行而数变,它既不受季节所限,又不受区域所控,而且能与六气中的任何一气合并,因此说风为六淫之首,又为百病之长。风不挟物,你很难知道它的存在,只有与物质合并时它才出现那无限的淫威!例如风与水合并出现大浪滔天;风与火合并出现风火燎原;风与土合并扬起沙尘暴等等。所以风邪为病,大多是合并症,治风邪也就必须随机应变,这就是《素问·风论篇》所提出的"风无常方",但这并不是说治风证没有原则。在我国,特别是在晋唐以后,有关中风的学说层出不穷,许多注家并不明白风气产生的原理,却巧立门户,或真或类,名火名虚,众说纷纭,莫衷一是,以致陈修园有"不为中,名为类,合而言,小家技"之斥,这些都是治疗风证的大敌!例如吴鞠通在所著的《温病条辨》中说:"前人多守定一桂枝汤以为治中风之祖方,下此则以羌防柴葛为治风之要药,皆未体风之情与内经之精义者也!桂枝汤在伤寒书内所治的风,风兼寒者也,治风之变法也;若风之不兼寒者则从《内经》风淫于内,治以辛凉,佐以苦甘,治风之正法也。"此为吴氏之见解,也是他创立"大小定风珠"的主要依据。吴氏把这个依据盖称为"内中",但这个依据并没有跳出"体内的热空气上升",所以吴氏的"大小定风珠"仅仅应用了桂枝汤中的芍药效能;至于桂枝,吴氏不会应用,因为他并不明白"体外"还有"冷空气流来补充",所以他的"大小定风珠"只能用于"热空气上升",并不能用于"冷空气流来补充",当然它就不能属于治风的正法。下面再看《伤寒论》中的桂枝汤证(见12条):在《伤寒论》中,仲景把中风的内因视为热空气上升,这叫营分生热;把中风的外因视为冷空气流来补充,这叫卫分生寒。只有营热卫寒,风邪才能通过卫气到达营血,才能形成如疾石之中人,这样的病变才能叫中风。换句话说,如果只有热空气上升,没有冷空气流来补充,那它只能叫肝阳上亢,肝风内动,并不能叫太阳中风或阳明中风,所以吴鞠通的"大小定风珠"只能属于治风的变法,因为他的"阴阳相应之气"只能顾及其中一个。

2. 中风的脉象与症状

太阳中风,阴阳等停,既有营分生热,又有卫分生寒,所以它的脉象是阳浮而阴弱(即浮缓脉)。阳脉浮主热自发,这叫热空气上升,其人当头痛;阴脉弱主汗自出,这叫冷空气流来补充,其人当恶风。有发热头痛,有汗出恶风,自然形成了阴阳对流证。在此期间,如果阴气偏盛,恶风就会转为恶寒而进入脉象浮紧,这叫从风转寒;如果阳气偏盛,恶风就会转为发热而进入脉象浮数,这叫从风转温。不论转寒转温,都是中风的合并症。

风与寒相合叫风寒,风与热相合叫风温,风与湿相合叫风湿,风与燥相合叫风燥,风与暑相合叫暑风,这些都是合并症。有合并症必有合并脉,故浮弦浮紧者为太阳风寒,浮数浮洪者为太阳风温,浮滑浮濡者为太阳风湿,浮短浮涩者为太阳风燥,浮虚浮芤者为太阳暑风等。如果阳浮阴弱,那是太阳中风;如果阴阳俱浮,那是三阳温病;如果阴阳俱沉,那是三阴寒盛。所以说阳病者脉浮,阴病者脉沉。

3. 中风的变化与治疗

中风的病机是阴阳等停,所以治疗中风的药物要具备寒热两性。桂枝汤用芍药育阴,这是制止热空气上升;用桂枝散寒,这是制止冷空气流来补充;用甘草姜枣调胃气,这是因为阳明居中土,为万物所归。所以桂枝汤不仅是治疗中风之祖方,而且是调和营卫之极品。故后世治风,不论他们怎样巧立名目,它都跳不出这一根本,因为这是治疗中风的总则。例如金代张元素的九味羌活汤:方中的羌活、防风、细辛、苍术、白芷解表祛风,这与桂枝汤用桂枝意义相同;方中的黄芩、生地、川芎养血育阴,这与桂枝汤用芍药意义相同;方中的甘草姜枣调胃气,这与桂枝汤用甘草姜枣没有什么两样。再看张锡纯的镇肝熄风汤:张锡纯的镇肝熄风汤与吴鞠通的大小定风珠意义相同,整个方剂基本围绕着镇肝熄风,其目的都是为了制止热空气上升,这当然与桂枝汤用芍药乃是同一道理。与此相反,如果不是为了育阴,而是为了通阳,不是为了制止热空气上升,而是为了制止冷空气流来补充,那就变阴寒为阳热,玉真散、逐瘀汤则属此类,这与桂枝汤用桂枝乃是同一道理。既如此,吴鞠通为什么要把阴阳并取的桂枝汤视为变法,把偏阴偏阳、只取其半的方剂视为正法呢?

通查仲景书,每一个方剂、每一种治则都是示人以法,都存在着举一反三的道理。一个桂枝,象征着一群温热;一个芍药,象征着一派阴寒;一味甘草,代表着中和胃气,这是古往今来任何一个医家都很难做到的。所以读《伤寒论》,务须探明此理,才能正确认识六气与六淫的转化,才能在六经辨证中分离出谁是伤寒,谁是中风,谁是温病。

太阳病,或已发热,或未发热,必恶寒,体痛,呕逆,脉阴阳俱紧者,名为伤寒。(3)

上条所谈的是太阳中风,本条则谈太阳伤寒。既谈伤寒,就必须弄清什么是寒,什么是伤寒,人为什么要伤寒,伤寒初感为什么又叫太阳病?

首先说寒是六气之一,是物质的本性,无火就生寒。在人类居住的地球上,它所以生机盎然,原因就是它有两个火源:一个是主宰它的太阳火,另一个是它自己的生命火(地温),这是两个最基本的火源。这个火源一旦消失,地球就会变冷,生命将不复存在。所以说火是胜寒的先决条件,没有火,就生寒。火衰了,就伤寒。

人体也不例外,心火与命火是人体的两大火源,这是维持生命和产生体温的主要能源。一旦消亡,躯体就会寒冷,生命就会结束,所以阳虚是阴盛,是产生寒冷的主要根源。当心火(君火)不足或命火不足的时候,人体体温就会下降,外在阴寒就会乘虚而入,于是产生了伤寒。所以伤寒的内因是寒,外因也是寒,这和中风的内热引外寒其性质是有所不同的。但是,不论它是哪种性质,何种改变,只要它影响了太阳气化,它就是太阳病,这当然包括一切急性热病。

早期的伤寒,表里皆寒,阳气被锁闭,皮毛不得汗出,机体内外一派阴冷,所以人体的第一感受是"必恶寒"。这是伤寒标本俱病,因此它的脉象是"阴阳俱紧"。随着阳气的转胜,沉紧之脉开始上浮,头痛发热、身疼腰痛、恶寒无汗、呕逆而喘等一系列的伤寒外证相继出现,这是正气在抗邪。到了这一阶段,伤寒将从病本转向病标,阴阳俱紧逐渐进化为脉象浮紧,这是伤寒病从热化。随着阳气增强,伤寒将从阴盛阳虚逐渐经过阴阳平衡到达阳盛阴虚,"必恶寒"的少阴伤寒将经过太阳伤寒到达太阳中风,最后形成太阳温病。这是从"恶寒"经过"恶风"到达"发热"的阶段,也是太阳病从寒转风、从风转温的必然过程。在这风寒温的转化过程中,麻黄汤(见35条)适用于太阳伤寒;大青龙汤(见38条)适用于从寒转风;麻杏石甘汤(见63条)适用于从风转温。如果进一步发展,太阳风温就会下合阳明而形成白虎汤证;如果伤寒标本俱病,或者太阳本寒不能转标,病机将属于少阴,这是麻黄细辛附子汤、麻黄附子甘草汤证(见301、302条)。以上所论,基本阐明了风寒温的相互转化,这是阴阳寒热的必然转化,所以读《伤寒论》,切忌认为伤寒永远是伤寒,中风永远是中风,温病永远是温病。

伤寒一日,太阳受之,脉若静者,为不传,颇欲吐,若躁烦,脉数急者,为传也。(4)

伤寒初感,太阳首当其冲,若脉阴阳俱紧而症状不变者,此为正邪静止在太阳经,为不传;若脉从阴阳俱紧转向了浮紧,证从无热恶寒转向发热恶寒,而且出现躁烦欲吐,甚至出现脉象急紧浮数,这是阳气与阴邪在相搏。其后阳气胜于阴邪者为病从热化,阴邪胜于阳气者为病从寒化。从寒化者死,从热化者生。不论从寒从热,只要病机在演变,都是相传。

任何疾病,任何六淫,都有它的静止期,这叫不传;也都有它的活动期,这叫相传。相传与不传并不能代表疾病的生死,它只能说明疾病未曾变化还是已经演变。未曾演变者要治其本,已经演变者要治标治本,这是伤寒与杂病的治疗手段,也是中医治病的最基本原则。

伤寒二三日,阳明少阳证不见者,为不传也。(5)

病在太阳,不论标本沉浮,都是本经自病,但有物质和气化之分,因为太阳与少阴相表里。一般来说,太阳主气化属表,少阴主物质属里。不论表里都是自家为病,所以它是本经自病。传阳明、传少阳的性质与此不同,它不是单纯的自家为病,而是波及别脏别腑、别络别经,当然未涉及者为不传,已涉及者为相传。

伤寒二三日,证脉都应发生变化者为传,不发生变化者为不传。例如伤寒一日,头项强痛,恶寒无汗,脉阴阳俱紧;伤寒二日,头痛发热,无汗恶风,脉象浮紧;伤寒三日,发热恶风,汗出口燥,脉象浮洪。毫无疑问这是病从热化,故知伤寒不久转为风温,病机也从太阳转向阳明;相反,如果太阳病不减,恶寒依次加重,汗不得出,或复加吐利,四肢厥逆,阴阳俱紧转向沉迟或沉微者,这是病从寒化。不论病从寒化还是病从热化,只要改变原有症状,皆为传,反之为不传。不传者,阳不能胜阴,阴不能胜阳,既不能获愈,也不能演变。

太阳病,发热而渴,不恶寒者,为温病。若发汗已,身灼热者,名风温。风温为病,脉阴阳俱浮,自汗出,身重,多眠睡,鼻息必鼾,语言难出。若被下者,小便不利,直视失溲;若被火者,微发黄色,剧则如惊痫,时瘈疭;若火熏之,一逆尚引日,再逆促命期。(6)

太阳伤寒,标本俱寒;太阳中风,标寒本热;太阳温病,标本俱热,所以脉象是:太阳伤寒,阴阳俱紧;太阳中风,阳浮阴弱;太阳温病,阴阳俱浮,这是风寒温的各自性质,也是六淫演变的基本条件,下面就看它们是怎样演变的。

1.太阳病,头项强痛,发热恶寒,无汗脉沉紧者,此属少阴。属少阴者,麻黄细辛附子汤、麻黄附子甘草汤主之(见301、302条)。这是内治少阴,外治太阳的方剂,因此适用于太阳标本俱病。标本俱病的特点是寒多热少、阴多阳少,所以它要用附子温其脏,用麻黄攻其腑,这叫实则太阳、虚则少阴。由于本证的特点是以阴寒为主,因此在这一阶段,不论病标还是病本,可统称为伤寒。

2.太阳病,脉浮紧,头痛发热,身疼腰痛,骨节疼痛,恶风无汗而喘者,麻黄汤主之。这是伤寒从病本转向了病标,所以原有的恶寒减退为恶风,原有的脉沉转向了脉浮。这是阳气在转盛,太阳伤寒由此转向太阳中风,阴盛阳虚的脉象也由此走向了阴阳等停,麻黄汤证也因此不云太阳伤寒而云太阳病,因为它的病机已

中医溯源

经从寒转风(见35条)。中风不是阳虚阴盛,它是阴阳等停,所以说任何疾病,任何病变,只要它符合这一基本条件,它的病机就可定性为风,大青龙汤治太阳中风就是一个很好的说明(见38条)。从大青龙汤治中风看,它的外证是脉浮紧,发热恶寒,身疼痛,不汗出;它的内证是心烦体躁。这是阴阳等停的具体表现,所以它的病机不是从寒而是从风。

3.当阳气继续转盛,阴寒依次退却的时候,太阳病的浮紧脉将从脉浮数演变为脉浮洪,太阳外症的恶寒与恶风也将由阳明发热所取代,因此会出现身热、汗出、口渴。至此,太阳伤寒将经过太阳中风迈向了太阳温病。这就是本条所提出的"太阳病,发热而渴,不恶寒者为温病"。这本是二阳合病,在此期间,如果太阳表寒不解,汗不得出,或虽汗出发热,但旧喘不除,均不得舍太阳而攻阳明,宜麻黄汤去桂枝加石膏,变辛温为辛凉,成为外解太阳、内解阳明的表里双解方剂,这就是麻黄杏仁甘草石膏汤(见63条)。这个方剂,历代医家将它作为辛凉解表之重剂,原因就是它的君药是麻黄,臣药是石膏,而且是以汗药为主,所以它是二阳合病的方剂。二阳合病,太阳病不罢者以汗散为主,麻杏石甘汤主之;已罢者清泄阳明为主,白虎汤主之(见176条)。这就是从少阴转太阳,从太阳转阳明,从伤寒转中风,从中风转温病的全部过程。

在风寒温的转化过程中,任何一种病变,任何一种治法,任何一个方剂,只要判断不周,用药不当,都能造成不可想象的后果!例如太阳温病,当用辛凉,忌用辛温,更别说阴腻、苦寒、泻下。如果误用辛温,轻则造成风火燎原,重则导致因火动血,贻害无穷;如果误用阴腻、苦寒、泻下,轻则造成阳气下陷,寒从中生;重则导致脾阳崩溃,湿气横行,由此产生各种坏病!所以读《伤寒论》,务要分清六淫的各自性质和相互之间的演变,才能正确而有效地给予辨证施治,才能在千变万化的坏病中正确实施"观其脉证,知犯何逆,随证治之"。

在本证中,仲景首先提出:"太阳病,发热而渴,不恶寒者为温病"。这无疑是二阳合病,因为它既存在着太阳表证,又存在着阳明里证,而且是以太阳病为主,所以它的正确治法是辛凉解表,正确方剂是麻杏石甘汤(因为温病忌辛温,绝对不能使用麻黄桂枝汤)。但服汤发汗后为什么病不解,反而形成了坏病呢?为什么反加重了发热,形成了身灼热,出现了身重、多眠睡、鼻息必鼾、语言难出呢?是哪个环节出现了问题呢?是麻杏石甘汤不对症吗?非也!是剂量使然,是剂量没有做好因时、因地、因人制宜,所以它才未能收到如期的效果。例如麻黄在《伤寒论》中,极量时可用六两,如大青龙汤;微量时只有十六铢,如桂枝二麻黄一汤(见25条)。石膏也不例外,极量时可用一斤,如白虎汤;微量时只有二十四铢,如桂枝二越婢一汤(见27条)。这就是剂量的差别,这个差别没有谁能准确无误地掌握,所以服麻杏石甘汤往往会造成以下几种结果:(1)太阳温病可因发汗而获愈,这叫阴阳自和;(2)太阳温病可因发汗而转为风温,这叫热极生风;(3)太阳温病可因发汗而造成虚脱,这叫汗多亡阳;(4)太阳温病可因发汗而转为湿温,这叫热从外泄,寒从中生。本证就是最后一种原因。在本证中,受麻黄峻汗的影响,太阳温病进化为太阳风温,由此出现了阴阳俱浮,自汗出,这是风与火在合并;受石膏寒凉的影响,阳明中气受到挫折,阴寒湿气由此而横逆,太阳风温也因此转化为湿温(注意:湿温亦为阴阳两性,所以古人可统称为风温)。湿温为病,气化不利,津液不行,其人必身重,多眠睡,鼻息必鼾,语言难出。这是湿阻三焦所致,当然是石膏之寒凉所作为。只有寒化脾胃,损伤中气,才能导致阴霾四起,迫使温病转为湿温,这就是剂量不当所造成的坏病。在此期间,如果但见其热而忽略其寒,但见其燥而忽略其湿,更以承气汤泻阳明,其后就会造成阴阳俱虚,津液并竭,寒水用事,从而出现直视、失溲、小便不利;如果不知其害而再用火攻(如烧针、艾灸、火熏之类),轻则湿热壅盛,出现黄疸、惊痫、瘛疭;重则阴阳俱竭,气血消亡! 所以说一逆尚引日,再逆促命期。

本论共分三个内容:第一是太阳温病的形成与特点;第二是太阳温病因用药不当而形成风温(后世叫湿温);第三是救治大法一错再错。由于这三项内容包含着风、寒、温的相互转化,所以历代《伤寒论》注家,只要他不明六经的生化原理,不明六气的相互关系,他将无论如何都读不通,因为他在孤立地看待伤寒、中风、温病。例如本条,千百年来,无数的伤寒注家对本证多数视为温热,很少有人视为湿热,以致解释本条处处牵强附会,既找不到风温前的治法,又提不出坏病后的施治,整个内容随文敷衍,难怪唐宗海斥责唐宋以后医学多讹! 那么本证的致病根原何在,正确的施治是何方剂,应用麻杏石甘汤是否合理?

下面就看一个医案,这是河北省卫生局1978年中医药人员考试题。

赵某,男,18岁,1978年8月17日染病。得病6日,发热,呕吐,嗜睡。一医用清热解毒养阴之剂,病不减反增。现症:体温39.8℃,脉象沉数有力,腹满微喘,哕声连连,目赤不闭,无汗,手足躁扰,躁烦不宁,神昏谵语,斑疹隐隐,四肢微厥,下利纯青黑水,舌苔厚腻,色不老黄。

这是一道中医"克星"试题。考试证明,绝大多数考生乱了方寸,至少半数人交了白卷,剩余的考生则是乱写一通。他们有的用麻黄汤、桂枝汤;有的用白虎汤、犀角地黄汤;有的用银翘散、桑菊饮;有的用清宫汤、清营汤;有的用紫雪丹、安宫牛黄丸;有的用黄龙汤、大承气汤;有的用四逆散、大小柴胡汤;有的用四逆汤、麻黄细辛附子汤等等。真可谓五花八门,不过上述的答案都是零分。

那时候,我的临床病例分析是这样的:

(1)本证病发长夏,当为暑中夹湿;(2)发热是表有热,呕吐是里有寒,嗜睡是湿气重;(3)正确的治法是祛暑解表、和中化湿,代表方剂是新加香薷饮。(4)若误用清热解毒养阴之剂,就会造成表证难解,腑气不通,从而演变出以上诸症,这是地地道道的湿温。湿温为病,外不得汗出,下不得小便,火邪无从出,由此出现了腹满微喘,哕声连连,目赤不闭,躁烦不安,神昏谵语,躁扰无汗,斑疹隐隐,下利纯青黑水等一系列的湿热坏病。在此期间,受表证不解、邪热内陷的影响,体温迅速升高,浮脉急剧下沉,舌苔出现厚腻,四肢出现逆冷,这无疑是内热淫盛,所以它的治法是急当攻里。但是,湿热不是燥热,它很难形成胃家实,虽有热结旁流,脉象沉数有力,舌苔厚腻,但色不老黄,因此攻里不能用芒硝石膏,只能用小承气汤微和胃气。得里和表不解者,再根据坏病的性质,知犯何逆,依法治之。

这次考试,我得到了顺利通过,事后才知道,这个医案的正确答案是小承气汤,而且它与本条的温病转风温意义相同,仅有初感和继发之分。由此可见,风寒温的转化是必然的,施治不当的恶果是存在的,既如此伤寒与温病的辨证法就必须统一,否则就会造成相互对立。

再看伤寒与温病的转换和方剂量对病机的影响,首先看《温病条辨》。吴鞠通著《温病条辨》,对温病初感提出了两种治法:一种是辛凉解表,代表方剂是银翘散、桑菊饮(吴氏把银翘散视为辛凉解表的平剂,把桑菊饮视为辛凉解表的轻剂,把《伤寒论》中的麻杏石甘汤视为辛凉解表的重剂);另一种是辛温解表,代表方剂是桂枝汤(吴氏没有提出轻剂、平剂、重剂,但《伤寒论》中却有大青龙汤、桂枝二麻黄一汤等)。这是吴鞠通治温病的两种代表方剂。吴氏说:"太阴风温、温热、温疫、冬温初起恶风寒者,桂枝汤主之。"(见第4条)可见这里的桂枝汤不是治伤寒,而是治温病。在这个方剂中,吴氏把《伤寒论》中的桂枝汤减轻了用量,但减轻了用量就能治温病吗? 非也! 桂枝汤永远都是治中风,因为桂枝汤永远属于辛温解表剂,它的桂枝与芍药乃是阴阳等停。如果把桂枝加大用量,那更能作用于风寒而不能风温,所以吴氏用桂枝汤治温病纯属自相矛盾,原因就是他对立了伤寒,所以对风寒温的相互转化他永远说不清。

当用辛温而用辛凉者为误治，当用辛凉而用辛温者同样为误治；当用轻剂而用重剂者为太过，当用重剂而用轻剂者为不及。伤寒如此，温病亦如此。轻剂的桂枝汤能使微寒散尽，但重剂的桂枝汤就能导致从风转温；辛凉解表也不例外，轻剂的麻杏石甘汤能使温病解散，但重剂的麻杏石甘汤就能使温病转为风温（湿温），因为六气与六淫无时无刻不在变动。学《伤寒论》者尤须探明此理，切勿被晋唐以后学术理论所误导，万勿认为伤寒永远是伤寒，中风永远是中风，温病永远是温病。

病有发热恶寒者，发于阳也。无热恶寒者，发于阴也。发于阳，七日愈。发于阴，六日愈。以阳数七阴数六故也。（7）

病有发热恶寒者为阳气盛，阳气盛者病发太阳，其后证从热化。热化者病温，津液易伤，恢复较难，故七日以上乃愈，这叫再经乃愈；无热恶寒者为阴气盛，阴气盛者病发少阴，其后证从寒化。寒化者病寒，阳气受损，但恢复容易，得阳则解，故六日之内可愈，这叫本经自愈。六日、七日是指本经与再经。根据《黄帝内经》"伤寒一日，病在太阳，二日病在阳明，三日病在少阳，四日病在太阴，五日病在少阴，六日病在厥阴"的学说，《伤寒论》把六日以前的病变视为本经，把七日以后的病变视为再经。故伤寒中风，凡在本经获愈者为病发于阴，不能获愈者为病发于阳。

病发于阴为什么反比病发于阳更容易获愈呢？下面我就谈一个普通感冒和一个流行性感冒来说明其中的道理。首先谈普通感冒。

普通感冒不含病毒细菌，它是人体在环境变化的条件下突发形成的。例如天气寒冷，身临其境，或衣褶单薄，饥寒交迫，以致体内阳气下陷，外寒乘虚而入，人由此而感受风寒。这是以恶寒为主的早期病变，所以西医把这种外感称为感冒，中医把这种外感称为伤寒。由于这种外感出于突发性，所以它的愈期也相对容易，可以说只要环境改变，或者治疗得法，绝大多数患者能在短时期内获愈，这就是本经自愈的原理。另一种外感叫流感，这是内含温热病毒的一种病变。这种病变不仅有潜伏期、暴发期，而且初感就能造成火邪竭津，以致气津俱伤，所以这种病变的后遗症往往持续不断，多数患者一感冒就是十几天，这当然就不能叫本经自愈，这种以发热为主的外感病，中医叫温病，西医叫流感。

再谈本经与再经。首先说本经。本经在《伤寒论》中有两种含义：一种是指六经中的某一经受病如太阳经病、阳明经病、少阳经病、太阴经病等等；另一种是指六经中的一个团体,这也叫本经,因为任何一经都很难独自为病。以桂枝汤治太阳中风为例,从理论上讲它是太阳中风,这是本经自病。但中风并不是一经一脏所形成,所以桂枝汤的用药就必须牵涉别经别脏。其中桂枝温经散寒,这是太阳少阴用药;芍药柔肝育阴,这是少阳厥阴用药;甘草姜枣调中益气,这是阳明太阴用药。这种以太阳经为主治,一别经为补充的综合治法同样叫本经施治。所以读《伤寒论》,切勿将病发阴阳的愈期局限在六日和七日,以免变成死板教条的唯心论。

再经是再作经,例如太阳病不解,六经周期已过,但头痛鼻塞、发热咳嗽等证仍不了了,这叫再作经;如果六经周期已过,头项强痛、发热恶寒等证已罢,这叫再经乃愈。若不愈,此为坏病。坏病者,知犯何逆,依法治之。

太阳病,头痛至七日以上自愈者,以行其经尽故也。若欲作再经者,针足阳明,使经不传则愈。(8)

病有发热恶寒者,发于阳也。无热恶寒者,发于阴也。故病有头痛发热者为病发于阳,无头痛而恶寒者为病发于阴,因为"诸阳脉皆上头项,诸阴脉皆齐颈而还"(理见《难经》)。发于阴者六日以前愈,发于阳者七日以后愈,这是上条所讲的道理。若不愈,或另加别证者,均视为"作再经"。作再经打破了原有的规律,所以叫坏病。坏病不走程序,它是何处不足,何处告急,所以治疗坏病的原则是:知犯何逆,依法治之。

坏病的作再经为什么要针足阳明呢?针足阳明就能使坏病不再演变、六经不再相传吗?非也!如果是这样,那任何疾病都是针足阳明则愈,这显然是不可能的事!那么本条的针足阳明,使经不传则愈又是何意呢?首先看张仲景对脾胃的观点:在阳明病篇中,仲景提出了"阳明居中,主土也,万物所归,无所复传"(见184条)。就是说天下万病,不管它怎样演变,它的最终归宿都是阳明。因为阳明属土,它是人体的物质基础,它就像人类所居住的地球,不论地球上的万物怎样变化,哪怕它飞向天空,它的最终归宿还是地球,这就叫万物之所归。根据这一道理,张仲景著《伤寒论》,内选113方,可以说除了极少数单方外(如桔梗汤),绝大多数方剂离不开调胃气。由此可见,任何疾病中人,不论本经再经,用药都必须注重胃气,否则很难获愈。刘兴海先生说:"吾行医半百,每遇外感迟迟不愈者,要针刺足阳明,并加中医按摩和中药调胃,绝大多数患者能在短时期内痊愈,特别是学生和少儿。"这就是"针足阳明,使经不传"的道理。

太阳病,欲解时,从巳至未上。(9)

《素问·天元纪大论》说:"太阳之上,寒气主之。"所以太阳为病,无论风寒温,或多或少都有表寒的存在,因为寒是太阳的主气。在正常情况下,寒气是制约热邪的主要气化,是平衡阴阳,促成六气生化的主要成分。它既不可太过,又不可不及。太过则寒淫于内,冰封地裂,阳气不得宣,其人则病寒;不及则热淫于内,燥火猖獗,津液干涸,其人则病温。不论病寒病温,只要它影响到太阳气化,撼动了太阳主气,它就是太阳病。

太阳病从寒化者为病本,此属少阴;从热化者为病标,此属太阳。不论从本从标,只要寒邪不罢,太阳病就没有脱离本经。如果但热无寒,那是燥气淫盛,太阳病必将转属入阳明。所以太阳病,恶寒甚者为标本俱病;微恶寒者为太阳病欲解;不恶寒而无余证者为太阳病痊愈;不恶寒而反恶热者为太阳病转属阳明。

巳、午、未时(上午九时后至下午三时前)是太阳阳气最为兴旺的时候,也是寒邪最为衰败的时期。这是正气胜邪,天助人气的最佳时刻,所以太阳病到了这一时期,多寒会转为少寒,少寒会转为病愈。若不愈,反恶寒者,病机仍属伤寒;若汗出微恶寒,更有发热口渴者,太阳伤寒已经转向了太阳温病;若汗出不恶寒,更有身热口渴脉洪大者,太阳温病已经转为阳明温病。转阳明温病者,太阳外症将不复存在,所以到了这一阶段,不论已愈已转,都不再是太阳病,因为它的寒邪已经消除。

《伤寒论》六经,每一经病都有它的欲解时,而且每一个欲解时都要涉及本经阳气,这就是正气。正气是胜邪之本,故邪气遇到正气时才能解散,因此不论阳经为病还是阴经为病它都必须遇阳,绝不能欲解于阴中之阴时。故太阳病欲解时是阳中之阳,阳明病欲解时是阳中之阴,其他诸经病都是阴中之阳,这是一个必然的道理。

风家,表解而不了了者,十二日愈。(10)

风家不是指平素阳虚易受风寒的人,因为这些病人不可能在十二日内愈,所以风家是指以太阳中风为代表的一切风证,例如太阳中风、太阳风温、太阳风寒、太阳风湿、太阳风燥、太阳暑风以及三阳中风、三阴中风等等。这是以阴阳为相应,以寒热为对流,以表里为等停的阳性病变。尽管这些病变来势汹涌,变化无穷,但只要掌握好它的两性兼备特点,绝大多数患者经过治疗都能在短时期内获愈,只有少数病人因治法不当或气津受损而拖延几天,这就是风家表解而不了了者十二日愈的学说。

风家病从热化,其后必转风温;风家病从寒化,其后必转风寒;转寒者叫伤寒,转热者叫温病。如果不进不退,既不转寒,又不转温,那就叫中风。中风含阴含阳,易退易进,因此说风为百病之长,它善行数变,而且能运行在五脏六腑、十二经络、机体内外、筋骨毛脉。

风家是指家族,它不是说一人一事,而是代表着一个庞大的中风体系,这当然包括所有相同或相似的病变。在《伤寒论》中,仲景凡言"家"基本都是这个道理。例如"胃家"是指整个消化系统,"疮家"是指各种类型的痈肿,"亡血家"是指一切失血病人,此外如"淋家""衄家"等也都包含着这些内容,所以这里的"风家"并不是单指某种某类患有风邪的人,它是泛指一切急性热病所具备的阴阳两性。既如此上述的"风家"就不是指平素阳虚的病人,因为平素阳虚的病人只是属于中风家族中的一类,它是不能代表整个中风体系的。

病人身大热,反欲得衣者,热在皮肤,寒在骨髓也;身大寒,反不欲近衣者,寒在皮肤,热在骨髓也。(11)

病人身大热,反欲得衣者,这是热在太阳,寒在少阴,属于标热本寒,故云热在皮肤,寒在骨髓,治法必先救里,救里宜四逆汤;身大寒,反不欲近衣者,这是热在少阴,寒在太阳,属于标寒本热,故云寒在皮肤,热在骨髓,治法必先救表,救表宜桂枝汤,这是张仲景救标救本的最基本原则。例如太阳病,头痛发热,身疼无汗,脉反沉者,不可攻表,宜麻黄细辛附子汤,这叫救里解表,标本同治;若表不解,复加吐利四逆者,当先予四逆汤救其里,然后再以桂枝汤攻其表,这就是热在皮肤,寒在骨髓的治法。再比如阳明病,身大热,脉反浮者,不可清里,宜先用麻黄汤攻其表,然后再以白虎汤清其里,这就是寒在皮肤,热在骨髓的治法,余者依此类推。

皮肤与骨髓不是单指表证与里证,它是泛指人体中的气化与物质,正气与邪气,这当然要包括阴阳、标本、表里、虚实与寒热。也就是说任何疾病犯人它都离不开这两个概念,所以读《伤寒论》者,切勿把中医学的皮肤骨髓视为西医学的解剖生理。

太阳中风,阳浮而阴弱。阳浮者,热自发;阴弱者,汗自出。啬啬恶寒,淅淅恶风,翕翕发热,鼻鸣干呕者,桂枝汤主之。(12)

太阳中风,脉阳浮而阴弱,阳浮者是指关上脉浮,阴弱者是指尺中见弱,这是阴阳等停、寒热对流的脉象,所以它的病机叫中风。中风有发热汗出者为体内的热空气上升,有恶寒恶风者为体外的冷空气流来补充。既有热空气上升,又有冷空气流来补充,太阳中风由此而形成。中风形成后,阳明不从热化者,它将出现鼻鸣干呕,这是风寒兼袭肺胃;已从热化者,它将出现汗出口渴,这是阳明出现燥热。无燥热者属于风寒,有燥热者属于风温。不论风寒风温,皆非中风自病,因为它偏离了阴阳的平衡。所以太阳中风,既不能偏寒,又不能偏温。既要有阳浮者,热自发;又要有阴弱者,汗自出。啬啬恶寒、淅淅恶风、翕翕发热、鼻鸣干呕等症就是在这种情况下形成。如果恶寒加重,干呕化作呕吐,那叫中风转伤寒;如果发热加重,干呕化作口渴,那叫中风转温病。

太阳中风,表寒大于里热,因为太阳之上,寒气主之(见《素问·天元纪大论》);阳明中风,里热大于表寒,因为阳明之上,燥气主之;少阳中风,寒热等停而病从热化,因为少阳之上,相火主之;太阴中风,里寒大于里热,因为太阴之上,湿气主之;少阴中风,里热大于里寒,因为少阴之上,热气主之;厥阴中风,寒热等停而病从寒化,因为厥阴之上,风气主之。

太阳中风,治以桂枝汤、大青龙汤;阳明中风,治以白虎汤、白虎加人参汤;少阳中风,治以小柴胡汤、大柴胡汤;太阴中风,治以桂枝加芍药汤、桂枝加大黄汤;少阴中风,治以复脉汤、黄连阿胶汤;厥阴中风,治以乌梅丸、四逆散。道理何在?届时依次分解。

病太阳者必累阳明,病阳明者必累少阳,因为太阳主表,阳明主里,少阳主半表半里;故太阳病主寒,阳明病主热,少阳病主半寒半热。因此治太阳中风,用药以治表治寒者为君,治里治热者为臣,调中和胃气者为佐使,这就是桂枝汤证。

桂枝汤方

桂枝三两(去皮)　芍药三两　甘草二两(炙)　生姜三两(切)　大枣十二枚(擘)　上五味,㕮咀三味,以水七升,微火煮取三升,去滓,适寒温,服一升。服已须臾,啜热稀粥一升余,以助药力。温覆令一时许,遍身漐漐微似有汗者益佳,不可令如水流离,病必不除。若一服汗出病差,停后服,不必尽剂。若不汗,更取依前法,又不汗,后服小促其间,半日许,令三服尽。若病重者,一日一夜服,周时观之,服一剂尽,病证犹在者,更作服。若不汗出,乃服至二三剂。禁生冷、黏滑、肉面、五辛、酒酪、臭恶等物。

桂枝汤是治疗太阳中风之祖方,亦为调和营卫、解肌祛风之重要方剂。本方是《伤寒论》113方的第一方,也是辛温解肌的代表剂。本方用桂枝助阳解表,温经散寒;用芍药和营育阴,养血柔肝。一个是制止热空气上升,一个是制止冷空气流来补充,只此两味就奠定了治疗中风的大法,所以后人治风,不论他怎样巧立名目,都跳不出这一纲领性原则。

在桂枝汤的方义中,有两个基础问题需要阐明:(1)后人治中风,与前人有何差距?(2)仲景使用桂枝,为什么要去皮?

首先,治中风就必须治肝胆,因为肝胆为风木之脏,主宰着人体气血的调节。在正常情况下,气血的生化要经过三个过程:第一个过程是水谷的受纳与吸收,这是脾、胃、大肠、肺这两腑两脏的功能,简称后天水谷建运;第二个过程是气血的生化与形成,这是心、肾、小肠、膀胱这两腑两脏的功能,简称先天气血生化;第三个过程是气血的调节与运动,这是肝、胆、包络与三焦的功能,简称人体气血调节。这就是人体气血生化的全部过程。在五脏六腑、十二经络的气血生化过程中,任何一脏、一经的太过、不及都能导致气血失调,从而产生阴阳偏盛,三阳中风和三阴中风就是在这种条件下形成的,其中阳虚阴盛者病"外风",阴虚阳盛者病"内风"。

"外风"的形成象征着阳气不足,寒气有余,所以它的治法是辛温发散以解除风寒入侵。用小续命汤、独活寄生汤(《千金方》)、蠲痹汤(《百一选方》)辛温发散,这是桂枝汤用桂枝的方意,凡麻黄桂枝、荆芥防风、羌活独活、细辛白芷等皆属此类。"内风"的形成象征着阳气有余,阴精不足,所以它的治法是柔肝育阴以制约肝风内动。用镇肝息风汤(《医学衷中参西录》)、大小定风珠(《温病条辨》)柔肝育阴,这是桂枝汤用芍药的方意,凡地黄麦冬、芍药元参、鳖甲龟甲、羚羊角钩藤等皆属此类。由于中风的形成涉及五脏六腑,而气血的生化又根源于脾胃,所以治中风就必须安和五脏,而且要注重调和胃气。桂枝汤所以用甘草、生姜、大枣,黄连阿胶汤所以用阿胶、鸡子黄。后人师其意,"外风"引用生姜、甘草,"内风"引用阿胶、鸡子黄,如果内外合并,那就寒热同用,所以这种立法并不存在差距。存在差距是许多时方并不注重调胃气,例如《杨氏家藏》的牵正散,《外科正宗》的玉真散,《黄帝素问宣明论方》的地黄饮子等等,这就失去了脾居中土,为万物所归的含义。

下面再谈张仲景用桂枝。

桂枝能激发心火,它的主要功能是温经散寒。这是针对手太阳的治法,也是张仲景治疗风寒外感的重要手段。在《伤寒论》中,仲景使用桂枝的方剂大约为四十首,占总方剂的三分之一,可见桂枝在《伤寒论》中占据着首要的地位。在《伤寒论》六经辨证中,桂枝无论出于何经何剂,它的目的就是激发心火。今考桂枝,生于南方,秉性辛烈,色赤像火,故能入心化气。肉桂与桂枝相同,但它是主干,故守而不走,因此属于益火之源有余,汗散之力量不足,张仲景立法所以很少用肉桂。从理论上说桂枝是解表药,肉桂是温里药。故太阳病当用桂枝,少阴病当用肉桂。例如麻黄汤用桂枝,肾气丸用肉桂等等。但令人费解的是无论攻表还是救里,无论扶肾气还是建中气,仲景所选用的都是桂枝,可见桂枝助火的力量并不亚于肉桂。

最后谈谈张仲景用桂枝,为什么要去皮?仲景使用桂枝,一律去皮,这就引起了后人的争议,不知仲景去皮乃是荡去浮皮,并不是除去真皮分肉,但用桂枝的木心。为什么要荡去浮皮呢?因为桂枝生于南方,气候温热,昆虫毒物常年泛滥,加上桂皮富含油质,最能黏附毒物,因此在使用前要去掉浮皮,然后咀为小段方能用之(现在用机器切碎)。须要思考的是:咬咀并不是以牙嚼碎,更不是古人还没有铁器时期(本生姜就是用刀切),它是避免金属锈药的一种最为淳朴方式,这种方式与煎药用砂锅不用铁锅乃是同一道理。所以仲景用桂枝,先用竹刀、碗片等锐器荡去浮皮,再用清水洗净,然后以牙齿咬咀为小段(不能用刀切,手又掰不动,所以用牙咬;不去浮皮,恐意外黏附中毒,这是符合客观逻辑的;至于口咀刀切,那要根据药物的性能所决定)。由此可见古人对药物的炮制是何等的慎重,对煎药服汤以及善后处理又是何等的用心。而我们今天的煎药炮制(包括机器煎药),有几种方法胜于古人?特别提出的是"服已须臾,啜热稀粥"一语,许多注家解释为服药后急饮热汤,更有注家解释为大喝大饮,试问刚出炉的热汤有谁敢这样尝试?那个"须臾"又代表着何种意义?

太阳病,头痛发热,汗出恶风,桂枝汤主之。(13)

太阳病,头痛、发热、汗出者为阳,恶风、恶寒、鼻鸣、干呕者为阴。阴阳相搏,阳浮阴弱,故名中风。中风与伤寒相合叫风寒,中风与温病相合叫风温。风温不为口渴者为太阳温病,已为口渴者为阳明温病。故太阳病,头痛、发热、汗出、恶风,脉阳浮阴弱者,桂枝汤主之(见12条);脉浮数而烦躁者,桂枝汤主之(见24条);脉洪大而大汗出者,桂枝汤主之(见25条);脉洪大而汗出口渴者,白虎加人参汤主之(见26条)。这是太阳病从风转温、病从热化的治法。在此期间,如果寒热相搏，汗不得出，或时发热汗出，时恶风无汗，其人如疟状者，可予桂麻各半汤（见23条）；其中寒邪大于热邪者，可予桂枝二麻黄一汤（见25条）；热邪大于寒邪者，可予桂枝二越婢一汤（见27条）。这些都是病从热化，都是太阳病从中风转温病、从太阳转阳明的自然过程，这种自然转化的过程叫顺传。

太阳病，项背强几几，反汗出恶风者，桂枝加葛根汤主之。（14）

桂枝汤治太阳中风，而桂枝加葛根汤则是治二阳并病，即太阳病已经下合阳明。当太阳病不解，太阳病从热化，太阳风寒与阳明燥热对抗在经输的时候，项背强几几，反汗出而恶风会形成，这叫"柔痉"。《内经》云："邪入于输，腰背乃强"。故项背强是指风寒越过皮毛肌腠而进入经输所致，这是太阳经在受病，所以它的特点是"头项痛，腰脊强"，但这并不代表"几几"。"几几"是指外有阻力，内有张力，而且时轻时重，时松时紧，所以许多医家把项"背强几几"比作短羽之鸟来形容它的特征。那么"几几"的形成又是什么原因呢？

当太阳风寒与阳明燥热对立在经输的时候，正邪的纷争就在所难免。此时若阳明气盛，风寒就会被阳明燥热依次外拓，这叫里热战胜表寒；如果阳明气衰，风寒就会依次入侵，就会造成表里同犯，这叫里热不能战胜表寒，不过这些病变都不能导致"几几"的出现。

"几几"的形成是正气与邪气相等停，所以才能抗争在表里之中。当风寒侵袭到太阳经输的时候，它出现了项背强；当阳明燥热依次外拓的时候，它出现了发热汗出，项背强由此得到了缓解。如果不能缓解，那是寒邪较重或者阳明燥气不足；如果时轻时重，时紧时松，时而汗出，时而恶风，时而脉缓，时而脉紧，这就出现了拉锯拉弓，"几几"一症也就是在这种情况下形成的。在此期间，如果阳明燥热能二次转胜，太阳表寒就会依次退却，项背强直就会得到缓解；如果阳明燥气不足，津液匮乏，不能淫盛于经输，寒热就会自然相搏，正邪就会时进时退，从而形成"项背强几几，反汗出恶风"的桂枝加葛根汤证，《金匮要略》把这种颈项强直、筋急拘挛的病变视为柔痉。

柔痉的形成提示着阳明气衰，津液不足，所以它的太阳外症是不能解散的，它的项背强几几也是不能缓解的，它的腠理皮毛也不应该有汗自出。今本证提出了反汗出而恶风，可见它的项背强几几乃是表里俱虚，但它依然属于病从热化，不过这种热化的态势却是异常艰难！因此选用了桂枝汤调营卫，治表虚，更加葛根生津液，实胃气，从中激发两阳之气。

桂枝加葛根汤方

葛根四两　麻黄三两（去节）　芍药二两　生姜三两（切）　甘草二两（炙）
大枣十二枚（擘）　桂枝二两（去皮）

上七味，以水一斗，先煮麻黄、葛根，减二升，去上沫，内诸药，煮取三升，去滓，温服一升，覆取微似汗，不须啜粥。余如桂枝法将息及禁忌。

桂枝汤治太阳中风，它是营弱卫强，汗出表虚的重要方剂。今加入葛根治经输，义里而易见。然而方中却有麻黄去节三两，由此造成了刚柔难辨，虚实难分。在《金匮要略》中，仲景治刚柔二痉的方法是完全不同的，也就是说本证与葛根汤证（见31条）存在着无汗与汗出的显著区别。既然病机不同、症状不同、方剂的命名也不同，为什么使用的药物，包括煎法、服法、禁忌证却完全相同？这样的两个方剂又该怎么来区分？所以我认为：桂枝加葛根汤必有传抄之错误，方中的麻黄应该减去为是，否则它与葛根汤就无法区别。但这并不代表赞成以往注家"无汗用麻黄、有汗用桂枝"的观点，因为许多病变都是有汗用麻黄，例如麻杏石甘汤证（见63条）、越婢汤证（见《金匮要略》水气篇）等。不过这些汤证大多涉及肺卫，大多存在着旧寒未尽，所以虽汗出却使用麻黄。本证一无旧喘，二无水气，它是经输间病，所以有汗出再用麻黄就没有道理，但如果应用葛根就会出现它的自然妙义。

《神农本草经》是这样描述葛根的："气味甘辛平无毒。主消渴、身大热、呕吐、诸痹，起阴气，解诸毒。"今考葛根，色白味甘微辛，内含淀粉，根系入土最深，藤蔓缠绕最长，而且有很强的韧性，所以古人用葛藤晾晒衣服，取名葛条，至今仍然沿用其名。由于葛条的形象如同人体的太阳经，它的根茎又饱含着淀粉，所以它既能升阳气，又能生津液，因此属于滋生阳明和升发太阳的引经报使，今用于太阳病项背强几几者，正是经输实，津液虚的需要，所以桂枝加葛根汤属于二阳并病的方剂。

本方与葛根汤用药相同，但病理机制却不同。桂枝加葛根汤针对的是柔痉，特点是反汗出；葛根汤针对的是刚痉，特点是无汗。这是两种性质不同的病变，所以桂枝加葛根汤使用麻黄应该是传抄之错，否则两个方剂无法区别。

太阳病,下之后,其气上冲者,可与桂枝汤,方用前法,若不上冲者,不得与之。(15)

太阳病,当从汗解,误用下法则容易导致阳气下陷,寒从中生。今下后阳气不减,头痛发热、鼻鸣干呕、汗出脉浮等上冲之势依然存在,可见本证阳明气盛,脾胃不受邪,故病机仍属太阳,治法仍与桂枝汤。这叫虽下之,不为逆,其后必蒸蒸而振,却发热汗出而解;若下后阳气内陷,正气不能上行外达,此为里虚,属于病从寒化,桂枝汤不中予也,观其脉证,知犯何逆,随证治之。

本证有两个焦点,第一个焦点是"其气上冲"。旧注对此语的解释是"病人自觉胸中有逆气上冲,这是下之后,正气与欲陷之邪气抗争"。这个解释不切实,因为下后阳陷,一旦出现了胸中逆气上冲,那就变成了太阳内证,还有谁敢在使用桂枝汤? 何况下之后,阳气也不可能比原来更昌盛! 所以这里的"其气上冲"并不是指误下以后所产生的邪气上逆,而是指原有的太阳外症并不因为攻下而沉沦,它依然存在着太阳中风外证,所以才继续使用桂枝汤。第二个焦点是"若不上冲者,不得与之"。下后其气上冲,说明阳明气盛,这是病从热化;下后其阳气下陷,说明阳明气衰,这是病从寒化。从热化者病标,治在三阳;从寒化者病本,治在三阴。一字之差,两种不同的反应。

太阳病三日,已发汗,若吐、若下、若温针,仍不解者,此为坏病,桂枝不中与之也。观其脉证,知犯何逆,随证治之。桂枝本为解肌,若其人脉浮紧,发热汗不出者,不可与之也。常须识此,勿令误也。(16)

经云:"伤寒一日,太阳受之,二日阳明受之,三日少阳受之。"所以太阳病三日,正是三阳为病的主气时期。在这一时期,如果采用了汗法、吐法、下法、温针等法,太阳旧证依然得不到缓解者,这叫坏病。其中必有合病、并病,甚至三阳累及三阴,桂枝汤所以再不能单独使用,因为桂枝汤并不能适合所有的并发症。这就需要观其脉证,知犯何逆,随证治之。例如太阳病已经下合阳明、下合少阳、下合太阴等等。

坏病的形成有两种原因:一种是误治,一种是非误治。误治是判断上的错误,例如太阳中风,当用桂枝汤解肌,反以麻黄汤攻表,或者用承气汤攻里,这就形成了坏病,所以仲景特别提出"桂枝本为解肌,若其人脉浮紧,发热汗不出者,不可与之也。常须识此,勿令误也"。非误治不是判断上的错误,它是在症药吻合的状态下却出现了适得其反的后果。例如太阳中风,当服桂枝汤,但服汤后不是微汗出,而是汗出如水淋漓,这就造成了汗多亡阳。因为人的体质不同,环境不同,所以同样的方剂会造成不同的效果,因此辨证施治就必须灵活掌握,切勿死板教条地去任性认理。

若酒客病,不可与桂枝汤,得之则呕,以酒客不喜甘故也。(17)

酒客多湿热,容易造成三焦壅盛,所以酗酒的人及一切湿热壅遏的人,卒然患太阳中风亦不可轻用桂枝汤。因为芍药、甘草恋湿,桂枝、生姜助火,最能导致湿热内蕴,迫使胃气上逆,所以说酒客不喜甘。故酒客患外感,以葛花解酒,以葛根解肌,以芩、连泻火除湿,以甘草调和中气,由此演变出表里双解的方剂,是谓葛根黄芩黄连汤(见34条)。本方原治太阳中风,当用桂枝汤而反下之,造成了表证不解,里证又起。喘汗未除,利遂不止,因此使用葛根芩连汤表里同治。酒客虽不下利,但寒热内外与此相同,故可用之。仔细推敲,此方正是桂枝汤的补救方剂,难怪柯韵伯率先提出此理。

喘家,作桂枝汤,加厚朴、杏子佳。(18)

喘家病在肺卫,此属气分。故喘家作桂枝证时,治法要兼顾肺气。厚朴宽中下气,杏仁利肺降气,这就是治肺。肺居上焦,与阳明相表里。实则阳明,虚则太阴。所以喘家作桂枝汤不为太阴论,因为它是病从热化,故属太阳与阳明合病。用桂枝汤治太阳,加佐使治阳明(厚朴、杏子),这同样叫表里同治。如果但治太阳而忽略阳明,但调营分而忽略卫分,那就造成外证虽解,但喘汗不除,桂枝证也由此进化为麻杏石甘证(见63条,细观自明)。

喘家与风家相同,切勿认为喘家是指平素阳虚而易受风寒的人。它是泛指一切因外感而导致的咳嗽气喘,所以它的治法是解表发汗,调和营卫。如果属于内伤,那就不做伤寒讨论。

凡服桂枝汤吐者,其后必吐脓血也。(19)

在《伤寒论》中,仲景凡言呕者,病机必属三阳;凡言吐者,病机必属三阴。只有此吐属于热极阳盛,不过它吐的不是宿食寒水,而是在吐脓吐血。在太阳病证中,反是服辛温解表药而出现吐血吐脓者,其体内必有燥热或者湿热,否则不可能出现"桂枝下咽,阳盛则毙"的后果。

桂枝本为热药,所以桂枝汤最能生热助火,而且方中有芍药、甘草恋湿,因此酒客病人服桂枝汤能致呕,内痈病人服桂枝汤能致吐,这些都是燥热与湿热的表现。一般来说,吐血者为燥热,吐脓者为湿热,因为脓血本湿热所化,所以说不论治中风还是治温病,只要有湿热内壅的现象,切不可滥用桂枝汤。

单纯的吐脓,此属气分,治在肺卫;单纯的吐血,此属血分,治在心营。用桔梗汤、葶苈大枣泻肺汤宣肺泻肺(方见《金匮要略》肺痿肺痈篇),这是病水病气的治法;用泻心汤、黄连阿胶汤泻心清心(方见《金匮要略》吐衄及伤寒少阴篇),这是病火病血的治法。值得一提的是,唐宗海著《血证论》,泻心汤乃是整个血证的第一方,而且提出血家患感冒者要首选小柴胡汤,由此指出,太阳中风,温热内存,病从热化者应该选何方何剂。

太阳病,发汗,遂漏不止。其人恶风,小便难,四肢微急,难以屈伸者,桂枝加附子汤主之。(20)

太阳病(包括中风、伤寒),发汗(包括桂枝汤、麻黄汤),遂漏不止(这叫汗出如水淋漓,病必不除)。其人恶风(较恶寒为轻),小便难(较无尿为轻),四肢微急(较逆冷为轻),难以屈伸者(较拘急为轻),这是汗多亡阳的轻证,但病机仍然属于少阴,为太阳标本俱病。标本俱病者要标本同治,所以仍用桂枝汤治其标,再加入炮附子救其本。盖太阳与少阴,相为表里,合为标本。实则属于太阳,虚则属于少阴。属于太阳者头痛发热,汗出恶风,这是旧证;属于少阴者小便难,四肢急,难以屈伸,这是新添,因此它是太阳与少阴标本俱病。在此期间,如果阳热大于阴寒者可以标本兼治,如果阴寒大于阳热者就必先救里。本证阳热大于阴寒,因为它只有恶风,没有恶寒;只有四肢微急,没有手足厥逆,所以它才能标本兼治。若阴寒大于阳热,出现四肢逆冷,脉象沉微,甚至腹满吐利,那绝对不敢再用桂枝发汗解肌。

桂枝加附子汤方

桂枝三两(去皮) 芍药三两 甘草三两(炙) 生姜三两(切) 大枣十二枚(擘) 附子一枚(炮,去皮,破八片)

上六味,以水七升,煮取三升,去滓,温服一升。本云:桂枝汤,今加附子。将息如前法。

桂枝汤调和营卫,发散太阳,加入附子温经散寒,拯救少阴,故属标本兼治的方剂。须注意的是,本方不用生附子而用炮附子,可见它的目的是温肾壮阳而不是回阳救逆。

下面谈谈张仲景是怎样使用附子:

附子的主要功能是激发命火。此药大辛、大温、大毒。能救体温之低下,能起机能之衰竭,能强心壮阳而定漏,能温中散寒而回厥,因此被视为激发命火、回阳救逆的第一品药。本药在《伤寒论》中有两种用法:(1)凡是用于回阳救逆、引火归原的方剂,附子皆生用(重在其气),例如四逆汤、通脉四逆汤、白通汤、茯苓四逆汤等;(2)凡是用于温补脾肾、壮阳散寒的方剂,附子皆炮用(重在其味),例如芍药甘草附子汤、麻黄附子细辛汤、真武汤、附子汤等。不论哪种应用法,附子都能激发命火。命火在《中医学》中的名称比较繁乱,例如先天之火、命门之火、肾间动气、真火元阳、左肾右命、相火小心、三焦之源、七节丹田等,其实它就是机体内的火种。火种产生阳气,阳气激发体温,体温温煦五脏,五脏诞生生命。附子色黑、味辛、性温。温能助火,辛能散寒,黑能入肾。故附子不仅能壮肾阳,还能助心火,益脾阳,因此被视为回阳救逆、引火归原的第一品药。本药在《伤寒论》中应用极为广泛,而且在回阳救逆法中几乎无药取代,足可称天下无双。观后世用药,尽管积累了许多温补肾阳的药物如血鹿茸、紫河车、上肉桂、淫羊藿、巴戟天、葫芦巴、破故纸、南仙茅等等来激发命火,但这些药物与附子相比就显得逊色,因此多数用于内科杂证,若遇大病伤寒的回阳救逆,恐怕难起主导作用。

太阳病,下之后,脉促,胸满者,桂枝去芍药汤主之。(21)

太阳病,下之后,其气上冲者,阳气未衰,可仍予桂枝汤(15条);若下之后,脉促,胸满者,则属阳气内陷,寒邪聚在胸中,此属肺。肺气不宣,卫阳不足,太阳病必从寒化。脉促者是阴阳在相搏,胸满者是寒热交争在膈上。此时若阳气衰,寒湿就会泛滥,动数就会变迟,其后就会形成结胸与痰饮;如果太阳气化转盛,太阴不受邪,就会出现表里交争;本证正是阳气受挫,阴寒初兴,但正气未衰,故浮脉不能下沉,外证依然存在,因此仍然使用桂枝汤。但由于本证阳气初伤,阴邪初兴,痰饮水湿蠢蠢欲动,因此用桂枝去芍药,以免损伤心阳,滋助寒气,不利于痰饮水湿消除,这就是桂枝去芍药汤的方意。关于促脉的形成,这里再叙说几句,促脉是急促中时止,形象与浮滑而动数之间。这是阳热内陷,阴寒滞留,相争相搏,不得纵横的具体表现。受寒邪束表的影响,治法当汗出而反下之,以致原有的浮脉出现下沉。在此期间,如果阳气下陷,脉象就会转为沉迟或者沉紧;如果阳气转胜,脉象就会转为浮滑或者浮数;如果阴气不胜阳,阳气不胜阴,就会出现阴阳相搏,寒热相争,届时的脉象就会出现时缓时紧,促脉也就是在这种情况下形成的,这就是本证出现脉促的根本原因。

桂枝去芍药汤方

桂枝三两(去皮)　甘草二两(炙)　生姜三两(切)　大枣十二枚(擘)

上四味,以水七升,煮取三升,去滓,温服一升。本云:桂枝汤,今去芍药。将息如前法。

病头痛发热,鼻鸣干呕者为阳气盛于表,脉促胸满者为阴寒盛于里,此属肺,为病在胸中。因此用桂枝宣心阳,用甘草姜枣调胃气。不用芍药,恶其寒气。这是振兴君火,预防阴霾的治法。

若微寒者,桂枝去芍药加附子汤主之。(22)

本条是承接上条,"若微寒者"四字是建立在"脉促、胸满"的基础上,这是指体证,并不是指脉微而恶寒。如果是脉微而恶寒,那虽有表证亦必先救其里。今仍以桂枝汤者,是以太阳气化仍然处在可控的范围,故仍以攻表为主。所以这里的"微寒"二字,一是指促脉未减,二是指里寒加重,所以再加附子拯救其里。

桂枝去芍药加附子汤方

桂枝三两(去皮)　甘草二两(炙)　生姜三两(切)　大枣十二枚(擘)　附子一枚(炮,去皮,破八片)

上五味,以水七升,煮取三升,去滓,温服一升。本云:桂枝汤,今去芍药,加附子。将息如前法。

本方是桂枝加附子汤去芍药,去芍药是避免阴霾加重,加附子是因为阳气减弱,太阳外症已经累及少阴内证,所以治太阳病,无论采用何种汗法,只要加入附子,它就是拯救少阴。

本方与桂枝加附子汤意义相同,都是太阳病治标治本。不同的是有芍药者胸中有热,无芍药者胸中有寒。

本方与桂枝去芍药汤性质有别:桂枝去芍药汤治标不治本,本方则是标本同治。前者但助心火，后者二火同济。

太阳病，得之八九日，如疟状，发热恶寒，热多寒少，其人不呕，圊便欲自可，一日二三度发。脉微缓者，为欲愈也，脉微而恶寒者，此阴阳俱虚，不可更发汗、更下、更吐也。面色反有热色者，未欲解也，以其不能得小汗出，身必痒，宜桂枝麻黄各半汤。（23）

太阳病，得之八九日，如疟状，这是寒热在相搏。其中阳气胜者发热，阴气胜者恶寒。本证热多寒少，属于阳气偏盛。不呕者邪不犯胃，圊便欲自可者邪不犯大肠，这是阳明不受邪，故病机仍属太阳。不了了者，寒气未尽。一日二三度发者，阳气不足，故病如波澜。如果此时脉紧，阴寒就会加重；如果相续减缓，愈期就在眼前；如果脉微而恶寒，这是阴精阳气俱虚，故不可更发汗、更下、更吐。若面带赤色，身痒无汗，这是风寒束表不能解，阳气浮郁不得越。可用桂枝汤、麻黄汤各取其半，以小发其汗的方式令营卫自和。由于本证的风寒属于残存旧证，所以在祛风散寒时万勿令大汗泄，以免造成汗多亡阳，胃气损伤。

桂枝麻黄各半汤方

桂枝一两十六铢（去皮）　芍药　生姜（切）　甘草（炙）　麻黄（去节）各一两　大枣四枚（擘）　杏仁二十四枚（汤浸，去皮尖及两仁者）

上七味，以水五升，先煮麻黄一二沸，去上沫；内诸药，煮取一升八合，去滓，温服六合。本云：桂枝汤三合，麻黄汤三合，并为六合。顿服。将息如上法。

桂麻各半汤是风寒两解的微汗方法，其中麻黄汤解表散寒，桂枝汤育阴和营。二方合用，既能调卫气，又能和营血，实属两全其美的治法。然毕竟属于辛温汗剂，所以对津液不足或阳虚邪陷者仍当慎重。本方药力较轻，不能当大任，只能用于风寒轻证或者风寒将愈。若大病伤寒，头痛身疼，发热恶寒，无汗脉浮紧，或汗出而喘者，则非本方所宜。

太阳病，初服桂枝汤，反烦不解者，先刺风池、风府，却与桂枝汤则愈。（24）

桂枝是激发心阳药，而太阳中风又是外寒内热，所以初服桂枝汤反烦不解者大多是阳郁化火。因此在更行桂枝汤的时候要结合针刺，这是疏通经络，增强血运，缓解寒热的重要方法。这个方法从前在民间广泛应用，特别是在缺医少药、生活贫困的旧时代。每逢四时不正之气,出现伤风感冒、头痛发热、四肢酸懒、鼻塞声重等症的时候,无论有汗无汗,首先用针刺,选择的腧穴大多是风池、风府、迎堂、太阳、大椎、合谷、曲池、少商、十宣等,其中半数以上的腧穴要点刺出血。然后结合微量的发汗药,或者用生姜、葱白、香菜根、白菜根、黄蒿根、芝麻、红酒谷之类的土产品熬汤为补助,经常收到事半功倍之效,甚至超过当今的输液。这种方法在乡村医生时代尤为盛行。

服桂枝汤,大汗出,脉洪大者,与桂枝汤,如前法,若形似疟,一日再发者,汗出必解,宜桂枝二麻黄一汤。(25)

太阳中风,服桂枝汤,大汗出后,脉象从阳浮而阴弱经过浮数转向洪大,这是太阳中风病从热化。在此期间,如果太阳旧证不除,头痛发热、汗出恶风等证依然存在,虽脉洪大仍可服用桂枝汤,如前法;如果太阳旧证已罢,头痛发热转为身热汗出,而且出现口渴脉洪大,毫无疑问这是太阳病已经转属入阳明,已经演变成了白虎加人参汤证;如果太阳旧证不罢,阳明燥热时现时隐,发热恶风依然存在,脉象不时看到浮缓,不时看到洪数。这是太阳表寒不能战胜阳明里热,阳明里热复不能战胜太阳表寒,于是出现了寒热进退,故使如疟状。疟状形成后,如果一日数发者,这叫往来寒热,病机必属少阳;如果形似疟,但一日只有一两度发,这就不是少阳病,而是阳明燥气不足,太阳风寒不能尽解,故治法仍当解其外,务使太阳营卫和谐。与桂枝二麻黄一汤,这是既调其营,又和其卫的微汗方法。

桂枝二麻黄一汤方

桂枝一两十七铢(去皮) 芍药一两六铢 麻黄十六铢(去节) 生姜一两六铢(切) 杏仁十六个(去皮尖) 甘草一两二铢(炙) 大枣五枚(擘)

上七味,以水五升,先煮麻黄一二沸,去上沫,内诸药,煮取二升,去滓,温服一升,日再服。本云:桂枝汤二份,麻黄汤一份,合为二升,分再服。今合为一方。将息如前法。

风寒聚留于皮毛者,当用麻黄汤发汗;风寒逗留于肌腠者,当用桂枝汤解肌。如果两者俱存,那就各取其半,这叫桂麻各半汤(见 23 条)。如果卫强营弱,那是先麻黄而后桂枝;如果卫弱营强,那是先桂枝而后麻黄;本证病在营分,因为肌肉不能化燥,所以要用桂枝二麻黄一汤。

本方用量极轻,方中麻黄只有十六铢,杏仁只有十六个,可见它的适应证是太阳风寒不了了,而且是轻卫重营,属于后遗症。如果用于风寒初感的鼎盛时期,那它足以误事。所以《伤寒论》的汗法要有轻剂、平剂、重剂。大青龙汤发汗,麻黄用六两,这是重剂;麻黄汤发汗,麻黄用三两,这是平剂;本方发汗,麻黄只有十六铢,这是轻剂。

服桂枝汤,大汗出后,大烦渴不解,脉洪大者,白虎加人参汤主之。(26)

太阳中风,服桂枝汤,大汗出,脉转洪大,但太阳旧证不解者,仍当服桂枝汤,方如前法(见上条);若外证已解,身热汗出,脉洪大,但口不渴或不甚渴者,可予白虎汤(见176条);若服桂枝汤,大汗出后,大烦渴不解,脉洪大者,则予白虎加人参汤。这是太阳病顺传阳明的三个阶段。在这三个阶段中,太阳病从始至终是病从热化,所以它的症状始终是汗出,它的脉象始终是洪大,它的病机始终是阴虚阳盛,但是它的方剂使用却截然不同:桂枝汤适用于太阳外症不解,阳明肌肉化燥;白虎汤适用于太阳外症已解,但气血津液未伤;白虎加人参汤适用于太阳外症已解,但气血津液已伤。一个是太阳阳明,一个是正阳阳明,一个是阳明太阴。太阳阳明者,表证未解;正阳阳明者,标本俱盛;阳明太阴者,标实本虚。所以说,无口渴者为病标,有口渴者为病本。

白虎加人参汤方

知母六两　　石膏一斤(碎,绵裹)　　甘草(炙)二两　　粳米六合　　人参三两
上五味,以水一斗,煮米熟,汤成,去滓,温服一升,日三服。

白虎汤是清热解肌的重要方剂,适用于阳明燥热,但津液未伤,故脉象浮滑、浮数或者洪大,但它并不存在身大热,汗大出,而且舌无干燥,口不甚渴。这是太阳表寒将尽未尽,阳明燥热初步形成,属于二阳淫盛的阶段,所以它的治法是:用石膏清泄肺胃之热,用知母消除肺胃之火,用甘草调和肺胃之气,用粳米滋润肺胃津液。如果燥热继续发展,出现了积阳生热,积热化火,因火化燥,因燥津竭,标本俱实的阳明病就会转向标实本虚,正阳阳明由此转向了阳明太阴。这叫物极必反,极阳生阴。白虎汤由此加入人参,成为清热解肌、救津救气的联合证治。所以说:阳明无虚者用白虎汤,已虚者用白虎加人参汤。由此可以推出:发热无

汗者不得用白虎汤,口渴脉浮者不得用白虎汤,汗出气喘者不得用白虎汤,小便不利者不得用白虎汤,标本俱实者不得用白虎加人参汤。

太阳病,发热恶寒,热多寒少,脉微弱者,此无阳也,不可发汗,宜桂枝二越婢一汤。(27)

病从热化者发热,病从寒化者恶寒。恶寒最终归属三阴,发热最终归属三阳。太阳病,发热恶寒,热多寒少,脉浮者,此属太阳;脉浮而数者,此属二阳并病;脉浮而洪大者,太阳病欲转阳明;脉洪大或洪芤者,为阳明病标或者标本俱病,这就是太阳病顺传阳明的规律。根据这一规律就不难看出,本证的脉微弱并不是沉细濡弱,它是与洪大脉作比较,也就是说它与洪大脉相比就显得微弱一些。这是浮中见数的脉象,属于浮数脉。也只有浮数之脉才能表现出热多寒少,才能符合太阳病顺传入阳明的脉象。所以这里的"无阳"和"微弱"是针对阳明病而言,是指阳明燥热还没有进入鼎盛时期,还处在太阳外症尚未解除的阶段,所以它的治法是仍然发汗,不过这种发汗法要倍加小心,稍有不慎,就会造成汗出津竭,甚至出现风火燎原,因此才选用了桂枝二越婢一汤来微发其汗。

桂枝二越婢一汤方

桂枝(去皮)　芍药　麻黄　甘草(炙)各十八铢　大枣四枚(擘)　生姜一两二铢(切)　石膏二十四铢(碎,绵裹)

上七味,以水五升,煮麻黄一二沸,去上沫;内诸药,煮取二升,去滓,温服一升。本云:当裁为越婢汤、桂枝汤合之,饮一升。今合为一方,桂枝二份,越婢一份。

桂麻各半汤,营卫双调;桂枝二麻黄一汤,重营轻卫,两者都是发散太阳的轻剂。桂枝二越婢一汤与此不同,它是外解太阳、内清阳明的方剂,因为它使用了石膏,这和大青龙汤、麻杏石甘汤的表里双解的道理是完全一致的。不同的是,大青龙证、麻杏石甘证病重药重,适用于大病初感;本证病轻药轻,适用于病机的转化,所以它适应证是太阳病欲解,阳明病初兴的萌芽时期。

单纯的太阳中风,可但用桂枝汤;单纯的太阳伤寒,可但用麻黄汤;单纯的太阳温病,可但用麻杏石甘汤。如果三者合并,那就是三个方剂的联合(减去芍药),这就是大青龙汤。大青龙汤减去杏仁(内存芍药)就叫桂枝二越婢一汤。

由此可见,病有自病、合病,方有正方、复方。病有轻证、重证,方有轻剂、重剂。病有或愈或死,方有可治、不治。例如太阳病,当用桂枝二越婢一汤,反以大青龙汤或者大承气汤,结果会是怎样,就看是否亡阳。

　　服桂枝汤,或下之。仍头项强痛,翕翕发热,无汗,心下满微痛,小便不利者,桂枝去桂加茯苓白术汤主之。(28)

　　这就是上述治法的一个结果。太阳病,当服麻黄汤,反以桂枝汤,以致头项强痛,发热无汗迟迟不能消除。医见病从热化,发热不解,遂应用了承气汤。由此导致太阳外症非但不除,反而增加了湿系太阴的阴寒内证,因为阳明尚未化燥。过早地攻下就能导致阳气下陷,寒从中生,热病由此转为寒病。在此期间,如果头项强痛,发热恶风等太阳外症不减,无汗脉浮依然存在,可更发汗。此虽下之,却不为逆;若下后外证不减,头项强痛,翕翕发热,无汗脉浮等症依然存在,但是增加了心下满、微痛、小便不利,这就不是单纯的太阳病,而是太阳病不但累本,而且波及太阴,造成了脏腑、标本、表里俱病。这无疑是坏病,所以它的治法是必先救里,攻表的桂枝所以要减去,然后加入茯苓利水、白术健脾。得里气充实后,再根据表寒的轻重而依法治之。

　　本证的形成与芍药甘草附子汤证(见68条)相似,治疗的意义也大致相同。但有健脾与温肾、制水与驱寒之分。

桂枝去桂加茯苓白术汤方

　　芍药三两　甘草二两(炙)　生姜(切)　白术　茯苓各三两　大枣十二枚(擘)
　　上六味,以水八升,煮取三升,去滓,温服一升。小便利则愈。本云:桂枝汤,今去桂枝加茯苓、白术。

　　本方非解表剂,切勿认为该方能使汗出表和。盖本证的起因是:误用桂枝汤导致阳气郁结,误用承气汤导致阳气下陷,从而形成外证不解,寒从中生的脾虚湿盛证。受阳阻于外,阴盛于内的影响,理当发汗的麻黄根本不能使用,而解肌的桂枝亦能导致阳气飞越,所以桂枝汤就必须减去桂枝,只能保留芍药、甘草、大枣固护营气。这是一个以收涩为主导,以充填为基础的固表救里方剂,所以它要加入白术健脾、茯苓利水,得里气先和,然后再调营卫。

　　本条历代注家见解不一,《医宗金鉴》谓此方去桂当是去芍药,理由是去掉桂枝怎么治头痛发热无汗等表证,殊不知本证是阴盛阳虚,表热里寒,它是不能攻表的,这也是《伤寒论》再三强调的。

伤寒,脉浮,自汗出,小便数,心烦,微恶寒,脚挛急。反与桂枝欲攻其表,此误也。得之便厥,咽中干,烦躁吐逆者,作甘草干姜汤与之,以复其阳。若厥愈足温者,更作芍药甘草汤与之,其脚即伸;若胃气不和,谵语者,少与调胃承气汤,若重发汗,复加烧针者,四逆汤主之。(29)

这就是上述《医宗金鉴》所提出的错误治法及其后果。伤寒脉浮,自汗出,心烦,这是阳热盛于表。小便数,微恶寒,脚挛急,这是阴寒盛于里。表热里寒,病机则属少阴,治法当先救里,或者表里同治。若先攻表,先予桂枝汤就会造成阳气外越,阴寒内盛。轻则出现手足厥,咽中干,烦躁吐逆;重则形成腹满吐利,四肢逆冷。这是表里俱虚,阴阳俱竭,所以它的治法是先复其阳,后复其阴,然后根据病情的转化来依法施治。用甘草干姜汤复阳,这是拯救中气。中气建运,手足自温,吐逆烦躁自止。用芍药甘草汤复阴,这是拯救营气。营气充沛,咽得津润,拘挛自缓,其脚即伸。在此期间,如果复阳太过,阳明就会化燥,就会并发谵语,此属胃家转实,可予调胃承气汤;如果复阴太过,寒湿就会系在太阴,就会形成腹满吐利,四肢逆冷;如果再一次发汗,复加烧针,阳气就会飞越,阴霾就会上乘,就会形成阴盛格阳的四逆汤证。由此可见,当救其里而反攻其表者是何等的被动。

甘草干姜汤方

甘草四两(炙)　　干姜二两
上二味,以水三升,煮取一升五合,去滓,分温再服。

凡病阴盛阳虚者,治法必先救里,然后再调营卫,这叫阳生阴长。用甘草干姜汤救里,这是上温肺而下健脾,因为肺主治节,脾主变化。肺脾相合,才能产生后天水谷建运。没有脾建肺运,气血就不能生化,水火就不能相应。因此治伤寒,不论阴盛阳虚还是阴盛格阳,只要温中散寒或者回阳救逆,它都必须上治其肺,下治其脾。用干姜治肺,因为干姜味辛性温。辛入肺,温散寒,故能行制节;甘草色黄味甘,甘能缓,黄入脾,故能调中益脾胃。脾胃属土,土为水火媒介,土崩则水火分离,引火归原所以要主取脾胃。本方一不用白术,二不用附子,但用甘草、干姜，可见其意不主化而主运，补脾而主胃，当然属于手太阴、足阳明的方剂，用于寒湿内犯阳明尤为合理。但如果脾虚湿盛，阴寒系在太阴，出现了腹满吐利，四肢逆冷，干呕心烦、躁扰不宁者，那就不是单纯的用甘草干姜汤，而是回阳救急的诸四逆汤证。

芍药甘草汤方

芍药　甘草(炙)各四两
上二味，以水三升，煮取一升五合，去滓，分温再服。

芍药甘草汤是桂枝汤的变方，桂枝汤是调和营卫的代表方，其中半数行阳，半数行阴，半数调卫，半数调营。今桂枝汤减去桂枝、生姜，其育阴养血之目的显而易见。本方重用芍药、甘草，其意是行阴复阳。不用大枣是避其壅腻，以免湿气加重。

本方与甘草干姜汤相比，前者重于阳，后者重于阴；前者重于散，后者重于收；前者重于卫，后者重于营；前者拯救太阳，后者拯救太阴。

调胃承气汤方

大黄四两(去皮，清酒洗)　甘草二两(炙)　芒硝半升
上三味，以水三升，煮取一升，去滓，内芒硝，更上火微煮令沸，少少温服之。

服调胃承气汤的要点是少少予服之，若强饮多服则适得其反，因为阳气初兴、胃家初实是经不起峻下的。在复阳与复阴的过程中，如果先复其阳，它将形成胃家实；如果先复其阴，它将形成脾胃虚寒，所以伤寒表不解，阳明本气不足者严禁使用寒凉，所以它不能先复其阴。如果阴阳并复，那叫表里同治，但前提是阳明胃气必须从热化燥。若胃中冷，病从寒化，虽有表证，不可发汗，卒然加入附子参其间，也只能增桂令汗出，造成附子温经，汗出亡阳。

四逆汤方

甘草二两(炙)　干姜一两半　附子一枚(生用，去皮，破八片)

上三味,以水三升,煮取一升二合,去滓,分温再服。强人可大附子一枚,干姜三两。

四逆汤、甘草干姜汤皆属于回阳救逆方,但有轻重标本之区别。甘草干姜汤用于正气初衰,邪气初兴,阴寒湿霾初犯阳明。它是其标实,其证轻,所以它应用了甘草和胃,干姜散寒,以行治节、调胃气的手段来和中缓急,因此它是手太阴肺、足阳明胃的方剂。四逆汤则不然,它重用了生附子,可见它是阴气重,阳气微,而且产生了阴阳格拒。这是标本同犯,所以才使用了生附子。生附子与炮附子性质不同,炮附子温经散寒,它是壮肾阳、助命火的药物,特点是"守而不走";生附子与此不同,它是"走而不守",故能彻上彻下,破阴回阳,因此适用于引火归原,回阳救逆。只可惜此药大辛、大温、大毒,以致后人多不敢使用,完全失去了它的应有功能,因为温中散寒与回阳救逆的性质根本不同。

最后谈谈张仲景是怎样使用干姜:干姜主要作用是温中散寒,这是手足太阴用药,所以它的温煦作用与附子肉桂不同。它上不能激发心火,下不能激发命火,外不能宣通皮毛,内不能调和胃气,只能温肺温脾,因此属于手足太阴用药。观干姜色黄、味辛、性温。黄走脾,辛走肺,温能散寒,所以干姜是上入肺,下入脾,为走脏不走腑的正药。在《伤寒论》中,仲景使用干姜的方剂主要有四逆汤、人参汤(理中丸)、泻心汤、小青龙汤、甘草干姜汤等等。其中甘草干姜汤在《金匮要略》中特别提出:此方治肺中冷(见肺痿肺痈篇),可见干姜应用的目的不但是温脾,而且是温肺。

干姜与附子归经不同,干姜色黄入太阴,产生的是阳明气化;附子色黑入少阴,产生的是太阳气化。一个是"主后天水谷建运",一个是"主先天气血生化"。一个是重在"驱寒",一个是重在"助火"。所以说,附子与干姜虽然都是救里药,具能温中散寒,但其应用目的却有显著的差别。

干姜与生姜属于同胎同性,但药用的目的却是有标有本。干姜味浓,生姜气盛。气盛者入阳,味浓者入阴。所以生姜入胃,干姜入脾。同样道理,桂枝与肉桂也是同根同种,但桂枝轻浮发太阳,肉桂重浊走少阴,这就是脏腑标本、阴阳表里的不同药用。

问曰:证象阳旦,按法治之而增剧,厥逆,咽中干,两胫拘急而谵语。师曰:言夜半手足当温,两脚当伸。后如师言。何以知此? 答曰:寸口脉浮而大,浮为风,大为虚,风则生微热,虚则两胫挛,病形像桂枝,因加附子参其间,增桂令汗出,附子温经,亡阳故也。厥逆,咽中干,烦躁,阳明内结,谵语烦乱,更饮甘草干姜汤。夜半阳气还,两足当热,胫尚微拘急,重与芍药甘草汤,尔乃胫伸。以承气汤微溏,则止其谵语,故知病可愈。(30)

本条是对上条的解释。但要分两段解释,第一段是从伤寒脉浮到少于调胃承气汤,第二段是从若重发汗到四逆汤(见上条)。先解释第一段,问曰:证象阳旦(阳旦汤乃桂枝汤的别名,见《金匮要略》产后篇),但按阳旦证法治之却使病情加剧,这是为什么呢?因为病症好像是阳旦证(桂枝证),但它却不是阳旦证。因为阳旦证中并没有小便数,脚挛急,所以它是太阳病累及少阴,属于太阳标本俱病。标本俱病的治疗原则是先救其里或者表里同治,例如使用桂枝加附子汤(见20条)、芍药甘草附子汤(见68条),这是以救里为主的方剂。如果不救其里但攻其表,只注重其标而忽略其本,首先应用了桂枝汤,这就造成了汗出阳泄,津液枯竭,从而形成了亡阴亡阳。因此它的救治大法是:先用甘草干姜汤复其阳,后用芍药甘草汤复其阴,然后再用调胃承气汤微荡胃气,这是最基本的复阴复阳法。本证也是亡阴亡阳的轻证。

第二段解释是亡阴亡阳的重证,当证象阳旦而按法施治的时候,他选用了桂枝加附子汤,这无疑是正确的。因为桂枝加附子汤是个标本同治的方剂,于情于理它都没有差错。但问题是他走了一个极端,他没有做到服汤后微似取汗,而是促成了汗出如水流,因为他还复加了烧针,这就造成了因附子参其间、增桂令汗出、附子温经、亡阳的后果。四肢厥属于亡阳,咽中干属于亡阴。既有烦躁谵语,又有汗出逆冷,这当然就是亡阴亡阳的特征。亡阴亡阳的治疗原则是先复其阳,后复其阴。所以先用四逆汤复其阳,后用芍药甘草汤复其阴,然后用调胃承气汤微和胃气。由此可见,一种病变,两种治法,只要应用不当,同样能造成难以估量的后果,由此警示世医,切勿认为方证相投就不出差错!轻病重取,重病轻夺同样能造成恶果。

最后补充几句:阴气与阳气,寒湿与燥火乃是性质不同的两个概念,切勿把阴气看作寒湿,把阳气看作燥火,因为它们一个属于正,一个属于邪。关于夜半阳气还的学说,夜半是指晚十二点至凌晨三点左右,这是阴病欲解的时刻,三阴病皆如此,故阴寒厥证须得从阴出阳的时候才能化解。

辨太阳病脉证并治（中）

太阳病，项背强几几，无汗恶风，葛根汤主之。(31)

邪在皮毛，则无汗恶风；邪在腠理，则游走不定；邪在肌肉，则身疼腰痛；邪在骨节，则关节疼痛；邪在经输，则腰脊强，头项痛。凡此，皆属于太阳病。太阳病从热化者病标，从寒化者病本。病标则脉浮数，太阳病必传阳明；病本则脉沉迟，太阳病必转少阴。本证脉浮紧，但不排除浮缓浮促，因为它是病从热化，它的主证是项背强几几，而且伴有无汗恶风。项背强是寒邪入输，几几是阳气时至时不至。时至则脉促，因为邪阻不能汗出；时不至则脉缓，因为阳退则恶风。欲退不退，欲进不进，自然出现以上诸证。在此期间，如果表寒大于里热，它将形成无汗恶风；如果里热大于表寒，它将形成反汗出而恶风。因为它的主证是项背强几几，也就是说，不论营卫能否作汗，只要有项背强几几的存在，它就完全能说明太阳旧寒未解，依然灌注在经输之中。所以它的治法仍然是解表发汗，这种解表发汗的模式与麻杏石甘汤治汗出而喘其性质是完全相同的（见63条）。

几几的形成说明了太阳的经输在受病，这叫痉（一作痓）。其中无汗者叫刚痉，有汗者叫柔痉（见《金匮要略》）。不论哪种痉，都是二阳并病，所以它的治法都是两阳并取。用麻黄桂枝发散太阳，这是在消除风寒；用葛根甘草滋润阳明，这是在助阳生津。因为痉病有本虚，津液不足，当然就需要实胃气。

葛根汤方

葛根四两　麻黄三两（去节）　桂枝二两（去皮）　生姜三两（切）　甘草二两（炙）　芍药二两　大枣十二枚（擘）

上七味，以水一斗，先煮麻黄、葛根，减六升，去白沫；内诸药，煮取三升，去滓,温服一升。覆取微似汗。余如桂枝法将息及禁忌。

我们认为,葛根汤是由桂枝汤加麻黄、葛根化裁而成。由于本证无喘,重在项背强几几,所以本方减去了杏仁,重加了葛根。葛根色白性平,味甘微辛,藤蔓最长,入土最深,而且内含有丰富的淀粉,故能益阳气,生津液,走经络,为太阳阳明的重要引经药。本方用以为君,可见它的病机已经涉及阳明,但它的主病仍然属于太阳。因为它还有表证的存在(例如发热恶风、脉浮无汗等),它的经输旧寒并没有解除(项背强几几),所以它依然使用麻黄汤、桂枝汤。如果表寒已解,外证已罢,浮脉转为洪大,几几转为口渴,那麻黄、桂枝汤再加葛根还有什么意义?

太阳与阳明合病者,必自下利,葛根汤主之。(32)

寒邪侵犯太阳叫太阳病,寒邪侵犯阳明同样叫太阳病,卒然侵犯骨髓它还是太阳病,因为这是表寒、标寒、客寒;同样道理,热邪侵犯阳明叫阳明病,热邪侵犯太阳同样叫阳明病,卒然侵犯皮毛它还是阳明病,因为这是里热、本热、主热。所以治太阳病,不论治标治本,都是以治寒为主;治阳明病,不论治标治本,都是以治热为主。如果两者同病,那就表里同治。其中表寒大于里热者要主治太阳;里热大于表寒者要主治阳明。本证是表寒大于里热,它看不到阳明化燥,所以这种下利依然属于客寒、标寒、表寒,依然属于寒邪犯皮毛则恶寒,寒邪犯肌肉则身疼,寒邪犯骨髓则肢节痛,寒邪犯经输则项背强,寒邪犯肺则喘,寒邪犯胃则呕,寒邪犯肠则利。所有这些都是太阳病,所以它的治法都是主治太阳,兼治阳明。葛根汤也不例外,在葛根汤证中,最为典型的病变有三条:第一条是用于太阳病,项背强几几。这是太阳表寒侵犯了太阳经输,以致阳明迟迟不能化燥,所以用葛根救里解表;第二条是太阳与阳明合病,必自下利。这是太阳表寒侵犯了阳明大肠,但阳明大肠却迟迟不能化燥,所以用葛根救里解表;第三条是太阳与阳明合病,不下利但呕者(见下条)。这是太阳表寒侵犯了阳明胃,但阳明胃却迟迟不能化燥,所以用葛根救里解表。由此可见,上述的病变病因是相同的,病机是相同的,所以治法也是相同的。

太阳与阳明合病,不下利,但呕者,葛根加半夏汤主之。(33)

病在表属于太阳,病在里属于阳明,如果表里同病,那叫二阳合病。二阳合病从寒化者属太阴,从热化者属阳明。如果寒热相逆,不能自纵,它将转为三阳合病。

下利是阳明受病,但呕同样属于阳明。阳明有热,在上不能呕,在下不能利;阳明有寒,在上腹满而吐,在下厥逆下利,此属太阴。太阴从热化者治其标,从寒化者治其本。本证未涉及太阴,它是病从热化,因此要治其标。标者属胃,本者属脾。本证但呕无吐,位居在标本之间,所以使用了半夏。半夏性温味辛,有降逆止呕等功能。今与葛根汤合并,可见它的方意是,除了主治二阳合病外,已经考虑到虚则太阴。

在《伤寒论》中,呕与吐的性质是截然不同的。一般来说:呕证属阳,吐证属阴。呕是有声无物,吐是有物无声。呕是胃气上逆,吐是胃不受纳。由于呕吐的性质不同,所以整个《伤寒论》你很难看到呕证吐证同时表现,只能看到喜呕、但呕、干呕、呕逆、呕不止等等。不论哪种呕都是胃气上逆,都是阳气胜于阴邪,所以呕证归属于阳明;吐和呕就不同了,它是胃不受纳、胃阳衰败的具体表现,所以它属于阴证,归属于太阴,读《伤寒论》者,尤须辨明此理,切勿将呕证与吐证划为等停。

葛根加半夏汤方

葛根四两　麻黄三两(去节)　甘草二两(炙)　芍药二两　桂枝二两(去皮)　生姜二两(切)　半夏半升(洗)　大枣十二枚(擘)

上八味,以水一斗,先煮葛根、麻黄,减二升,去白沫,内诸药,煮取三升,去滓,温服一升。覆取微似汗。

葛根汤治二阳合病,加入半夏降逆止呕,除湿散满,以免寒湿系在太阴,这是主攻阳明,兼顾太阴的方剂。经方使用半夏,都是这个意义。

太阳病,桂枝证,医反下之,利遂不止。脉促者,表未解也,喘而汗出者,葛根黄芩黄连汤主之。(34)

太阳病,桂枝证,说明表有寒,里有热,故病机从风。病机从风当用桂枝汤而反用了承气汤,由此造成阳气下陷,利遂不止,初兴的燥热也因此化为湿气。湿气从寒化者必转为寒湿,此属太阴。治法当救其里,宜四逆辈;湿气从热化者则转为湿热,此属阳明。阳明身热汗出,小便利,下利必自止。若不止,小便不利,反汗出而喘者,此为火邪。病火邪者,下利必圊脓血,名为湿热利。湿热利表证未解者,葛根黄芩黄连汤主之;已解者,黄芩汤主之(见172条)。

本证寒在卫分,热在营分,肌肉肠胃并不化燥,所以它的治法绝不能用石膏、知母、芒硝、大黄之类,犯之则寒化太阴,就会造成以下三种结局:一是表寒乘虚而入,开放性的皮毛将会再次锁闭,汗出发热就会转化为无汗而喘,原有的促脉就会变紧并增重恶寒;二是阳明本无燥热,误用寒凉攻下就会造成肠胃紊乱,由此产生了下之利不止;三是中风本为营热,误用攻下则皮毛闭锁,阳热内陷,卫气不得越,营分遂即化为火邪。火邪内迫,下利至甚;火邪外越,其脉必促! 故下利脉促者,表未解也。在此期间,如果无汗而喘,说明寒邪束表,断不可使用芩、连;如果汗出而喘,说明肌表寒邪已去,但肺中旧寒未除,可更发汗;如果火邪已经猖獗,出现了湿热下利,看到了大便圊血,这就不能再用麻桂等汤来解表,而是用大量的葛根来微似取汗,复以芩、连、甘草来下其火,从而形成了达表与清里的双重治法。

葛根黄芩黄连汤方

葛根半斤　甘草二两(炙)　黄芩三两　黄连三两

上四味,以水八升,先煮葛根,减二升,内诸药,煮取二升,去滓,分温再服。

葛根外可解表,内可生津,因为它能生津液,益阳气。今助以甘草,它是既能实胃气,又能缓痉挛,因此用于下利不止,表里不和。由于本证肠胃并不化燥,只有营分生热,所以才用黄芩黄连苦寒化燥、凉血泻火。这叫见喘不治喘,见利不止利的中折法。

葛根黄芩黄连汤证内存有三个焦点:一是脉促,二是下利,三是汗出而喘。首先说脉促:脉促是外有表寒,内有里热。只有表寒里热才能相争相搏,所以促脉的形成是火邪淫盛,寒邪不解。第二,下利:下利是肠中湿盛,不是阳明燥热。如果阳明化燥,大便自然硬结,所以寒利属寒湿,热利属湿热。第三,汗出而喘:喘是寒邪犯肺,汗出是表邪欲解。故喘而汗出依然属于卫肺不和,即热在皮毛,寒在胸中,属于肺气不宣,治节不行。这是表寒已除,里寒未尽。所以说本喘属于旧证,下利属于新添。

太阳病,头痛发热,身疼腰痛,骨节疼痛,恶风,无汗而喘者,麻黄汤主之。(35)

太阳病,头痛发热,身疼腰痛,骨节疼痛,恶风,无汗而喘者是太阳伤寒。今不名伤寒而名太阳病、不名恶寒而名恶风者是阳气在回升,寒邪在消退,病机在热化,故脉象已从阴阳俱紧转向了浮紧。这是阴病在转阳,寒邪在转风,因此不名恶寒而名恶风,不曰伤寒而曰太阳病,因为本证言太阳中风者尚早,言太阳伤寒者已晚,所以它只能定性为太阳病。太阳为病,恶风是寒邪袭表;喘是寒邪犯肺;无汗是阳气不得越;头项强痛、身疼腰痛、骨节疼痛是正邪相搏相争。由于表寒不解而病从热化,因此它是使用麻黄汤发汗的最佳时刻。在此期间,阳明尚未化燥,寒邪逐渐退却,所以此时发汗既不会犯寒,又不会化火,当然服汤后就会溅然汗出而解。如果发汗过早,阳气不足,阴寒内盛,太阳病就会因发汗而累本;如果发汗过晚,阳气大盛,津液内竭,太阳病将由此而化作风温。

故早期的伤寒,头项强痛,发热恶寒,体痛呕逆,脉阴阳俱紧者,不可发汗。因为阳气下陷于阴中,为太阳与少阴俱病,所以它的治法是标本兼顾,麻黄附子细辛汤、麻黄附子甘草汤主之(见301、302条),这是外发太阳,内救少阴的方剂;如果沉紧转为浮紧,发热恶寒转为发热恶风,这是本寒已去,可以但攻其标,麻黄汤主之。在这一阶段,脉象始终现紧,病机始终见寒,故可统称为伤寒。伤寒表不解,阳气日渐转盛,外寒与里热逐渐步入等停,这就形成了太阳中风。太阳中风,表虚汗出者为桂枝证(见12条),表实无汗者为大青龙证(见38条)。无论桂枝证还是青龙证其病机都是阴阳等停,所以可概称为太阳中风。中风继续热化,阳邪逐渐胜阴,太阳中风由此进化为太阳温病,这就是伤寒从寒转风,从风转温的全部过程。在这风寒温的转化过程中,任何一个环节都是病从热化,都是阳气转盛。如果病从寒化,阳气下陷,太阳病就会转向少阴、太阴,从而形成难以估量的坏病。

下面先谈谈张仲景是怎样使用麻黄:

麻黄的主要功能是发汗。这是针对手阳明的治法,也是张仲景治疗风寒外感的重要手段。在《伤寒论》和《金匮要略》中,仲景使用麻黄的方剂甚多,其主要作用是解表发汗、宣肺平喘、利水消肿、温经散寒。这本是肺家用药,但太阴与阳明相表里。根据"实则阳明,虚则太阴"的原则,麻黄不是扶正,它是攻邪,所以它是"实则阳明"用药。桂枝与麻黄相等,但药理作用有别:桂枝激发心火,麻黄宣散肺寒。一个是治手太阳,本为少阴;一个是治手阳明,本为太阴。太阴法天,少阴为日。日气有余,必转太阳;天气有余,必转阳明。故病从热化者属太阳阳明,病从寒化者属少阴太阴。属阳者治其标,属阴者治其本。麻黄汤、大青龙汤重在发汗,这是主治其标;桂枝汤、小青龙汤重在调和,这是兼顾其本。不论治其标还是顾其本,都是以解表为目的,所以它们都是太阳经病的代表方剂。后世汗法,门类较多,但没有哪种治法能移步换形,或者跳出《伤寒论》的治疗原则(见论汗法篇)。所用的辛温解表法,除了经方使用的麻黄、桂枝、生姜、葱白外,绝大多数方剂使用的乃是荆芥、防风、紫苏、白芷、羌活、独活等药。这些药物大多存在着兼性兼气,没有哪种药物能比得上经方的纯正用药,因此它只能作为寻常的风湿治疗或四时感冒,如果遇到大病伤寒,它将误事多多。

麻黄汤方

麻黄三两(去节)　桂枝二两(去皮)　甘草一两(炙)　杏仁七十个(去皮尖)

上四味,以水九升,先煮麻黄,减二升,去上沫;内诸药;煮取二升半,去滓,温服八合。覆取微似汗,不须啜粥。余如桂枝法将息。

麻黄解表发汗,它是宣肺药。肺为手太阴,在象居天,与手阳明相为表里。实则阳明,虚则太阴。太阳病属阳,它是病从热化,所以麻黄虽然入肺,药理却是手阳明;桂枝温经散寒,它是激发心火药。心在天为日,在脏为手少阴。手少阴与手太阳相为表里。实则太阳,虚则少阴。太阳病属阳,它是病从热化,所以桂枝虽然入心,药理却是手太阳。盖太阳与少阴,夫妻关系;太阳与阳明,兄弟妯娌关系。所以太阳累少阴者为标病累本;太阳累阳明者为太阳传阳明。在本证中,太阳伤寒是心火不足,寒气犯肺。这是兄弟间病,所以用麻黄行治节,宣肺气;用桂枝助心火,通脉络。一个是激发心火,一个是温肺散寒,只此两味(君臣)就奠定了治寒的要领。所以后世用药,只要它辛温解表,它就离不开宣心阳、散寒气这一最基本的原则。

下面再谈甘草与杏仁。

在麻黄汤证中,麻黄是宣肺药,加入了杏仁自然是利肺气。这是加大行治节、宣肺气的功能,因为麻黄汤证的特点是无汗而喘,所以要加入杏仁利肺气。关于炙甘草,本方有两种功能:一是甘草能协助麻黄、杏仁来宣肺、利肺,借以提高它的宁肺作用;二是甘草能导引诸药下交脾胃,从而达到"脾居中土,为万物所归,无所复传"的意义。由此可见,麻黄汤虽然主攻太阳,却是太阳与阳明合病的方剂。

太阳与阳明合病,喘而胸满者,不可下,宜麻黄汤。(36)

太阳与阳明合病,阳明(肌肉肠胃)不从热化者可但攻其表,与麻黄汤;已从热化者可清里解表,与麻杏石甘汤(见63条)或大青龙汤(见38条);如果阳明从寒化,虽有表证切勿使用麻黄汤,包括麻黄细辛附子汤。若犯之,必阳陷阴起,轻则形成结胸痰饮,重则导致腹满吐利,为害不可底止!所以阳明无燥热者慎勿下之。在本证中,喘是寒气甚,满是湿气阻,所以喘而胸满者要注重阳气,当然就不能强攻阳明,以免损伤脾胃。如果阳气盛,恶风较轻,发热较重,则仍可使用麻黄汤;但如果阳气不振,浮脉下沉,则属阴寒内盛,切不可发汗,发汗则亡阳,太阳病由此会逆传少阴。

太阳病,十日已去,脉浮细而嗜卧者,外已解也。设胸满胁痛者,与小柴胡汤;脉但浮者,与麻黄汤。(37)

太阳病,十日已去,发汗吐下等法均已实施。如今脉不浮紧而浮细,头痛发热、喘而胸满等证基本消除,唯见四肢乏力,嗜卧疲惫者。这是太阳外症已解,津液已伤,元气未复,故需善后饮食起居调理;设胸满胁痛更作,表里寒热复至,这是阳气不足,旧寒未解,属于表里不和,可予小柴胡汤(方解见96条);如果浮细之脉复转浮紧,发热恶风依然严峻,而且表寒大于里热者,可但攻其表,予麻黄汤,这是三阳为病,表里轮回的不同证治。

大凡三阳为病,表寒大于里热者属太阳,治法以解表为主;里热大于表寒者属阳明,治法以清里为主;若表里相应,寒热等停,则属少阳半表半里,治法以和解为主。

太阳中风,脉浮紧,发热恶寒,身疼痛,不汗出而烦躁者,大青龙汤主之。若脉微弱,汗出恶风者,不可服之,服之则厥逆,筋惕肉瞤,此为逆也。(38)

桂枝汤调和营卫,大青龙汤解表清里,两个方剂都是阴阳等停,所以病机都是中风。

太阳中风,脉浮紧,发热恶寒,身疼痛,不汗出而烦躁者,此阴阳表里俱盛。本证脉浮为阳,脉紧为阴。发热为阳,恶寒为阴。心烦体躁为阳,身痛无汗为阴。诸证相合,恰得阴阳两性,故名太阳中风。中风表寒大于里热者为太阳中风,治法以解表为主,大青龙汤主之;里热大于表寒者为阳明中风,治法以清里为主,白虎汤主之。本证选用了石膏,可见它是早期的阳明化燥。

本证表里俱实,标本俱盛,故外可用极量的麻黄,内可用沉重的石膏,不用芩连,是寒在太阳,热在阳明。这本是二阳合病,由于病机从风,故选择了桂枝汤;由于表寒过盛,故选择了麻黄汤;由于阳明化燥,故选择了麻杏石甘汤。由此可见,大青龙证内含三个病机,这就是风、寒、温。因此将治风的桂枝汤、治寒的麻黄汤、治温的麻杏石甘汤三个方剂合在一起,从而形成了大青龙汤制剂。本方不用芍药,目的是恶其阴挛;加倍使用麻黄,目的重在发汗;石膏属于新添,因为燥热出现。所以大青龙汤是汗法中最为沉重的方剂,而且是针对风寒温的综合治法。因此对标本俱虚或标实本虚的患者要严禁使用!所以仲景强调指出:若脉微弱,汗出恶风者,不可服之。服之则表里俱虚,阴阳并竭,从而出现寒化少阴的四肢逆冷、筋惕肉瞤。

大青龙汤方

麻黄六两(去节)　桂枝二两(去皮)　甘草二两(炙)　杏仁四十枚(去皮尖)　生姜三两(切)　大枣十枚(擘)　石膏如鸡子大(碎)

上七味,以水九升,先煮麻黄,减二升,去上沫,内诸药,煮取三升,去滓,温服一升,取微似汗。汗出多者,温粉扑之。一服汗者,停后服。若复服,汗多亡阳,遂虚,恶风、烦躁、不得眠也。

大青龙汤证与麻黄汤证皆主太阳表实,但麻黄汤证不存在阳明化燥,而大青龙汤证则有显著的阳明燥热,这就是烦躁。烦是心烦,躁是体躁。有烦有躁、有寒有热,说明表里不解,所以要使用大青龙汤。其中寒盛者要重加桂枝,热盛者要重加石膏。如果燥火合并,出现了汗出发热,但陈寒旧喘仍不能解者,激发二阳的桂枝姜枣则不可再用,届时的大青龙汤将转化为麻杏石甘汤,风寒的治法由此转化为风温的治法。

下面再谈汗法的三大原则。

仲景论汗法,解表有三大原则,这三大原则分别是:(1)凡是以解表为主的方剂,汗药必须为君,例如麻黄汤、麻杏石甘汤等;(2)凡是以救里为主的方剂,汗药必须为臣。例如甘草麻黄汤、厚朴麻黄汤等(见《金匮要略》);(3)凡是表里并重,君臣所不能分者,都是以病机命名,例如大青龙汤、小青龙汤等。本证表里并重,所以要用青龙命名。

伤寒、脉浮缓,身不疼,但重,乍有轻时,无少阴证者,大青龙汤发之。(39)

凡病以伤寒冠首,阴寒必居其中,卒然标本俱实,寒热亦不等停。

伤寒脉浮缓,身不疼但重者,这是肌肉含湿气过重,属于溢饮。溢饮者大青龙汤主之,小青龙汤亦主之(见《金匮要略》痰饮篇),这是杂症病溢饮的两种治法。《伤寒论》用大青龙汤发汗也是这个道理。本证有三个特点一个注意:三个特点是"脉浮""身重""乍有轻时";一个注意是"无少阴证者"。这就阐明了该病的性质。其中"脉浮"是太阳病,因为所有的太阳病都是浮脉;"但重"是指身体沉重,这是水饮,《金匮要略》叫溢饮,其病机是寒邪束表,水气不能外越,遂化为饮邪。饮邪逗留于肌腠,阻塞三焦气机,以致太阳病当汗出而不能汗出(本证绝对无汗,否则它不能身重,如果身重汗出,那是虚脱),由此形成了"身不疼,但重"。受寒水内停的影响,本证的脉象很难出现浮紧,最多是时缓时紧,这是饮邪缓冲脉象的缘故,所以水肿病人的脉象不能浮紧,但身体不能不重。在此期间,如果身重是"乍有轻时"(即时重时轻),病机依次从热化燥,脉象从沉转浮,并且出现了发热心烦,这说明阳明气化在依次转胜,太阳气化在依次增强,可以根据脏腑的虚实标本来分别使用大青龙汤或者小青龙汤;如果阳气下陷,浮脉下沉,身重持续不退(不存在乍有轻时),更加小便不利,腹痛下利,或四肢沉重疼痛者,此为寒水内犯少阴,为太阳本虚,大小青龙汤皆不可用,若犯之,必寒化太阴,因为此时的水气已经形成了真武汤证(见316条)。

本证与麻黄证的区别是:麻黄证脉浮紧、无汗、身疼痛。本证脉不浮紧而浮缓,身不疼痛而但重。前者重在风寒,后者重在水气。本证与桂枝证的区别是:桂枝证脉浮缓,有汗出,但身不重。本证是脉浮缓,无汗出,但身必重。前者是营卫不和,后者是肌腠溢饮。本条与上条的区别是:上条是阴阳等停,故名太阳中风。本条是阴寒大于阳热,故名太阳伤寒。

伤寒表不解,心下有水气,干呕,发热而咳,或渴,或利,或噎,或小便不利、少腹满,或喘者,小青龙汤主之。(40)

太阳标本俱实,可制以大青龙汤;太阳标实本虚,则制以小青龙汤。

伤寒表不解,心下有水气。心下者阳明之分,属于脾胃。脾胃有水,当属二阳病水。二阳病水,病从热化者主治太阳,兼治阳明,大青龙汤主之;病从寒化者主治少阴,兼治太阴,真武汤主之;如果半阴半阳,半表半里,半寒半热,半虚半实而又偏于表证者,治法则是重取其标而轻取其本,这就是小青龙汤主法。

单纯的病太阳,当制以麻黄汤、桂枝汤。如果涉及阳明,那就要二阳同治。其中阳明从热化者要治燥治火,当然要使用石膏,因为它的归宿是胃家实;若阳明从寒化,那就不能再治燥治火,而是要治湿治寒,这就需要变石膏为干姜。用干姜与石膏乃是性质不同的两种概念,所以大小青龙汤的配制方法就会不攻自破。从理论上讲,大青龙汤是两夺其实(实则太阳,实则阳明),小青龙汤是两调其功能(实则太阳,虚则太阴),因为小青龙汤证是内藏寒湿,它随时随地会出现寒化,所以它不仅要使用干姜,还要增加振兴少阴的细辛、收敛肺气的五味子,可见它的病变从标属阳,从本属阴。

　　在心下有水气(小青龙汤证)的病变中,发热、小便不利、少腹满是膀胱气化受阻,此属太阳,治法当以汗解之。干呕、咳喘,或渴,或利,或噎是寒水内停,制节不行,此属阳明。阳明有寒,病属太阴,治法“当以温药和之”,这是《金匮要略》治疗痰饮的总则。由于本证阳盛脉浮,寒水动而不居,故可以小青龙汤和之。如果阳气下陷,浮脉下沉,寒水从动转静,并且出现了腹满吐利、恶寒厥逆,那就不是太阳阳明证,而是痰饮水气已经波及少阴、太阴。

　　太阳与少阴,相为表里,上属心火,下属肾水。故气化受阻者,治其标。气化失调者,治其本。治其标者散之,治其本者温之,这是太阳与少阴的治法,阳明与太阴,相为表里,下属脾土,上属肺金。故建运受阻者,治其标;建运失调者,治其本。治其标者清而荡之,治其本者温而补之,这就是阳明与太阴的标本施治。小青龙汤证是病发太阳,但阳明有本虚,故治法以太阳为主,以阳明为辅。

　　大小青龙汤证,无一不涉及阳明,所以用药要表里同治。但阳盛者治其标,大青龙汤所以重用石膏;阴盛者治其本,小青龙汤所以重用干姜。由于两个青龙证都是病从热化,所以它的两种治法都是以汗药当先。

小青龙汤方

　　麻黄(去节)　芍药　细辛　干姜　甘草(炙)　桂枝(去皮)各三两　五味子半升　半夏(洗)半升

　　上八味,以水一升,先煮麻黄,减二升,去上沫;内诸药,取三升,去滓,温服一升。若渴者,去半夏,加瓜蒌根三两;若微利者,去麻黄,加荛花(如一鸡子,熬令赤色);若噎者,去麻黄,加附子一枚(炮),若小便不利、少腹满者,去麻黄,加茯苓四两;若喘者,去麻黄,加杏仁半升(去皮尖)。且荛花不治利,麻黄主喘。今此语反之,疑非仲景意。

以青龙汤命名,其大要是从治水为主。盖龙分大小,大则云行雨施,小则翻波逐浪。所以大青龙汤是以攻邪为主,小青龙汤是以扶正为主。在小青龙汤的方后,仲景提出了若噎者,去麻黄,加附子一枚(炮);若小便不利、少腹满者,去麻黄,加茯苓四两;若喘者,去麻黄,加杏仁半升等。这些加减法基本是在舍表救里,所以小青龙汤内暗藏着麻黄附子细辛汤(见301条)、四逆汤(见29条)和苓甘五味姜辛汤(见《金匮要略·痰饮篇》)等方剂。其中干姜、半夏、五味子等以及方后加减的药物绝大多数归宿于肺,可见肺主皮毛,肺主治节,肺主行水的重要性,难怪唐宗海著《血证论》时提出:"水不行者要责之于肺,食不化者要责之于脾"。

最后谈谈大小青龙汤的命名机制。

小青龙汤的方剂是以病机来命名。在这个方剂中,特别是在方后的加减法中,你会清楚地看到表里的药物可以随时互换,而且都是减去汗药麻黄,然后反其意而用之,这就是易君为臣的变化依据。这个依据如果不是以病机来命名,那减去麻黄就是一个无头方剂,这就是张仲景三大汗法的命名原理。遗憾的是,这个原理至今没有被人领会,以致"臣(林)亿等"在方后加出了十个字:"今此语反之,疑非仲景意"。这无疑是一个无可奈何的结局。

伤寒,心下有水气,咳而微喘,发热不渴,服汤已,渴者,此寒去欲解也,小青龙汤主之。(41)

本条是上条的补充说明,它是指服小青龙汤后,痰饮水气逐渐消退,喘咳发热逐渐消除,但原有的口不渴转化成了口燥渴。口渴是病从热化,它是阳明在化燥。所以有汗出,有发热而无口渴者病属太阳;有汗出,有发热,有口渴者病属阳明。本证服小青龙汤前只有发热,没有口渴;服小青龙汤后既有发热,又有口渴,可见本证在药前病属太阳,药后转属阳明。因此这里的"寒去欲解也"只能代表太阳的旧寒欲解(欲解不是已解),并不能说明本证已经痊愈,阳明已无燥热。如果本证已经获愈,它将出现四肢乏力,脉浮细而嗜卧(见37条),卒然有口渴也是微不足道的口渴,所以这里的口渴是指太阳病欲解,但阳明又出现了里热,这时候再用小青龙汤就不大适合。

本条的文法有两个特点：一是"小青龙汤主之"属于倒装语法，它应该衔接在"发热不渴"的句下；二是服小青龙汤后诸寒表证欲解，但阳明里热再度萌发，这叫阴退阳回，不渴转渴，不热转热，不过这种热渴很难燎原，因为它的前证是本寒标热。

太阳病，外证未解，脉浮弱者，当以汗解，宜桂枝汤。（42）

服青龙汤，或以麻黄等汤发汗，外证仍不解，脉浮虚而弱者，此汗出表虚，阳气不足，故不可更发汗，宜桂枝汤调营卫，实腠理，和胃气，其后自然微汗出而愈。

本证设于青龙汤之后，可见服青龙汤并不是安然无恙。盖大小青龙汤本属于汗剂，特别是大青龙汤使用麻黄六两，堪称为汗法之最！而小青龙汤又存在着标热本寒，所以此类方剂用之得当，效如桴鼓；用之不当，后患无穷！在本条中，浮弱之脉与外证未解是本证的焦点：浮弱是阳气虚，外证未解是风寒尚未消除。只此两句就说明了本证它是有前科的，是经过发汗解表后残存的后遗表现，所以这里使用的桂枝汤乃是一个补救措施。

在本证中，之所以使用桂枝汤，就是因为外证未除，它的脉象依然是阳浮而阴弱，它的病机仍然属于中风，所以不论出于何种原因，只要不存在表实，不存在阳明从寒化或者从热化，都能使用桂枝汤，因为它是一个内实胃气，外调营卫的方剂。

太阳病，下之微喘者，表未解故也，桂枝加厚朴杏子汤主之。（43）

服桂枝汤不解，或当汗出而反下之，此为逆，逆者阳气陷于里，这叫阳明受挫。其后若胃气转胜，阳气依然上冲者可复予桂枝汤。此虽下之，不为逆；若下后微喘者，此阳气衰，表寒已经入里，可予桂枝汤攻其表，更加厚朴杏子利肺气。但前提是，阳明本气不衰，脉象有浮无沉。假令脉沉，虽汗出而喘不得使用桂枝汤，若犯之，阳病必入阴。

本证的焦点是微喘而不是大喘，原因是汗下不当，邪犯肺胃所致。故表证不解，仍需桂枝汤攻表；里证新添，再加厚朴、杏子和中。一是治太阳，调和营卫；一是治阳明，调和肺胃，所以它是治疗太阳病因误下而波及阳明的方剂。

桂枝加厚朴杏子汤方

桂枝三两(去皮)　甘草二两(炙)　生姜三两(切)　芍药三两　大枣十二枚(擘)　厚朴二两(炙,去皮)　杏仁五十枚(去皮尖)

上七味,以水七升,微火煮取三升,去滓,温服一升,覆取微似汗。

本方去厚朴加麻黄即桂麻各半汤。不用麻黄是卫阳已虚,加入厚朴、杏子是中气壅滞。故攻表要调营和卫,安内要调和中气,这就是桂枝加厚朴杏子汤的方义。本方内和阳明,外解太阳,属于双重调和方剂。受误下的影响,本证脉象当浮虚浮弱,证当发热汗出,所以使用桂枝汤。如果脉浮紧,恶寒无汗,那是表实证。

太阳病,外证未解,不可下也,下之为逆。欲解外者,宜桂枝汤。(44)

不论伤寒还是中风,只要表证不解,治法就必先解表,这是原则。如果表不解而先下之,大多会发生内变,所以说下之为逆。在《伤寒论》中,凡云表证者,大多是指伤寒,即表实证。例如表不解、表证不除、表证仍在者。凡云外证者,大多是指中风,即表虚证。例如外证不解,外证未除,外证仍在者。本证提出了外证未解,可见它的前证是中风,而且阳气是二次转胜。所以下后阳气未衰者,可先予桂枝汤,但不可予麻黄汤,因为下后阳气虚,所以要先实胃,再调营,然后达卫。

《伤寒论》中,凡表证未解而先下之,以致胃虚阳陷,其后仍当解表者,桂枝汤主之;凡表证未解而先汗之,表证仍不解者,可更发汗,麻黄汤主之;凡表证未解而先发汗,然后复下之,这同样叫下之为逆。欲解外者,同样是桂枝汤主之。这是关键词。

太阳病,先发汗,不解,而复下之,脉浮者不愈,浮为在外,而反下之,故令不愈。今脉浮,故知在外,当须解外则愈,宜桂枝汤。(45)

太阳病,外证未解,当须发汗,所以先发汗治不为逆。若发汗不解而复下之,这就叫下之为逆。这之所以要攻下,就是因为阳热外证明显,例如恶寒轻,发热重,或者有汗出,所以从主观意愿上讲下之也不为过。过错的是忽略了证脉合参,因为单纯地论脉象,就浮脉来说它的变化也是多种多样的。其中最常见的浮脉有浮缓、浮紧、浮迟、浮数、浮滑、浮洪等。这些脉象有的容易辨认,有的难以识别。特别是合并脉,它是两种或者两种以上的脉象在合并,如果不能做到证脉合参,那随时随地都有可能出现误判!例如太阳中风,发热汗出,脉浮缓者,可予桂枝汤;脉浮数者,可予桂枝汤;脉浮洪者,仍然予桂枝汤(见25条)。因为它还有太阳表证如头痛、恶风、脉浮,还没有出现汗大出,身大热,口大渴。所以过早地攻下就会导致阳气下陷,胃中不和。今下后阳气未衰,外证未除,浮脉仍在,故仍当发其汗。但关键词是:下之胃虚阳陷,其后仍当解表者,桂枝汤主之。因为它是阳气二次转胜,所以它的治法是:先实胃,再调营,然后达卫。

太阳病,脉浮紧,无汗,发热,身疼痛,八九日不解,表证仍在,此当发其汗。服药已微除,其人发烦,目瞑,剧者必衄,衄乃解。所以然者,阳气重故也。麻黄汤主之。(46)

本条与上条就是一个鲜明的对比。太阳病,脉浮紧,无汗,发热,身疼痛,这是一个典型的太阳表实证,所以它的治法是当发其汗,可予麻黄汤。但服汤后表证微除,反而出现了心烦,目瞑,乃至鼻衄。这是因为麻桂辛温,助阳化火的缘故,所以导致了阳气重,迫血妄行,名为红汗。红汗倍出,表寒当自解,这叫不从汗解,必从衄解。若衄血不能解,心烦至甚,皮毛仍不得汗出者,可更予麻黄汤。此虽复汗,却不为逆,所以然者,阳明气盛,脉不下沉故也。

本证与大青龙证的区别是:本证恶寒轻、发热重,体躁轻、心烦重,所以它是太阳本经自病,并没有涉及太阳阳明,因此它用麻桂不用石膏;大青龙汤证是寒在太阳,热在阳明,所以它是寒热并重,躁烦等停。一个是太阳自病,一是二阳并病。一个是太阳表寒引动了心火,一个是太阳表寒引动了胃热,由此产生了两种不同的结果。

太阳病,脉浮紧,发热,身无汗,自衄者愈。(47)

太阳病,脉浮紧,发热,身无汗者,属于太阳伤寒,病在气分,治法当以汗解,宜麻黄汤。若不解,反出现了自衄者愈,这叫不从汗解,必从衄解。盖太阳内主心肾,外主营卫。故心属火,肾属水。火生血,水化气。血为营,气为卫。故病水病气者要治肾与膀胱,病火病血者要治心与小肠。用桂枝助心火,散寒气,温通血脉,这是治心治小肠;用麻黄行治节,宣肺气,解表达卫,这是治肾治膀胱。由于少阴是太阴的组成部分,所以阳明与太阳的关系就不可分割,因此治少阴就必须治太阴,治阳明就必须治太阳。所以麻黄汤用杏仁、甘草,所以桂枝汤用甘草、生姜。一个主治气分,一个主治血分;一个属于卫,一个属于营。由于营卫皆属太阳,内藏阳明,所以不论病从寒化还是病从热化,不论病从卫解还是病从营解,都要振兴阳明胃气。故胃气强盛者,寒邪可自行获愈。若不愈,其后必转阳明。其后病属气分者,麻黄汤证可经过麻杏石甘汤证到达白虎汤证;病属于血分者,桂枝汤证可经过泻心汤证到达承气汤证。如果不从热化,营卫必将受阻。病属气分者,它将形成蓄水;病属血分者,它将形成蓄血。如果病从寒化,阳病就会入阴。病属气分者,它将形成四逆汤证,病属血分者,它将形成当归四逆汤证,这是伏笔,届时自明。

二阳并病,太阳初得病时,发其汗,汗先出不彻,因转属阳明,续自微汗出,不恶寒。若太阳病证不罢者,不可下,下之为逆,如此可小发汗。设面色缘缘正赤者,阳气怫郁在表,当解之,熏之。若发汗不彻,不足言,阳气怫郁不得越,当汗不汗,其人躁烦,不知痛处,乍在腹中,乍在四肢,按之不可得,其人短气但坐,以汗出不彻故也,更发汗则愈。何以知汗出不彻?以脉涩故知也。(48)

二阳并病是太阳表寒未解,阳明又出现了里热,所以叫并病。并病的原因是太阳初得病时,先发其汗,但汗出不彻底,表邪未能尽除,太阳阳气不能顺利外越,由此出现了阳明燥热,是谓太阳病转属阳明。在此期间,如果续自微汗出,身不恶寒,说明太阳表证逐渐消退,阳明里热逐渐形成,可以考虑攻里;如果脉浮无汗恶寒,这是表证未解,治法当先解表,后攻里。如果先攻里,后解表,那就叫下之为逆。因为它还有表邪的存在,过早地攻下就会导致阳气内陷,寒从中生,因此它的正确治法是先表后里。寒气重者,可予麻黄汤;寒气轻者,可予桂枝汤。本证寒邪轻微,而且是已经发汗,所以不能加重解表,只能使用桂麻各半汤或桂枝二麻黄一汤等来小发其汗。得表证解,微寒去,然后再根据阳明燥热的程度来分经治之。

在本证中,浮脉是表寒不解,涩脉是营气不足,面色缘缘正赤是阳明化燥,太阳化火,故令躁烦;不知痛处,乍在腹中,乍在四肢,按之不可得是太阳旧寒不除,卫阳不得越;短气但坐属于身重,这是皮肤肌腠内藏湿邪,以致阳气怫郁不得越。所有这些,皆属于当汗出而不能汗出,或者虽汗出而不能彻底,因此它的治法是更发汗,也可以结合艾灸、火熏、热敷、烧针等方法。必须指出,涩脉是阳气不足,阴血凝滞,所以解表时一定要做微汗处理。

脉浮数者,法当汗出而愈,若下之,身重,心悸者,不可发汗,当自汗出乃解。所以然者,尺中脉微,此里虚,须表里实,津液自和,便自汗出愈。(49)

不论伤寒中风,不论温病湿病,只要有表证,治法都是先解表发汗。但前提必须是脉浮,包括浮缓、浮涩、浮迟、浮紧、浮滑、浮数等脉,而且是胃阳未衰。如果阳明气化不足,虽身热汗出脉浮数不可攻里,攻里则阳病入阴,太阳病就会从病标转向病本。故太阳病,当发汗而反下之,此为误治。误治则寒湿同犯,太阳病由此转向少阴,而且累及阳明太阴,从而产生心悸身重。这是阳气下陷,阴霾上乘,湿气凌脾,水气凌心。在此期间,如果尺中脉微,那是脾肾俱虚,因为尺脉候肾,位居下焦,关脉候脾,位居中焦,这无疑是阴盛阳虚,所以它的治法是必先救里。寒甚者,四逆汤主之;水甚者,真武汤主之。得阳气盛,津液行,再与桂枝汤小和营卫,其后就会漐然汗出而愈。

本证有两个焦点,第一个是"不可发汗,当自汗出乃解"。这句话包括顺其自然和积极治疗两个概念。顺其自然是用饮食护理等法让疾病缓解,从而达到"津液自和,便自汗出愈";积极治疗是用辨证施治的手段来改变这一被动的结局。由于本证属于误治,所以顺其自然恐怕很难做到"自汗出乃解",当然这个"须表里实"还是应该选择正确而有效的治法。有人认为这个救治法应该选择小建中汤(见陈亦人《伤寒论译释》),不过我认为建中汤建的是中气,治的是腹中急痛(见100条),它有利于中焦虚寒,并不利于下焦湿水。第二个焦点是"身重"。身重在《伤寒论》中有两种反应:一种是阳气盛,使用的是大青龙汤(见39条);另一种是阳气虚,这就是本证的犯寒犯水。不论阳气盛还是阳气虚,都是寒水湿邪在盘踞,所以身重的治法是:要么治其湿,要么治其水。

脉浮紧者,法当身疼痛,宜以汗解之。假令尺中迟者,不可发汗。何以知然?以荣气不足,血少故也。(50)

脉浮紧者,阳气必与阴争,故无汗身疼痛,宜以汗解之,如使用麻桂青龙汤等剂。假令尺中迟者,这是心阳不足,脾阳衰惫,故不可发汗。因为营气不足,血容量少,再发其汗,则营卫气血俱虚。所谓"夺血者无汗,夺汗者无血"即是此理。故血少汗出则心动,气虚汗出则心悸。一个是损心阳,一个是犯肾水。损心阳者其脉必迟,犯肾水者其脉必微。一个是因火而动,一个是因水而悸。

太阳与少阴,相为表里,实则太阳,虚则少阴。故病从热化者治太阳,病从寒化者治少阴。脉迟是心火虚,脉微是寒气至。火虚寒至,病属少阴,故在表不可发汗,在里不可下之。由此得出了以下结论:气虚则脉沉脉微,血虚则脉迟脉细,如果气血俱虚,脉象则是沉迟、沉细、沉涩、沉微。

脉浮者,病在表,可发汗,宜麻黄汤。(51)

阳盛则脉浮,阴盛则脉沉。故脉浮者为阳气盛于表,此属太阳,可发汗,但发汗要有尺度,因为过早发汗和过晚发汗都能引起病机的转变。例如太阳病,头痛身疼,恶寒无汗,脉阴阳俱紧者则不可使用麻黄汤。因为太阳阳气不足,少阴寒气过盛,故不可发汗,强发之,必衰其本。再比如太阳病,脉浮紧,发热恶寒,身疼痛,不汗出而烦躁者同样不能使用麻黄汤。因为太阳表寒郁结,阳明开始化燥,已经出现了二阳并病。如果但攻其表,阳明就会因汗出而炽热,从而形成太阳温病。所以说真正的太阳表实证应该出现在阳明燥热之前,少阴阴寒之后,这是麻黄汤应用的最佳时刻,因为此时的病机已经进入了风寒之间。到了这一个阶段,阳气与阴邪基本交争在皮毛,所以它是解表发汗的最佳时刻,失去这一时刻,太阳病的脉浮紧,头痛发热,身疼腰痛,恶风无汗而喘就会发生本质上的改变。其后病从热化者它将顺传阳明,病从寒化者它将累及本经或者逆传别经。

脉浮而数者,可发汗,宜麻黄汤。(52)

脉浮为阳,脉沉为阴。故脉浮而紧者用麻黄汤,脉浮而数者同样用麻黄汤,但前提是太阳的表证不能改变。例如太阳伤寒,脉浮,此为阳气初兴;若脉浮而紧者,则为阳气与阴邪在交争;如果脉浮而数,那是阳气大盛,太阳病将从伤寒转向中风;如果继续发热,恶风将会自解,其后便出现了身热汗出、舌燥口渴,至此太阳病逐渐过渡进入阳明。在此期间,如果太阳表寒不解,汗不得出,虽脉浮数仍可用麻黄汤。但此时解表发汗要加倍注意,因为此时阳明已经化燥,太阳已经化火,稍有差错就会引动邪热,因为它是风寒欲解的最后时刻。

病常自汗出者,此为荣气和。荣气和者,外不谐,以卫气不共荣气谐和故尔。以荣行脉中,卫行脉外,复发其汗,荣卫和则愈。(53)

病在气分用麻黄汤,病在血分用桂枝汤,这是营卫气血的分界线。

病人常自汗出者,此为营气和。营气和者生内热,故汗出发热而脉浮;卫气滞者生外寒,故恶风鼻鸣而干呕。这叫内和外不和,或者叫卫气不共荣气和谐,这就需要桂枝汤。桂枝汤是调和营卫的代表方,无论是旧病还是新病,只要是营卫不和,只要是汗出恶风,只要是阴阳相等停,它就是解肌发表的桂枝证。本证的病机是营分生热,卫分生寒,血分生热,气分生寒。所以它的临床表现是:既有头痛、发热、汗出,又有鼻鸣、干呕、恶风,而且它的脉象是浮缓、浮数而不是沉迟沉紧,这才能定性为太阳中风。太阳中风不同于太阳伤寒,伤寒是寒邪大于热邪,它是单方面淫盛,而中风则是阴阳相应,寒热等停。所以治伤寒要辛温解表,治中风要调和营卫。观桂枝汤太阳中风,方中桂枝解肌发汗,这是在调卫;芍药敛汗育阴,这是在和营;甘草姜枣,中和胃气。胃气为水谷之海,亦营卫之化源,调和营卫所以要充实胃气。只有胃气得调,营卫才能自和,经常出汗的病人才能获愈。

病人藏无他病,时发热、自汗出而不愈者,此卫气不和也,先其时发汗则愈,宜桂枝汤。(54)

病人藏无他病,这是三阴不受邪,故名太阳中风。太阳中风,时发热而汗自出者为营气盛。营气盛则卫气虚,虚则生外寒,故属营卫不和。营卫不和的治法是桂枝汤,而且是在初感时就该使用。如果延误了解肌发汗的最佳时机,阴阳等停的桂枝汤证将有可能加重发热而进化为温病,因为它是病从热化。

伤寒,脉浮紧,不发汗,因致衄者,麻黄汤主之。(55)

太阳伤寒与太阳中风不同,它不是寒热对流,而是阳虚阴盛,属于病在气分。病在气分者首先锁闭皮毛,故早期的伤寒脉大多是沉迟沉紧或阴阳俱紧。随着阳气的转胜,体内积阳升温,热化的正气开始抗邪,阴阳俱紧脉逐渐转向了浮紧脉,恶寒无汗也因此转化为发热恶风,并且出现身疼、腰痛、骨节疼痛、无汗而喘等一系列的太阳表实证。这是寒邪在束表,阳气不得越,体内积阳化火的缘故。所以它的早期治法是解表发汗,麻黄汤主之。如果表寒较重,里热较轻,脉象沉而不浮,那是太阳标本俱病,断不可用麻黄汤,可予麻黄细辛附子汤、麻黄附子甘草汤标本兼治;如果表寒较轻,里热较重,脉象从浮紧转向浮数,而且不得汗出,其人因致衄者,仍然可予麻黄汤。这叫虽衄血可发汗,因为寒邪束表,汗不得出,积阳化火,内迫营血,当然可更发汗。在此期间,如果表证因衄血而解,其后汗出脉静身凉,这叫不从汗解,必从衄解;如果衄后太阳证罢,并且获得了汗出,但同时又出现了身热口渴脉洪大,这叫寒去热炽,太阳病由此转向了阳明。

伤寒,不大便六七日,头痛有热者,与承气汤,其小便清者,知不在里,仍在表也,当须发汗;若头痛者,必衄,宜桂枝汤。(56)

阳明病的形成标志着太阳表证已罢,若不罢,头痛有热,不恶寒者则为二阳并病。二阳并病不汗出者为太阳表证不解,故仍需发汗,宜麻黄汤;二阳并病已汗出者为表证已解,虽头痛有热,可予承气汤,因为大便不通已经六七日,不能再因头痛有热而继续等待,这是太阳病晚期、阳明病早期的治法。在这二阳争冲的病变中,最难识别的就是太阳表证已解未解,阳明里证已成未成,这是实施解表与攻里的关键。如果解表过早,卫阳不足,就会产生汗出阳泄,寒从中生;解表过晚,营血内耗,就会出现风火燎原,竭阴动血。同样道理,如果攻下过早,阳明气化不足,病变将从寒化;攻下过晚,肠胃就会燥结,潮热谵语就会产生。所以不论汗吐下和,还是温清消补,能够做到恰到好处的治法并不是一件容易事。例如本证,头痛有热为太阳阳明所共有,不大便六七日说明肠胃已经结实,有发热有鼻衄说明了病从热化,按理说应该使用承气汤。但下后为什么表证仍不解,仍然出现头痛有热,而且有头痛就必衄呢? 因为本证的性质并不在里,在里则小便赤浊,今小便清长,说明病机仍然在表。在表用承气汤则虚其里,造成太阳与阳明标本俱虚,所以再次解表就不能用麻黄,只能用桂枝汤来调和营卫。

本条与上条同主伤寒,皆有头痛致衄,但一主麻黄汤,一主桂枝汤。一个是标本俱实,因为它没有攻里;一个是标实本虚,因为它已经攻里。

伤寒发汗,已解。半日许复烦,脉浮数者,可更发汗,宜桂枝汤。(57)

过早的攻下能造成里虚,过早地发汗能造成表虚。造成里虚者不能再用大黄,造成表虚者不能再用麻黄。

伤寒发汗,理当用麻黄汤。服汤后表证已解,但半日许又出现复烦,而且浮紧之脉转向了浮数。这说明太阳表证并未解除,它的发汗方剂已经属于太过,已经造成了汗出表虚阳泄,由此出现了半日许复烦。这叫还风,即风寒复至。风寒复至说明了营卫不和,营卫不和则不能更用麻黄汤,因为表实证已经转化为表虚,所以麻黄汤治表实就变成了桂枝汤治表虚。

本证的焦点是前用麻黄汤后用桂枝汤,因为它的原证不为中风而是伤寒。伤寒表不解,当须发汗,应该使用麻黄汤。因为它是寒邪束表,存在着头项强痛,无汗脉浮紧,所以它不能使用桂枝汤,这是毋庸置疑的。问题是使用麻黄汤是否把握住了时机,如果少阴恶寒未罢,浮紧之脉未成,过早地应用了麻黄汤,其后果与过早地攻下道理是相同的。也就是说过早地攻下会造成里虚,过早地发汗同样会造成表虚。造成了里虚就要先救其里,造成了表虚当然要先和营卫。不论里虚还是表虚,只要表证不解,其后病从热化,出现了脉浮数,最终的治法还是调和营卫。本证阳气不衰,它能二次转盛,所以它的预后是良好的,不过它的治法依然是从里达表。

凡病,若发汗,若吐,若下,若亡血、亡津液,阴阳自和者,必自愈。(58)

凡病,就是指任何疾病,不论采取任何治法,只要最后取得了阴阳自和,其病必然会自愈。

阴阳自和是指阳气逐渐恢复,阴寒逐渐消退。而且以后是遇寒不化寒,遇热不化热。予凉药不伤胃气,予热药不化火邪,这才叫阴阳自和。阴阳自和在急性热病中经过治疗后,绝大多数患者都能自行获愈,只有少数病人因体质较差或严重失治、误治而形成坏病,从而归宿于内科杂症。

大下之后,复发汗,小便不利者,亡津液故也。勿治之,得小便利,必自愈。(59)

大下之后,复发汗是双重发汗,因为没有哪个伤寒表不解入手就攻里。只有先汗后下再发汗才能导致阳气涣散,津液消亡,从而出现阴阳俱虚,小便不利。小便不利是湿浊内阻,脾不转输,水不化气,这叫脾肾阳虚。脾肾阳虚病从寒化者必先救里,因为它会出现腹满吐利、四肢厥逆,这样的小便不利绝不能"勿治之"。勿治之是指病从热化,它是指虽然反复误治但太阳阳气不衰,三阴症状不现,仅有汗下之后的损气血,亡津液,而且太阳的表证已经形成了营卫自和,它不再出现变化,这样的小便不利才不必乱用方药。得气血盛,津液还,小便必自利。

小便不利的形成原因有两种:一种是伤寒大下后,复发汗,造成了损气血,亡津液,以致湖干舟停,故使小便不利;另一种是伤寒大下后,复发汗,造成了汗多亡阳,下多亡阴。亡阳则水不化气,亡阴则湿浊难行,小便不利由此而产生。在此期间,如果阳气不衰,它能二次转盛,气血津液能在短时期内恢复,这叫阴阳自和;如果不能恢复,其后病三阳者将会出现蓄水、结胸、痰饮、黄疸之类;病三阴者将形成逆冷、吐利、脏结、脏寒。一种病变,两种转归,这叫外因是变化的条件,内因是变化的依据。

下之后,复发汗,必振寒,脉微细。所以然者,以内外俱虚故也。(60)

本条的病机与上条相同,治法也相同,但形成的后果却不同。伤寒下之后,复发汗,恶寒转为振寒(恶寒加振振摇,即身打寒战),浮紧转向微细。这是阳病入阴,表证入里,太阳病逆传走向了少阴,形成了脏腑、阴阳、表里、标本俱病,所以叫内外俱虚,为病进。

本证的预后有两种转归:一种是阳陷犯寒,其后会形成附子汤证(见304、305条);一种是阳陷犯水,其后会形成真武汤证(见304、316条)。如果既不犯寒,又不犯水,虽内外俱虚,脉象微细,勿治之,其后必自愈,这与上条的"勿治之"属于同一个道理。

下之后,复发汗,昼日烦躁不得眠,夜而安静,不呕,不渴,无表证,脉沉微,身无大热者,干姜附子汤主之。(61)

上条讲的是内外俱虚,本条讲的是内外格拒。下之后,复发汗,昼日烦躁不得眠,夜而安静,我认为这是阴盛格阳的前兆,并不是阴盛阳虚或者内外俱虚。阴盛格阳是指脾土崩溃,水火分离,不能相应,各自用事。所以它遇阳燥扰,遇阴潜伏,形成了昼日烦躁不得眠,夜而安静。这是君火不能下交,相火异位,不能化津化气的缘故。不呕者胃中无阳,不渴者寒化太阴,无表证者寒邪入里,脉沉微者标阳已去,身无大热者阴寒盛于里。如果身大热,四肢厥,腹满吐利,或烦躁不安,脉暴出者,阴盛格阳证已完全形成。完全形成者死,基本形成者四逆汤主之,尚未形成者干姜附子汤主之。

干姜附子汤方

干姜一两　附子一枚(生用,去皮,切八片)
上二味,以水三升,煮取一升,去滓,顿服。

本方加炙甘草即名四逆汤。方中干姜温中散寒,生附子回阳救逆。不用甘草,是因为太阴脾土尚未崩溃,故无须缓中,以求速治。如果脾阳崩溃,出现了躁烦发热,吐利厥逆,那炙甘草就在所必用,不过一加炙甘草就变成了缓急。

本方有两个焦点:一是生附子,生附子的应用不是为了温肾散寒,而是为了回阳救逆。二是炙甘草,炙甘草的应用不是为了调中益气,而是缓和姜、附之急。这叫当缓则缓,当急则急。

发汗后,身疼痛,脉沉迟者,桂枝加芍药生姜各一两人参三两新加汤主之。(62)

汗之不当,可伤阴血,可伤阳气。阴血属营,阳气属卫。营出心火,卫出肾水。故病水病气者为病卫,病火病血者为病营。故营血不足者脉当沉迟,卫气不足者脉当沉微,这是手太阳手少阴、足太阳足少阴的不同证治。

伤寒发汗后,身疼痛,脉沉迟者为病火、病血、病营。病火者阳气不足,寒气有余,故用桂枝宣心阳,驱寒气。病血者阴血不足,脾弱胃虚,故用甘草、生姜、大枣益脾阳,实胃气。经云:"夺气者伤血,夺血者伤气",又云:"血为气之母,气为血之帅。"所以益气者勿忘养血,养血者勿忘培气,所以桂枝汤要加芍药、生姜变攻表为救里,然后再加人参大补元气。由于本证病在营血,加入人参乃是营外之举,所以"新加"二字就别有用意。

桂枝加芍药生姜各一两人参三两新加汤方

桂枝三两(去皮)　芍药四两　甘草二两(炙)　人参三两　大枣十二枚(擘)　生姜四两

上六味,以水一斗二升,煮取三升,去滓,温服一升。本云:桂枝汤,今加芍药、生姜、人参。

《伤寒论》中,凡表实无汗,身疼痛,脉浮紧者治法是首选麻黄汤。若汗后身疼不解,浮脉下沉,仍需更发汗者必变麻黄为桂枝,这是从表实转向表虚的治法。本证脉沉迟,它是旧证未解,新脉增添,属于有表证无表脉,故为本虚。由于本证并不涉及腹满吐利、四肢厥逆,所以它的救治方法并不是回阳救逆、引火归原,而是在调和营卫的基础上温通血脉,然后再加人参救津救气,成为救里解表,先营而后卫的补救方剂。

发汗后,不可更行桂枝汤。汗出而喘,无大热者,可与麻黄杏仁甘草石膏汤。(63)

发汗后,病从寒化者,太阳病必将累本或者逆传太阴;如果病从热化,太阳病必将顺传阳明或者形成二阳合病。伤寒发汗后,恶风转为发热,无汗转为汗出,浮紧转为浮数,甚至出现口舌干燥者,这是阳明在化燥,也可以说太阳病在顺传阳明。在此期间,如果太阳病表证未解,头痛仍在,旧喘未除,浮脉尚未转洪,发热未见蒸蒸,这是太阳表寒未尽,阳明里热初兴,属于二阳并病。二阳并病病从热化者可表里同治(本条),病从寒化者则舍表就里(上条)。本证病从热化,所以它的治法是:用麻黄攻其表,用石膏清其里,这就形成了麻杏石甘汤的方剂。

　　　　　　　　　　　　　　　　　　　　　　　　中医溯源

麻杏石甘汤是麻黄汤的变法。由于病从热化,阳明燥气产生,所以发汗后,不可更行桂枝汤。犯之则热因火盛,气津俱伤。故审系太阳旧喘未解,浮脉未除,阳明身无大热者,可予麻黄杏仁甘草石膏汤。这是外解太阳、内清阳明、变辛温为辛凉的方剂,所以它又是治疗太阳温病的代表方。后世温病学派提出了"温邪上受,首先犯肺"。这个肺相当于阳明,因为它是病从热化,属于急性热病,所以这种病变在《伤寒论》中不能叫太阴病,因为它不从寒化,它的治法不是辛温而是辛凉,这当然属于阳明为病。至于肺主皮毛,叶香岩认为:"肺主气,其合皮毛,故云在表,在表初用辛凉轻剂"。(见首条、二条)叶香岩提出的"肺主气,其合皮毛"实际上就是《伤寒论》中的二阳并病,它是表有寒,里有热,所以它的治法都是一致的。

本条存在有三个焦点:一是太阳病发汗后,如果汗出表不解,阳明不从热化,这说明营气不足,血少故也,可予新加汤(见上条);二是太阳病发汗后,如果汗出表解,口渴脉洪大者,太阳病已经顺传阳明,可予白虎加人参汤(见26条);三是太阳病发汗后,身热汗出,但旧喘不解,表证不除,这是二阳并病,可更发汗,予麻杏石甘汤。这就是从太阳转阳明,从辛温转辛凉的基本过程。遗憾的是这个转化很少有人阐明,无数的伤寒注家对本条认识都是热为旧证,喘是新添,完全失去了辛凉解表的含义。

麻黄杏仁甘草石膏汤方

麻黄四两(去节)　杏仁五十个(去皮尖)　甘草二两(炙)　石膏半斤(碎、绵裹)

上四味,以水七升,煮麻黄,减二升,去上沫;内诸药,煮取二升,去滓,温服一升。

此辛凉解表第一方。方中麻黄宣肺,杏仁利肺,石膏清肺,甘草宁肺,这是治肺家最为纯洁的药物,但它却不是治肺手太阴的制剂,而是太阳与阳明的合并用药,因为它是病从热化。在这个病变中,如果表寒大于里热者,麻黄要大于石膏,例如大青龙汤(见38条)。如果里热大于表寒者,石膏要大于麻黄,这就是本方。只此两个方剂就能说明二阳过渡的关系。所以二阳并病,太阳病不罢者不可独取阳明,它要先解表或者清里解表,表解之后才能攻里。本证一无身大热,二无口燥渴,三无脉洪大,四是喘不解,这样的病变它是不能舍表攻里的,所以才使用了麻杏石甘汤来作为表里过渡的方剂。

发汗过多,其人叉手自冒心,心下悸,欲得按者,桂枝甘草汤主之。(64)

上条是病从热化,本条是病从寒化。太阳病,发汗过多,其人叉手自冒心,心下悸,欲得按者,这是汗多亡阳,心气受损,阳气不得宣,寒水阴邪由此而上逆,故作心下悸,此属少阴。少阴上火而下水,火衰则阴气盛,盛则水气凌心,故心下悸而喜按。若心下拒按,或久按之气不通,或脐下作悸,或欲作奔豚者此属水饮。有水饮者要制水,无水饮者要治寒。治寒用桂枝甘草汤,制水用茯苓桂枝甘草大枣汤(见65条)。不论治寒治水,只要营气不足,虽表不解,发汗严禁麻黄。因为汗为心液。发汗过多不仅会损心阴,而且会损心阳。损心阴阳无所附,其心则动;损心阳寒气上乘,其心则悸,动悸二字由此产生,但它的性质却是两个不同的概念。例如本证的心下悸,如果减去一个"下"字,加上一个"动"字,变成为心动悸,那就不是寒气凌心的桂枝甘草汤证,而是心阴心阳双双受损的炙甘草汤证(见177条)。

桂枝甘草汤方

桂枝四两(去皮)　甘草二两(炙)
上二味,以水三升,煮取一升,去滓,顿服。

桂枝甘草汤为通阳散寒法,方中桂枝宣心阳、助君火、温经通络,解表散寒,故为君。甘草用意有二:一是制约桂枝的烈性,使桂枝变激烈为柔和,变解表为助火,成为手太阳、手少阴的标本兼治方剂;二是实胃气,当寒气凌心时要谨防寒气凌脾,脾胃属土,土为水火媒介,土崩则水火分离,故寒水阴邪淫盛于本经时要提前实脾胃,这是但见肝病,则知肝传脾,当先实脾的意义。

发汗后,其人脐下悸者,欲作奔豚,茯苓桂枝甘草大枣汤主之。(65)

寒气凌心则心下悸,水气凌肾则脐下悸,这是寒水泛滥在本经。太阳病,发汗后,其人脐下悸,欲作奔豚者,此为寒气凌心,水气凌肾。属于心火不足,阳虚不能化气,以致寒水携肝气上逆而所致。师云:"肾之积,名曰奔豚"。故脐下悸而欲作奔豚者是肾中的寒水在凌心,这是饮邪,治法所以要宣心阳,助心火,散寒利水,苓桂草枣汤主之。

悸是心颤不安,有阵发性的搏动,它就像江海中的潮汐,能寒暖突变,动静有时,故悸字从"季"。悸出于水,运动在血脉,危害在心营,这是肝气横逆,水来克火,心脏遭受外邪的冲击而急搏起促,而且伴有心神不定,时有贼犯的恐惧性,所以"悸"字旁边还有一个"忄"。

悸的产生是阴逼阳,水逼火,它是寒气上逆和水气上冲的主要表现。在《伤寒论》中,悸证有心悸、心中悸、心下悸、脐下悸之区别。尽管这些病变的临床表现不同,治法不同,但它们都有一个共同的特点,都是心肾水火间病,因此它们的治疗总则是:未涉及脾胃者,主治太阳少阴;已涉及脾胃者,主治阳明太阴。

悸证发于太阳,特点是动而不居,这是寒水在犯标。如果寒水已经犯本,那就不是单纯的心下悸、脐下悸,而是心下逆满、气上冲胸、起则头眩、身眴动、振振摇、振振欲擗地等等。到那时的病变就不是但病太阳,而是前者太阳,后者少阴,然后累及阳明、太阴。

茯苓桂枝甘草大枣汤方

茯苓半斤　桂枝四两(去皮)　甘草二两(炙)　大枣十五枚(擘)

上四味,以甘澜水一斗,先煮茯苓,减二升;内诸药,煮取三升,去滓,温服一升,日三服。作甘澜水法:取水二斗,置大盆内,以杓扬之,水上有珠子五六千颗相逐,取用之。

这是太阳本经自病,尚未涉及阳明太阴,所以它的治法是但治心肾。方中桂枝助心火,茯苓利肾水,大枣益营血,甘草实胃气。煎用甘澜水,化气防湿滞;不用生姜、白术,脾胃尚未泛水;不用附子、干姜,命火并未疲惫,这是早期治疗太阳蓄水的方剂。

大凡太阳蓄水,未涉及阳明者,方中必用甘草,这是在防水护脾;已涉及阳明者,方中则减去甘草,因为寒水已经突破堤防,中土已经沼泽一片,那时还缓什么脾,实什么胃呢?

发汗后,腹胀满者,厚朴生姜半夏甘草人参汤主之。(66)

寒气犯心,其人则心下悸;寒气犯胃,其人则腹胀满。故心悸者治太阳,胀满者治阳明。伤寒发汗后,腹胀满者,这是中气不健,肺气不运,寒湿内阻,阴霾内灌肠腔所致,故属脾胃虚寒,治节不行的范围。当太阳表证不解,应用了麻黄等汤发汗后,太阳的表证由此得到了缓解,但阳明中气却因汗多阳越而出现了寒化,以致足太阴脾不能"健",手太阴肺不能"运",从而导致胀满不通,这是阳明病累及太阴。

《黄帝内经》云:"诸气膹郁皆属于肺,诸湿肿满皆属于脾。"故肺虚则大气不运,脾虚则寒湿滞留。在正常情况下,胃纳肠传,脾建肺运,是以谷气下流,水精四布;在反常情况下,脾不建,肺不运,于是产生了膨闷胀满。所以它的治法是下温其胃,上运其肺,由于本证太阳阳气未陷,没有出现吐利厥逆,因此属于阳明犯寒。

厚朴生姜半夏甘草人参汤方

厚朴半斤(炙,去皮)　生姜半斤(切)　半夏半升(洗)　甘草二两(炙)
人参一两

上五味,以水一斗,煮取三升,去滓,温服一升,日三服。

此行气温胃的方剂。方中厚朴宽中下气,生姜温胃散寒,半夏除痰利湿,人参补肺益元气,甘草调和诸药。由于本证病从寒化,出于汗后胀满,所以它的病机是胃阳受阻病位在手太阴。因此要用人参补肺气,行治节;用生姜温胃气,散客寒。如果寒湿系在足太阴,本寒内盛,那附子白术就在所必用。本证无脾虚,命门火未衰,所以重在温胃运肺。

伤寒,若吐、若下后,心下逆满,气上冲胸,起则头眩,脉沉紧,发汗则动经,身为振振摇者,茯苓桂枝白术甘草汤主之。(67)

上条是寒气犯胃,本条是湿气犯脾;上条是太阳病已解,本条是太阳病未罢。伤寒,若吐、若下后,心下逆满,气上冲胸,起则头眩,脉沉紧,这是痰饮湿气为病。当太阳表寒不解的时候,正确的治疗方法是解表发汗。若先用吐法、下法,或者先汗而后吐下,都有可能导致阳气受挫,寒从中生,水饮湿痰由此而泛滥。故饮停胃脘则心下逆满,随气上逆则气上冲胸,阻塞清窍则起时头眩,阳气下陷则脉象沉紧。此时若更发汗,不但虚其表,而且会触动少阴太阴,形成阴盛阳虚的身为振振摇证(即阵发性打寒战,身不由自主地摇晃),所以说发汗则动经。这是痰饮内盛,二阳累本。故轻者心火不足,脾虚不能胜湿,可予苓桂术甘汤;重者寒水泛滥,肾阳疲惫,真武汤主之(见316条)。

茯苓桂枝白术甘草汤方

茯苓四两　桂枝三两（去皮）　白术　甘草各二两（炙）
上四味，以水六升，煮取三升，去滓，分温三服。

寒湿痰饮皆为阴，故治法俱当予温药和之。本方用白术健脾制水，用茯苓渗湿利水，用桂枝助火宣阳，用甘草调中实胃。只有阳光普照，水中才能化气。只有中阳振兴，痰湿才能消退，这就是苓桂术甘汤的组方意义。

苓桂术甘汤用于水气凌脾，方中使用甘草，因为太阳外症未解，属于二阳合病。所以甘草依然是缓冲防水的护堤，一旦这个护堤被突破，再使用甘草将没有意义。

发汗病不解，反恶寒者，虚故也。芍药甘草附子汤主之。（68）

上条犯水，本条犯寒。太阳病，发汗，但汗出表证不解，反恶寒加重者，此为本虚，病将属于少阴，为逆传。逆传者必先救里，救里用炮附子，芍药甘草附子汤主之。这是变攻表为救里的方法，是桂枝汤舍去表药再加入里药的方剂。

《伤寒论》中，凡大汗出而表不解者，营卫必不和，故再次解表时绝大多数选用桂枝汤，但前提是有发热，有脉浮。今汗出不发热而反恶寒者，这是阳气下陷于阴中，故其脉必先浮而后沉，否则不为本虚。本虚者属少阴，加入炮附子乃是理所当然。但问题是为什么不用桂枝加附子汤（见20条）来标本同治呢？为什么表证未解却采用了单独救里的方案呢？因为本证是阴证大于阳证，里寒大于表热，脉象是从上浮转向下沉，所以它不能表里同治。如果浮脉不减，阳气不陷，虽汗出恶风小便难，却是桂枝加附子汤证。今本证提出了"发汗病不解，反恶寒者"，则知病机已经从阳入阴，当然它的脉象是从浮转沉，因此将桂枝汤中的桂枝、生姜、大枣一并减去，变攻表为救里，由此形成芍药甘草附子汤证。

芍药甘草附子汤方

芍药　甘草各三两（炙）　附子一枚（炮，去皮，破八片）
上三味，以水五升，煮取一升五合，去滓，分温三服。

此桂枝汤之变法。阳气衰于表，故不能更行姜桂宣散；阴气盛于里，寒水不化气,故加附子壮肾阳;除去大枣,恶其壅滞;保留芍药,收敛汗源;使用甘草,调中益胃,以免造成阴阳格拒。

芍药甘草附子汤救里与四逆汤(见29条)、茯苓四逆汤(见下条)救里的性质不同:四逆汤救里,治在太阴;芍药甘草附子汤救里,治在少阴;茯苓四逆汤救里,主治少阴,兼治太阴。

发汗,若下之,病仍不解,烦躁者,茯苓四逆汤主之。(69)

本条就是阴阳格拒。阴阳格拒又名阴盛格阳,它是汗下不当,气津俱伤,中阳崩溃,脾土丧失了媒介的作用,以致阴阳不能相应,水火不能产生气化,由此出现了一系列的寒热各自为害。这是一种无功能、无气化的水火病变,所以它的预后多数凶险。

太阳病发汗,汗出不解,因复下之,但表证依然不解,反而增出了烦躁一证,这就不是大青龙汤证的烦躁(38)。大青龙汤证的烦躁是标本俱盛,表里俱实,它是既有发热恶寒,又有烦躁无汗,而且它没有经过误治,它的浮紧脉象并没有受到挫折;本证则不同:它是先汗伤阳,后下伤阴,已经出现了阴阳俱虚,所以这种烦躁不是标本俱实而是标本俱虚,也只有标本俱虚才能导致阴阳格拒。

受发汗的影响,阳气出现了外越;受攻下的影响,阴寒出现了内盛。阳虚阴盛,寒水上泛,脾阳崩溃,相火异位,水不能走水道,火不能行火宫,阴阳格拒才能形成。在此期间,如果寒水初泛,脾土初衰,水火尚未分离,治疗大法可在确保脾土的状态下来整治少阴;如果寒水逼宫,脾阳崩溃,君火不能下交,相火被迫异位,这就造成了阴阳不能相应,水火不能化气,由此出现了在上心烦,在外体躁,在中腹满,在下小便不利等一系列的阴阳格拒,这样的病变才叫阴盛格阳。阴盛格阳分为寒气盛和水气盛,其中寒气盛者,四逆汤主之;水气盛者,茯苓四逆汤主之。

茯苓四逆汤方

茯苓四两　人参一两　附子一枚(生用,去皮,破八片)　甘草二两(炙)
干姜一两半

上五味,以水五升,煮取三升,去滓,温服七合,日二服。

茯苓四逆证位居在太阴之前,少阴之后,它是肾水初泛脾土,中阳尚未崩溃的回阳救逆方剂。本方是以茯苓为君,其目的是为了保心气,渗湿利水,这是治手足少阴;人参补肺气,行治节,干姜温肺散寒,以辛运脾,这是治手太阴;甘草缓中实胃,引火归脾;生附子破阴回阳,动而不居,故能引火归原,回阳救逆,这是治足太阴。诸气膹郁皆属于肺,诸湿肿满皆属于脾。阴阳格拒是脾不能建,肺不能运,引火归原所以要上取手太阴,下取足太阴。只有脾建肺运,少阴水火才能相应。

下面再谈生附子与炮附子的临床应用。

在《伤寒论》中,凡是用生附子,其主证必然是阴盛格阳,其治法必然是回阳救逆,其方剂必然是四逆汤类,其功能必然是走而不守,其作用必然是引火归原。凡是用炮附子,其主证必然是阴盛阳虚,其治法必然是温中散寒,其方剂必然是附子汤类,其功能必然是守而不走,其作用必然是温肾健脾。所以当温肾健脾者,君药多是炮附子,臣药多是白术;当回阳救逆者,君药多是生附子,臣药多是干姜。

发汗后,恶寒者,虚故也;不恶寒,但热者,实也。当和胃气,与调胃承气汤。(70)

病从寒化者逆传少阴,病从热化者顺传阳明。太阳病,发汗后,反恶寒者,虚故也,此属少阴,芍药甘草附子汤主之,这是病从寒化;若发汗后,不恶寒反恶热者,此为太阳病顺传阳明,名曰太阳阳明(见阳明病提纲)。太阳阳明是指太阳表寒尚未尽解,阳明里热基本形成,但这还不能叫胃家实,还不能使用承气汤,因为它还有表邪的存在。只有太阳病的脉浮,头痛身疼,发热恶寒等外证完全消除,阳明内证出现了蒸蒸发热或者潮热,那时候的病机才能归宿于正阳阳明(见阳明病提纲),也只有正阳阳明才能使用承气汤,才能根据不同的胃家实而采用不同的攻下方剂。

调胃承气汤的应用是在正阳阳明的早期。这是太阳病将尽,阳明病初兴,有形的热结才刚刚形成的阶段。在这一阶段,受太阳表寒的影响,肠胃燥结尚不能进入鼎盛时期,它的胃气相对较弱,所以它还不能峻攻肠胃,只能使用调胃承气汤来微和胃气。这是病从热化,太阳病顺传阳明的最早攻下法。

太阳病,发汗后,大汗出,胃中干,烦躁不得眠,欲得饮水者,少少与饮之,令胃气和则愈。若脉浮,小便不利,微热消渴者,五苓散主之。(71)

病从热化者为顺传,病从寒化者为逆传。顺传治三阳,逆传治三阴。如果既不能从寒,又不能从热,那就要标本同治。

太阳病,发汗后,大汗出,胃中干,烦躁不得眠,这是顺传,因为病从热化。欲得饮水者,宜少少予之,令胃气和则愈。因为大汗阳泄,胃气尚弱,故不可强饮。强饮则蓄水,蓄水则生寒,反为逆传。逆传脉沉者属少阴,脉浮者属太阳。本证脉浮,所以叫太阳蓄水。太阳蓄水又名膀胱蓄水,它的外在表现是脉浮,舌苔白,少腹满,小便不利,身微热,心烦口燥,汗出消渴,或渴欲饮水,水入则吐。凡此,皆属于太阳蓄水。太阳蓄水是三焦不能决渎,膀胱不能化气,所以它的治法要领是化气行水,五苓散主之。

太阳蓄水与阳明蓄水不同,虽然它们都有小便不利,都有发热脉浮,都有汗出口渴,但阳明之身热要远大于太阳之发热,阳明之小便难也不等同于太阳之小便不利。它不是小便清白,而是小便赤浊,并且伴有身重短气,舌苔厚腻,躁烦不安等症,这是湿热为病,因此它的治法不同于五苓散。五苓散治太阳表不解,水停不化,治法是在外解表,在内利水,在中健脾。所以它是在上用桂枝,在中用白术,在下用二苓泽泻;阳明蓄水与此不同,它是外无表证,内有郁热,因此它的治法是在上要育阴,在中要除湿,在下要利小便,所以它是上用阿胶,中用滑石,下用二苓泽泻,这就形成了猪苓汤证(见223条)。由此可见,同是蓄水证,同用猪苓、泽泻、茯苓,但太阳蓄水重在表寒,阳明蓄水重在里热。一个属于寒湿,一个属于湿热。不论寒湿还是湿热,它们的外证都极为相似,都是脉浮、发热、汗出、口渴、小便不利。怎样鉴别它的属性,主要是看它的太阳外症是否消除。如果汗出不爽,小便不利而色白,少腹硬满,舌苔白滑或有恶风恶寒等表证,这说明太阳外症未解;如果汗出身热,小便赤浊、身重短气,苔黄厚腻,烦渴引饮或状如白虎汤证者,说明太阳外症将解,阳明湿热已经形成。在此期间,如果阳明湿热能够获得身大热,汗大出,小便自利,其后的湿热将转化为燥热,届时的烦渴引饮就不能应用猪苓汤,而是白虎加人参汤。所以猪苓汤的禁忌证指出:“阳明病,汗出多而渴者,不可予猪苓汤,以汗出胃中燥,猪苓汤复利其小便故也。”(见224条)由此可见,寒水盘踞太阳者叫蓄水,寒水盘踞阳明者叫湿热。湿热从寒化者叫寒湿,湿热从热化者叫燥热,这就是二阳蓄水证在转化中的每一个环节。

本证与大青龙汤证、茯苓四逆汤证都存在着蓄水,也都存在着烦躁,但三者的性质却各不相同:大青龙汤证是标本俱实,所以它的饮停叫溢饮;本证是标实本虚,所以它的饮停叫蓄水;茯苓四逆汤证是标本俱虚,所以它的饮停叫厥逆,其实它们都是居而不动的寒水。

五苓散方

猪苓十八铢(去皮)　泽泻一两六铢　白术十八铢　茯苓十八铢　桂枝半两(去皮)

上五味,捣为散,以白饮和服方寸匕,日三服。多饮暖水,汗出愈。如法将息。

凡用散者,剂量必轻,可见本证并不严重,故宜速而不宜缓,宜散而不宜汤。服散后要多饮暖水,以助药力,并强调汗出乃愈,可见五苓散的发汗力量甚轻甚微,其主要作用还是健脾利水。本方白术健脾,二苓泽泻利水,桂枝宣通心阳,以促其水行气化。

发汗已,脉浮数,烦渴者,五苓散主之。(72)

发汗已,脉浮数,烦渴者是太阳蓄水向阳明转化,这是寒湿迈向湿热的过程,属于顺传。在此期间,如果小便仍不利,表证仍不解,虽脉浮数,烦渴引饮病机依然属于太阳,可仍予五苓散。这和前25条的"服桂枝汤,大汗出,脉洪大者,予桂枝汤,如前法"其道理是完全一致的。如果太阳外症未解,脉象依然浮数,但阳明身热汗出,心烦口渴却依次加重,而且小便从不利转向赤浊,并且伴有苔黄厚腻者,太阳蓄水已经转向阳明,可用猪苓汤(223条);如果身热加重,口渴汗多,小便从不利转向自行,浮数之脉迈向洪大,毫无疑问阳明湿热已经转向了燥热,燥热者,白虎汤主之。

伤寒,汗出而渴者,五苓散主之。不渴者,茯苓甘草汤主之。(73)

伤寒,汗出而渴者,这是病从热化,五苓散证可以经过猪苓汤证进化到白虎加人参汤证,这是顺传;如果病从寒化,五苓散证又可以经过茯苓甘草汤证退化为真武汤证,这是逆传。逆传者从太阳转属少阴,顺传者从太阳转属阳明。传少阴者口不渴,传阳明者口必渴。一个是病从热化,一个是病从寒化。五苓散证是病从热化,它是表有寒,里有热,属于二阳并病,所以它的治法是既要宣通心阳、发汗解表,又要补益脾胃、驱寒制水,这是二阳蓄水的治法;茯苓甘草汤证与此不同,它是太阳水停不化,但阳明并不出现燥热,所以它的主证并不是伤寒汗出而渴,而是在外表证不解,在内小便不利,这就不是二阳并病,而是太阳寒水逆传少阴,所以它的治法是宣心阳,利寒水,实胃气。一个是太阳病标本俱病,一个是太阳病波及阳明。

　　大凡蓄水,都有终始。早期的蓄水,形同雾露,故名寒湿;中期的蓄水,势若洪峰,故能犯脾;晚期的蓄水,形同沼泽,状如泥泞。其后病从热化者,泥泞化为湿热,最终化为燥热;病从寒化者,阴霾永世不动,寒湿永远系在太阴。故早期的蓄水,主太阳水停不化。由于寒水不犯阳明,症状不见口渴,因此不能作为阳明蓄水,治法也只能保护胃气,这就是茯苓甘草汤的病机。在这个方剂中,茯苓是利水药,桂枝是强心药,生姜是散寒药,甘草是实胃药。这是桂枝汤去芍药、大枣加茯苓的方剂,是变太阳之表为太阳之里的治法,因此适用于早期的太阳蓄水。如果到了中期,寒水步入了鼎盛时期,并且波及阳明,出现了小便不利、发热汗出、消渴烦躁等证时,太阳蓄水将演变为阳明蓄水,这就形成了二阳并病,五苓散也就是在这种情况下出现的,所以五苓散是个二阳并病的方剂。到了后期蓄水,太阳开始化火,阳明开始化燥,寒湿由此转为湿热。身热汗出,烦躁口渴,身重短气,小便赤浊,舌苔厚腻等症将会依次出现,这就形成了猪苓汤证。猪苓汤证如果继续热化,小便将会自利,口渴发热汗出将会增多(见禁忌证 224 条),届时的湿热就会转为燥热,二阳并病的猪苓汤证就会转向白虎汤证。

茯苓甘草汤方

　　茯苓二两　桂枝二两(去皮)　甘草一两(炙)　生姜三两(切)

　　上四味,以水四升,煮取二升,去滓,分温三服。

　　土为水火之媒介,土崩则水火分离,所以不论治寒湿还是治湿热,不论治太阳蓄水还是治阳明蓄水,它的前提都是注重实胃。观桂枝汤治中风,用甘草、姜、枣实胃;桂枝甘草汤治寒,用甘草实胃;苓桂草枣汤、苓桂术甘草汤治水也都是这个道理,它们都是提前用甘草实胃。本方也不例外,也是用甘草实胃。但实胃是有原则的,那就是太阳表证未解,太阳寒水内停,但寒湿尚未波及太阴,这是提前实胃的最佳时机。如果水湿犯脾,中阳崩溃,那甘草将失去了防护意义。

中风发热,六七日不解而烦,有表里证,渴欲饮水,水入则吐者,名曰水逆,五苓散主之。(74)

伤寒中风,只要水停不化,可概称为蓄水,但这不是水逆。所谓水逆,就是指阳明中土不受邪,寒湿不能系在太阴,这才会出现水逆。水逆不是坏病,它是正邪在交争,寒水在逆流,所以它才能出现水入则吐。在本条中,仲景首先提出了中风发热,并且提出了六七日不解而烦,有表里证。很明显本证是伤寒转中风,它是既有太阳之表,又有阳明之里,而且还有心烦、口渴、小便不利。这无疑是病从热化,因为它的病机已经从寒转风,已经步入了阴阳等停。所以当经尽不解,反出现了渴欲饮水,水入则吐者,当属于太阳寒水欲退不退。这是阳明不受邪,寒水聚在胃中,但中阳不能胜水湿,只能随胃气而上逆,因此要用五苓散来促其二阳转化。但得汗自出,小便利,太阳寒水会从胃而入,复从胃出,二阳水逆也就因此而获愈。

未持脉时,病人叉手自冒心,师因教试令咳而不咳者,此必两耳聋无闻也,所以然者,以重发汗虚故如此。发汗后,饮水多,必喘;以水灌之,亦喘。(75)

这就是坏病。本条当分两段解释,第一段是医生尚未诊脉时,就看到了病人叉手自冒心,医遂疑心胸不舒而试教咳嗽,但患者没有反应,这说明患者不仅心胸有恙,而且两耳无所闻(听不见)。这就需要仔细分析:假如患者平素无耳疾,那本次耳聋就应该考虑解表因峻汗所致,即太阳病,当发汗,但不可令如水淋漓,否则既损心阳又伤肾阴,因为心肾乃是太阳之本。在本证中,病人叉手自冒心说明了他有心悸,或者心动悸。这是心肾阴阳俱虚,所以它才出现动悸。其中心动者为阴虚,心悸者为阳虚。如大汗亡阴,重伤津液,以致心肾不交,听宫不得涵养,肾精不能上注耳目者,治法要补益肝肾而复其精血,如百合汤、地黄汤等(方见《金匮要略》),这叫虚故如此的治法;如果大汗亡阴,复亡其阳,以致心肾俱虚,阴阳并竭,从而出现脉结代,心动悸者,治法当润燥复脉,济阴通阳,例如复脉汤(见177条),这同样叫虚故如此的治法,不过这种治法都必须建立在太阳外症已解的基础上。

第二段是“发汗后,饮水多,必喘;以水灌之,亦喘。”这是汗后亡津液,饮水自救,反伤于水的坏病。由于大汗亡阴亡阳,损伤气血,极易造成水不化气,气不化津,所以汗后渴欲饮水者,要少少予服之,令胃气和则愈。如果饮水过多,造成水停不化,出现了寒水射肺而喘者,这叫心下有水气;如果以水浇灌皮肤,造成毛孔锁闭,阳气不能外达,遂返肺而喘者,这叫卫阳不得宣。不论心下有水气还是卫阳不得宣,只要作咳作喘,都是寒水在作祟,所以它的治疗方法都是行水化气,都是以温药和之。例如寒水射肺而喘者,治标可用麻黄汤(见35条)、小青龙汤(见40条);治本可用真武汤(见316条);寒水逗留在肌肉皮肤者,可用五苓散、文蛤散(见141条)。这些都是发散外寒、镇咳驱喘、缓解水逆的重要方剂,临床可根据实际情况分经施治。

发汗后,水药不得入口,为逆,若更发汗,必吐下不止。发汗吐下后,虚烦不得眠,若剧者,必反复颠倒,心中懊侬,栀子豉汤主之;若少气者,栀子甘草豉汤主之。若呕者,栀子生姜豉汤主之。(76)

本条也要分两段解释:从"发汗后"到"必吐下不止"是病从寒化;从"发汗吐下后"到"栀子生姜豉汤主之"是病从热化。

太阳病,当发汗,但汗后却出现了水药不得入口(注意:水药不得入口不是饮食不得入口),这就形成了水逆,即五苓散证。五苓散不治喘,它是治疗水入则吐,所以它的主要功能是补脾制水而不是宣通肺气,这是一个下取足太阴而不是上取手太阴的方剂。在这一案例中,如果当用五苓散健脾而反用麻黄汤(包括青龙汤)宣肺,其后果就会造成阳气飞越,寒从中起,水湿饮邪由此系在了足太阴,从而出现了吐下不止。这是太阳蓄水证更发汗的缘故,也是卫阳飞越、寒湿系在太阴的典型表现。到了这一阶段,太阳病将因重发汗而导致阳病入阴,太阳蓄水的腑证也因此转阴入脏,这就需要四逆等汤来温中回阳,再不能使用五苓散或者猪苓汤,因为它的病机已经从吐利迈向了厥逆,这是病从寒化的推理。与此相反,如果发汗吐下后,阳气虽然受挫,但阴霾并不产生,反而出现了虚烦不得眠,甚至反复颠倒,心中懊侬,这就变成了病从热化。受发汗吐下的影响,正气受到了一定的挫折,但阳气并未下陷,反而郁结化火。火邪上冲,内扰心胸,由此表现出以上诸证。这是虚中夹实,所以这种火邪属于虚火。虚火游走不定,而且无处不生,它就像森林火灾,尽管势若燎原,但无气化功能,一壶开水也烧不成!所以这种火邪既不能发之,又不能泻之,只能清而润之,这就是栀子豉汤。栀子色赤像心,味苦性寒,质地疏松,故主五内邪气,为清泄心包,制约三焦浮游之火的重要药物,栀子豉汤用以为君,正是发挥它的屈曲下行功能;豆豉色黑似肾,蒸发为豉,润泽而兼顾脾胃,故能交通心肾。心肾相交,坎离互济,阳消阴长,心烦懊侬自止。

栀子豉汤方

栀子十四个(擘)　香豉四合(绵裹)

上二味,以水四升,先煮栀子得二升半;内豉,煮取一升半,去滓,分为二服,温进一服(得吐者,止后服)。

火有虚实,治有标本。实火君用黄连,臣用大黄,这叫大黄黄连泻心汤(见154条);虚火君用栀子,臣用豆豉,这叫栀子豉汤。本证是虚火上扰,所以它的治法是栀子豉汤。

栀子豉汤的主要作用是清泻膈间邪火,这是君火与相火的浮游产物,所以虚火的特点是玄去而玄生,燃烧的途径是三焦与包络并行,治疗的方法是上清心包,下育肾阴。用栀子清心包,用豆豉育肾阴。不用黄连泻火,不用地黄滋阴,因为这是虚火,经不起苦寒腻肾,所以要变黄连为栀子,变地黄为豆豉。栀子像心,但质量疏松,故泻火不及黄连;豆豉像肾,但酿造后变性,故益水不及地黄,所以栀子豉汤只能用于热扰胸膈,虚烦虚燥等症。

受脏腑虚实的影响,膈上之火能随时改变途径。故胃气上逆,火不下行者可加甘草;脾胃有寒,火不归原者可加生姜、干姜;肠胃滞塞,中气不运者要去豆豉,再加枳实、厚朴;如果阳明无实,太阴无虚,唯见虚火扰心者,那是典型的栀子豉汤证。

栀子豉汤的方后有"得吐者,止后服"六个字,这是警示语,其含义有二:一是服栀子豉汤后出现呕吐,但这不是药病不相投,也不是栀子豉汤为吐剂,而是热证遇到寒药时出现的排异反应,即寒热相冲,水火相搏,属于阴阳气不相顺接,故吐后可再服,这叫"得吐者,止后服";二是服栀子豉汤后逐渐出现了呕吐,这就不是寒热相冲,而是病从寒化,胃不受纳,这就需要改变型剂,调整前法,由此产生了栀子豉汤的变法。不论哪种变法,只要病人旧有微溏,栀子豉汤则属于禁忌(见81条)。

栀子甘草豉汤方

栀子十四个(擘)　甘草二两(炙)　香豉四合(绵裹)

上三味,以水四升,先煮栀子、甘草取二升半,内豉,煮取一升半,去滓,分二服,温进一服(得吐者,止后服)。

这就是栀子豉汤证的变法。本证是指除了上述的栀子豉汤证以外,还增加出少气一证。少气是指四肢困倦,神疲力竭,这是大汗、大吐、大下所导致。属于津液不足,中气虚惫,因此要加入甘草来调中益气。不用参、术是恶其壅滞,反助火邪,因为它还有心烦懊恼,还需要栀子豆豉来清心除烦,所以除使用甘草外,一切补中益气的药物当属于禁忌。

栀子生姜豉汤方

栀子十四个(擘) 生姜五两(切) 香豉四合(绵裹)

上三味,以水四升,先煮栀子、生姜取二升半;内豉,煮取一升半,去滓,分二服,温进一服(得吐者,止后服)。

本证的特点是呕,即除了栀子豉汤的原证外,又增加了呕。呕是胃气上逆,它是隔上有热,胃中有寒,但寒热不能过度,所以才会出现欲呕、喜呕、但呕。呕与吐不同,呕是寒在胃中,热在隔上,所以它的治法是在上使用栀子,在下使用生姜。如果出现了吐,那是病从寒化,病机将从胃转脾,这叫寒湿系在太阴,虽膈上有热不可用栀子豉汤,若犯之,必上吐下利! 所以在使用栀子豉汤时要特别注意它的禁忌证,即"凡用栀子汤,病人旧微溏者,不可与服之"(81 条)。由此可见,有呕无吐者可用栀子豉汤,有吐有利者则不可使用栀子豉汤。

发汗,若下之,而烦热,胸中窒者,栀子豉汤主之。(77)

窒者,窒塞不通,这是火邪扰于隔上,热邪郁在胃中,故令胸中烦热。胸中烦热要分虚实。有损者为虚火,此为栀子豉汤证;无损者为实火,必为黄连泻心汤证。本证先汗后下,阴阳表里俱虚,且无脉实、热实、肠实,所以它是栀子豉汤证。

伤寒五六日,大下之后,身热不去,心中结痛者,未欲解也,栀子豉汤主之。(78)

大下之后,身热不去,心中结痛者,说明前证就有身热,但下后肠胃无实,因此但见心中结痛。身热不去是热在肌肉,心中结痛是火扰胸中,这是二阳并病。因为膈上属太阳,膈下属阳明,胸中属太阳,肌肉属阳明,所以它是二阳并病。二阳并病有表证者当先解表,无表证者则可清里。本证但热无寒,且有心中结痛,故可与栀子豉汤。

伤寒五六日,表证当解,身热当去,若不去,攻泻阳明便是情理之中的事。今下后身热仍不解,反增出了心中结痛,则知太阳阳气未衰,虽大下仍能化为火邪。火邪上冲,扰心作痛,由此形成了栀子豉汤证,这是病从热化。

本证在攻下前当见汗出,只有汗出发热而下之才能导致表里俱虚,从而出现心中结痛。假令表实,发热恶寒,头痛无汗,治法当先解表。若未发汗而先下之,阳气就会内陷,寒水就会上乘,从而形成结胸、痞证。今本证汗出寒去,故峻攻不作痰饮,只能化作虚寒证或者虚热证。

伤寒下后,心烦腹满,卧起不安者,栀子厚朴汤主之。(79)

与上条病机相同,伤寒下后身热不去者,这是热在肌肉;如果下后腹满,起卧不安者,这是食滞肠胃,不论热在肌肉还是食滞肠胃,都是阳明受病。阳明受病若无懊恼、心烦、胸中窒、心中结痛、虚烦不得眠以及反复颠倒者,概不得作栀子豉汤论,因为它不是二阳在受病。今本证上见心烦,下见腹满,中见卧起不安,当然属于燥火扰心,食滞肠胃,所以它的治法是用栀子清心包,用枳实荡肠胃,用厚朴宽中气。这是上治太阳,下治阳明的两解胸腹妙剂。

栀子厚朴汤方

栀子十四个(擘)　厚朴四两(炙,去皮)　枳实四枚(水浸,炙令黄)

上三味,以水三升半,煮取一升半,去滓,分二服,温进一服(得吐者,止后服)。

本方由栀子豉汤去香豉,小承气汤去大黄所组成。盖伤寒下后新虚,虽有宿疾邪火,荡涤尤须顾及肠胃。大黄追虚逐实,有损胃气;豆豉恋阴,不利于腹满,因此两种药物一并减去。

本方无豆豉,但方后仍有“得吐者,止后服”六个字,这足见豆豉不是吐剂。

伤寒,医以丸药大下之,身热不去,微烦者,栀子干姜汤主之。(80)

凡病栀子豉汤证,冠首皆作伤寒,而且多数出于发汗吐下后,这是虚表及里的主要原因。

伤寒,医以丸药大下之,这是产生身热不去,更现微烦的主要原因。在《伤寒论》中,凡是以丸药大下者,所见的方剂只有两个:一个是大陷胸丸,另一个是抵当丸。除此以外则属于散,例如白散等,也就是说没有见过哪个承气汤变汤为丸。这就得出了以下结论:丸药的攻下是建立在汗、吐、下三法的基础上,也就是说本证已经采取了汗、吐、下法的其中之一,但是身热不去,于是才使用了丸药大下(注意:大下不是润下)。这无疑是按结胸证治之,因为本证不存在蓄血,不必考虑抵当丸。丸药的大下导致了燥热未除,脾胃先伤,由此形成了热在肌肉,寒在肠胃的标本格拒。这就是变汤为丸的误治,因为汤者烫也,峻下而不留垢;丸者缓也,逐秽而易留邪。故当用汤而反用丸者肠胃反受其害,阴寒反从中生,由此形成了热在上焦,寒在中焦的二阳虚烦证。尽管这种虚烦依然伴随着懊悔失眠,但使用栀子豉汤时尤须注意脾胃生寒,这就是栀子豉汤去豆豉加干姜的原理。

栀子干姜汤方

栀子十四个(擘)　干姜二两

上二味,以水三升半,煮取一升半,去滓,分二服,温进一服(得吐者,止后服)。

《伤寒论》中,凡是用生姜散寒者病变在阳明,此属胃;凡是用干姜散寒者病变在太阴,此属脾,这是使用生姜和干姜的最基本原则。故栀子生姜豉汤,上治太阳而下治阳明,栀子干姜汤,上治太阳而下治太阴。不论治阳明还是治太阴,只要使用栀子,热扰胸膈的病变就必须具备,绝不是但见微烦,或者身热不去,至少还潜藏着腹满下利,否则使用干姜就没有道理。

凡用栀子汤,病人旧微溏者,不可与服之。(81)

下利有旧病,有新添。病人旧微溏者,这是旧病;伤寒(见上条),医以丸药大下之(不可能不利),这是新添。新添是药物造成的,旧病则是身体素质所决定。故新添易治,旧疾难痊。

伤寒,医以丸药大下之,以致心烦懊恼不解,下利腹满新添,所以这种热扰胸膈证依然可用栀子。纵然有腹满下利,也可以标本同治,因为它不是旧病,阳气能恢复在弹指一挥间;旧利与新添不同,它是陈寒痼冷,属于脾胃虚寒,所以这样的下利哪怕是微溏微利也是病在太阴。太阴为病,它是不能随便使用寒凉的。若犯之,轻则腹满不能食,重则厥逆吐利,这就是"凡用栀子汤,病人旧微溏者,不可予服之"的道理。

栀子豉汤证的形成几乎出于百分之百的攻下,也只有攻下、大下、误下才能导致脾胃受损,才能形成寒犯阳明或者湿系太阴。在此期间,如果太阳病不解,阳明太阴俱从热化,栀子豉汤证表现明显,关上脉浮胜于关下脉沉者,这是阴病出阳,虽腹满下利可以使用栀子豉汤,但臣药需要加入生姜、干姜;如果太阳表证已解,阳明太阴俱从寒化,栀子豉汤证在逐渐消退,关上脉浮负于关下脉沉者,这是阳病入阴,虽微烦微利不可使用栀子豉汤,因为太阳病已经从阳明迈向了太阴。

太阳病发汗,汗出不解,其人仍发热,心下悸,头眩,身瞤动,振振欲擗地者,真武汤主之。(82)

从太阳过度入阳明者叫传经,从太阳过度入少阴者叫传本。传本者多数出于误汗,传经者多数出于误攻。传本者是水病,传经者是土病。

太阳病发汗,汗出不解,其人仍发热(注意:发热与身热不同,发热属太阳,身热属阳明),这是太阳病表证不解。心下悸是太阳犯水,水气凌心,故心下悸;头眩是痰饮上蒙清窍;身瞤动(筋惕肉瞤)是寒湿内犯肌肉腠理;振振欲擗地(全身颤抖,站立不稳)是诸寒阴霾在作祟。这是太阳与少阴标本俱病,而且波及脾主太阴,所以它的治法是外救太阳,内救少阴,中实脾胃。用芍药止汗,用茯苓治水,用附子壮阳,用白术健脾,用生姜和胃,这就演变成了真武汤证。

真武汤方

茯苓 芍药 生姜(切)各三两 白术二两 附子一枚(炮,去皮,破八片)
上五味,以水八升,煮取三升,去滓,温服七合,日三服。

真武汤是温阳利水的重要方剂。方中附子大辛大热,温肾阳,驱寒气;白术健脾除湿,茯苓化气行水;生姜温中散寒,芍药收敛营气,由此合成了温肾散寒,健脾利水的重要方剂。

本方是由桂枝汤(见12条)、苓桂术甘汤(见67条)、芍药甘草附子汤(见68条)等方剂加减变化而成。下面就谈它的变化因素:(1)太阳病,发汗后,汗出不解,其人仍发热,说明表证依然存在。心下悸、头眩、身瞤动、振振欲擗地说明少阴内证已经形成。根据表里不解、病从寒化的原则,治法必先救里,桂枝汤所以减去了攻表的桂枝。(2)受大汗阳泄,卫气失守的影响,育阴和营的芍药就必用,这和芍药甘草附子汤证变攻表为救里其用意是一致的。(3)受命火不足,寒水内泛,三焦失司的影响,本方加入了白术、茯苓、炮附子,从而收到了健脾、制水、壮阳之效,其中自然有苓桂术甘汤之意。(4)水为阴邪,一旦受阻则化为痰饮湿气,甘草恋阴,大枣滋助湿气,不利于除湿治水,所以水气淫盛于太阳者用之,湿气淫盛于阳明者忌之。(5)痰饮水湿犯脾,早期是动而不居,晚期是居而不动,它是先太阳而后阳明,先少阴而后太阴。本证属于太阳、阳明、少阴,因此用炮附子不用生附子,用生姜不用干姜。如果进一步发展,寒湿系在太阴,其人出现了吐利厥逆,治法则不用生姜用干姜,不用炮附子而用生附子,例如四逆汤类(见277条)。(6)苓桂术甘汤制水,阳证大于阴证;真武汤制水,阴证大于阳证。阳证大于阴证者主治太阳,兼治阳明;阴证大于阳证者主治少阴,兼治太阴。(7)四逆汤、芍药甘草附子汤拯救少阴、太阴,其主要作用是治寒;真武汤、苓桂术甘汤拯救少阴、太阴,其主要作用是治水。(8)真武汤的主要功能是壮肾阳,健脾胃,治寒水;附子汤(见305条)的主要功能是壮肾阳,健脾胃,治寒气。两个方剂都是壮肾阳,所以都是使用炮附子。以上八条,详细比较,就能得出真武汤的真谛。

咽喉干燥者,不可发汗。(83)

太阳病,阴盛阳虚者,不可发汗,汗出则亡阳,此属少阴,头眩心悸者,真武汤主之(见上条),这是病从寒化的治法;相反,太阳病,阳盛阴虚者,亦不可发汗,汗出则亡阴,此属少阴,咽干咽痛者,甘草汤、桔梗汤主之(见311条),这是病从热化的治法。病从寒化者起源于伤寒,病从热化者归宿于温病。

太阳温病,发热微恶寒,口舌干燥,咽干咽痛者不可发汗,但温病表不解又该怎么办? 答案是:不能用辛温可以用辛凉,不能用麻黄汤可以用麻杏石甘汤。

麻杏石甘汤是辛凉解表的第一方,也是太阳温病首选的方剂。由于这个方剂在《伤寒论》中没有提出辛凉解表,也没有指出它是治疗太阳温病的首选方剂,以致后世温病学另立专书,并以银翘散、桑菊饮等来作为辛凉解表法的创始。

那么这些方剂真的属于辛凉解表法的创始方吗? 从银翘散、桑菊饮的立法原理看,方中的荆芥、薄荷、桑叶、菊花等药属于变相的麻黄,因为它们都是汗药;方中的甘草、桔梗、杏仁、芦根等药属于变相的石膏,因为它们都能清肺。只此两种方法就奠定了辛凉解表的意义,所以后世立法,均跳不出这一原则。

极量的麻黄佐以桂枝就是辛温,微量的麻黄重用石膏就是辛凉。如果把麻黄替换成荆芥,把石膏替换成薄荷,解表的峻剂就变得柔和,但这并不能叫天壤之别,所以说温病学中的银翘散和桑菊饮与《伤寒论》中麻杏石甘汤乃是一个类

中医溯源

别,并不是辛凉解表的新生创作。

咽喉干燥者,不可发汗,但咽喉干燥的"温邪上受"又必须发汗。温病学的银翘散和桑菊饮能解表,能发汗,但不能益水生津,于是又出现了养阴解表、养血解表的方剂,例如加减葳蕤汤(《通俗伤寒论》)、葱白七味饮(《外台秘要》)等方剂。这些方剂都是辛凉解表的分类,因此仲景示人以法可见一斑。

淋家,不可发汗,发汗必便血。(84)

五淋之至(即气淋、血淋、劳淋、膏淋、石淋),合而为家。淋家肾阴不足,膀胱瘀热,故不可发汗,发汗则竭津耗气,营分由此而化为火邪。火邪上攻,发为吐衄,这叫热伤阳络;火邪下注,尿血便血,这叫热伤阴络。由于气津同性,汗血同源,故夺津者伤气,夺汗者伤血。气伤津竭,化源干涸,由此出现了因火而动血。

故火邪在上者要制约君火,火邪在下者要制约相火。用黄连制约君火,用黄柏制约相火,用栀子制约浮游之火。淋家多为相火,因为它是热伤阴络,所以它的救治大法是:相火猖獗者要凉血疏肝,因为肝主调节;气阴不足者要养阴润肺,因为肺主治节;感受风寒者要慎用辛温,因为辛温助火;汗后血动者要标本兼治,因为它是"知犯何逆,依法治之"的方法。

疮家,虽身疼痛,不可发汗,发汗则痉。(85)

凡疮疡痈疽,不论已溃未溃,只要经久不愈,可皆作为疮家。疮家气津不足,营虚血少,而且内藏火邪湿热。所以此类病人感受风寒,虽有头痛、身疼、关节疼痛等太阳表证,解表发汗时不可轻用麻黄桂枝。若犯之,轻则损伤气血,重则亡阳亡阴,以致经脉失养,血不容筋,火邪横逆,肝风内动,由此演变出身热足寒、面赤目赤、舌胀头晕、角弓反张、颈项强硬、口噤头摇、筋拘急挛等症,是谓痉病(亦名痓)。痉病在《金匮要略》中分为刚痉和柔痉,其致病原因大多出于发汗太多或者下后复发汗,其治疗方法多是阴阳并取,因为痉病出于营卫不和,它是因汗而生热,因热而生风,因风而作痉,所以它的治法是在外调和营卫,在内镇肝息风。刚痉者,其脉必浮,葛根汤主之;柔痉者,其脉必沉,瓜蒌桂枝汤主之(方见《金匮要略》痉病篇),这是伤寒表不解,过于发汗而形成的痉病治法。

下面再谈疮家因发汗而导致的坏病及痉病证治。

疮家表不解,治法仍当发汗,但用药不宜辛温,而且要做到微似取汗。如果汗出如水淋漓,其后必然撼动火邪。《内经》云:"诸痛痒疮皆属心"。所以疮家为病要慎重温热,虽有表证不可轻用麻桂发汗,宜小柴胡汤、葛根黄芩黄连汤、麻黄连翘赤小豆等汤来化裁加减(切勿死守经方),也可使用后世疡科的防风通圣散(《宣明论》)、仙方活命饮(《外科发挥》)、牛蒡解肌汤(《疡科心得集》),这是痈疡阳证的解表治法;如果是阴证,阳和汤(《外科全生集》)则属首选,这是变治标为治本的方剂,类似于《伤寒论》中的麻黄细辛附子汤、麻黄附子甘草汤(方见少阴篇)的救里治法。由此可见,疮家感受风寒,治法不是禁汗而是慎汗;疮家因误汗而导致的坏病、痉病,其治法亦等同于伤寒,因为它的辨证用药并不存在本质上的差别。

衄家,不可发汗,汗出,必额上陷,脉急紧,直视不能眴,不得眠。(86)

反复不止的鼻衄可称为衄家。衄家多阴虚,故不可重发汗,否则标本俱虚,阴阳并竭。故阴竭则直视不能眴,不得眠;阳竭则额上凹陷,脉象弦紧急促。这叫夺汗者少血,夺血者少气,夺气者少精,夺精者无神,夺神者必虚。正虚邪胜,精竭神乱,阳气不支,邪火内攻,坎离岂得安宁?

救治大法是:衄家表不解,不可重发汗,但可微似取汗,而且要慎用辛温,以避免迫血妄行。如果因汗出如水流而导致气虚血脱,它的救治大法则是先复其阳,后复其阴,这是《伤寒论》的复阴复阳原则;如果汗出表解,但衄血愈演愈烈,可以参考《血证论》的鼻衄治法,因为唐宗海治血证应用的是《伤寒论》六经辨证法,他总结了先辈杨西山先生所著《失血大法》的失败之处。

亡血家,不可发汗,发汗则寒栗而振。(87)

一切亡精失血的病人可概称为亡血家。早期的亡血家阳盛阴虚,故能逼血妄行;到了晚期,亡血家将气随血脱,最终导致阴阳并竭,这叫血病累气,气病累血。故亡血家阴虚在前,阳虚在后,阴阳俱虚则属于最后。亡血家不可发汗,强发之,必阴无所附,阳无所归,阴霾寒邪就会乘虚而至,由此演变出振寒而栗。

亡血家最忌感冒,然而亡血家又最易感冒。感冒当汗出,但汗出更伤阴阳,所以亡血家在解表时既不可伤阴,又不可损阳,这就需要和解。关于这方面的用药,唐宗海《血证论》极有心得。

汗家重发汗,必恍惚心乱,小便已阴疼,与禹余粮丸。(88)

不论阴虚阳虚,不论自汗盗汗,只要汗出不止,就可称为汗家。汗家重发汗,必竭阴亡阳。竭阴则心血受损(汗为心液),故恍惚心乱;亡阳则肾气不行(阳虚水停),故小便已阴疼。这是脾阳失守,阴阳分离,心肾不交,坎离相逆,所以它的治法是先振兴脾胃,后交通心肾。因为脾胃属土,土为水火之媒介。土崩则水火分离,所以交通心肾要振兴脾胃。只有中宫振兴,阴阳复位,水火才能相应化气,禹余粮丸的使用就是这个道理。

禹余粮丸(失)

当肾阴不足的时候,时方可用生地黄、熟地黄;当心火亢盛的时候,时方可用黄连、栀子,这是兵来将挡、水来土屯的治法。交通心肾法则与此不同,它是中阳失守,寒热格拒,阴阳不能相应,水火不能化气。所以它的治法并不能见火治火,见水治水,见阴虚用地黄,见阳虚用附子。那么交通心肾的方法与补阴补阳的方法有什么不同呢? 阴盛阳虚的治法和阴盛格阳的治法又有什么差异呢? 下面就看孙思邈的磁朱丸和张仲景的禹余粮丸是否同类。

在孙思邈的《备急千金方》中,磁朱丸是个典型的交通心肾方剂。在这个方剂中,朱砂一两入心,镇惊安神;磁石二两入肾,纳气育阴。只此两味就奠定了交通心肾的基础,但它却又增加了四两神曲来调和脾胃,可见脾胃在交通心肾水火中的实际意义。禹余粮丸治恍惚心乱及小便已阴疼也是这个道理,从禹余粮的功效说,《神农本草经》是这样描述的:"气味甘寒无毒,主治咳逆,寒热烦满,下痢赤白,血闭癥瘕,大热,炼而服之,轻身延年。"可见禹余粮本是脾胃药,具有调中益气,安和五脏之功能,故能振兴媒介,交通心肾,这个作用与磁朱丸用神曲其道理自然相同。

禹余粮丸的药物组成已经丢失,后人遂根据自己的理解来见仁见智。陈常器主张禹余粮丸独一味;魏念庭认为禹余粮丸即赤石脂禹余粮汤;王日休在赤石脂禹余粮汤的基础上又增加了生梓皮、赤小豆,并提出了炼蜜为丸。这些见解各有千秋,但没有谁来提出心肾相交要首先健脾,更没有谁来提出哪种药物能收涩坎离二气,哪种药物养心不助火,益肾不助水,这是复原本方的关键所在,否则它将失去心肾相交的实际意义。

禹余粮丸的复原要具备两个条件,第一个条件是振兴脾土,因为脾土是水火之媒介,土崩则水火分离,交通心肾所以要先健脾,禹余粮为君药也就不容置疑。第二个条件是交通心肾,交通心肾既不可用黄连,又不可用熟地黄,因为它们都能导致寒热相逆,并不适合存精纳气,尤其是在脾阳崩溃时,这就需要平稳的药物,即强心不助火,益肾不助水,磁朱丸用朱砂、磁石就是这个道理。然而朱砂磁石也有质重下沉的弊病,倒不如上用龙骨,下用豆豉来强心安神,养阴益肾。因为龙骨是收涩药,最能固护精气,而且不助水火;豆豉出于五谷,形体像肾,蒸发为豉,不壅不腻,两者相合,自然收到坎离互济之功能,这是符合仲景心法的。但原方遗失,无论怎样增补,都是一人难称百人意,但我至少说出了其中的道理。

病人有寒,复发汗,胃中冷,必吐蛔。(89)

病人表有寒,里有热,治法是先发汗,后攻下;病人表有热,里有寒,治法是先温里,后解表,这是汗下表里的最基本治法。如果病人有寒无热,不论在表在里,特别是寒邪在里,汗、吐、下三法都是错误的,更何况复发汗。伤寒表有寒,治法当发汗,但前提是阳明必从热化。若不从热化而强发汗,其后就会造成汗出阳泻,寒从中生,由此形成了表里俱寒,这就叫病人有寒。病人有寒复发汗,胃中寒就会转化为胃中冷,此属太阴。太阴为病,腹满不能食,吐利厥逆,名为脏寒。脏寒无阳,胃中虚冷。脾不能健,肺不能运。五谷不能吸收,津液不能输布,蛔虫由此失去了生态环境,故骚动不安而随胃气上逆,是谓吐蛔。

本发汗而复下之,此为逆也。若先发汗,治不为逆。本先下之而反汗之,为逆。若先下之,治不为逆。(90)

表有寒当先汗之,若反下之自然为逆;里有热当先下之,若反汗之也是为逆,这是一个谁都能够说得通的基本道理。问题是单纯的表寒和里热都容易识别,也容易医治,但如果表寒胜于里热或者是里热胜于表寒呢?这就恐怕另当别论了。一般来说,表里相应,寒热等停者可以先解表或者表里双解。如果表寒大于里热时就不能先解表,最多也是救里解表,否则必然虚其里;如果里热大于表寒时不能先攻里,当先解表后攻里,最多也是个微和胃气,否则同样虚其里。在《伤寒论》中,凡言表者,标属太阳,本属少阴;凡言里者,标属阳明,本属太阴,这是区分阴阳表里虚实寒热的最基本原则。在这脏腑标本的辨证中,任何一处因治法不当而发生的逆传都叫误治,只有当汗则汗、当下则下、当吐则吐、当和则和才是正确的选择,然而搓得圆时捏得扁,看时容易做时难,临床差错总是不断。

伤寒,医下之,续得下利清谷不止,身疼痛者,急当救里。后身疼痛,清便自调者,急当救表。救里,宜四逆汤;救表,宜桂枝汤。(91)

这就是个汗下不当的临床差错。伤寒表不解,医先下之,随后出现了下利清谷不止,这是表寒未解,阳气内陷,寒从中生,胃从寒化的具体表现。此时虽有表证,身疼痛,却不可再攻表,犯之则阴阳俱虚,表里俱竭,脏腑皆寒,故治法要舍表救里。得利止大便调,脾胃复兴,中阳转胜时再依次外拓,直至攻表。由于本证属于误治,卫阳受挫,表里俱虚,所以先救里用四逆汤是正确的,但后解表用麻黄汤而舍桂枝汤就是错误,因为营气不足,下后血少故也。

病发热头痛。脉反沉,若不差,身体疼痛,当救其里,宜四逆汤。(92)

凡营气不足,卫气有余,阳明从寒化者,治法当先救其里,后救其表,救里宜四逆汤,救表宜桂枝汤,这是从里达表,先阳明而后太阳的治法(见上条);若营气有余,卫气不足,阳明从热化者,治法当先解其表,后攻其里,解表宜麻黄汤,攻里宜承气汤,这是从表及里,先太阳而后阳明的治法。

伤寒无汗,头痛发热,身疼腰痛,脉浮紧者,此属太阳,宜麻黄汤;若头痛发热,无汗身疼,脉反沉者,此属少阴,为病本,当用麻黄附子细辛汤,这是太阳与少阴从标从本的治法。如果依法治之,外证仍不除,沉脉不见浮,这是少阴累太阴,为太阳与阳明标本俱病,治法则先救太阴,四逆汤主之。得脾胃实,营气和,然后再以汗法解除太阳,这叫卫气累营血,少阴转太阴的治法。所以然者,少阴出于太阴,太阳产生阳明故也。

故太阳病不解,从热化者转阳明,此为实,实则阳明;从寒化者转太阴,此为虚,虚则太阴。盖少阴本是太阴的组成部分,所以少阴病最终会归宿太阴,治少阴尤必须治太阴。观少阴篇 323 条说:"少阴病,脉沉者,急温之,宜四逆汤"就是这个结论。

太阳病,先下而不愈,因复发汗,以此表里俱虚,其人因致冒,冒家汗出自愈。所以然者,汗出表和故也,里未和,然后复下之。(93)

阴阳的转化取决于内因和外因。太阳病,先发汗而后下之者为顺,先下之而后发汗者为逆。逆者阴阳俱虚,表里俱竭,其人不能致冒。今冒家汗出自愈者,说明太阳卫气未衰,阳明胃气未损,故先下后发汗仍能出现汗出表和。致冒者,阳气先盛于里,后兴于表,但不能外出皮毛,因为肌腠为寒邪所郁,皮毛尚不能作汗,故身首如裹,名为郁冒。冒家欲汗出,必先震栗,随后战汗自出而愈。若不愈,身热不止,阳明必然化燥,这叫太阳表证已解,阳明里热不和。不和者复下之,在经宜白虎汤,在腑宜承气汤。

《伤寒论》凡云汗者,麻黄汤、桂枝汤俱在其中;凡云下者,白虎汤、承气汤皆在其内,这是广义的汗下学说。而狭义的汗法是指麻黄汤,狭义的下法是指承气汤。

太阳病未解,脉阴阳俱停,必先振栗汗出而解。但阳脉微者,先汗出而解;但阴脉微者,下之而解。若欲下之,宜调胃承气汤。(94)

凡病从热化者属太阳阳明,凡病从寒化者属少阴太阴。既不从热化,又不从寒化,这叫阴阳等停。等停者,阳病属于少阳,阴病属于厥阴。

太阳病不解,浮脉与沉脉等停,这是太阳与阳明俱病。俱病者必先震栗汗出而解(先解表)。其中浮脉(为阳)微胜于沉脉(为阴)者,病属太阳,治法当先汗出而解,宜桂枝汤(见12条);沉脉微胜于浮脉者,病属阳明,治法当后攻下而解,宜调胃承气汤(见29条)。所以然者,等停脉是阴阳不足,故下之要调胃气,汗之要和营卫,切勿使用浮紧难按的麻黄汤(见35条),沉实有力的大承气汤(见207条)等剂。

等停脉象广泛,常见的等停脉有阴阳等停,表里等停,虚实等停,寒热等停,脏腑等停,标本等停,正邪等停,三阳等停,三阴等停等等。

阳性的等停脉是病从热化,此属三阳;阴性的等停脉是病从寒化,此属三阴。属三阳者病标,属三阴者病本。例如少阴病不解,沉紧与沉迟脉等停,这是少阴与太阴俱病。俱病者必先发热郁冒汗出而解(先助阳)。其中沉紧脉(转阳)微胜于沉迟脉(转阴)者,病属少阴,治法当助阳解表,宜麻黄细辛附子汤(见301条);沉迟脉微胜于沉紧脉者,病属太阴,治法当先救其里,宜四逆汤(见277条)。所以然者,等停脉是本气不足,故汗之要助阳气,温之要健脾胃,切勿使用脉微难寻的白通汤(见314条)、脉细如线的当归四逆汤(见351条)等剂。由此可见,阴阳等停脉既可表现于三阳,又可表现于三阴,而且在不断地变化。如果不能变化,那叫逆枢机。逆阳枢者属少阳,制以辛散,小柴胡汤主之(见96条);逆阴枢者属厥阴,制以酸收,乌梅丸主之(见338条)。这就是阴阳等停及其相互转化的施治原理。旧著不知这一原理,把阴阳俱停的脉象解释为脉象骤停,把阴阳脉微解释为寸尺脉搏动微微,以致整条经文被译释的啼笑皆非!

太阳病,发热汗出者,此为荣弱卫强,故使汗出,欲救邪风者,宜桂枝汤。(95)

阴阳等停(平衡、两头停)的病变无处不存在。太阳中风,阳浮而阴弱。阳浮者热自发,阴弱者汗自出。啬啬恶寒,淅淅恶风,翕翕发热,鼻鸣干呕者,桂枝汤主之(见12条)就是一个典型的阴阳平衡证。在这个病变中,它既有阳浮,又有阴弱。既有恶寒,又有发热。既有卫强,又有荣弱。既有热空气上升,又有冷

中医溯源

空气流来补充。整个病机围绕着阴阳两性,而且脉象和症状都是阴阳等停。所以桂枝汤治中风,它是一半是治阳,另一半是治阴。由于中风善行而数变,所以中风形成后,太阳病从寒化者它将形成风寒,太阳病从热化者它将形成风温。不论风寒还是风温,只要它打破了阴阳的平衡,它的病机就发生了本质上的改变,原有的太阳中风就不能成立,欲救邪风的桂枝汤就不能应用,因为太阳中风已经偏离了轨道,已经迈向了偏寒偏热的合并症。

在本证中,发热是阳气盛,故使汗出,但同时又指出此为荣弱卫强,就是说它还有阴寒的存在,所以才提出欲救正气而祛邪风者,宜桂枝汤。这是太阳中风的热化极限,这个极限与前25条提出的服桂枝汤,大汗出,脉洪大者,予桂枝汤,其道理是完全一致的。

伤寒五六日,中风,往来寒热,胸胁苦满,默默不欲饮食,心烦喜呕,或胸中烦而不呕,或渴,或腹中痛,或胁下痞鞕,或心下悸、小便不利,或不渴、身有微热,或咳者,小柴胡汤主之。(96)

太阳中风有阴阳等停,太阳伤寒同样有阴阳等停。伤寒五六日,包括中风,只要出现往来寒热,胸胁苦满,默默不欲饮食,心烦喜呕,就能说明太阳病已经步入了阴阳等停。阴阳等停继续发展就叫顺传或者逆传;既不能顺传又不能逆传则叫阴阳相逆或者叫逆枢机病。逆枢机病是指阴阳不能过度,表里不能过度,寒热不能过度,虚实不能过度,即太阳病不能向阳明过度,少阴病不能向太阴过度等等。所以它的病理表现是半阴半阳,半表半里,半寒半热,半虚半实,半在太阳,半在阳明,半在少阴,半在太阴等等。往来寒热,胸胁苦满,默默不欲饮食,心烦喜呕等症就是在这种情况下形成的。这是太阳病与阳明在相逆,是太阳病欲从热化而不能热化,所以才能出现寒热相搏,正邪相争的逆少阳病。假令病从寒化,阳病入阴,往来寒热就会演变成胜负厥热(见厥阴病篇),届时的逆少阳病将转化为逆厥阴病。

逆少阳是病从热化,它是二阳相逆才能产生。由于少阳无领域,它是半在太阳,半在阳明,所以枢机病的产生一半属于太阳,另一半属于阳明。治少阳病所以一半治太阳,另一半治阳明,这就叫调和、调解。肝胆主调和、调解,因为肝主谋虑,胆主决断(理见内经),所以任何病变,只要涉及调和调解(简称和解),它都离不开阴病治肝,阳病治胆。少阳病的治法首选小柴胡汤,其中的柴胡就是典型的疏肝利胆药,也只有肝胆清阳上升,脾胃浊阴下降,三焦道路畅通,太阳与阳明才能顺利过渡,表里不和的逆枢机病才能得到缓解,这就是小柴胡汤证。在这个方剂中,柴胡是君药,黄芩、半夏是臣药,参、草、姜、枣是佐使。不难看出,君药治少阳,臣药治太阳、阳明,佐使药调和胃气。只要做到清阳上升,浊阴下降,就能收到表里双解,胃气因和。(小柴胡汤讲义及其应用法并见"论和法")

小柴胡汤方

柴胡半斤　黄芩三两　人参三两　半夏半升(洗)　甘草(炙)　生姜各三两(切)　大枣十二枚(擘)

上七味,以水一斗二升,煮取六升,去滓,再煎取三升,温服一升,日三服。若胸中烦而不呕者,去半夏、人参,加瓜蒌实一枚;若渴,去半夏,加人参合前成四两半、瓜蒌根四两,若腹中痛者,去黄芩,加芍药三两;若胁下痞鞕者,去大枣,加牡蛎四两;若心下悸、小便不利者,去黄芩,加茯苓四两;若不渴、外有微热者,去人参,加桂枝三两,温服微汗愈;若咳者,去人参、大枣、生姜,加五味子半升、干姜二两。

此升清降浊,达表通里之和剂。方中柴胡透达三焦,引肝胆清阳上升,故为君;黄芩清泄郁火,半夏除痰降逆,二药皆柴胡之左右,故为臣;参、草、姜、枣补益脾胃,培建中气。中气健运,制节下行,表里畅达,阴阳自和,故为方中之佐使。

方后加减法:(1)若胸中烦而不呕者,属于膈上痰火,故去半夏降逆止呕,加入瓜蒌开胸利痰,不用人参者,恶其壅滞以避免助火,加重心烦;(2)若口渴者,阳明津液不足,故加人参、瓜蒌根益气生津,除去半夏者,恶其化燥反伤津液;(3)若腹中痛者,此为肝气乘脾,故去黄芩苦寒伤胃,加入芍药育阴柔肝,以收甲己化土之意;(4)若胁下痞鞕者,此为肝募内结痰饮,故去大枣黏腻增满,加入牡蛎散结软坚;(5)若心下悸,小便不利者,此为膀胱蓄水,三焦州都不利。故去黄芩苦寒伤阳,加入茯苓强心利水;(6)若不渴,外有微热者,此为太阳表寒不解,故去人参壅滞,以免滋助邪气,加入桂枝温经散寒,促使温服微汗而愈;(7)若咳者,阴寒犯肺,此属太阴,为病本,故加干姜温肺,五味子纳气,不用人参、姜、枣,因为人参壅气,不利于镇咳化痰,且无胃气上逆,故姜、枣一并减去。

小柴胡汤在临床应用中极为广泛,用之得当能左右逢源,因此被视为和解剂之首。

血弱气尽,腠理开,邪气因入,与正气相搏,结于胁下。正邪纷争,往来寒热,休作有时,默默不欲饮食,藏府相连,其痛必下,邪高痛下,故使呕也,小柴胡汤主之。服柴胡汤已,渴者属阳明,以法治之。(97)

血弱气尽是指正虚邪尽,腠理大开是指百脉空虚。以正虚邪尽加百脉空虚,已散的风寒可以乘虚再至,这叫还风,即再次感受风寒。再次感受风寒说明了正气不足,但正气不足并不代表正气虚惫,否则它不能表现正邪纷争,往来寒热,休作有时。休作有时是指邪进邪退;默默不欲饮食属于胃气不和;胁下硬满者是痰饮结于肝募;往来寒热者是正气与邪气相搏;腹痛而利属于邪高痛下;故使呕也乃是胃气犯膈。凡此,皆属于正邪纷争,半表半里,阴阳不和,升降失司,故可统用小柴胡汤治之。

柴胡汤的应用取决于正气的内存,服柴胡汤已,正气不足者,邪气将不能消退;正气充沛者,脏腑则不受邪,服汤后就会出现上焦得通,津液得下,胃气因和,其后便濈然汗出而愈。若不愈,病必从热化,其后就会造成寒去热炽,身热口渴。这是少阳病在转属阳明,属于阳明里热战胜太阳表寒的结果。由于阳气依次转盛,胃气因和反化为阳明燥热,此为太过。太过者热炽,表寒必解,逆少阳的病变由此步入了正阳阳明的治法。

得病六七日,脉迟浮弱,恶风寒,手足温,医二三下之,不能食,而胁下满痛,面目及身黄,颈项强,小便难者,与柴胡汤,后必下重。本渴饮水而呕者,柴胡不中与也,食谷者哕。(98)

小柴胡汤有三禁:表寒大于里热者为一禁,里寒大于表热者为二禁,表里俱寒者为三禁。

得病六七日,脉迟者为里寒,脉浮者为表寒,脉弱者为表里俱寒。此种脉象虽然手足温,不逆冷,却不可使用小柴胡汤,更别说接二连三的攻下!因为迟脉为本寒,浮脉为标热,弱脉为气血不足,故风寒不能解。手足温者是寒邪不犯三阴,脉迟浮者是病机仍属三阳。属三阳者必有太阳之表,复有阳明之里,更有少阳之半表半里。例如颈项强,恶风寒者属太阳;如本渴饮水而呕者属阳明;胁下满痛,面目及身黄,小便难者属少阳。这是三阳交结证,但主病属少阳。少阳病的治法理当和解,但应用了柴胡汤却出现了后必下重,食谷者哕。因为本证接二连三地攻下,阳明胃气已经受挫,虽然有本渴,但饮水则呕,而且还有小便难,面目及身黄。因此这根本不是阳明燥热,而是阳明有寒湿。寒湿证应用柴胡汤,就会造成散者愈散(柴胡),寒者愈寒(黄芩),湿者愈湿(大枣),壅者愈壅(人参)。里急后重,食谷者哕也就是在这种情况下逐渐产生,这就是病从寒化用柴胡汤的连锁反应。

伤寒四五日,身热恶风,颈项强,胁下满,手足温而渴者,小柴胡汤主之。(99)

与上条相反,本条一无寒湿,二无湿热,它是阳明化燥,属于里有热。里有热,表无寒者治阳明,白虎汤主之(见 26 条);里无热,表有寒者治太阳,麻黄汤主之(见 35 条);里有热,表有寒,但寒热相逆者治少阳,小柴胡汤主之。

伤寒四五日,恶风,颈项强者为太阳病表证不解;手足温,身热而渴者为阳明病化燥生热;饮水不呕,食谷不哕者为胃中无湿;胁下满,小便利者为痰饮内结肝募。此属逆枢机病,所以它的治法是和解少阳,小柴胡汤主之。服汤后恶风项强罢者太阳病去,胁下满除者少阳病去,汗出渴止者阳明病去。若汗出不止,身热不退,口渴脉洪大者,少阳病将转属入阳明,再以法治之,如人参白虎汤类。

伤寒,阳脉涩,阴脉弦,法当腹中急痛,先与小建中汤,不差者,小柴胡汤主之。(100)

寒在太阳,热在阳明,只要阴阳相逆,可无条件使用小柴胡汤;若寒在阳明,热在太阳,虽属逆枢机病,不得予小柴胡汤。

伤寒,阳脉涩、阴脉弦,这是卫气不足,营气有余。有余者化火,不足者化寒。化火者肝气淫盛,化寒者脾阳虚愈。以淫盛之甲木乘不足之己土是谓肝气乘脾,这叫木克土,故使腹中急痛。先予小建中汤疏肝木,建中气,缓解痉挛,则腹痛自止。若不止,脾阳化燥,木郁化火,此属少阳,可复予小柴胡汤疏肝解郁,因为此时的阳明胃气已经在小建中汤的作用下从寒转热。

太阳中风,发热汗出,脉阳浮而阴弱,此为荣弱卫强,故使身体疼痛,这是外强而内弱;本太阳伤寒是阳脉涩,阴脉弦,与中风脉证恰恰相反,它是荣强卫弱,属于内强而外弱,所以它的病机就不是外证的身体疼痛而是内证的腹中急痛,当然它的治法就不是调其外而是和其内。桂枝汤是调其外的方剂,今倍加芍药再加饴糖,是变解表为救里,变发散为温中,从而起到建中实胃气的效益。

建中是建中气,就是健脾和胃。脾胃有寒则中气下陷,营卫必不和,调营卫所以要调中气。观桂枝汤调和营卫,方中甘草、姜、枣皆能实胃气;小建中汤与此意同,方中重用饴糖,倍加芍药,其目的有二,一是疏肝木,二是建中气。疏肝木

中医溯源

是制止肝阳上亢,建中气是促使脾寒转热。只有脾阳转盛,里寒化为里热,逆枢机的病变才能属于少阳,才能正确而有效地使用小柴胡汤。如果脾阳不足,或者本寒标热,那是寒湿系在太阴,虽有腹满时痛(标本俱虚)或者胀满大痛实(标实本虚),它都不是少阳柴胡证,都必须先治太阴后治阳明。故腹满时痛者属太阴,桂枝加芍药汤主之(即小建中汤去饴糖);大实痛者属阳明,桂枝加大黄汤主之(即桂枝加芍药汤再加大黄,方见 279 条)。由此可见,桂枝汤、小建中汤、桂枝加芍药汤、桂枝加大黄汤本是一脉同源,它是外调营卫,内温脾胃的血分方剂。小柴胡汤与此不同,它不走营血,而是一个上行外达的气分方,这是两者的本质差异。

小建中汤方

桂枝三两(去皮)　甘草二两(炙)　大枣十二枚(擘)　芍药六两　生姜三两(切)　胶饴一升

上六味,以水七升,煮取三升,去滓;内饴,更上微火消解,温服一升,日三服。呕家不可用建中汤,以甜故也。

小建中汤用桂枝,这是激发太阳火,善走营分血分的重要药物。然而桂枝走而不守,且性如烈马,所以单用桂枝只能温经散寒,并不能调和荣卫。但如果与芍药配伍,桂枝的性能就大有不同,因为芍药收敛肝阴,最能制止桂枝的烈性,而且等量的芍药就能使桂枝变刚为柔,成为调和营卫,解肌发汗的重要组成。如果再把芍药加倍,桂枝的走窜发散力就会被削弱,从而化作变走外为走内,变解表为温里。如果再加入饴糖,它将变温经为缓急,成为解痉止痛的重要方剂,这就是小建中汤,所以小建中汤原本就出于桂枝汤。在这个方剂中,仲景首先提出了呕家不可使用建中汤,因为呕家不喜甜壅,容易导致浊气上逆,所以仲景有凡服桂枝汤而吐者,其后必吐脓血也之戒(见 19 条)。但这里需要指出,呕家患腹中急痛该怎么办? 太阴不化燥又该怎么解决? 答案同样有两个:第一个方案是腹中寒,有急痛而呕者,可予大建中汤(方见《金匮要略》)。这是一个变甘壅为辛散,变血分为气分的治法,用于寒化太阴最为合理,因为它的建中目的最终一致。第二个方案是不瘥者,小柴胡汤主之。这个措施与本条的补救措施是完全一致,因为它们都是建立在脾从热化的基础上,但它却解决了呕家不喜甜的问题,而且这个问题与《金匮要略》的病变暗合天机。

伤寒中风,有柴胡证,但见一证便是,不必悉具。凡柴胡汤证而下之,若柴胡汤证不罢者,复与柴胡汤,必蒸蒸而振,却复发热汗出而解。(101)

谁是柴胡一证?那就是表里相逆,而且是逆三阳枢机。所以在太阳与阳明的病变中,只要甲乙双方出现相逆,有两种性质不同的症状相搏,而且是邪犯三阳不犯三阴,它就是逆少阳柴胡一证。例如往来寒热,胸胁苦满,默默不欲饮食,心烦喜呕等等。逆枢机病是太阳与阳明双方不能过渡,由此产生了逆枢机,这叫少阳病。少阳病的特点是脾胃不从寒化,最多也就是个寒气侵犯阳明。这是标寒,标寒出于表寒,它是外来之寒邪,非本气内虚使然,所以它又叫逆阳枢。逆阳枢属少阳,逆阴枢属厥阴。一切气化受阻的病变皆属于逆阳枢,一切功能衰败的病变皆属于逆阴枢。逆阳枢制以辛散,柴胡汤主之;逆阴枢制以酸收,乌梅丸主之(见338条)。

阳性的逆枢机病,治法可选择小柴胡汤。服柴胡汤已,柴胡证仍在者,可复予之,其后必蒸蒸而振,却复发热汗出而解。这叫虽达之,治法不为逆。如果服汤后,柴胡证罢,弦脉上浮,不能作汗者,可予麻黄汤(见37条);若发热汗多,肠胃化燥者,可予承气汤(见253条),这些都是治不为逆;为逆者是病从寒化,其后必为坏病,坏病者,再依法治之。

伤寒二三日,心中悸而烦者,小建中汤主之。(102)

小柴胡汤证的特点是阳明不从寒化,小建中汤证的特点是阳明必从寒化。

伤寒二三日,心中悸而烦者必逆于汗下,只有汗下不当才能撼动水火二邪。故汗之不当则伤津,津伤则火动,火动则心中烦;下之不当则阳陷,阳陷则水泛,水泛则心中悸。有烦有悸,时烦时悸,过在中阳脾胃。脾胃有寒,上不能导引心火,下不能制约肾水,因为中州出现了问题,小建中汤主之。这叫先建中气,后实脾胃,然后调和营卫。得胃气和,中阳盛,表里仍不解者,再用小柴胡汤从内向外依次达之。

本证之心悸与心烦皆属于少阴,它是太阳病本,为逆传。故主病是心中悸而烦,这是水火同犯,因此说过在太阴。太阴属土,土为水火媒介,脾土实,水火有制;脾土虚,水火妄行。本证无实,因为有烦有悸,所以要建中气。如果有烦无悸,那是脾阳实,不但首选小柴胡汤,大柴胡汤亦能主之。

太阳病,过经十余日,反二三下之,后四五日,柴胡证仍在者,先与小柴胡汤;呕不止,心下急(一云呕止小安),郁郁微烦者,为未解也,与大柴胡汤下之则愈。(103)

本条是讲小建中汤、小柴胡汤和大柴胡汤之间的转换关系。就上条的小建中汤证来说,烦悸是它的主要表现。本条则与上条不同,它是有烦无悸,有火无水,有阳无阴,而且脾阳在攻下中愈演愈盛,所以它不是建中证而是柴胡证。

太阳病,六日为经尽,七日为再经,十余日者为过经。在这周而复始的传变中,医生曾经接二连三的攻下,足见本证的前提是阳盛热极,虽反复下之,也只能形成寒热相搏,表里相争的少阳病。又过了四五日,少阳柴胡证依然存在,正气与邪气仍然在交争,治法则可仍予小柴胡汤。服小柴胡汤后,从头至足濈然汗出者,这叫上焦得通,津液得下,胃气因和,其病必愈;若服汤后郁热反甚,原有的心中烦演变为郁郁微烦,原有的喜呕演变为呕不止,原有的胸胁苦满演变为心下急。这无疑是病机发生了改变,但这不是误治,因为病从热化,阳明出现了燥热,属于太过。太过者脾阳盛,胃气强,但太阳表证却不能解,因为它的枢机病仍然在纠结。到了这一阶段,出于正盛邪实的考虑,小柴胡汤也相应地做出了调整:首先减去人参、甘草,然后加入芍药、枳实、大黄。为防止因攻下而导致损伤胃气,原有的生姜加大了剂量。这叫变补益为攻夺,小柴胡汤由此演变成大柴胡汤。

大柴胡汤方

柴胡半斤　黄芩三两　芍药三两　半夏半升(洗)　生姜五两(切)　枳实四枚(炙)　大枣十二枚(擘)

上七味,以水一斗二升,煮取六升,去滓,再煎(取三升),温服一升,日三服。一方,加大黄二两。若不加,恐不为大柴胡汤。

仲景书:凡云小汤者其性缓,其意在调;凡云大汤者其性急,其意在夺。故小柴胡汤和解表里,大柴胡汤内泻热结。这两个方剂都是治少阳,而且都是表里同治。但大柴胡汤重在里实,小柴胡汤重在里虚。一个重用人参,一个重用大黄,这就是不同方义的大小柴胡汤。在这两个方剂中,和解少阳的概念是统一的,疏肝利胆的概念也是统一的,所以它们都选择了柴胡、黄芩,这说明原有的太阳表证并没有改变,改变的是阳明与少阳合病。由于小柴胡汤的功能是和中有散,它的病机是肠胃无实,阳明既不化寒,又不化热,所以它才用人参、甘草补气,生姜、大枣和中;大柴胡汤则不然,它是肠胃有热结,阳明胃气已经转化为燥气,所以它才选用了芍药、枳实、大黄。一个是为了逐实,一个是为了救虚,两个方剂由此出现了差别。

关于大柴胡汤加大黄的问题,以往注家认为:若不加,恐不为大柴胡汤。但大柴胡汤的煎法是"上七味,以水一斗二升"。如果是"上八味",那大黄无疑是丢失的。今方后明明写着"上七味",可见原方中并没有加大黄。但这是否在方后丢失,还是本方就不该存在,因为大黄是阳明血分药,它是荡涤肠胃的重要药物,而大小柴胡汤的主要作用是治少阳,它不是治阳明,所以加大黄也好,加芒硝也罢,都是治疗少阳病以外的添加剂,这个道理也许说得过去。因为少阳位居在表里之间,它出则太阳,入则阳明。所以在表里之间的任何一方盛衰都能影响到少阳病,都能导致太阳与少阳、少阳与阳明的合病,这就需要解表药和攻里药相结合。例如逆枢机病,若表寒大于里热者,这是太阳与少阳合病,治法宜柴胡加桂枝汤(见146条);如果是里热大于表寒,这是少阳与阳明合病,治法宜柴胡加芒硝汤(见下条),这些都是合病的治法。所以说真正的少阳病既不偏表,又不偏里,它是表里各居其半。大黄是偏里药,它是攻下阳明的药物,所以它不应该列入少阳病的治疗范围。

伤寒十三日,不解,胸胁满而呕,日晡所发潮热,已而微利,此本柴胡证,下之以不得利,今反利者,知医以丸药下之,此非其治也。潮热者,实也。先宜服小柴胡汤以解外,后以柴胡加芒硝汤主之。(104)

燥在血分者,当治以大黄;燥在气分者,当治以芒硝;如果血气同燥,那大黄与芒硝则可同用,这是少阳病合并胃家实的治疗原则,属于少阳阳明病。

伤寒十三日不解(过经再作),胸胁满而呕,这就是柴胡一证,治法当和解。属少阳者可予小柴胡汤,兼阳明者可予大柴胡汤,这是上几条所提出的基本治法。在本证中,胸胁满而呕的表现自然属少阳,但日晡所发潮热,而且潮热过后还有微微下利,这就不是简单的少阳病,而是少阳与阳明合病。合病大便当硬结,而反微利者为证脉不符,因为下利肠胃多寒,它是不能出现日晡所发潮热的,这就需要审查潮热与下利的产生根源。如果下利是自然形成的,那无疑是肠胃从寒化,但这就不可能出现潮热;如果使用了大承气汤,那不仅不能微利,而且也不能潮热;如果使用了大小柴胡汤,哪怕是变人参为大黄,它也构不成外有日晡潮热,内有微微下利,所以说以上的原因都不是。那么是何原因才能导致外有潮热,内有微利呢? 仲景的答案是:此证本来是柴胡证,即便用大柴胡汤它也不能导致下利。今反利者,知医以丸药下之,这是错误的选择。潮热者是热在肌肉,微利者是虚在肠中。肌肉实,胃肠虚,故令潮热而微利,此非其治也。由于本证的出现是人为造成的,所以面对逆枢机病的现实和标实本虚的形成,治法就应该先予小柴胡汤和解少阳以治其外,然后再以同样的方剂加入芒硝以泻阳明。这是小柴胡汤的变法,非大柴胡汤的用意。因为肠胃无实,病有本虚,不宜再加芍药、枳实、大黄攻里,这是区别有形结热和无形燥火的主要依据。

　　丸药在《伤寒论》中有三类:第一类是攻痰逐水,如大陷胸丸(见131条);第二类是活血化瘀,如抵当丸(见126条);第三类是润肠通便,如麻子仁丸(见247条)。这三类方剂有一个共同特点,那就是攻坚有余,荡涤不足,因为它们失去了"汤者荡也"的意义。例如麻子仁丸,由于它的特点是润,所以它的主要功能是保存津液,通便润肠,当然它的适应证就是气虚血燥的便秘。如果用于阳明燥热,肠胃结实,它将顾此失彼,反为误事,其后必然造成实者愈实,虚者愈虚,这叫燥气未除本先虚,所以它的补救措是,先用小柴胡汤扶正气,然后加入芒硝微荡涤。

柴胡加芒硝汤方

　　柴胡二两十六铢　黄芩一两　人参一两　甘草一两(炙)　生姜一两(切)半夏二十铢(本云五枚,洗)　大枣四枚(擘)　芒硝二两

　　上八味,以水四升,煮取二升,去滓,内芒硝,更煮微沸,分温再服。不解,更作。

　　燥在气分用芒硝,燥在血分用大黄。气分属卫,血分属营。营行脉中,卫行脉外。故气分有热肌肉化燥,血分有热肠胃化火。化燥者用芒硝,化火者用大黄。大黄味苦性寒,入煎气浓,色黄微赤。赤能走血,苦能泻火。黄能走脾,寒能清热,故能荡宿疾,下瘀血,攻坚滞,通闭塞;芒硝与大黄不同,它是味浓气淡,色白苦咸性寒。寒能截热,咸能软坚,白走气分,故能泻肺润大肠,而且不受联网脉络所限。观芒硝在自然界,渗透功能极强,寻常的土陶、砖瓦都难抵挡它的浸润,

而大黄则无如此功能。因此芒硝既可运行在脉中,又可运行在脉外,成为软坚化结、安和五脏、荡涤燥热、急下阳明的重要药物。今本方单用芒硝,不用大黄,可见其意重在伐气而不在逐血。

本方用量甚轻,剂量只有小柴胡汤的三分之一,而且但加芒硝,足见本证并不严重。受丸药攻下的影响,它延误了病机,失去了治疗燥热的最佳时机,但它并没有导致病从寒化,因此属于小误。

伤寒十三日,过经谵语者,以有热也,当以汤下之。若小便利者,大便当硬,而反下利,脉调和者,知医以丸药下之,非其治也。若自下利者,脉当微厥;今反和者,此为内实也,调胃承气汤主之。(105)

本条应该是作上条的解释,因为日期与病理基本相同,而且皆出于丸药的攻下。

伤寒十三日,过经谵语者,以阳明有热故也。治法当和胃气,调胃承气汤主之(见207条);若胸胁满而呕,这是少阳旧证未解,虽谵语不大便不可泻阳明。宜先用小柴胡汤解其外,后以调胃承气汤或者大承气汤泻其内,这是少阳并发阳明病的治法;如果少阳柴胡证不解,有潮热谵语,过早地使用下法,造成了小便不利,下利不止,脉微而厥逆者,这是病从寒化,不可更予承气汤;如果下后脉反调和,四肢无厥逆,虽小便不利,大便溏,不得作太阴论。这是医以丸药润下之过错,故知下利不久自止。利止后大便复硬,更现潮热谵语者,此为里虚转为里实,病将属于阳明,调胃承气汤主之。所以然者,标气有余,本气不足,大便初硬,潮热初至,故不可予大承气汤峻攻尔。

本证有三个焦点必须说明:第一个是大便溏,小便不利者不可攻之,攻之则寒化太阴;第二个是大便不实,虽脉调和,小便利不可攻之,因为肌热虽烈,但肠胃尚未化燥;第三个是丸药攻下能导致肠胃空虚,但不能解除肌肉燥气。

太阳病不解,热结膀胱,其人如狂,血自下,下者愈。其外不解者,尚未可攻,当先解其外。外解已,但少腹急结者,乃可攻之,宜桃核承气汤。(106)

不论伤寒中风,只要有外表证,治法就必先解表,否则会生它变。

太阳病,表证不解,汗不得出,其后出现了少腹急结,其人如狂者,这叫热结膀胱。热结膀胱小便不利者为蓄水,小便利者为蓄血。蓄血能自下者其病当愈,这叫不从汗解,必从血解。蓄血不能自下者其人则出现如狂、发狂。这叫"瘀血在上喜忘,瘀血在下如狂"。不论发狂、如狂,都是太阳表证不解,汗不得出,营分积热化火。火邪迫血,溢于营外,由此形成了蓄血。蓄血在上,听其吐衄;在下蓄血,听其便血。不论吐血、衄血,还是便血、尿血,未离脉络者为火邪,已离脉络者为蓄血。蓄血初聚者为热结,蓄血积久者为瘀血。用桃核承气汤治热结,用抵当汤丸治瘀血(见124、125、126条),这是《伤寒论》针对热结和瘀血的不同治法。

　　早期的蓄血必有表证,治法当先解表,然后再攻里,这叫"从外之内,而盛于内者,先治其外,而后治其内也"。如果蓄血积久,形成了久瘀血,此时虽有表证,治法当先攻里,这叫"从内之外,而盛于外,先治其内,而后治其外也"。先治其外者用麻黄桂枝汤,而后治其内者用桃核承气汤;先治其内者用抵当汤(丸),而后治其外者则用小柴胡汤。盖小柴胡汤为通里达表,升清降浊之和剂,用之得法,可以左右逢源。因为它既可以与表药相伍,又可以与里药相合,因此对于表里相逆的少阳百疾无不相宜。蓄血证本气血相冲,它是瘀血阻气,而柴胡本为透达,故用于外有表证,内有瘀血的各种病变尤为合理,唐宗海著《血证论》对此深有体会,王清任的血府逐瘀汤也是这个道理。由于出血证最怕火邪,所以无论解表还是攻里,只要撼动了血证,不到万不得已,尽量回避辛温辛热,特别是附子、干姜、麻黄、桂枝。

桃核承气汤方

　　桃仁五十个(去皮尖)　大黄四两　桂枝二两(去皮)　甘草二两(炙)　芒硝二两

　　上五味,以水七升,煮取二升半,去滓,内芒硝,更上火微沸,下火,先食温服五合,日三服,当微利。

　　序例云:"桂枝下咽,阳盛则毙,承气下咽,阴盛则亡。"本方调胃承气汤,既使用桂枝,又使用承气,而且用于热结膀胱,其人如狂。为什么太阳外症解已,但少腹急结者,攻里仍然使用桂枝呢? 因为伤寒表不解,汗不得出,卫气不得宣,营分就会积热化火。火邪迫阴,逼血妄行,由此演变出便血,衄血,是谓热伤阴络或者热伤阳络。所以太阳病不解,汗不得出,虽便血,衄血可用麻桂,这在《伤寒论》中并不罕见。但问题是太阳表证已解,但有少腹急结,而且其人如狂! 此时攻下若再用桂枝这就较难理解,因为桂枝是典型的助火生热药。用之不当它会增强出血,桃核承气汤的配伍就必然会有它的妙义。

首先说血为营,营属太阳,所以蓄血的产生根源于太阳。蓄血形成后,有生的力量变成了无用的垃圾,这是离经之血溢出于脉络之外,贮藏在肌腠之中的瘀血。这种瘀血既不能与好血相容,又不能伴随肠胃排泄,于是滞留在下焦,形成了阻气战血的急性病变,是谓热结膀胱。所谓膀胱,因为蓄血聚在少腹,病源起于太阳;所谓热结,因为离经蓄血属于物质,物质属于阳明。既有膀胱又有血结当然就是二阳并病,二阳并病的治法自然是治阳明而不能舍太阳。用调胃承气汤攻热结,这是治阳明;用桃仁加桂枝活血化瘀,这是治太阳。由于太阳蓄血初结,阳明胃气初兴,它的瘀血尚未定硬,它还滞留在肌腠脉络之中,所以治阳明时还不能峻下,治太阳时还需要少量的桂枝通经,这就是二两甘草和二两桂枝的妙用。

伤寒八九日,下之,胸满烦惊,小便不利,谵语,一身尽重,不可转侧者,柴胡加龙骨牡蛎汤主之。(107)

在上条注解中,我提出了血证伴有逆枢机病者,可以首选小柴胡汤。同样道理,逆枢机病属于气分者小柴胡汤证照样选用。

伤寒八九日不解,正邪寒热依然在相搏,此属少阳,治法当和解。若下之,阳气就会下陷,正气就会削弱,太阳与阳明就会产生坏病,从而出现一系列的变革。胸胁苦满是原有的旧证,这是饮痰聚在胸胁;先烦后惊乃是因火而下,这是心神不定,属于痰蒙心包,魂魄不宁;谵语是正虚邪实,小便不利是气化不行,一身尽重是饮犯肌肉,不可转侧是湿气沉重。由于本证有虚有实,有寒有热,有标有本,有水有火,而且水火在交争,阴阳在相搏,因此属于逆枢机病。逆枢机病从热化者属少阳,从寒化者属厥阴。本证阳性反应较强,不存在少阴累太阴,没有吐利厥逆等证,所以它的病机属少阳,它的治法是小柴胡汤。心阳飞越者加龙骨、牡蛎、铅丹,饮痰内盛者去甘草加茯苓,表寒不解者依然用桂枝,阳明化燥者可以加大黄,这就是柴胡加龙骨牡蛎汤。

柴胡加龙骨牡蛎汤方

柴胡四两　龙骨　黄芩　生姜(切)　铅丹　人参　桂枝(去皮)　茯苓各一两半　半夏二合半(洗)　大黄二两　牡蛎一两半(熬)　大枣六枚(擘)

上十二味,以水八升,煮取四升,内大黄切如棋子,更煮一两沸,去滓,温服一升。本云:柴胡汤,今加龙骨等。

此小柴胡汤的变法。既云小柴胡治少阳,肝胆三焦就必居其中。肝主调节,胆为中正,而包络与三焦又主宰着道路的运行。今三焦气化受阻,肝失谋虑,胆失中正,于是才演变出正邪相搏,寒热交争。这无疑是病发少阳,属于逆枢机病,所以它的治法是和解。肝胆郁结者用柴胡,相火淫盛者用黄芩,寒气不解者加桂枝,阳明化燥者用大黄,气血不足者加人参、大枣,痰湿合化者加生姜、半夏,阳气飞越加龙骨、牡蛎、铅丹、茯苓,这就是小柴胡汤应用的综合加减法。从这个加减法上看,《伤寒论》六经辨证诸经分析,唯有少阳厥阴为最难,因为它出则太阳,入则阳明,出则少阴,入则太阴,故其为病及其用药往往涉及别脏别经,这就是少阳厥阴病变化为最难、用药为最繁的根本原因。

伤寒腹满谵语,寸口脉浮而紧,此肝乘脾也,名曰纵,刺期门。(108)

这是小柴胡汤证的补充疗法。伤寒腹满谵语,寸口脉浮而紧,这是三阳合病。故外有表寒,内有里热,中有寒热交结。表寒者寸口脉浮而紧,此属太阳;里热者腹满而谵语,此属阳明。寒热相搏,不能自和,此属少阳。属少阳者为纵。纵者,阳明热少,太阳寒多,故曰肝乘脾,此乃逆枢机病。逆枢机病表寒大于里热者为正克,里热大于表寒者为反克。正克为纵,反克为横,皆主少阳为病,少阳属胆,与肝相表里。肝气郁结,气机受阻,阴阳必然相逆。治纵横所以要疏肝利胆。期门穴是肝之募,刺期门就是开募调枢机。只有枢机利,道路通,浊阴降,清阳升,表里才能自和。不和者,小柴胡汤主之。腹满者,不可予小柴胡汤,但可予针刺,因为腹满属太阴,恐有湿气故也。

伤寒发热,啬啬恶寒,大渴欲饮水,其腹必满,自汗出,小便利,其病欲解,此肝乘肺也,名曰横,刺期门。(109)

这同样是小柴胡汤的补助措施。伤寒发热,大渴欲饮水,这是阳明气盛,其后当自汗出,小便利。若大渴欲饮水,腹反胀满者是脾家有湿,肺家制节不行,故其人啬啬恶寒,汗不得出,小便必难,这叫肝乘肺,名曰横。横者三焦受阻,表里亦不能过度,所以它们的治法都是刺期门。期门开,枢机利,阴阳表里自和。不和者,小柴胡汤主之。腹满者,不可予小柴胡汤,但可予针刺,因为腹满属太阴,恐有湿气故也。

太阳病二日,反躁,凡熨其背而大汗出,火热入胃,胃中水竭,躁烦,必发谵语;十余日,振栗,自下利者,此为欲解也。故其汗从腰以下不得汗,欲小便不得,反呕欲失溲,足下恶风,大便硬,小便当数而反不数及不多;大便已,头卓然而痛,其人足心必热,谷气下流故也。(110)

伤寒一日,太阳受之;二日,阳明受之。故二日为阳明主气之时,理当出现体躁,但不是躁扰,故曰反。反躁是指身体躁动不安,有扬手踯足、揭去衣被之感。这是阳明在化燥,非太阳病出现逆传,属于战汗前的郁冒表现。此时若用火疗等法来熨其背,就会造成大汗出,津液竭,胃中干,躁烦谵语不得眠。这是太阳火在极化阳明,所以叫火热入胃,胃中水竭。十余日后,病人突然出现了震栗(即打寒战、出鸡皮疙瘩)和自下利(非药物所致)。这是津液还入胃中,谷气在下流,病将趋于欲解。在这欲解不解的过程中,首先看到了腰部以上得汗,小便乍易乍难,而且出现了足下恶风、心烦喜呕、小便少、大便硬。这是邪气在退却,正气在转盛,所以当足下恶风转为足心发热,大便以后出现头项卓然而痛的时候,躁烦、呕逆、谵语、小便欲失禁等表里或然症将依次消散,届时的病机就会出现上焦得通,津液得下,胃气因和,其后濈然汗出而解。

太阳病中风,以火劫发汗,邪风被火热,血气流溢,失其常度。两阳相熏灼,其身发黄,阳盛则欲衄,阴虚小便难,阴阳俱虚竭,身体则枯燥。但头汗出,剂颈而还,腹满微喘,口干咽烂,或不大便。久则谵语,甚者至哕,手足躁扰,捻衣摸床,小便利者,其人可治。(111)

太阳中风,阴阳等停,以火劫发汗(烧针、艾灸、火疗、熏蒸等法皆属于火劫),以致邪风被火热,血气流溢,失其常度,中风由此化为温邪。温邪内攻,下合阳明,与水相搏,化为湿热。湿热交争,小便不利,但头汗出,剂颈而还者,其身必发黄,这两阳相熏灼。两阳者,太阳并发阳明,熏灼者,寒水消耗于二火。故阳盛则欲衄,阴虚小便难;阴阳俱虚竭,身体则枯燥。如果进一步发展,津液就会枯竭,阳气就会消亡。阳亡则寒湿内盛,其人必腹满微喘,甚者至哕;阴亡则二火猖獗,轻者导致口干咽烂,或不大便,久则谵语;重者出现手足躁扰,捻衣摸床,神志失守等危候!这是脾土在崩溃,阴阳在决离,水火出现了各自用事,故属不治。但如果小便利,有头汗出,则知津液尚存,故云可治。仲景辨证,多是阴阳共举,寒热并论,切勿认为论阴不及阳,论阳不探阴。

伤寒脉浮,医者以火迫劫之,亡阳,必惊狂,卧起不安者,桂枝去芍药加蜀漆牡蛎龙骨救逆汤主之。(112)

火疗法是古人治疗外感伤寒的一个重要手段,它包括火熨、火熏、火灼、烧针、艾灸等等。火疗法的优点是见效快,简便易行;缺点是局部加热,易于引火劫经。故施治方法不当,很容易造成难以估量的后果,例如后117条的"烧针令其汗,针处被寒,核起而赤者,必发奔豚"就是一个典型的医案,所以不要把火疗法看得过于简单。

伤寒脉浮,病属太阳,宜以汗解之。如果以火劫迫之。轻则亡心阴,触动火邪,引发烦躁迫血而谵语;重则亡心阳,神气飞越,以致惊恐不得安,狂乱不能卧。这是火劫逼汗,竭精耗气,亡阴亡阳的缘故,名为火逆。由于本证阳性反应较强,太阳外症未解,少阴心肾俱伤,病变已经从标累本,所以它治法是标本同治。用桂枝汤调和营卫拯救太阳,这是治其标;用龙骨、牡蛎镇惊潜阳救少阴,这是治其本。由于本证是先亡津而后亡气,所以它的拯救大法是先救气而后救津。芍药苦寒,不利于救气,故须减去;蜀漆除痰,有利于温心,故须加入。得阳回而阴气未复者,再依法治之,这是仲景前29条的先复阳后复阴道理。

桂枝去芍药加蜀漆牡蛎龙骨救逆汤方

桂枝三两(去皮)　甘草二两(炙)　生姜三两(切)　大枣十二枚(擘)　牡蛎五两(熬)　蜀漆三两(洗去腥)　龙骨四两

上七味,以水一斗二升,先煮蜀漆减二升;内诸药,煮取三升,去滓,温服一升。本云:桂枝汤,今去芍药,加蜀漆、牡蛎、龙骨。

此太阳少阴用药。桂枝入心化气,外走营卫,内助心火,所以桂枝汤适用于汗出表虚。今桂枝汤去芍药是因为火劫循经,逼汗过多,以致心阴空虚,心阳外越,阴寒湿气反乘虚上逆,救逆法所以要先潜阳后育阴。芍药不利于潜阳,蜀漆(常山之苗)不利于育阴,故阴退阳回后,又急当反其意而治之,以下118条的桂枝甘草龙骨牡蛎汤也是这个道理。

形作伤寒,其脉不弦紧而弱,弱者必渴,被火必谵语,弱者发热脉浮,解之,当汗出愈。(113)

形作伤寒,因为头痛发热畏寒与伤寒表实证相似。但表实证无口渴,脉亦不浮弱,它是弦紧或者浮紧,而且是恶寒大于发热。今本证是脉浮而弱(即阳浮而阴弱),更有发热汗出口渴(不汗出则脉紧,有汗出则脉弱),所以它既不是太阳伤寒,又不是太阳中风,而是太阳温病。温病解表同样当发汗,但发汗要制于辛凉,误用辛温,温病则转为风温(见6条)。风温为病,严禁火攻。如果被火,轻则谵语,重则发狂,甚至引起咽烂动血,为害不可底止。所以任何温病,只要解表,麻桂青龙皆属禁忌,因为它们都是辛温,都是助火发汗,都能引起邪火猖獗。所以温病的解表法就必须变辛温为辛凉解,这就产生了麻杏石甘汤。这是麻黄汤的变法,它是用石膏的辛凉清肺来改变桂枝的辛温助火,是以太阴之阴寒来化解太阳之阳热,这就是辛温解表和辛凉解表的配伍原则,后世的辛凉达表汤、银翘散、桑菊饮等方剂就是效仿此法。由此可见,被火可以导致阳盛,被火可以导致阳越,因为施治不当,它终究属于火邪。

太阳病,以火熏之,不得汗,其人必躁。到经不解,必清血,名为火邪。(114)

这就是火邪在作祟。太阳病,阳盛阴虚,其人必病温。病温者当制以辛凉,若以火法熏之,其后得汗者病将转属阳明;若被火不得汗出,那是阳明津液必不足,属于阴虚不能作汗,其人当身体躁。若到经不解,津液不能自复,汗腺仍不得濡润,其后必将化为火邪。火邪竭阴,逼血妄行,由此导致热伤脉络。热伤阳络则吐衄,热伤阴络则便血。伤阳络者阳气盛,伤阴络者阴气绝。本证属于火邪竭阴,津液耗损,所以到经不解,必清血。清血的治法是在内凉血泻瘀,在外辛凉透达。

脉浮热甚,而反灸之,此为实。实以虚治,因火而动,必咽燥吐血。(115)

艾灸与火熏皆属于被火,俱能导致因火为害,热伤脉络。其中热伤阳络者邪气盛,此为实,实则邪火上冲,故作咽燥吐衄;热伤阴络者正气衰,此为虚,虚则邪火下行,故作尿血、便血。这是阳气盛、阴气虚的病变,也是实以虚治,因火动血的结果。所以当太阳表证不解,脉浮热甚的时候,切勿使用辛温解表的方剂,更别说烧针、艾灸等法,否则热因火而动,必咽燥吐血。

微数之脉,慎不可灸。因火为邪,则为烦逆,追虚逐实,血散脉中,火气虽微,内攻有力,焦骨伤筋,血难复也。脉浮,宜以汗解,用火灸之,邪无从出,因火而盛,病从腰以下,必重而痹,名火逆也。欲自解者,必当先烦,烦乃有汗而解,何以知之? 脉浮,故知汗出解。(116)

浮数之脉慎不可灸,微数之脉也是阳热,它们都是标本俱实,所以解表既不

中医溯源

可用辛温,又不可用灸法,否则会造成不良的后果。

本条要分三段解释:第一段是从"微数之脉到血难复也",这是因艾灸而导致的火邪;第二段是从"脉浮,宜以汗解到名火逆也",这是因艾灸而导致的湿热;第三段是病人欲自解的途径和正确的治疗方法。

首先说,微数之脉已经越过了浮大,但它还没有进入洪数。这是阳气转盛的脉象,故不可灸。因为艾灸是循经治疗,属于局部发散,所以它的第一危害是:火气虽微,内攻有力。因火而盛,血散脉中;因火为邪,则为烦逆。这是追虚逐实,邪无从出,焦骨伤筋,血难复也的结果。这种结果是太阳火在作祟,所以它的病变叫火邪,它的治法是凉血泻火,这是第一种结果。第二种危害是因火为害,化为湿热:当脉浮头痛,发热无汗的时候,太阳表证已经从寒转热,此时的汗法则须注意辛温,但它的正确治法依然是病从汗解。如果当用汗法而反用灸法,太阳表寒就不能从皮毛发泄,从而化作焦骨伤筋的火邪。火邪无从出,势必与寒水相搏,由此出现了水火交蒸,是谓二阳湿热(即湿在肌肉,火在血脉)。湿热为病,因火而盛,故病人从腰以下沉重如痹,名为火逆。火逆属少阳,因为湿热在相逆,这是第二种结果。最后谈的是病人的欲自解和正确的治疗方法。当湿热交争,汗不得出,小便不利,腰以下沉重如痹的时候,正确的施治法是腰以上者要发汗,腰以下者要利小便。本证在表不得汗出,因为它有脉浮;在里小便不利,因为它有腰重如痹,所以它的正确治法是先发其汗,后利小便,这叫从外至内;如果是欲自解,途经则与此相反,它是从内之外,这就必须阳气先至,即必当先烦。只有心火复至,阳气宣通,无汗脉浮的太阳病才能在战汗中解散,沉重如痹的下焦湿热才能在小便利中消除,这就是火邪与湿热的不同治法。

烧针令其汗,针处被寒,核起而赤者,必发奔豚,气从少腹上冲心者,灸其核上各一壮,与桂枝加桂汤,更加桂二两也。(117)

上条是艾灸犯火,本条是烧针犯寒,这些都是因火为害。

烧针令其汗,针处被寒,核起而赤者,必发奔豚。这是烧针焦灼穴孔,冷气乘虚入侵,并与少阴本寒合并,从而演变出了厥气上逆。奔豚如水豚之狂奔,而且慌不择路。这是太阳表寒不解,营卫汗腺不通,邪气无从出,由此化作循经之贼风,故名奔豚。奔豚的产生是邪气攻心,此属太阳,它和"伤寒表不解,卫气不得越,皮毛不得汗出,遂返肺作喘"其道理是一致的。不同的是阳气盛于上者病发上焦,故头痛鼻塞、无汗恶风而喘;阴气盛于下者病在下焦,故身疼腰痛、无汗恶寒而身重。不论病在上焦还是病在下焦,只要表不解,都是先发汗,然后利小便。如果当发汗而反下之,或者当发汗反烧针,就会造成整体生寒,局部升温,奔豚就是在这种情况下出现的。

奔豚病的形成说明了少阴本气转盛,否则它不能挟火上冲。如果是阴盛阳虚,那它只能作为腰重而痹(见上条)。今阳气化为火邪,能循经而不能外达,足见太阳营卫依然孕育着寒邪,因此予桂枝加桂汤,从少阴托太阳。只要阳光普照,阴霾就会消亡。

桂枝加桂汤方

桂枝五两(去皮)　芍药三两　生姜三两(切)　甘草二两(炙)　大枣十二枚(擘)

上五味,以水七升,煮取三升,去滓,温服一升。本云:桂枝汤,今加桂满五两。所以加桂者,以能泄奔豚气也。

《难经》云:"肾之积,曰奔豚。"故奔豚气病发少阴。少阴从寒化者无阳,从热化者阳盛。阳盛能作汗者病愈,不能作汗者则挟火上冲。奔豚病是邪火攻心,营卫不能作汗,所以它的治法是先用艾柱灸其核上各一壮以散因果之寒,复予桂枝汤调和营卫以促成战汗,然后再加桂枝二两以泻奔豚邪气。

火逆下之,因烧针烦躁者,桂枝甘草龙骨牡蛎汤主之。(118)

因火而犯寒者为火逆,因火而犯热者为火邪。所以火逆是指太阳病使用了火疗法后(包括烧针),既没有收到温经散寒、循经取汗之效,也没有造成因火而盛,烦躁动血之弊端,反而助长了体内的阴邪,以致太阳病不能顺传阳明而逆传少阴,所以叫火逆。火逆当战汗出(从里达表,谓之战汗)而反下之,这叫一逆再逆。再逆而加烧针,预后是可想而知。

火逆的形成有多种原因,其中最主要的有两种:一种是烧针令其汗,针处被寒,核起而赤者,必发奔豚,这是寒自外来;另一种是本为火逆,然后复下之,这是寒从内生,本证因烧针而烦躁者则属此类(原本作烦燥,应该是这个燥字,否则病属少阴)。在《伤寒论》中,烦躁的种类很多,但不外乎阴性烦躁和阳性烦燥两种。以黄连、栀子为代表的方剂主要是治疗阳性烦躁,这是火邪;以附子、干姜为代表的方剂主要是治疗阴性烦躁,这是火逆。本证使用了桂枝甘草汤(见 64 条)外加龙骨、牡蛎,可见它的烦躁不是火邪,而是火逆。

桂枝甘草龙骨牡蛎汤方

桂枝一两(去皮)　甘草二两(炙)　牡蛎二两(熬)　龙骨二两
上四味,以水五升,煮取二升半,去滓,温服八合,日三服。

本方用桂枝甚轻,仅有桂枝甘草汤的四分之一,可见本方的表散力量轻微,其主要功能还是解散寒气,收敛心气,以防心阳涣散。这是标本同治,所以本证之烦躁并不严重,它是阴盛阳虚的一种表现,是火逆下之而再用火的一种挫折,但这种挫折并没有导致少阴寒化,仅仅造成了寒气上逆、心阳飞越的虚躁虚烦,因此实用桂枝甘草汤宣心阳,实胃气,再加龙骨、牡蛎来收敛涣散之心气,形成了一个半治少阴、半治太阳的方剂。

太阳伤寒者,加温针,必惊也。(119)

太阳伤寒,当发其汗,若再加温针,足以造成大汗淋漓。汗为心液,故汗多亡心阴,剧汗亡心阳。阴阳失守,心气飞越,离中空虚,神明杀灭,毒邪无制,扰魄乱魂,故其人闻声则惊,遇物则悸。所以然者,正气内存,邪不可干,邪之所凑,其气必虚故也。由于本证出于火逆,过在烧针,所以它的治疗方法依然属于桂甘龙牡汤类。

自此以上十条,皆论因火为害,可见火法在古代是治疗外感伤寒的重要手段。

太阳病,当恶寒发热,今自汗出,反不恶寒发热,关上脉细数者,以医吐之过也。一二日吐之者,腹中饥,口不能食,三四日吐之者,不喜糜粥,欲食冷食,朝食暮吐,以医吐之所致也,此为小逆。(120)

火法是汗法中的分类,而吐法则是古人治病的重要手段,因为它是汗、吐、下三法中的一种,并不是后人所谓的只有在咽喉、胸膈、胃脘附有毒物痰涎时才会采用催吐方法(见"论吐法")。

首先说太阳病不是遭遇毒物痰涎后的反应,它是伤寒、中风和温病,而且是风寒袭表的早期反应,所以它的首要症状是恶寒、发热。这样的症状理当发汗,但医生却采用了吐法。很明显这是汗法的补救,即汗出表不解,随后又采用了吐法,这种治法与上条的"太阳伤寒者,加温针"没有什么区别,可见温针吐法只要用之搭档,都能促成汗出表解。但问题是:烧针能逼汗,但烧针同样能化寒化火;吐法也不例外,无数的上焦风寒可在"因而越之"中解散,但由此也能产生化火化寒。例如本证:未吐之前,它是恶寒加发热;已吐之后,它是无热不恶寒,而且出现了自汗出,关上脉细数。毫无疑问,这是太阳表证已解,但阳明中气也因此受到了牵连。因为吐法能荡涤胃脘,能透达膈上,但它同样能损胃气,造成了腹中饥,口不能食,甚至出现朝食暮吐,这当然属于因吐之过。那么一二日吐之和三四日吐之又有什么区别呢?

根据六经相传的规律,病发一二日者属太阳,三四日者属阳明。因此在一二日内用吐法者,为吐太阳;三四日内用吐法者,为吐阳明。由于太阳病是寒多热少,阳明病是寒少热多。所以吐太阳时容易造成客气动膈,出现腹中饥,口不能食;吐阳明时容易造成寒化太阴,出现朝食暮吐。今本证虽有朝食暮吐,但它并不属于太阴从寒化,因为它还存在着不喜糜粥,欲食冷食,这是它的热化反应。由此可以判断:本证是病从热化,朝食暮吐只是暂时,故为小逆。小逆制以温热,反属没事找事。

太阳病吐之,但太阳病当恶寒,今反不恶寒,不欲近衣,此为吐之内烦也。(121)

上条所谈的是因吐而化寒,本条所谈的是因吐而化火。

太阳病,当发热恶寒,治法当发汗却采用了吐法。其后出现了不恶寒,不欲近衣,这是太阳病表寒已解,但同时又出现了因吐而导致的内烦。内烦属于心,这是病在膈上,可见本次用吐法是应该在太阳病发的一二日之间,这当然属于吐太阳。吐太阳病从寒化者为阳病入阴,病从热化者为阴病出阳。本证吐后是病从热化,有心烦恶热的行为,所以它是小逆。

在太阳病篇中,早期的汗法大多结合火法、吐法。因为许多太阳表证并不是发汗则解,不确定的因素往往比确定的因素更多,这就产生了先汗后下、先汗后吐、先汗后火的不同治法。由于这些治法各有利弊,因此它会产生各种类型的正反因果。例如本证,不论它的前证已汗未汗,但它绝对使用了涌吐方法,而且在吐后并没有出现口不能食,或者朝食暮吐,可见它的阳明胃气并没有因吐而受到挫折,故知不药可愈。如果吐后是病从寒化,那就必须先救其里,属三阴者,吴茱萸汤、四逆汤主之;如果吐后是病从热化,那就必须从里达表,属三阳者,小柴胡汤、桂枝汤主之,这些方剂都与躁烦吐呕存在着密切的关系。

病人脉数,数为热,当消谷引食,而反吐者,此以发汗,令阳气微,膈气虚,脉乃数也。数为客热,不能消谷,以胃中虚冷,故吐也。(122)

鉴别胃气的盛衰主要是看胃中纳谷的强弱。如果胃气强,其人则消谷善饥;如果胃气弱,其人则食不化;如果胃从寒化,其人则拒纳不能食,或者腹满而吐。本证胃中虚冷,不能消谷,故吐。这是胃从寒化,病属太阴。但太阴当腹满下利,脉象当沉缓或者沉迟。今脉不迟而反数,证无利而但吐,故知本证为本寒标热。本寒者阳明中土生寒,标热者太阳外症未解。这是先发汗而后涌吐的过错,也只有先汗后吐才能导致胃气上逆,表里不和。故因于汗,其人阳气泄;因于吐,其人胃气弱。以发泄之阳气加临中寒之胃弱,标实本虚的二阳并病才能形成。这就叫汗多阳气微,膈气虚;吐多不消谷,胃中生寒。

本证的条文并未言吐,但本证的形成不能无吐。因为但发其汗只能造成亡阳于外,只有复吐复下才会导致胃中生寒,所以本证的胃不受纳应该出于先汗后吐。从本条的文义上看,它没有太阳病冠首,出口就是病人脉数,而且出现在吐条之下,可见它的上条并未讲完,故属因吐之后的又一变证。

太阳病,过经十余日,心下温温欲吐,而胸中痛,大便反溏,腹微满,郁郁微烦,先此时自极吐下者,与调胃承气汤。若不尔者,不可与。但欲呕,胸中痛,微溏者,此非柴胡汤证,以呕,故知极吐下也。(123)

太阳病不解,两个周期已过,并且采用了极吐极下的治法。如今它的症状是心下温温欲吐,而且有胸中痛,大便反溏,腹微满,郁郁微烦,还有不时地欲呕的表现。这很像柴胡证,因为它存在着逆枢机病的表里不和。但柴胡证属阳,它是标寒本热;本证与此相反,它是标热本寒。这是胃从寒化,所以它不是少阳病,而是因为极吐极下所造成。故因于吐,它造成了胃中生寒,客气上逆,由此出现了心下温温欲吐及胸中痛;因于下,它造成了脾胃生寒,湿系太阴,由此出现了腹中微满,大便反溏。这无疑是寒在中焦,热在膈上,当然它就不是柴胡证,因为柴胡证并不能在寒湿中运行。那么这里的"予调胃承气汤"又是在何种情况下使用呢?首先说调胃承气汤是针对燥热,它是严禁用于湿热的!所以它的出现应该是在极吐极下之前而不是极吐极下之后,否则别说是寒湿证,就是湿热证也无法解释,因为寒湿与湿热都是芒硝的忌用。在本证中,能使用调胃承气汤的机会只有两种:一种是当太阳病出现了腹微满、郁郁微烦的时候,使用调胃承气汤;另一种是当胃中寒湿转化为胃中燥热的时候,应用调胃承气,但这种燥热必须经过湿热,显然这是不现实的。由此可见:本证用调胃承气汤应该是在极吐极下前,以后便不可使用,这就是"若不尔者,不可与"的提示。

在本证中,仲景提出了"但欲呕,胸中痛,微溏者,此非柴胡汤证,以呕,故知极吐下也。"这段经文也较难理解,因为它的"但欲呕,胸中痛",包括"郁郁微烦"都是柴胡证,只有"微溏"不在其中,也就是这个"微溏"才改变了它的性质,才提醒本证属于胃中有寒,它是阳明病,这当然与阴阳相搏的少阳病就产生了本质上的区分。所以当病从寒化的时候,即便肠胃有积,它也不能使用内含芒硝的承气汤。如果湿从热化,也只能使用小承气;只有湿热转为燥热,太阳外症已解,才敢应用调胃承气汤。如果太阳表证不解,但见阳明出现燥热,那时候的病机适宜大小柴胡法。

太阳病六七日,表证仍在,脉微而沉,反不结胸,其人发狂者,以热在下焦,少腹当硬满。小便自利者,下血乃愈。所以然者,以太阳随经,瘀热在里故也,抵当汤主之。(124)

上焦热结易成结胸,中焦热结易成胃家实,下焦热结易成蓄血,这些都是病从热化的急结证。

太阳病六七日,或已发汗,或已下之,如今周期已过,头痛发热等表证依然存在,但脉象却不上浮而微沉,这是阳气在下陷,郁热在内结。根据"病发于阳而反下之,热入因作结胸"之说(见131条),本证应该采用了下法。只有下之过早,阳气内返,才能产生痰饮内结。今本证没有形成结胸,反出现了少腹硬满、其人发狂,这是太阳随经,瘀热在里,血结下焦的缘故。下焦属膀胱,邪结于此,当分蓄血与蓄水。若少腹硬满,小便不利,其人表不解,或有消渴、水逆者,此为蓄水;若少腹硬满,小便自利,表证不解,其人发狂者,则为蓄血。蓄血若能自下,表证则可因血下而自解,这与"不从汗解,必从衄解"其道理是基本一致的;若蓄血不能自下,少腹急结,小便自利,瘀热不行,表里不解,其人发狂者,那就需要予抵当汤来峻逐瘀血。

抵当汤方

水蛭(熬) 虻虫各三十个(去翅足,熬) 桃仁二十个(去皮尖) 大黄三两
(酒洗)

上四味,以水五升,煮取三升,去滓,温服一升。不下,更服。

此太阳血分方,凡水蛭、虻虫、桃仁、大黄皆属峻逐血瘀。由于该方不用芒硝,不涉及阳明气分,而且逐瘀力量甚为猛烈,故与桃仁承气汤性质不同。在《伤寒论》中,凡是太阳病不解,虽有肠胃结实不可荡涤阳明,但如果腹大满不通时,可先与小承气汤微和胃气(见208条)。这是仲景的明训,这在桃仁承气汤证中也有相应的说明,所以蓄血证有表证者不可用芒硝,但可以使用大黄。因为大黄是血分药,它不伤气分,故属小承气汤的应用。在本证中,仲景提出了"太阳随经,瘀热在里",须知这个"里"字并不是单指肠胃,它是针对皮毛肌腠而言,即皮毛为太阳之表,膀胱为太阳之里。膀胱蓄水要治其里,下焦蓄血同样是治其里,因为里有气血,表有营卫。五苓散治蓄水,这是内治膀胱,外调卫气;抵当汤治蓄血,这是内攻血结,外调营气。一个是病营、病火、病血,一个是病卫、病水、病气。

太阳病,身黄,脉沉结,少腹硬,小便不利者,为无血也;小便自利,其人如狂者,血证谛也,抵当汤主之。(125)

湿热壅滞,可以发黄。瘀血内结,同样可以发黄。因为它们都能阻塞三焦道路,致使肝胆清阳不升,浊阴不降,郁结的胆气由此横逆而发黄。所以太阳病,同是表不解,同是脉沉结,同是因攻下,同有少腹结。但有的能形成蓄水,有的能形成蓄血。形成蓄水者口渴烦躁,小便不利,少腹硬满,治法宜五苓散(见71条)、猪苓汤(见223条);形成蓄血者如狂发狂,小便自利,少腹急结,治法宜桃仁承气汤(见106条)、抵当汤。前者用于蓄水,后者用于蓄血。如果出现身黄,那是瘀血湿热。湿热交争,其身必黄,治法宜茵陈蒿汤(见236条)、栀子柏皮汤(见261条);瘀血内阻,其身亦黄,治法宜抵当汤、抵当丸(见下条)。如果涉及少阳,属于湿热者要首选茵陈蒿汤,属于燥热者切勿忘记小柴胡汤(见96条)。有关这方面的研究,《血证论》探讨最详。

伤寒有热，少腹满，应小便不利，今反利者，为有血也。当下之，不可余药，宜抵当丸。(126)

病有缓急，制有汤丸。汤者荡也，故病重者宜汤；丸者缓也，故病轻者宜丸。

伤寒有热，这是太阳表证不解，邪热郁结营血。由于它不涉及阳明，所以不用芒硝来荡涤肠胃燥热。在本证中，少腹硬满，小便自利，其人发狂者，这是血证谛，为蓄血，宜抵当汤；如果少腹满，小便自利，其人如狂者，这同样是血证谛，同样为蓄血，但这时候的治法却是宜丸不宜汤。因为条文中有腹满无腹硬，有如狂无发狂，这就提示了本证的蓄血并不严重，它的郁热尚未进入疯狂，所以它才用丸不用汤，做到中病即止，量少而精，不可余药，以免气血损伤。

最后谈谈怎样区别蓄血病的轻重。

在有关蓄血证的条文中，最为醒目的病变是少腹硬满、小便自利、其人如狂，或者发狂。其中小便自利属于蓄血证所共有，但硬满、如狂、发狂就产生了区别：桃仁承气汤证(见106条)的特点是少腹急结，其人如狂。它是有结硬无胀满，有如狂无发狂，因为并发了阳明燥热，削弱了猖獗的太阳火，所以不能发狂，只能如狂。抵当汤证(见124条)的特点是少腹硬满，其人发狂。它是有结硬有腹满，有发狂无如狂，因为无阳明燥热，唯有猖獗的太阳火，所以能扰乱心神而发狂。如果它也并发了外证，出现了身黄，脉沉结，那它的少腹就会硬而不满，它的表现也就只能如狂(见125条)。抵当丸证(见本条)的特点是有热有满，但看不到如狂发狂。这并不代表它不存在狂乱，但是它的狂乱并不激烈，因为少腹是无结有满。由此可见，单纯的论症状很难区别轻重，只有全面分析结论才能准确，因为抵当汤证中不仅有发狂，而且有如狂。

抵当丸方

水蛭二十个(熬)　虻虫二十个(去翅足，熬)　桃仁二十五个(去皮尖)　大黄三两

上四味，捣分四丸，以水一升煮一丸，取七合服之。晬时当下血，若不下者，更服。

抵当汤(丸)是治疗瘀血内阻三焦的专用方剂，汤与丸的配制只不过是量力而行。所谓瘀血专用，就是指方中的水蛭、虻虫、桃仁、大黄皆入血分，它从始至

终不涉及阳明气分,所以抵当汤丸与桃仁承气汤的性质不同,这并不是说哪个方剂的攻逐力量大小,而是说它们有不同的归经。

太阳病,小便利者,以饮水多,必心下悸;小便少者,必苦里急也。(127)

上条谈的是蓄血,本条谈的是蓄水。

太阳病,少腹硬满,小便自利,其人如狂者,此为蓄血;若小便不利,躁烦口渴,少腹苦里急者,便是蓄水。不论蓄血与蓄水,都是病从热化,都是汗下过早,阳气内陷所致,所以它们的治法都是利而攻之。病从寒化与此不同,它的病变不是迈向亢进,而是走向虚脱。尽管它的病因与上述相同,但汗下不当却出现了相反的效应。例如本证,当太阳病出现的时候,首选的治法是以汗解。但如果发汗过多,或者先汗而后下,就会造成阳气消亡,津液内竭。其后病从热化者,它将形成蓄血蓄水;若病从寒化,它将造成水不化气,气不化血。由此出现了饮水多,小便利,反而心下悸;饮水少,小便少,反而必苦里急。这是阳虚水不化气的结果,所以这种治法就必须通阳治水。心下悸,欲得按者,桂枝甘草汤主之(见 64 条);脐下悸,欲作奔豚者,苓桂草枣汤主之(见 65 条)。若饮水多,小便少,少腹苦满者,此三焦不能决渎,津液不能输布,膀胱必然有蓄水。肾阳不足者,金匮肾气丸主之(方见《金匮要略》);脾虚湿盛者,五苓散主之(见 71 条)。

辨太阳病脉证并治(下)

问曰:病有结胸,有藏结,其状何如? 答曰:按之痛,寸脉浮,关脉沉,名曰结胸也。(128)

病有蓄水、蓄血,又有结胸、脏结,这些都是有形之积,而且致病的原因也没有多大区别。

首先说,结胸证的形成是太阳病不解,过早地攻下导致了阳气内陷,客气动膈,痰饮由此结于胸中,并与阳气交争,从而形成了结胸或者脏结。结胸病的形成提示着病从热化,这是内陷的阳气在转盛,所以正邪出现了激烈的交争;如果病从寒化,阳气衰,它将形成脏结。故结胸为阳,脏结为阴;结胸病标,脏结病本。由于结胸与脏结都是痰饮凝聚在,都是水火在相搏,所以它能在的不同条件下,分别形成大结胸、小结胸、寒实结胸和脏结。其中大结胸是标本俱实,小结胸是标实本虚,寒实结胸是标虚本实,脏结是标本俱虚。所以结胸证病从寒化者为阴盛,其脉必沉紧或沉细;病从热化者为阳盛,其脉必浮滑或浮数;如果阴阳俱盛,就会出现关上脉浮,关下脉沉;如果阴阳俱衰,就会出现三部皆沉;如果有阴无阳,那是沉细沉微;如果有阳无阴,那是浮大浮洪。有阴无阳者死,有阳无阴者凶。所以结胸病,既怕犯重阳,又怕犯重阴。

何谓藏结? 答曰:如结胸状,饮食如故,时时下利,寸脉浮,关脉小细沉紧,名曰藏结,舌上白苔滑者,难治。(129)

脏结与结胸的成因相同,临床表现也极为相似,皆有心下硬满拒按,痛引少腹,饮食如故,而且都是寸脉浮,关脉沉,这就须要进一步区分。一般来说,结胸证是病从热化,它是阴阳俱盛,所以它的关上寸脉是浮滑有力,关下尺脉是沉实弦滑,舌苔是黄白厚腻,而且它不下利;脏结与此不同,它是病从寒化,属于阴盛阳虚,所以它的关上寸脉是浮而无力,关下尺脉是小细沉紧,舌苔是薄白润滑,而且伴有时时下利,这是脏结与结胸的主要区别点。由于脏结无阳,经不起攻下而又必须攻下,所以说难治。

藏结无阳证,不往来寒热,其人反静,舌上苔滑者,不可攻也。(130)

脏结得阳者为结胸,结胸失阳者为脏结,所以说脏结无阳证,不往来寒热,其人反静。既看不到短气躁烦,又看不到痛不可近,而且舌苔是白滑而润,这说明阳气虚惫,阴寒内盛,故不可攻。强攻之,浮脉下沉,白苔转青,下利不止,必犯重阴。

病发于阳而反下之,热入因作结胸;病发于阴而反下之,因作痞也。所以成结胸者,以下之太早故也。结胸者,项亦强,如柔痉状,下之则和,宜大陷胸丸。(131)

病有发热恶寒者发于阳也,无热恶寒者发于阴也(见7条)。发于阳者阳气盛,发于阴者阴气盛。阳气盛而反下之,热入,并与痰饮交争,故可形成结胸;若阴气盛而反下之,则寒湿滋助痰饮,阳气不能相搏,由此化为痞气。不论结胸还是痞气,都是因为太阳表证不解,攻下过早所致。由于结胸证阳气盛,能与表寒相争,所以它能出现项亦强,如柔痉状。这是头项强痛的产物,属于太阳表邪未解的范围。根据伤寒表不解不可攻里的原则,仲景选用了大陷胸丸,并且提出了下之则和,可见陷胸丸和抵当丸都是两难无奈的应急措施。这是以攻为守的缓解方剂,这种治法与阳明病外有表寒不解,内有腑气不通时用小承气汤微和胃气,其道理是一致的。如果舍去此法先用大陷胸汤,那就等于阳明有表证先用了大承气汤,那它的后果就会可想而知,因为它违背了先表后里的最基本原则。

大陷胸丸方

大黄半斤　葶苈子半升(熬)　芒硝半升　杏仁半升(去皮尖,熬黑)

上四味,捣筛二味;内杏仁、芒硝合研如脂,和散,取如弹丸一枚;别捣甘遂末一钱匕,白蜜二合,水二升,煮取一升,温顿服之。一宿乃下。如不下,更服,取下为效。禁如药法。

水不行者责之于肺,食不化者责之于脾,这是唐宗海《血证论》论水谷健运的观点。结胸证是水火交争,是痰饮与燥热相互交结的产物。这是有气化、有行迹的病变,而且属于二阳合病,所以它的治法是上要泻肺,下要逐水,中要荡涤肠胃。用葶苈子、杏仁泄肺,用芒硝、大黄泻胃,用甘遂攻痰逐水。以丸代汤,用药以适量,重用蜂蜜,以缓其急,这是参、术所不能君,甘草又与之相反的用意。

仲景书,凡言熬者当属于炒,具体做法是:被炮制的药物先用水泡或者水漂洗,然后除去杂质或者去皮,再放入锅内炒焦或者炒香,这叫先泡后炒,因此叫熬。例如杏仁先用水泡(定时换水),去皮尖后再用锅炒香,然后方能入药;再比如巴豆去油,首先除去外皮,然后用水煎熬,最后再炒焦,这是水火并用的双重炮制法,其目的当然是为了减少毒性,排除烈性。这种炮制法和使用麻黄要先煎去上沫、使用桂枝要先去皮其道理还是有一定的差别。所以大陷胸丸的制作工艺就当时来说是精炼的,服法的要求也是严格的,运用白蜜的动机更是良苦的。

结胸证,其脉浮大者,不可下,下之则死。(132)

三部皆浮大者脉犯纯阳,这是阳绝于外;三部皆沉细小紧者为病犯纯阴,这是阴盛于内。得此脉者切不可攻下,下之则死! 所以然者,阳热尽浮在外,阴霾凝聚其中,下之就会造成阳气消亡,结胸证势必转为脏结。脏结无阳,它不得气化,因此预后多死。

结胸证表无阳者不可攻,里无阳者同样不可攻。所以结胸证的脉象是关上脉浮,关下脉沉,而且是沉浮有力,这样的脉象才属于结胸证。如果关上脉浮而无力,关下脉小细沉紧,那是脏结的征兆,为难治。

结胸证悉具,烦躁者亦死。(133)

结胸证形成前,躁烦是它的特有表现,例如下文中的短气躁烦。结胸证形成后,躁烦将被胸中结实所取代,此时将会出现大小结胸和寒实结胸。大结胸证起病急骤,来势汹涌,它不仅有不大便,舌上燥而渴,日晡所小有潮热,而且是从心下至少腹硬满而痛不可近(见 137 条);小结胸证与此不同,它没有上述的阳明燥热,也没有从心下至少腹硬满而痛不可近,它是病在心下(即胃脘周围),按之则痛,而且是寸脉浮滑,尺脉沉紧(见 138 条);寒实结胸,症状与小结胸证相似,但脉象要大于脏结,所以它的治法是寒气较盛时用白散,热气较盛时用三物小陷胸汤(见 141 条)。不论哪种结胸,都看不到烦躁,只有脏结误下时才能出现阴盛格阳,才能形成起卧不安,躁烦不宁,这是阴阳在决离,脾土在崩溃,所以它的预后大多是死。

太阳病,脉浮而动数,浮则为风,数则为热,动则为痛,数则为虚。头痛发热,微盗汗出,而反恶寒者,表未解也。医反下之,动数变迟,膈内拒痛,胃中空虚,客气动膈,短气躁烦,心中懊憹,阳气内陷,心下因硬,则为结胸,大陷胸汤主之。若不结胸,但头汗出,余处无汗,剂颈而还,小便不利,身必发黄。(134)

太阳病,脉浮而动数,这是阴阳等停脉。其中浮数为阳,动促为阴。阳盛阴虚,寒热对流,故病机从风,是谓浮则为风。风从热化者为热,热则脉数,是谓数则为热。热盛则阳盛,阳盛则阴虚,是谓数则为虚。虚则邪至,交争则痛,痛甚脉动,是谓动则为痛。这是病发于阳,故阳盛则头痛发热,阴虚则微盗汗出。而反恶寒者,风寒客于营卫,故云表未解也。表未解当发汗而反下之,热入因作结胸。所以攻下过早,阳气就会内陷,阴霾就会上乘,动数之脉就会变迟,尚未化燥的阳明就会因荡涤而空虚,阴寒湿邪就会乘虚而上逆,由此演变出心中懊憹、躁烦短气、膈内拒痛、心下因硬等一系列的水火交争病变,大小结胸和寒实结胸就是在这种情况下形成的。在此期间,如果阳热大于阴寒,它将形成大结胸证,治法可予大陷胸汤;如果阴寒大于阳热,它将形成小结胸或者寒实结胸,治法可予小陷胸汤或者白散;如果阴阳等停,寒热交争,而且胸中无实,它将不能形成结胸,从而转化为湿热发黄。发黄不结胸,但头汗出,余处无汗,小便不利,心中懊憹,这是湿从热化,所以这种发黄应该使用茵陈蒿汤(见236条)。

大陷胸汤方

大黄六两(去皮)　芒硝一升　甘遂一钱匕

上三味,以水六升,先煮大黄取二升,去滓,内芒硝,煮一两沸;内甘遂末,温服一升。得快利,止后服。

大陷胸汤与大陷胸丸的药理基本一致,其主要用药都有芒硝、大黄、甘遂。区别的是:大陷胸丸增加了杏仁利肺,葶苈子泻肺,丸以蜜煮,以缓其急。由于攻下力量柔和,所以它能适应结胸证伴有表证;大陷胸汤则不然,它没有面面俱到的理肺药,而是出手就创造了《伤寒论》的芒硝、大黄用量之最,而且又增补出甘遂来祛痰逐水,可见其峻攻之力已远远超越了大承气汤。这样的方剂焉能不伤脾胃?所以使用大陷胸汤和大承气汤一样,都要注意这三个问题:第一是太阳表不解不可妄用;第二是阳明无燥热不可妄用;第三是得快利,止后服,中病即止。

这三个问题只要触犯一个,结胸证即转脏结。

伤寒六七日,结胸热实,脉沉而紧,心下痛,按之石硬者,大陷胸汤主之。(135)

结胸证是阳气内陷,痰火交结在胸中,这是病从热化,故名结胸热实。结胸热实脉浮大者,不可下,因为太阳表证未解。只有表寒退却,里热形成,关上浮脉走向关下沉紧的时候,太有表证才会解散,阳明里热才会形成,才能使用大陷胸汤。由此可见,陷胸汤证的形成要经过以下几个环节。(1)伤寒表不解,症见恶寒、发热,治法当从汗解。若下之,阳气就会内陷。(2)肠胃无实,过早地攻下阳明就会造成胃中空虚,客气动膈,痰饮湿邪就会乘虚而至,并与胸中之阳相搏,从而形成了结胸证。(3)结胸证形成后,如果阳明继续热化,太阳表寒就会逐渐退却,发热恶寒就会转化为潮热口渴。至此,结胸证出现了热实、脉实、结实。这是二阳结实,也只有二阳结实才能形成大陷胸汤证。(4)结胸证形成后,如果阳明气化不足,肌肉肠胃不能化燥,那太阳表寒就很难解散,届时的结胸证就会形成小结胸或者寒实结胸。(5)小结胸证进一步寒化,或者使用了大陷胸汤,寒多热少的结胸证就会因无阳而走向脏结。脏结不得气化,预后多死,所以结胸证的生死并不在面积大小,而是在转化中能否得阳。

伤寒十余日,热结在里,复往来寒热者,与大柴胡汤;但结胸,无大热者,此为水结在胸胁也,但头微汗出者,大陷胸汤主之。(136)

结胸证是水火相搏,本身就存在着逆枢机病。所以结胸证病从热化者为顺,病从寒化者为逆,如果既不从寒化,又不从热化,就必然出现阴阳相逆,这就叫逆枢机病。

伤寒十余日,结胸热实,这叫热结在里。复往来寒热者,病机出现了相逆。这是阳明燥气受阻,太阳寒邪复至,于是形成了表里不和的逆枢机。逆枢机属少阳,这是三阳合病。在此期间,太阳表寒不解,阳明身无大热者不可使用大陷胸汤,因为它出现了寒热相逆。故胸胁虽有水结,不可妄投芒硝、甘遂,因为阳明缺乏燥气。所以当太阳表寒不解、少阳出现往来寒热的时候,可先与大柴胡汤调和表里,然后根据阳明化燥的状态来分别使用大小陷胸汤。如果往来寒热不解,大柴胡反不如小柴胡;如果往来寒热已解,其后出现了热实、脉实、结实,并且伴有头汗出,这说明三阳合病已经转化入阳明,可予大陷胸汤;如果阳明燥气不足,身不见大热,头不见汗出,唯见心下结鞕,这是小结胸证,万不可予大陷胸汤,若犯之,病将再次寒化。

太阳病,重发汗而复下之,不大便五六日,舌上燥而渴,日晡所小有潮热。(一云日晡所发心胸大烦)。从心下至少腹硬满而痛不可近者,大陷胸汤主之。(137)

燥气不足和燥气有余并不取决于外因,它是由人体的抵抗能力所决定,这是内因。太阳病,虽重发汗而复下之,阳气并不减,燥热并不退,这说明病人胃气强,故能出现强烈的反抗!不大便五六日,舌上干燥而渴,日晡小有潮热,这是阳明在化燥,从心下至少腹硬满而痛不可近(不但拒按,而且不能触摸)则是正邪在交争。有正气有交争说明阳明气盛,所以要当机立断,把握时机,做到有故无损,大陷胸汤主之。这种急下法与大承气汤(见208条)急下法并无二致,仅有结痰与宿食之别。所以有结痰者要逐其水,有宿食者要攻其结。如果结痰宿食并存,那就结痰宿食同治。大陷胸汤用甘遂,这是逐水;大承气汤用硝黄,这是攻坚。有逐水,有攻坚,自然形成了合并剂。所以大陷胸汤与大承气一脉同源,因为大承气汤去枳朴加甘遂即名大陷胸汤,大陷胸汤去甘遂加枳朴即名大承气。由此可见,两个方剂可分可合,都是急下阳明的重要措施。

小结胸病,正在心下,按之则痛,脉浮滑者,小陷胸汤主之。(138)

小结胸病,阳明燥气不足,它不涉及热渴,也没有绕脐痛或者痛不可近,只有心下结痛拒按。这是痰饮聚结在胃脘,但痰饮为阴,当以温药和之。今反予小陷胸汤者,是痰饮已从热化,燥火与寒湿相搏,故脉象是浮中兼滑。这是阳明在化燥,所以它的治法是清心、利肺、化痰;如果阳明无燥热,太阳不化火,那它的脉象就不是浮滑,而是沉紧、沉涩。这样的脉象不论有无表证它都不能使用寒药。只有阳气转盛,沉脉上浮,表证似解未解,心下结痛蠢蠢欲动者,才敢使用小陷胸汤,才能在表证未解的状态下微和阳明胃气。这样的治法和阳明腑气不通、肌肉湿气未尽时使用小承气汤(见208条)和胃气,其道理是完全一致的。

小陷胸汤方

黄连一两　半夏半升(洗)　瓜蒌实大者一枚

上三味,以水六升,先煮瓜蒌,取三升,去滓,内诸药,煮取二升,去滓,分温三服。

小结胸证的形成有三:一是火邪,二是燥结,三是痰聚。这是水火交争的主要因素,也是心下结痛的致病根源。所以善治阳明者以下为主,善治太阳者以清为主。黄连清心火,半夏除湿痰,瓜蒌利肺气,这是针对上焦胸膈痰火的治法。如果涉及中焦,累及肠胃,形成了二阳激化的痰火交结证,这就不能单治膈上,小陷胸汤由此而进化为大陷胸汤。由此可见,大陷胸证是标本俱盛,小陷胸证是标实本虚。大陷胸证是外无表寒,重在阳明燥结。小陷胸证是表寒未解,阳明燥气较弱。所以治法是:大结胸证是以攻为主,小结胸证是以调为主,这就是两个方剂的严格区别。

太阳病二三日,不能卧,但欲起,心下必结,脉微弱者,此本有寒分也。反下之,若利止。必作结胸;未止者,四日复下之,此作协热利也。(139)

燥气有余,必作结胸;燥气不足,则作协热利。协热利是下利便脓血,这是胃气不足,心火有余;如果不是协热,那它是下利不止,这是胃中有寒,心阳内虚。

太阳病二三日,正值阳明主气之时,故营卫当从热化,即寒去热炽,浮脉转大,太阳病由此转向阳明。如果不从热化,脉象反现微弱,这是太阳病本,为逆传,故说本有寒分也。本有寒当先救里,或者救里解表,如使用四逆汤(见29条)、麻黄细辛附子汤之类(见301条)。如果没有救里而反用下法,阳气就会下陷,阴霾就会上乘,就会出现心下结硬,下利不止,这是脏结。脏结无阳,它只能出现躁烦,因此病人会有不能卧,但欲起。这是地地道道的病从寒化,所以因攻下而导致的心下结鞕、下利不止者为脏结。脏结从寒化者死,从热化者生。故脏结证下利自止者为阴病转阳,微弱转浮滑脉者为脏结转结胸。转结胸者阳明必然化燥,太阳必然化火。如果阳明不化燥,但见太阳化火,那它的下利就不能止,而且因火为害,协寒的下利就会改变状态而演变成协热,这就是协热利所产生的根源。

太阳病下之,其脉促,不结胸者,此为欲解也;脉浮者,必结胸,脉紧者,必咽痛;脉弦者,必两胁拘急;脉细数者,头痛未止;脉沉紧者,必欲呕,脉沉滑者,协热利;脉浮滑者,必下血。(140)

这是总结太阳病因攻下过早而导致的各种病变。太阳病下之,其脉促者,阴阳必相搏。不结胸者,胸中必无痰饮,故知不久战汗而解。脉浮者,阳气盛,为病发于阳,病发于阳而反下之,热入因作结胸,结胸者,膈上必有痰饮;脉紧者,阴气盛,病发于阴,病发于阴而反下之,必作痞(见131条),不作痞者,少阴火盛,当然会咽痛;脉弦者,阴阳相逆,此属少阳,少阳不可下,下之则痰饮结聚,故两胁拘急;脉细数者,此属少阴,少阴不可下,下之则太阳气陷,故头痛不能止;脉沉紧者,阴盛阳虚,病变在里,故不可下,下之则寒从中生,胃气上逆,故欲呕;脉沉滑者,阳盛阴虚,但有湿气,故不可下,下之则湿热交争,必作协热利;脉浮滑者,湿热在表,在表属太阳,故不可下,下之湿热下注,必协热下血。由此可见,同是太阳病,同用攻里法,预后与转归却是千差万别。

病在阳,应以汗解之,反以冷水噀之,若灌之,其热被劫,不得去,弥更益烦,肉上粟起,意欲饮水,反不渴者,服文蛤散;若不差者,与五苓散。寒实结胸,无热证者,与三物小陷胸汤,白散亦可服。(141)

病在太阳,当发其汗,务使表寒从皮毛发泄,从而解除阳气的郁结。如果不用汗法而用冷水噀之,包括使用喷洒、浇灌、冰敷等法,郁冒发热的阳气由此被锁闭,逗留肌腠的寒邪由此被制约,从而形成了汗腺受阻,营卫不和。这是寒湿凝结在外,邪火淫盛不得越,属于湿热为病。故火邪在内,其人心烦,意欲饮水,反而不渴,因为阳明肌肉还存在着湿邪。湿邪不解,虽欲饮而不渴。外寒内火,必然寒火相搏。故肉上粟起,状如鸡皮疙瘩者,属于其热被劫,与文蛤散施治,这叫以皮治皮,以咸渗水,以坚化坚,以散化痰,故属同气相求之剂,用于脏无它病,寒湿逗留皮毛、居留肌腠者最为相宜,这是寒湿在表的治法。如果寒湿入里,滞留于三焦,影响到膀胱气化,出现了水逆少腹满,小便不利等症,这就需要五苓散来助阳健脾,化气行水。如果寒湿化为痰饮,从腠理达三焦,上布胸膈,形成了小结胸或者寒实结胸,这就必须区分它的属性,如果表不解而里有热者可予三物小陷胸汤;如果表不解而里有寒者则可予白散;如果脉象沉细小紧,病人表里俱寒,此为脏结,千万不可攻也。

文蛤散方

文蛤五两

上一味,为散。以沸汤和一寸匕服,汤用五合。

文蛤即海蛤中有纹理者,气味咸平无毒,主恶疮五痔,软坚化痰,除烦渴,利小便,生于水中,故能利水,药用外壳,以皮走皮,而且不伤正气,故用于寒湿聚结腠理,阳气不得宣泄者最为适宜。

白散方

桔梗三分　巴豆一分(去皮心,熬黑,研如脂)　贝母三分

上三味,为散;内巴豆更于白中杵之,以白饮和服。强人半钱匕,羸者减之。病在膈上必吐,在膈下必利。不利,进热粥一杯;利过不止,进冷粥一杯。身热皮粟不解,欲引衣自复者,若以水噀之洗之,益令热劫不得去,当汗而不汗则烦,假令汗出已,腹中痛,与芍药三两如上法。

诸药皆以白色为主,故名白散。本方桔梗开利肺气,贝母消结化痰,巴豆攻坚逐水,属于辛温化痰消饮的峻剂。方中巴豆性情猛烈,故使用前要先提毒,然后用白饮和服以缓和胃气。具体炮制法是:取巴豆一分,先去皮心,然后加入温水以火熬之,得油尽出后去水用锅炒黑研脂即成。其后服用时求速泻者饮以热汤,泻泄不止者要速进冷饮,这种方法屡试屡验。下面再谈文蛤散的方后解释:(1)身热皮粟不解,欲引衣自复者是指增加衣被能使身热皮粟缓解,可见证之寒滞留在皮毛,故病机属太阳;(2)若以水噀之洗之,益令热劫不得去,当汗而不汗则烦是指治法不当,汗不得出,故返上作烦;(3)假令强行发汗,或者汗自出,但腹中又增出疼痛者,这是汗出卫阳宣泄,不与营血共和,因此再加芍药三两以调营血,自然收到缓解痉挛之效。

太阳与少阳并病,头项强痛,或眩冒,时如结胸,心下痞硬者,当刺大椎第一间、肺俞、肝俞,慎不可发汗;发汗则谵语,脉弦,五日谵语不止,当刺期门。(142)

病有合病如太阳与阳明合病,太阳与少阴合病,三阳合病,三阴合病等等。亦有并病如太阳与阳明并病,太阳与少阳并病,阳明与少阳并病等等。合病是指两个或者两个以上的经病同时出现,并病则是指一个经病未了,又一个经病产生。不论合病与并病,它的病机无时无刻不在变化。

太阳与少阳并病,它是先太阳后阳明然后少阳,但它却不是三阳合病,因为它的阳明燥热并没有形成。当太阳病出现脉浮,头项强痛而恶寒的时候,太阳的阳气开始了膨胀,随后它出现了发热、口渴、汗出,这是太阳病在转属阳明,故称二阳并病。二阳并病继续热化者太阳表证必自解,此后太阳阳明将转为正阳阳明;如果不能热化,它将出现逆枢机,这就叫太阳与少阳并病,因为阳明不能化

燥,所以它会出现一系列的相火为害,包括水火交争。眩冒者是痰火循清窍而上逆;时如结胸者是饮痰交结在胸中;心下痞硬者是宿食伴有寒水;发汗则谵语者是辛温遇火邪则毙(遇寒凉则亡),所以它才叫太阳与少阳并病。太阳与少阳并病,阳明本无燥热,但它可以转化。如果阳明气盛,肌肉肠胃不久将化为燥热,届时的病变则属于三阳合病。不论二阳并病还是三阳合病,它都必须转化。如果不能转化,那就必须和解少阳,小柴胡汤主之。然而小柴胡汤内存参、草、姜、枣,不利于痰饮湿热,所以对阳气偏盛,水湿不行的病人,反不如以针代药。故气机受阻者刺大椎;制节不行者刺肺俞;表里相逆者刺期门;枢机不利者刺肝俞,这同样是和法中的有效实施方法。由于逆枢机病属于少阳,它是半表半里,所以它的治法是既不能攻表,又不可攻里,当然和法就是它的最有效施治,不过和法并不是小柴胡汤的唯一专利。

　　妇人中风,发热恶寒,经水适来,得之七八日,热除而脉迟身凉,胸胁下满如结胸状,谵语者。此为热入血室也。当刺期门,随其实而取之。(143)

　　针刺的临床应用极为广泛,而且男女老幼皆可实施。

　　妇人中风,发热恶寒,治法当以汗解。若并发它证,或经水适来,使用汗法就必须谨慎,因为她的内因与平素不同,至少会出现免疫功能下降。故妇人中风,发热恶寒,虽经汗下,做到了热除、脉迟、身凉,但七八日仍然不能解,因为她经水适来,基础免疫力在下降。所以太阳表寒已解,却又增加了胸胁下满如结胸,而且引发了谵语。这并不是治法不当,而是今朝不比寻常。胸胁下满者是阳气在下陷,痰湿在上行,故使如结胸状;谵语是阳明出现了燥热,但是燥热不能胜湿邪,所以这种燥热叫热入血室,因为经水正在运行。这依然是太阳与少阳在并病,理由是痰湿与火邪仍然在相搏。如果阳明产生了燥热,出现了身热口渴,那这种谵语则属于三阳合病。本证一无口渴,二无燥热,所以它不是三阳合病,而是热入血室的二阳阻塞。由于本证伴有胸胁下满如结胸状,所以后人又将此证视为血结胸。不论热入血室还是血结胸,都是肝主调节为病,所以它的治法都是刺期门,并随其实而取之。

　　随其实而取之,并不是单言针刺,也不是单刺期门一个穴,它是根据刺期门的原理来和解少阳,而且要合情合理地应用小柴胡汤,这绝不是说除了针刺期门以外就没有良策。

妇人中风七八日,续得寒热,发作有时,经水适断者,此为热入血室。其血必结,故使如疟状,发作有时,小柴胡汤主之。(144)

这就是针药结合的学说。继上条以后,本条提出了小柴胡汤,毫无疑问小柴胡汤是和解少阳,针对热入血室的重要方剂。在这个方剂中,仲景提出了小柴胡汤的广泛应用大法,这就是"但见一证便是,不必悉具"(见101条)。在这一条文中,妇人中风的日期与上一条相同,热入血室的名词也没有例外,但是经水适来改变成了经水适断,这就产生了前后的性质不同。一般来说,经水适来时瘀血难结,但阳气易陷,故能形成结胸硬满(见上条);经水适断后会有瘀血不行,故病变多是续得。本证续得寒热,发作有时,形如疟状,可见她在经水适来时并没有往来寒热。所以本条的热入血室不是在行经前,而是行经后,但行经前与行经后的小柴胡汤就出现了演变不同。

首先说,热入血室包括瘀血未结和瘀血已结,未结的治法主要是调和气分,已结的治法则是调气调血。由于小柴胡汤属于广义,所以它的临床应用尚需因病实施。例如肠胃有湿不可使用人参、大枣;瘀血内结尚需加入桃仁、大黄;表证不解可以合并桂枝;里热壅盛可以合并硝黄。由于少阳病位居在表里之间,它出则太阳,入则阳明,所以标本表里皆可应用,但有一点必须注意,那就是小柴胡汤不治三阴,它是针对三阳。

关于血室的实质争论,历代注家看法不一,部分医家认为是冲脉,部分医家认为是肝脏,沈芊绿认为两者皆是,张景岳认为是子宫。不论哪种说法,都是血府的组成部分。那么血府究竟为何物,管领何事?我的个人理解是:血府有广义和狭义之分,广义的血府是指气血行营之地,即血为营,营行脉中,所以说脉为血府,这是运行血液的场所;狭义的血府是指子宫和血室,这是逗留血液的场所。不论运行还是逗留,血府与血室皆受命于心包络。心包络和三焦相表里,与肝合成厥阴经,气血的运行与调节就取决于少阳厥阴经。这就是人体的气血通道,一旦受阻,万病俱生。故邪入血府,肝首当其冲,调血府所以要刺期门,这是和解少阳,针对血府的治法;如果涉及府内府外,那就不是疏肝利胆,而是养心益肾,因为肾主气,心主血,它是太阳与少阴的水火交结地。

妇人伤寒,发热,经水适来,昼日明了,暮则谵语,如见鬼状者,此为热入血室。无犯胃气及上二焦,必自愈。(145)

凡病得阳者生,失阳者死,妇人也不例外。妇人伤寒,证见发热,这是病从热化。若护理不当，或治法不当，又逢经水适来，这就容易导致阳气内陷，从而引发热入血室。热入血室有时轻时重，时轻者，昼日明了，因为昼日阳气盛，正气内存，邪不可干，故明了；时重者，暮发谵语，因为暮则人气藏，邪气触于脏，故神昏缭乱如见鬼状。这是阴阳不得和谐，寒热不相接续，属于客热下注血室所致。由于本证无犯胃气及中上二焦，不存在寒热相搏，故知不药可愈。

《伤寒论》中，凡发热脉浮者必有表证，治法首当汗解。如果当汗出而不汗出，反动其血者，营卫必自和。热入血室也不例外，由于它是局部客热，并不触犯胃气和中上二焦，所以下焦郁热可以伴随着经水下行而自解。如果不能解，发热转为往来寒热，或者出现寒热如疟，这是太阳并发少阳，可予小柴胡汤。表寒重者可予辛温药结合，里热甚者可与寒凉药结合。不论哪种结合，只要出现逆枢机，都是少阳小柴胡汤证的变法。

伤寒六七日，发热，微恶寒，支节烦疼，微呕，心下支结，外证未去者，柴胡桂枝汤主之。（146）

小柴胡汤是少阳百病的宗剂，用之得当，可以左右逢源。故伤寒表不解，六七日仍发热，而且伴有微呕微恶寒，支节烦疼，心下支结者。这是太阳表不解，阳明不从化热，于是产生了表里不和，此属少阳。少阳有表有里，有寒有热。发热者是病从热化，微恶寒者是伤寒表不解，微呕者是胃气上逆，支节烦疼者是风行关节，心下支结者是痰饮积聚，六七日不解者是周期已过。凡此，皆属阴阳相逆，寒火相搏，总归外寒不解。所以它的治法是：与桂枝汤调营卫以解其外，与小柴胡汤解少阳以治其寒热。

柴胡桂枝汤方

桂枝一两半（去皮）　芍药一两半　黄芩一两半　人参一两半　甘草一两（炙）　半夏二合半（洗）　大枣六枚（擘）　生姜一两半（切）　柴胡四两

上九味，以水七升，煮取三升，去滓，温服一升。本云：人参汤，作如桂枝法，加半夏、柴胡、黄芩；复如柴胡法，今用人参，作半剂。

伤寒表不解，阳明从热化者当先治其表，后治其里，或者表里同治；若病从寒化者则先救里，后解表，这是标本表里的救治原则。本证微呕是胃中有寒，心下支结是膈下有饮，属于表有热，里有寒，但寒邪不犯太阴，因为它一无胀满，二无吐利,三无逆冷,四无拒食,但见微呕支节烦疼,所以它的病机属少阳,治法宜柴胡桂枝汤。需要注意的是本证易从寒化,因为它有支饮,所以方后特别提出:本方是建立在人参汤的基础上来作桂枝法的。加半夏、加柴胡、加黄芩都是复法,属于各居其半的方剂,可见本方在使用方面是极为谨慎的。

伤寒五六日,已发汗而复下之,胸胁满微结,小便不利,渴而不呕,但头汗出,往来寒热,心烦者,此为未解也,柴胡桂枝干姜汤主之。(147)

这就是处方极为谨慎的理由。仲景书,凡用干姜者,太阴必从寒化;凡用生姜者,胃中必有寒邪;凡用瓜蒌根者,胃中必有燥热。

伤寒五六日,正值少阳主气之时,已经采用了先发汗、后攻下的治法。眼下的症状是胸胁满微结,小便不利,渴而不呕,但头汗出,往来寒热,而且出现了心烦。这是太阳表寒未解,太阳阳气内陷,痰饮触犯胁胸,下焦州都紊乱。心烦者阳气郁结化火,渴而不呕者是阴病转阳,但头汗出者是湿气滞留肌肉,往来寒热者是太阳与阳明不和,这是逆枢机病,所以它的病机属少阳,小柴胡汤主之。然而小柴胡汤长于升发泻火,短于发汗利湿,故用于太阳表寒不解,阳明初始化燥,但太阴旧湿不除,小便不利者,柴胡汤就必须加减,这就是小柴胡汤的变法。故表寒不解者要加桂枝,痰饮不除者要加牡蛎,湿气逗留者要加干姜,阳明化燥者要加天花粉。不用人参、大枣,恶其阴恋壅湿;除去生姜、半夏,因为心烦口渴。由于本证旧湿未尽,燥属新生,所以选用了柴胡桂枝干姜汤。

柴胡桂枝干姜汤方

柴胡半斤　桂枝三两(去皮)　干姜二两　瓜蒌根四两　黄芩三两　牡蛎二两(熬)　甘草二两(炙)

上七味,以水一斗二升,煮取六升,去滓,再煎取三升,温服一升,日三服。初服微烦,复服,汗出便愈。

本方与柴胡桂枝汤相表里,主病皆属少阳,但一则偏表,一则偏里。偏表者用柴胡桂枝,偏里者用牡蛎干姜。但干姜入太阴,它是大辛大温,今与天花粉合用,意义应有两种:一是太阴旧寒未解,饮邪尚犯胸胁,所以用牡蛎软坚,用干姜祛寒;而是病从热化,阳明萌发了燥热,因此加入天花粉止渴生津液,从而获得了辛甘合化、辛苦合化之效果。由于本证内藏阴寒,外露阳热,所以使用天花粉、黄芩时仍需谨慎。以上六条，包括妇人中风，不论偏表偏里，合病并病，只要涉及逆枢机，治法便主攻少阳，这就是小柴胡汤。所以小柴胡汤为和法之首，临床应用也无穷无尽。但是它也有弱点，那就是病从寒化，邪犯三阴时属于忌用。

伤寒五六日，头汗出，微恶寒，手足冷，心下满，口不欲食，大便硬，脉细者，此为阳微结，必有表，复有里也。脉沉，亦在里也。汗出，为阳微。假令纯阴结，不得复有外证，悉入在里，此为半在里半在外也。脉虽沉紧，不得为少阴病。所以然者，阴不得有汗，今头汗出，故知非少阴也。可与小柴胡汤。设不了了者，得屎而解。（148）

病有侵犯阳经者，亦有侵犯阴经者，更有阴阳同犯者。

伤寒五六日，病机发生了变化。微恶寒是外证未解，心下满是痰饮内结，手足冷是阳气未至，脉沉细是气血虚弱。头汗出是阳气转胜，大便硬是肠胃竭阴，这当然属于表里不和证。怎样区分它的属性呢？假如本证无汗恶寒、手足逆冷、腹满不能食、脉沉细小紧，那这种心下满、大便硬则属于阴结，即脏结。脏结无阳，它不从热化，所以它的治法是必先救里。如果本证有汗出，有发热，更有腹满大便结，而且它的脉象不是沉细而是滑实，那这种大便硬就不是阴结而是阳结。阴结属脏，阳结属腑，属腑者病在阳明，所以它的治法就不是救里而是攻里。如果本证在外有头汗出、微恶寒、手足冷，在内有心下满、不欲食、大便硬，而且是关上脉浮，关下脉沉，这就不是阴结，但也不是阳结，而是半阴半阳结。因为纯阴结不得有汗出，纯阳结不得脉下沉。今上有头汗出，中有脉沉紧，下有大便硬，故知寒热在相搏，而且寒气不能生热，这当然可予小柴胡汤。服汤后表解里未和者，再予小承气汤微和胃气，勿令至大泻下，因为阳气初复，胃气易伤，不可峻攻故也。

伤寒五六日，呕而发热者，柴胡汤证具。而以他药下之，柴胡证仍在者，复与柴胡汤。此虽已下之，不为逆，必蒸蒸而振，却发热汗出而解。若心下满而硬痛者，此为结胸也，大陷胸汤主之；但满而不痛者，此为痞，柴胡不中与之，宜半夏泻心汤。（149）

当用小承气汤却用了大承气，甚至是应用了大陷胸汤，这就原则上讲它很容易造成坏病。但事实证明不尽如此，因为内因与体质乃是因人而异，所以许多病变都能超越估计的范围。

伤寒五六日，呕而发热者此为逆枢机病，治法当用小柴胡汤。若未作和解法却以它药下之,这是误治。误治后少阳病仍然存在者,可复予柴胡汤,此虽下之,不为逆,必蒸蒸而振,却发热汗出而解。若误下后心下硬满而痛者,此为阳气内陷,痰饮上泛,故作结胸。结胸者,太阳气衰,阳明气盛,水热互结胸腹,故可予大陷胸汤。若下后但满而不痛者,此为阳气内陷,寒从中生,心火不能下交,因此作为痞气。痞气者,阳明气衰,太阳气盛,故须上清心火,下暖脾胃,半夏泻心汤主之。这是脾虚湿盛,浊阴在里,水火不能相应而相持的救治。

本证病机相同,治法相同,但转归却不一致,原因有三,第一是下之后病不为逆,第二是下之后形成了结胸,第三是下之后形成了痞证,这就得出一个结论:外因是变化的条件,内因是变化的依据,外因是通过内因才能起作用的。

半夏泻心汤方

半夏半升(洗)　黄芩　干姜　人参　甘草(炙)各三两　黄连一两　大枣十二枚(擘)

上七味,以水一斗,煮取六升,去滓,再煎取三升,温服一升,日三服。

阳气亢盛于里,可以形成结胸;阳气衰于里,则可形成痞证,所以成痞证者,攻下过早故也。痞是阴阳不能相交,属于"不"开"口"的病。一旦有出路,痞证就不能产生。那么是谁无出路,又是谁在堵路呢?首先回顾131条:"病发于阳而反下之,热入因作结胸;病发于阴而反下之,因作痞也。所以成结胸者,以下之太早故也。"这就明确地指出,不论是结胸还是痞证,都是因为攻下过早,阳气内陷所致。但不同的是,下后病从热化者为结胸,下后病从寒化者为痞气。再进一步说:痞证更从寒化者为脏寒,结胸更从寒化者为脏结。由此答出了以下结论:结胸证是燥热淫盛,故病机属于阳明;痞证阳明无燥热,故病机属于太阴。太阴当腹满而吐利,今但见痞满而不见吐利厥逆者,根源是太阳火未衰,仅有脾胃生寒,故能相持而不作吐利。这是火在膈上,寒在胃中,相逆相持,不能自纵,因此它的治法是在上清心火,在下暖脾胃。只有脾土振兴,君相二火才能还宫,淫盛的寒火才能消除。

从半夏泻心汤的方剂组成看,它的治疗原则有两个:第一个是泻心火,毫无疑问这是病从热化,否则它是不敢动用芩、连的;第二个是温脾胃。温脾胃要有轻有重,轻者用生姜,重者用干姜,严重者加附子;痉挛者倍甘草;得阴病转阳,脾胃俱从热化,心火依然亢盛者,可根据胃气的强弱,酌情使用大黄黄连泻心汤,这就是张仲景对痞证的最基本治法,这个治法将在以下诸条中详细讲解。

在《伤寒论》中,半夏泻心汤是治疗痞证的最完美方剂。在这个方剂中,黄连泻心火,黄芩泻相火,人参补元气,干姜散阴寒,半夏除湿气,大枣益营血,甘草实胃气。这是上调手少阴,下调足太阴,兼调足阳明的方剂,用于寒湿系在太阴,心火不能下交而独燃,水火不能相应而相持者最为相宜。

太阳、少阳并病,而反下之,成结胸,心下硬,下利不止,水浆不下,其人心烦。(150)

当用柴胡汤而反下之,可以形成结胸,可以形成痞证,还可以形成协热下利。

太阳与少阳并病,说明阳明本无燥热,所以不可攻里,攻里则寒变。其后阳气复兴者可形成结胸,不能复兴者可化作痞证。若下后既不作结胸,又不成痞证,反而出现了心下硬,下利不止,这就演变成了脏结。脏结水浆不下,预后多险!但脏结复有心烦者则为佳兆,因为心烦是阳气转胜,故知下利不久自止。若不止,肠胃不从热化,太阳火就会下合阳明,由此演变出湿热利。湿热利又名协热利,特点是里急后重,大便脓血,这是病从热化,寒热在相搏;若不能相搏,病机必转阴寒。转阴寒者,不为脏寒就是脏结。由此可见,同为少阳病,同用攻下法,它的预后与转归却是千差万别。

脉浮而紧,而复下之,紧反入里则作痞。按之自濡,但气痞耳。(151)

一般来说,转结胸者阳气盛,转痞证者阳气衰。故太阳病,脉浮而紧,发热恶寒者,则为病发于阳。病发于阳者阳气盛,故下之易成结胸;如果无热恶寒,那是病发于阴,虽脉浮紧阳明气化不足,故下之易成痞证,所以结胸与痞证的产生主要取决于阳明。若下后阳明气盛,病从热化,那水火就能在顷刻间交争,从而出现痰热互结;若下后阳明气衰,病从寒化,那虚陷的阳气就不能与阴邪抗衡,由此形成了按之自濡的气痞,这就是结胸与痞证产生的根本原因。

太阳中风,下利呕逆,表解者,乃可攻之。其人漐漐汗出,发作有时,头痛,心下痞硬满,引胁下痛,干呕短气,汗出不恶寒者,此表解里未和也。十枣汤主之。(152)

痰饮内结胸胁者易成结胸,阴寒内盛脾胃者易成痞证,而水气不雾三焦者则会形成十枣汤证。

太阳中风,头痛发热,汗出恶风,下利、干呕、短气,心下痞硬而满引胁下痛者,此太阳病不解,阳明不从热化,故知必有表、复有里也。汗出不恶寒者,此表解里未和也,十枣汤主之。汗出反恶寒者,此属少阴,为阴盛,万不可予十枣汤,犯之则转脏结!所以然者,阳愈虚则阴愈盛,阴愈盛而邪愈结,故不可攻也。

在《伤寒论》中,能产生脏结与脏寒的因素有三种:一是痰饮,二是水气,三是阴寒。而且这三种因素阳气的作用下都可静可动,可分可合。当太阳气化强盛的时候,阳明就会化燥,上述的三因就会在燥热中化解,这叫水行气化;相反,如果太阳气衰,阳明中土生寒,上述的三因就会依次凝聚冻结,而且会在不同的部位产生不同的病变。例如膈上有结叫结胸,膈下有结叫悬饮,心下有结叫水气,肌腠有结叫溢饮,下焦有结叫蓄水等等,这些都是有形之结聚。如果属于无形,但见阴寒痼冷,那是脏腑有寒,故名脏寒。不论脏结还是脏寒,但见阳光普照,阴霾顷刻消散。不能消散而作悬饮者,十枣汤则是首选。

十枣汤方

芫花(熬)　甘遂　大戟

上三味,等分,各别捣为散;以水一升半,先煮大枣肥者十枚,取八合去滓,内药末。强人服一钱匕,羸人服半钱。温服之,平旦服。若下后病不除者,明日更服加半钱,得快下利后,糜粥自养。

饮在膈上则短气,饮在膈下则硬满。硬满无结痛者为痞证,硬满兼痛引胁下者为悬饮。故悬饮为病,它是半在膈上,半在膈下,位居在胁、膈、胃之间,故字从"悬"。悬为空间,三焦所居,故麻桂所不能发,硝黄所不能泻,唯有逐水化痰之峻剂才能消除此间隙之饮邪。方中大戟、芫花、甘遂皆有毒,最能化痰逐水,然性情猛烈,易伤气血,故君以大枣主宰,此参术所不能君,甘草又与之相反的最佳选择。

太阳病,医发汗,遂发热恶寒,因复下之,心下痞,表里俱虚。阴阳气并竭,无阳则阴独,复加烧针,因胸烦,面色青黄。肤瞤者,难治。今色微黄,手足温者易愈。(153)

不论是结胸、痰饮还是痞证,多数病人都是因为先发汗而后下之,由此导致了表里俱虚,阴阳并竭。

太阳病,本发热恶寒,发汗后,仍发热恶寒。这是阳明气化不足,为里虚,故汗出不能解。医见发热不解,遂谓阳明气盛而复下之,却又忽略了本证依旧存在着恶寒。这就造成了表里俱虚,阴津与阳气并竭,阴霾寒邪由此而上逆,形成了脾阳不能化燥,心火不能下交的膨闷胀气。所以这种心下痞应该属于脾土崩溃,相火异位,当然治疗的方法是先救其里,附子泻心汤主之。如若不救其里反攻其表,不用附子反用烧针,其后的结果就会导致阴阳决离!阴阳决离是指水火各自用事,这叫无阳则阴独,无阴则阳亡,非其治也。故因烧针而造成胸烦者,属于心火不能下交而独燃;因烧针而造成肤瞤者,属于肾水不能化气而泛滥;因烧针而造成面色青黄晦暗者,属于正虚邪实。正虚邪实,坎离不济,气化不行,脾阳崩溃,而且伴有痞满厥逆,所以说难治;但如果面色只是微黄,胸烦肤瞤比较轻微,手足不是逆冷而自温,痞满只是结硬并不结痛,这说明邪气较轻,正气平稳,故知津液易复而痞满易愈。

心下痞,按之濡,其脉关上浮者,大黄黄连泻心汤主之。(154)

心下结痛,按之石硬者为结胸;心下胀满,按之松软者为气痞。故气痞无实,结胸无虚。气痞是寒在胃中,热在膈上;结胸是寒在膈上,热在胃中。气痞是火无出路,结胸是痰饮不行。所以治结胸要逐水化痰饮,治气痞要下心暖脾胃。

气痞与结胸的致病因素一致,都是伤寒表不解,过早攻下所致。不同的是结胸证病发于阳,初起即见发热恶寒,这是阳气盛,所以入里则与阴邪交争;痞证是病发于阴,早期无热恶寒,这是阳气虚,所以它不能与阴邪抗衡,只能化作痞满凝结之气。由于痞证的形成是阳气下陷,阴霾上乘,脾胃失司,相火异位,君火不能下交,寒热由此而相持,因此治痞证就必须首先健脾、温脾。隔上有热者用黄连,膈下有寒者用生姜,命火不足者用附子,脾阳下陷者用干姜,寒湿内盛者用半夏,肠胃痉挛者用甘草,腑气不通者用大黄。所有这些治法,目的只有一个,那就是排除邪热,引导心火下交脾胃,则痞满自解;如果不解,心火仍不能下交,那是脾胃旧寒不尽,火宫未能振兴,可继续使用温药。一旦寒去火归,痞满必自解,但其后所警惕的却是阳明化燥,因为寒去则火归,火归则阳明化燥。故审系心下痞,按之濡,其脉关上浮者,阳明开始化燥,可与微量的大黄黄连泻心汤,这是变相的小承气汤法。用这种方法治痞证,其作用绝不是在痞证的鼎盛时而是在痞证的欲解时,也就是说痞证只有在欲解时才会出现阳明燥热,有了阳明燥热再用承气汤就叫渴而穿井,倒不如但见肝病,则知肝传脾,当先实脾。

本证以往注家皆作热邪内陷,这与病发于阴根本不符,而且热邪也不可能致痞,因为痞是胀气,没有阴阳它是不能膨胀的,所以本证是先致痞,后化燥。先脉沉,后转浮,这才符合痞证的形成及其转化的逻辑。

大黄黄连泻心汤方

大黄二两　黄连一两

上二味,以麻沸汤二升渍之须臾,绞去滓,分温再服。(臣亿等看详大黄黄连泻心汤,诸本皆二味。又后附子泻心汤,用大黄、黄连、黄芩、附子,恐是前方中亦有黄芩,后但加附子也。故后云附子泻心汤,本云加附子也)

痞证不是心火不足,它是心火不能下交,所以它的表现都是肠胃胀气,这是脾胃虚寒,冷气凝结窍道所致,所以它的治法从始至终离不开调和脾胃,始终离不开下心泻火,这是治疗痞证的最基本原则。在所有的泻心汤中,应该说每一个方剂都不离黄连,但每一个方剂的黄连都不能为君,因为它所治疗的目标都是痞气,它的主要力量都是在调中,这就得出了另一个结论,《伤寒论》的泻心汤与《金匮要略》中的泻心汤性质不同:《金匮要略》中的泻心汤主治血证(见吐衄篇),所以君药是黄连,臣药是大黄,佐药是黄芩,服法是水煎顿服,取名叫泻心汤;而本条的泻心汤并不是治血证,它是痞从热化的荡涤方,所以它的君药是大黄,臣药是黄连,它的方名叫大黄黄连泻心汤。可见这两个方剂,不仅君臣地位不同,药用不同,服法也不同。《金匮要略》的泻心汤是用水煎服,它是厚其味而薄其气,是重取下沉;而《伤寒论》的泻心汤则是使用麻沸汤,它是薄其味而厚其气,是轻取上浮,所以两个泻心汤,意义根本一样。

心下痞,而复恶寒汗出者,附子泻心汤主之。(155)

先致痞,后从热化者其脉必上浮,这是大黄黄连泻心汤证;先致痞,后从寒化者其脉必下沉,这是附子泻心汤证。所以本证之心下痞,而复恶寒汗出者是太阳病逆传少阴,为亡阳。亡阳后痞证仍不解、旧结仍不除者属于虚中夹实,故仍予泻心汤逐实荡涤,更加炮附子回阳定漏,以胜此突发之寒,这是痞证逆传少阴的补救方法。

本证是建立在大黄黄连泻心汤的基础上,它是痞证先化热而后转寒,所以叫逆传。受先化热的影响,肠胃出现了燥热,君火并发了相火,大黄黄连泻心汤由此加入黄芩,变成了《金匮要略》中的泻心汤;受痞证逆传的影响,泻心汤再加入附子,由此演变成了附子泻心汤。

附子泻心汤方

大黄二两　黄连一两　黄芩一两　附子一枚(炮,去皮,破,别煮取汁)

上四味,切三味,以麻沸汤二升渍之,须臾,绞去滓,内附子汁,分温再服。

从表面上看,附子泻心汤是《金匮要略》中的泻心汤加附子,但它的用意却是《伤寒论》中的大黄黄连泻心汤。因为它的制剂与服法并没有改变,它的附子是别煮取汁,而且它针对的是痞证,所以本条的泻心汤应该是大黄黄连泻心汤再加黄芩。在《伤寒论》中,仲景对药物的配伍是极为严格的,但同时又是灵活多变的。例如半夏泻心汤、生姜泻心汤、甘草泻心汤都没有使用大黄,但都叫泻心汤;大黄黄连泻心汤仅有大黄、黄连两味,但也叫泻心汤;这些方剂从表面上看都有缺陷,只有附子泻心汤应用了《金匮要略》的全方,但是它的临床意义却是大黄黄连泻心汤。由此可见,同是一个方剂,同是一样用药,其中的奥妙却是变化无穷。

本以下之,故心下痞,与泻心汤,痞不解,其人渴而口燥烦,小便不利者,五苓散主之。一方云,忍之一日乃愈。(156)

脾胃犯寒,可作痞证;脾胃犯水,可作蓄水。如果寒水同犯,那叫既犯痞证,又犯蓄水。

太阳表不解,当以汗解之,反以承气之类攻之,故作心下痞。与泻心汤痞不解,更出现了水逆,这说明太阴在犯寒,少阴在犯水。犯寒者当作痞证,治法是泻心汤;犯水者当为蓄水,治法是五苓散。如果寒水同犯,那就先予泻心汤治痞,后予五苓散寒治水。不论先治寒还是后治水,只要病从寒化,两个方剂都是禁忌。

五苓散是化气行水方,有双解表里的功能,用于伤寒表不解,小便不利,烦躁口渴,或者水入则吐等阳性蓄水。由于本证是病从热化,浊气轻微,因此治痞用泻心汤,治水用五苓散,还可忍一日饮水,令胃气自和则愈。

伤寒汗出,解之后,胃中不和,心下痞硬,干噫食臭,胁下有水气,腹中雷鸣,下利者,生姜泻心汤主之。(157)

此条紧接上条,服五苓散后当汗出而愈,若不愈,不但考虑寒水,而且考虑正气。

首先说，痞证的形成是伤寒表不解，过早攻下所致，所以本条的心下痞硬并不是发生在伤寒汗出解之后，而是发生在伤寒表不解、不汗出之前，否则汗出表解后它是不能形成痞鞭的，更别说干噫食臭、胁下有水气、腹中雷鸣下利。因此这里的伤寒汗出，解之后是指服用了五苓散。即用五苓散后，收到了水行气化、汗出表和之效，但原有的心下痞硬、胁下有水气并没有因此而俱解，它依然存在着痰饮内结。在这一时期，如果阳明气化不足，它将形成悬饮；如果阳明气化有余，它将形成湿热；如果阳明气化时盛时衰，它将出现干噫食臭，腹中雷鸣，这叫胃中不和。胃中不和不作利者，必为痞鞭；已作利者，寒水将去，胃气将和。不和者，可予生姜泻心汤，这是水行气不行的痞满治法。

生姜泻心汤

生姜四两(切)　甘草三两(炙)　人参三两　干姜一两　黄芩三两　半夏半升(洗)　黄连一两　大枣十二枚(擘)

上八味，以水一斗，煮取六升，去滓，再煎取三升，温服一升，日三服。附子泻心汤，本云加附子。半夏泻心汤、甘草泻心汤，同体别名耳。生姜泻心汤，本云理中人参黄芩汤，去桂枝、术，加黄连，并泻肝法。(附子泻心汤，理中人参黄芩等汤皆是指其法，切勿咬定"汤"字，则诸方加减自和)

此半夏泻心汤减干姜为一两，再加生姜四两组成。所以减干姜是太阴病转属阳明，这是佳兆；所以倍生姜是胃中寒水不除，只此两味就说明了脏腑虚实的变化，所以半夏泻心汤和生姜泻心汤乃是同源。

痞满与结硬意义不同，痞满是邪气所聚，硬结是宿食痰饮。一个是有形之实质，一个是无形之气化。所以治痞用泻心汤，治水用五苓散。如果有寒有水，那就先治其水，后治其痞。生姜泻心汤主治的是痞，从治的是水，兼治的是虚。方中生姜主治胃中不和，心下有水气，干噫食臭，胁下有水气，腹中雷鸣下利；方中的原半夏泻心汤，针对的是原有的旧结旧痞，这个方意已经在半夏泻心汤证中阐明(见149条)。由于本证痞从热化，寒水欲行，所以方中减量了干姜倍增了生姜。最后提醒的是痞证的形成绝大多数出于攻下，即使不为攻下它的阳明太阴也早有本虚，所以在治寒治水的同时切勿忘记温中健脾，加参、草、姜、枣补中益气,这就是生姜泻心汤的基本方意。

药用的干姜多为老姜的切片。老姜即种姜,生长期为两年,其物质纤维较生姜丰富,所以说生姜还是老的辣。生姜是老姜的子姜,生长期为一年,物质含量低,所以老姜晒干可能是二三斤折一,而生姜晒干则须要四五斤以上。不论生姜还是老姜,未晒干前统称为生姜,已晒干后统称为干姜。干姜气薄味浓,味浓者属阴,故干姜有温中散寒的功能,主要用于腹满吐利、四肢厥逆等太阴为病;生姜与干姜相反,它是味薄气浓,气浓者属阳,故生姜有和胃降逆、止呕化痰等功能,主要用于心烦喜呕、腹痛下利等阳明为病,这就是干姜与生姜的区别。

伤寒中风,医反下之,其人下利日数十行,谷不化,腹中雷鸣,心下痞硬而满,干呕,心烦不得安。医见心下痞,谓病不尽,复下之,其痞益甚。此非结热,但以胃中虚,客气上逆,故使硬也,甘草泻心汤主之。(158)

不论伤寒中风,不论病发阴阳,只要表证存在,俱当以汗解之。如果攻下太早,阳气必然内陷!其后病发于阳者易成结胸,病发于阴者易成痞证。痞证无实,结胸无虚。痞证犯火,结胸犯水。犯火者心下濡,犯水证心下硬。所以心下痞硬而满者是水火同犯,虚实并行。

上条讲的生姜泻心汤证,概念与此相同。但同中有异的是,前者犯标,后者犯本。犯标者属于阳明,犯本者属于太阴。生姜泻心汤证,病机属于阳明,所以它的下利微乎其微,它的心下痞硬,干噫食臭,胁下有水气摇摇欲坠,治法也就是泻心消痞,寒热同治;甘草泻心证则不然,它不仅有心下痞硬而满,而且是下利日数十行,谷不化,干呕,心烦不得安,这就不是阳结而是阴结。阴结不可下,然而医见心下痞,谓病不尽而复下之,由此造成了其痞益甚,下利不止。因为本证并不是阳结,它是胃中空虚,客气动膈,痰饮上逆所致的痞硬。这种痞硬是严禁攻下的,包括使用大黄黄连泻心汤。如若犯之,必为误治。误治后病从寒化者转脏结,下利必不止,此为病进;不从寒化者复转阳明,下利必自止,此为病退。如果不进不退,它将形成逆枢机。逆枢机痞硬不能解,肠胃反出现痉挛,由此形成了甘草泻心汤证。

甘草泻心汤的主要功能是缓解痉挛,这是痞证因误下而采取的补救措施。在这个方剂中,甘草解痉挛,实胃气,故为君;黄连泻心火,干姜温脾胃,故为臣;黄芩清相火,半夏除湿痰,大枣益中气,故为佐使。本方不用生姜,因为病属太阴;本方不用人参,或为脱落,因为人参用于太阴转阳明,或者半表半里的少阳病,它都能行得通。

甘草泻心汤方

甘草四两(炙)　黄芩三两　半夏半升(洗)　大枣十二枚(擘)　黄连一两干姜三两

上六味,以水一斗,煮取六升,去滓,再煎取三升,温服一升,日三服。臣亿等谨按:上生姜泻心汤法,本云理中人参黄芩汤,今详泻心以疗痞。痞气因发阴而生,是半夏、生姜、甘草泻心三方,皆本于理中也。其方必各有人参,今甘草泻心汤中无者,脱落之也。又按《千金》并《外台秘要》治伤寒(匿虫)食,用此方,皆有人参,知脱落无疑。

脾欲缓,急食甘以缓之,这就是甘草。甘草本脾胃药,它不仅能缓解肠胃之痉挛,而且能中和水火之相逆,所以为君。在本证中,受连续攻下的影响,胃中空虚,客气上逆已成定局。故寒气在下,其人胀满;热气在上,其人心烦。寒热不能过度,胃气不能自和,由此导致痞满下利、腹中雷鸣、干呕、心烦、谷不化等一系列的反应,因此选用甘草解痉挛,大枣建中气,芩、连泻火邪,姜、半除湿气。不用人参者,恐其犯寒湿壅滞。以上五个泻心汤,讲的是痞证的形成与诸经的寒热关系。

伤寒,服汤药,下利不止,心下痞硬,服泻心汤已,复以他药下之,利不止,医以理中与之,利益甚。理中者,理中焦,此利在下焦,赤石脂禹余粮汤主之。复不止者,当利其小便。(159)

上条讲的是治痞,本条讲的是治利。不论治痞还是治利,都是一个病机在延续。

伤寒在表,当以汗药解之,若以承气汤攻下,就会造成下利不止,心下痞硬。这是寒在中焦,热在隔上,所以这种痞证应该使用半夏泻心汤,但前提是必须排除下利不止,因为下之利不止就会牵动阴邪,稍微不慎它将出现脏结。所以心下痞硬,肠中有水气者不可攻之,这当然包括大黄黄连泻心汤、承气汤、陷胸汤之类。这就是上条所说的医见心下痞,谓病不尽而复下之,由此造成了其痞益甚,下利不止。医见治痞失败,随后又转向了治利。但他使用的是理中法,不知本证并非脾胃虚寒而引起的下利,它的心下痞硬原本就是饮邪在积聚,这是痞证伴有水气,所以这种下利并不属于中焦,而是属于下焦。下焦属膀胱,主宰者周身寒水,故曰州都。今寒水下注大肠,三焦不能决渎,可见这种下利不是虚寒,而是寒湿。寒湿阻中水气不能解,更与痞证相搏将促成湿热。湿热盘踞下焦,终久会造成赤白下痢,名为湿热利。所以当下利不能止,痞硬不能除的时候,正确的治法是先以赤石脂禹余粮汤涩肠止利,以固滑脱;复不止者再利小便以作湿滞分流;得小便利,湿气行,大便转硬的时候,再根据痞证的转化来依法治之。

赤石脂禹余粮汤方

赤石脂一斤(碎)　太一禹余粮一斤(碎)

上二味,以水六升,煮取二升,去滓,分温三服。

经云:涩可固脱。赤石脂、禹余粮皆质重而涩,故能涩肠止利,用于湿热利、寒湿利皆为相宜。其中热甚者加黄连,寒甚者加干姜,观少阴病用桃花汤就是一个很好的说明。

《伤寒论》中,利痢不分,统称下利,但它有寒利、热利和寒热利。其中寒利犯水,热利犯火,寒热利水火同犯,这是古人对痢疾与泄泻的综合辨证法,因为痢疾与泄泻是能够相互转化的。例如本证,服理中汤前它是寒湿利,即泄泻;但服理中汤后它就能转为湿热利,即赤白痢疾。因为它的病机已经从寒转热,但它的湿气并没有运行,由此出现了湿热交争,赤白痢疾就是在这种状态下形成的。所以说不论是寒利、热利还是寒热利,只要它犯湿犯水,它都必须除湿利小便,而且止利不犯水火者唯有赤石脂、禹余粮。二药最早见于《神农本草经》。其中赤石脂主治黄疸泄利,肠澼阴浊,下血赤白;禹余粮主咳逆寒热,烦满下痢赤白,可见它们都是治疗泄泻与痢疾的重要药物。它止利不犯水,涩肠不壅滞,所以它既能针对寒湿利,又能针对湿热利,当然属于下利不止,内藏水湿的重要方剂。

伤寒吐下后,发汗,虚烦,脉甚微,八九日心下痞硬,胁下痛,气上冲咽喉,眩冒,经脉动惕者,久而成痿。(160)

这是一个典型的痞变坏证。

首先谈谈痞气加鞕满的形成:单纯的痞证是伤寒表不解而过早的攻下,以致阳气内陷,寒从中生,从而诱发,是病发于阴;如果是病发于阳,那后果就不是致痞,而是造成结胸;如果不作结胸,它将转化为水气、痰饮。不论水气还是痰饮,不论气痞还是结胸,它都不可能出现脉象甚微,更不可能出现气上冲咽喉、眩冒、动惕乃至久而成痿,所以上述的病变并不是原发,它是经过一次又一次的误治才会出现。

当心下痞硬出现的时候,医生采用了泻心法或者利水法,但心下痞硬并没有因此而解。于是才考虑病在膈上宜吐的方法,由此产生了心烦、眩冒,直至邪气上冲咽喉,这是早期的坏病。坏病的出现提示着原证不能解,于是再次考虑使用下法,这就造成了阳气一陷再陷,心下痞硬由此蔓延到胁下痛,原有的太阳脉浮也由此转化为脉甚微,这是中期的坏病。坏病仍然没有依法治之,至少没有依法救里而是采用了再次发汗,一误再误的治法由此促成了阴阳俱竭,化源干涸。经脉动惕,久而成痿也就自然势不可挡。(注意:本证是吐法在前,下法在中,汗法在后,而且提出了八九日心下痞硬,可见吐、下、汗的顺序是在痞硬形成后而不是在形成前,这是本条极为关键的文法)

痿证的形成象征着脏腑与肢体的痿废,它的产生取决于脏腑的气化功能。《金匮要略》肺痿肺痈篇说:"肺痿之病,从何得之? 师曰:或从汗出,或从呕吐,或从消渴,小便利数,或从便难又被快药下利,重亡津液,故得之"。这就完全证明痿证的形成来源于发汗、涌吐、攻下以及利小便,这是产生痿证的主要根源。也就是说,只有反复误治,重伤气血津液,经脉才会失养,痿废才能产生。

伤寒发汗,若吐,若下,解后,心下痞硬,噫气不除者,旋覆代赭汤主之。(161)

上述的误治不能一概而论,更不能把误治视为无能,因为每一种治法都要经过反复思考,而且有的病变就能在更汗、更吐、更下中消除。

伤寒表不解,过早地使用了下法,由此出现了心下痞硬,外证不除(注意:《伤寒论》凡以伤寒冠首者,阴寒必居其中,可见本证属于病发于阴)。医见痞不解,表证依然存在,于是采用了上述的更汗、更吐、更下方法,由此造成外证虽解,但内证频发的结果。这当然属于大汗伤阳,大吐伤膈,大下损伤胃气之过。受汗吐下的影响,本证的心下痞硬并没有解除,反而增出了噫气频发。这是阳气下陷,胃中不和,浊气上逆所致,故属痰饮加痞气。由于本证是寒邪大于热邪,肾水大于心火,而且伴随着阳明胃气不和。所以它的治法是:膈上有痰而且是痰多热少者,本当使用的泻心汤就必须减去芩、连,然后加入旋覆花、代赭石;阳气不足,胃中空虚者要首选人参、甘草、生姜、大枣来培建中气。由于本证太阴不受邪,未曾出现吐利厥逆,因此没有必要增加附子、干姜,只要加重生姜调和胃气,就能解除噫气频发。这是二阳并取的治疗大法,也是泻心汤和小柴胡汤的变法。

旋覆代赭汤方

旋覆花三两　　人参二两　　生姜五两　　代赭一两　　甘草三两(炙)　　半夏半升(洗)　　大枣十二枚(擘)

上七味,以水一斗,煮取六升,去滓,再煎取三升,温服一升,日三服。

此小柴胡汤去柴胡加旋覆花,去黄芩加代赭石的变法;也是生姜泻心汤减去芩、连、干姜,再加旋覆花、代赭石的配方。这是一个调和益气,升清降浊的方剂。方中半夏、旋覆花除痰利气,生姜、代赭石降逆止呕,参、草、大枣滋培健化源。需要说明的是,受痞硬不解、胃气上逆的影响,人参要酌情减少,但生姜则须极量。

以上所论,皆属痞证并发痰饮的形成及治法。在痞证的形成和演变中,膈上心火始终属于有余,膈下的胃气始终属于不足,这是痞证及痞鞭形成的根本原因。失去这个因素,或者阳明气化胜于太阳,那痞证和痞鞭就会解散。所以治疗痞鞭,在上不能使用桂枝,在下不能使用石膏,这是须要注意的事。

下后,不可更行桂枝汤;若汗出而喘,无大热者,可与麻黄杏子甘草石膏汤。(162)

自五个泻心汤至旋覆代赭汤,十余条经文皆属病从寒化,只有此条出现了病机从热。

太阳病,下之后,如果出现心下痞硬者,这是阳气下陷,寒从中生,并且触犯了痰饮水气,故不可更行桂枝汤,因为桂枝汤属于攻表的方剂,不适合痞满结硬的证治;但如果太阳病下之后,没有造成痞满结硬,反出现了身热汗出,这就不是病从寒化,而是太阳病在顺传阳明。顺传阳明者脉不下沉,虽峻攻峻下燥热不能减,所以它的病变是从恶寒到发热,从无汗到汗出,从脉浮到脉洪,从不渴到口渴。这是太阳病顺传阳明的必然趋势,因此本证之喘仍然属于太阳表证,它是伤寒麻黄证之旧喘,绝对不是太阳表证已解,阳明身热汗出的时候再次新添,这是本条病机的绝对关键。

当太阳病旧寒未尽,旧喘未除,阳明早期化燥的时候,作为二阳并病的太阳伤寒势必从寒转热。原有的头痛发热,身疼腰痛,骨节疼痛,恶风无汗而喘等证就会依次热化,随后出现了身热汗出,口燥舌干,脉象洪大。当汗出口渴身大热而不恶寒的时候,阳明燥热证已完全形成,二阳并病由此过渡入阳明,太阳麻黄证也相应地转化为白虎证,这是从太阳转阳明的必然过程。

麻杏甘石汤证是位居太阳与阳明之间,它是太阳病欲解未解,阳明病欲成未成的状态下形成的。所以它的太阳病特点是虽汗出但旧喘不除,它的阳明病特点是虽身热却无大热,而且口无燥渴,脉不洪大,很显然它还存在着太阳旧寒不解,处在二阳并病的阶段,当然它的治法是两阳并取,这就是麻黄杏子甘草石膏汤,其中甘草、石膏治阳明,麻黄、杏子治太阳。

太阳病,外证未除,而数下之,遂协热而利,利下不止,心下痞硬,表里不解者,桂枝人参汤主之。(163)

与上条麻杏石甘证相反,本证是病从寒化,因为它的形成是太阳病,外证未除,而数下之,这是产生阳气内陷的最根本原因。

受太阳病外证未除,而数下之的影响,太阳阳气将会一陷再陷,阴霾湿邪由此泛滥成灾。这不仅会导致心下痞硬,下利不停,而且会产生痞硬愈结,下利愈重,最终形成脏结证。脏结无阳,预后多为难治。今本证提出了表里不解,并定性为协热而利,可见本证并不触犯纯阴。虽然下利不止,心下痞硬,但阳气并没有完全下陷于阴中,这当然会有热象,至少它的脉象不是沉细沉微,因此它才叫协热利。协热利是湿热利,大便当下脓血,治法也绝不是桂枝人参汤。今本证不作协寒利而作协热利者,可见它是和脏结作比较。因为脏结不治,协热可治,所以本证虽然是表里俱寒,但它还存在着痞证有火的阳性反应,因此它并不采用回阳救逆的四逆汤,而是应用理中汤倍加甘草、桂枝,从而获得救里解表之效。得汗出表解里未和,痞硬仍不解时,再以泻心汤等治之。

桂枝人参汤方

桂枝四两(别切)　甘草四两(炙)　白术三两　人参三两　干姜三两

上五味,以水九升,先煮四味,取五升;内桂,更煮取三升,去滓,温服一升,日再、夜一服。

此理中汤加桂枝,故名桂枝人参汤(理中汤亦名人参汤)。本证表有寒者用桂枝,里有寒者用理中,这叫表里同治。不用麻黄汤者,因为本证标本俱虚。

伤寒大下后,复发汗,心下痞,恶寒者,表未解也,不可攻痞,当先解表,表解乃可攻痞。解表,宜桂枝汤,攻痞,宜大黄黄连泻心汤。(164)

这是一个促使病从热化的基本方法,也是伤寒表不解,不可先攻里的重要提示,其中包括各种心下痞鞭的治疗原则。

伤寒表不解,先发其汗,随后大下之,以致阳气内陷,紧脉入里,故作心下痞。医见心下痞,身恶寒,遂谓伤寒表不解而更发汗,结果痞证不解,标阳更虚,由此增强了恶寒二字。为什么两次解表反而增强了恶寒呢?因为它的治法不是调营而是宣卫,使用的方剂也不是桂枝汤而是麻黄剂,因此才造成实者愈实,虚者愈虚。从辨证的角度上看,先解表后攻痞并没有差错,但当调营而反宣卫就会出现问题,所以仲景才强调指出:解表,宜桂枝汤;攻痞,宜大黄黄连泻心汤。

为什么解表时宜桂枝汤而不宜麻黄汤,攻痞时宜大黄黄连泻心汤而不宜其他泻心汤呢?因为痞证的形成是寒火相持,特点是虚。所以它的治法是先胜其寒,再救其虚,然后根据痞证的性质来区别施治。麻黄汤泄卫阳当然为禁,犯之则卫阳宣泄,寒从中生,痞证反不除,因此本证的治法应该是上述的桂枝人参汤。这是理中汤与桂枝汤的复合剂,也是救里解表的正确方法。实施此法后,内在的心下痞就会因理中汤而化燥,外在的身恶寒会因桂枝汤而消除,至此整个病机将从热化(注意:本条讲的桂枝汤恐怕就是此方,因为它指的是法)。所以当关上出现阳盛脉浮的时候,从阴转阳的痞证就不可能再次使用附子、干姜,因为它的心火已经在桂枝人参汤的作用下走向了兴旺,它的痞证已经从寒转热,所以它只能使用大黄黄连泻心汤,这就是解表宜桂枝汤,攻痞宜大黄黄连泻心汤的原理。

伤寒发热,汗出不解,心中痞硬,呕吐而下利者,大柴胡汤主之。(165)

上条讲的是攻痞宜大黄黄连泻心汤,这是痞证从阴转阳,太阳与阳明俱从热化的治法。如果在转化中受到了阻力,太阳与阳明出现了相逆,那大黄黄连泻心汤就不能使用。

伤寒发热不恶寒,汗出痞不解者,这是病从热化,当用大黄黄连泻心汤,因为太阳表证已解,恶寒已去,所以可攻里;若汗出心中痞硬,更出现呕吐下利,这就不是病从热化,而是寒热在转化中受到阻力,对抗在表里之间,太阳与阳明合病由此转向了阳明少阳。在正常的情况下,心中痞硬伴有呕吐下利者,大多是里有寒。特别是上吐下利,可以说十有八九是寒湿系在太阴,这样的阴寒证怎么能使用大柴胡汤呢？就是简单的欲呕、喜呕也是胃中有寒呀！何况它还伴随着心中痞硬。所以说这里的表里相逆还需要仔细分析。

首先说本证不存在恶寒，因为它已经转向了发热汗出，这是阳性反应，所以它的脉象就不可能下沉，它的呕吐下利也不可能伴有腹满不能食、四肢厥逆、脉象沉微。这就排除了寒化太阴，因为它的心中痞硬已经伴随着关上脉浮，它的呕吐下利也伴随着发热汗出。这当然不是阴证，而是心下与肠胃有水气。由于这种水气属于动而不居，它是从热化，所以它的病机就不能归属太阴而是属于阳明。根据《伤寒论》小青龙汤治水气、《金匮要略》大青龙汤治溢饮的原则，凡心中有痞硬，胃中有水气者理当治痞治水。今本证一不治痞，二不治水，反用大柴胡汤和解少阳阳明者，因为水火出现了相逆。它虽然太阳表证已解，但阳明与少阳却出现了相搏，所以它的治法是先以大柴胡汤调和两阳，然后根据痞硬的性质来选用泻心汤，这是痞证在转化中的应急措施。

病如桂枝证，头不痛，项不强，寸脉微浮，胸中痞硬，气上冲喉咽不得息者，此为胸有寒也，当吐之，宜瓜蒂散。（166）

上条的大柴胡汤是痞证在转化中的应急措施，本条的瓜蒂散同样是痞证在转化中的应急手段。

病如桂枝证，因为它有发热、汗出、恶风。但它又不是桂枝证，因为它头不痛，项不强，寸脉只是微浮，而且伴有胸中痞硬，气上冲喉咽不得息。这就不是太阳中风，而是伤寒表不解却过早攻下而导致的痞证。也只有攻下过早，阳气内陷，痰饮内结，才会出现胸中痞硬。这是胸中有寒，脘上有积，膈气受阻，邪气上逆，由此造成了气冲喉咽不得息。受饮痰内结胸脘的影响，本证治法采用了瓜蒂散，这是"宣可去壅"的治法。需要注意的是，本条和上条一样，都是前证为阴，后证为阳，而且都是二阳在相搏。不同的是，一阳搏在胸中，此属膈上；一阳搏在胃中，此属膈下。根据"病在膈上宜吐，病在膈下宜泻"的原则，上焦壅滞使用了瓜蒂散，中焦壅滞使用了大柴胡汤，得寒热平调后，痞鞕仍不解者，再以泻心汤法来实施攻痞。

瓜蒂散方

瓜蒂一分（熬黄）　赤小豆一分

中医溯源

上二味,各别捣筛,为散已,合治之,取一钱匕;以香豉一合,用热汤七合,煮作稀糜,去滓;取汁合散,温顿服之。不吐者,少少加,得快吐乃止。诸亡血、虚家,不可与瓜蒂散。

经云:"湿气在上,以苦吐之"。又云:"其在上者引而越之"。这是治疗膈上痰饮及胃脘宿食的有效方法。瓜蒂味极苦性寒有毒,主胸腹四肢诸水蛊毒,宿食咳逆上气;赤小豆味酸平,下水肿,排痈脓。二药合用,相辅相成,既能开结搜饮,又能破积逐痰。但瓜蒂性猛有毒,非赤小豆能制其烈,故又以香豉热汤来兼顾胃气。此十枣汤用大枣,白虎汤用粳米,黄连阿胶汤用鸡子黄,栀子豉汤用豆豉乃属同一道理。尽管本方用意周到,但它终归伐气竭精之剂,故诸虚及亡血家者,皆不可服之。

病胁下素有痞,连在脐旁,痛引少腹入阴筋者,此名藏结,死。(167)

不论痞鞭还是痰饮,只要病从热化,预后多为康复;如果病从寒化,最终归宿三阴。归宿三阴者,不是形成脏结,就是发生脏寒。

病人胁下素有痞,这是悬饮,为肝气不疏。连在脐旁,是肝乘脾;痛引少腹入阴筋者,是脾乘肾。肝脾肾相互贼克,故为脏结。脏结无阳,故死。

《金匮要略》云:"凡病入腑则愈,入脏则死。故入腑者为阴病转阳,入脏者为阳病入阴。本证从横到纵,从阳到阴,从腑到脏,依次蚕食,故属病犯重阴。犯重阴者有饮为脏结,无饮为脏寒。不论脏结脏寒,皆属有阴无阳,故可统称病入膏肓。病入膏肓者,很少有人还阳。"

伤寒,若吐、若下后,七八日不解,热结在里,表里俱热,时时恶风,大渴,舌上干燥而烦,欲饮水数升者,白虎加人参汤主之。(168)

病从寒化者死,病从热化者生。

伤寒,若吐、若下后,阳气并不下陷,阴寒并不产生,从始至终不见结胸痞气、呕吐下利,这说明阳明气盛,所以太阳病七八日不解,虽经吐下,阳明燥热依然还入胃中,依然能出现热结在里,表里俱热,时时恶风,大渴狂饮,舌上干燥而烦。这是太阳病历经挫折进入阳明,因为实施吐下法延误了几个日程。

所谓表有热,即是指太阳表证已罢,它的脉浮,头项强痛而恶寒已经不复存在,已经出现了身热、脉洪、汗自出;所谓里有热,即是指阳明燥热已经猖獗,已经出现了热结在里,大渴狂饮,舌上干燥而烦,所以才叫表里俱热。受气津不足,阳盛阴虚的影响,体内的热空气骤然上升,体外的冷空气也相应地流来补充,太阳中风由此转向了阳明中风,发热恶风也相应地转化为时时恶风。这是阳明肌肉在化燥,属于典型的阳明气分证。在此期间,如果太阳表寒未尽,阳明燥热属于初兴,它还未见口渴狂饮,这是二阳初兴、气津未损、标本俱实的阶段,可予白虎汤;如果太阳表寒已尽,阳明燥热形成,口渴狂饮大作,脉象从滑转洪,这就不是标本俱实,而是标实本虚,因为它出现了气津俱竭,白虎汤中就要加人参来益气生津。最后需要说明:本证的病机是从寒转风,从风转温,所以转化的特点的先恶寒,后恶风,然后时时恶风。

伤寒,无大热,口燥渴,心烦,背微恶寒者,白虎加人参汤主之。(169)

早期的阳明病,气津未伤,故病变以身热为主;中期的阳明病,气津已伤,故病变以口渴为主;晚期的阳明病,气津俱伤,故病变以肠胃结实为主。本证是心烦,背微恶寒,身无大热,但口燥渴,可见它的病变位居在两个白虎汤之间。即无燥渴者用白虎汤,有燥渴者用白虎加人参汤。

在本证中,心烦是火淫于上,燥渴是热在胃中,无大热是肌肉尚未极化,微恶寒是太阳旧寒未尽,还存在些许寒分。这个寒分属于阴中有阳、阳中有阴。失去这个寒分,它就变成了孤阳独阴,孤阳不长,独阴不生,皆为死证。所以白虎汤证表有热,里有寒(见 176 条);所以白虎加人参汤证背微恶寒,时时恶风(见上条)。一个是寒邪未尽,一个是热极生风,两个白虎皆有寒象,这才能符合客观的形成。假如白虎证并不存在恶风微寒,但见身热面赤,恶热心烦,汗大出,苔黄而燥,渴欲凉饮,脉形洪大,按之愈盛,那这个病变就犯纯阳,当然它就不是白虎证,而是人为合成的白虎死证!临床当须辨明。

伤寒,脉浮,发热无汗,其表不解,不可与白虎汤,渴欲饮水无表证者,白虎加人参汤主之。(170)

这是两个白虎汤证的不同应用时期。伤寒脉浮,头项强痛,无热恶寒,体痛呕逆,无汗而喘者,这是太阳病寒邪束表。在这一时期,别说用白虎汤,就是麻黄汤也不能应用,因为阳气还下陷在阴中,脉象才刚刚上浮,还没有出现发热恶风、脉象浮紧,所以在这一时期,太阳伤寒还在病本;随着阳气的加重,太阳伤寒转向了太阳中风,无汗恶寒转向了发热汗出,脉象浮紧转向了脉象浮洪,当麻黄之喘最后消除的时候,早期的白虎证基本形成。在这一时期,太阳表寒尚未尽解,阳明燥热初级形成,这是白虎汤应用的最佳时机;随着燥热进一步发展,阳气进入了鼎盛时期,与此同时,气血津液也相应地出现消耗,口干舌燥、渴欲饮水将转为脉洪、口大渴,白虎汤证也由此转化为白虎加人参汤证。所以说白虎汤适用于阳明燥热初兴,白虎加人参汤适用于阳明燥热枯萎。一个是标本俱实,一个是标实本虚。标本俱实者气津有余,故口不渴;标实本虚气津不足,故口必渴,这是区别两个白虎汤证的最简单方法。以上三条,皆属顺传。

太阳少阳并病,心下硬,颈项强而眩者,当刺大椎、肺俞、肝俞。慎勿下之。(171)

太阳传阳明者为顺传,太阳传少阳者为逆传。顺传有表证者要先解表,其中阴气偏盛者用麻黄汤(见35条),阳气偏盛者用麻杏石甘汤(见63条);表解后方可清里,其中标本俱实者用白虎汤(见176条),标实本虚者用白虎加人参汤(见上条),这是太阳病顺传阳明的最基本治法。

顺传与逆传不同,逆传是指太阳病不解,阳明不能化燥,或者说太阳表寒不能化热入里,由此才出现了逆枢机病。逆枢机属少阳,少阳不从热化者为太阳与少阳并病;已从热化者为阳明与少阳并病。

当太阳表寒不解的时候,太阳病的治法就会根据病情的轻重而分别采用解表、涌吐、烧针、浇灌等法。如果表证仍不解,半数以上的医生会采用泻法,甚至不止一次地应用汗、吐、下三法!阳明燥气就是在这种状态下被杀灭的。例如本证:颈项强是太阳病不解,心下硬应该出于攻下,而眩冒又极有可能是在涌吐之后发生(依据见160条)。如果真是因为大汗、大吐、大下,那么这种正气不足、阴阳俱虚的逆枢机病就绝不能再攻!所以仲景才特别指出,遇到这种逆枢机的病变时,最好的方法是先用针刺大椎、肺俞、肝俞来促其转化,然后根据转化的情况来依法施治,但不可使用承气、陷胸之类方剂来攻而荡之。

太阳与少阳合病,自下利者,与黄芩汤;若呕者,黄芩加半夏生姜汤主之。(172)

逆少阳可分为逆上焦、逆中焦和逆下焦,而且少阳既可从寒转化又可从热转化。

太阳与少阳并病,太阳表寒必大于少阳里热,所以逆少阳大多发生在上焦,临床表现也离不开颈项强、胸胁满、头目眩(见上条),这是二阳并病;如果不是并病而是合病,那太阳与少阳就必须相应,逆枢机的寒热就必须等停。这时候的病机就会牵涉到中下焦,从而出现胁下硬满、干呕不能食等一系列的表里不和证。在此期间,如果太阳表寒不解,少阳不从热化,内外寒邪就会联袂作案,胁下硬满、干呕下利就会产生,这是协寒下利;与此相反,如果太阳表寒不解,少阳病从热化,那太阳的表寒就会受到冲击,干呕不能食就会转为喜呕不欲食、胁下硬满就会分化成自行下利。这是少阳病在热化,所以这种下利就不是寒利而是热利。不论协寒利还是协热利,只要它是下利,都是阳明缺乏燥气。

在本证中,仲景并没有提出太阳与少阳合病的具体表现,也没有提出本证是否存在胁下硬满或者心下痞,但他提出了主病是自下利,使用的是黄芩汤,这就不难想象本证是病从热化。但疑问是本证的自下利水从何来? 如果本证没有胁下硬满或者心下痞硬,它怎么能在少阳热化中出现水气下行? 所以这里的自下利必有痰饮老巢,而且这种巢穴应该出于太阳病不解,过早攻下所致,否则它怎么能出现逆枢机病,因为下利的本身与少阳没有任何关系。

当太阳病不解,阳明尚未化燥的时候,过早地攻下就会导致阳气下陷,阴霾上乘,结硬痞满,呕吐下利就是在这种情况下出现的。但这并没有涉及少阳,因为它是太阳与阳明合病。只有阳明不受邪,寒湿不能系在太阴的时候,逆枢机的病变才会出现,才能产生半阴半阳、半寒半热的少阳病。在此期间,如果阳气转盛,太阳就会化火,少阳就会化风,二阳交争的协热利才能形成。所以黄芩汤的主要功能是清热止利,和中止痛。这是针对胆胃不和,木郁化火的治法。

黄芩汤方

黄芩三两　芍药二两　甘草二两(炙)　大枣十二枚(擘)
上四味,以水一斗,煮取三升,去滓,温服一升,日再、夜一服。

黄芩汤是治疗协热下利之祖方。方中黄芩清热利胆,芍药柔肝育阴,甘草缓急实胃,大枣益气调中。故用于太阳病不解,阳明不能化燥,木郁化火而产生的呕利最为相宜。本方与葛根汤(见 32 条)同治二阳呕利,但葛根汤治的是太阳与阳明合病,黄芩汤治的是太阳与少阳合病。一个是长驱直入,一个是寒热相逆。

黄芩加半夏生姜汤方

黄芩三两　芍药二两　甘草二两（炙）　大枣十二枚（擘）　半夏半升（洗）
生姜一两半（一方三两,切）

上六味,以水一斗,煮取三升,去滓,温服一升,日再、夜一服。

胃中有寒则呕,肠中有水则利,肝胆有热则寒热相逆。用黄芩、芍药治肝胆,
用生姜、大枣和胃气,用半夏甘草降浊气。这是标寒在犯阳明,并非本寒在犯太
阴。如果太阴生寒,它将变呕为吐。所以呕吐二字,必须严格区分。

太阳与少阳合病,必有寒,复有热。其中寒气偏盛者用黄芩加半夏生姜汤,
热气偏盛者用黄芩汤。不论寒气偏盛还是热气偏盛,只要存在着逆枢机,它就属
于少阳病。少阳病能自下利者其后必转阳明,若下利受阻而伴有呕证者,逆枢机
病则不能解除。

伤寒,胸中有热,胃中有邪气,腹中痛,欲呕吐者,黄连汤主之。(173)

伤寒胸中有热,此属太阳,因为心火有余。胃中有邪气者,此属阳明,故使腹
中痛。欲呕不是呕,欲吐不是吐,这是阴寒聚在胃中,故云胃中有邪气。胃中有
邪,胸中有热,相争相搏,不能自和,所以用黄连汤彻上彻下。方中黄连泻心火,
桂枝通脉络,这是针对少阴太阳;人参、甘草、干姜、大枣温胃散寒,益气补中,这
是针对太阴阳明。阳明有寒为病标,此属胃,散寒需用生姜;太阴有寒为病本,此
属脾,祛寒需用干姜。本方既用黄连,又用干姜,可见它的病变是既涉及腑,又涉
及脏。涉及腑者是伤寒表不解,胃中有邪气,所以用桂枝来解表,用草、枣来和胃
气;涉及脏者是胸中犯火,脾胃犯寒,所以用黄连泻心火,用干姜温脾胃。受腹中
痛而欲呕欲吐的影响,阴寒湿气时刻地欲犯太阴,因此除了使用干姜、桂枝温中
散寒外,还要结合半夏除湿、人参益气,这叫但见肝病,则知肝传脾,当先实脾。

黄连汤方

黄连三两　甘草三两（炙）　干姜三两　桂枝三两（去皮）　人参二两　半
夏半升（洗）　大枣十二枚（擘）

上七味,以水一斗,煮取六升,去滓,温服,昼三夜二。疑非仲景方。

此半夏泻心汤去黄芩加桂枝的方剂。之所以去黄芩，是因为证中有欲呕欲吐，寒邪较重；之所以加桂枝，是因为证中有腹痛，络脉不通；之所以使用半夏泻心汤，是因为病变属里，依然属于二阳相逆，因此它的治法依然是调和表里。在《伤寒论》中，凡属治痞基本不用桂枝，例如五泻心汤皆无桂枝；凡是止痛则大多用桂，例如桂枝汤治身疼、麻黄汤治头痛、小建中汤治腹中急痛、桂枝加芍药汤治腹满时痛、桂枝附子汤和甘草附子汤治风湿骨节疼痛等，这些方剂皆使用桂枝。可见桂枝既能激发心火，又能温经散寒，还能祛风除湿止痛。

伤寒八九日，风湿相搏，身体疼烦，不能自转侧，不呕不渴，脉浮虚而涩者，桂枝附子汤主之，若其人大便硬，小便自利者，去桂加白术汤主之。（174）

用极量的桂枝来祛风除湿，这本身就是桂枝汤的变化方剂。

伤寒八九日，风湿相搏，营卫不和。其中风胜则动，寒胜则疼，热胜则烦，湿胜则肿。故身体疼痛者为寒胜，心中躁烦者为热胜，寒热相搏者为风胜，不能自转者为湿胜，不呕不渴者不涉及阳明。故风湿在表，其人身体疼痛；风湿在里，其人体重心烦；风湿在经络，其人不能自转。不呕者胃中少寒无湿，不渴者阳明不化燥热。由于本证有风有寒，有湿有热，而且它的杂至皆属太阳，所以它的脉象应该是浮弦浮紧、浮滑浮数。今不为弦紧滑数反为浮虚而涩者，其人太阳气化必然不足，此属少阴，故不可予麻黄汤发汗，当以桂枝汤调和营卫。在此期间，如果表寒淫盛者可重用桂枝，里寒淫盛者可重加附子。芍药育阴，利风不利湿，所以要减去，这就是桂枝附子汤的立法原理，也是本条的第一个医案和第一个方剂。第二个医案是：如果风湿在里，寒湿系在太阴，其人脾肾阳虚，不能行水化气，以致气不化津，水不化液，由此导致大肠不得濡润而硬结，膀胱不得气化而自利（尿频发），桂枝附子汤因此去桂枝加白术，变攻表为救里。得阳气盛，津液生，大便恢复传导，小便不作妄行时，再根据风湿的性质来做善后调理。

桂枝附子汤方

桂枝四两（去皮）　附子三枚（炮，去皮，破）　生姜三两（切）　大枣十二枚（擘）　甘草二两（炙）

上五味，以水六升，煮取二升，去滓，分温三服。

风淫于外，身体疼痛者，可首选桂枝汤。寒淫于内，命火不足者要加附子，这就形成了桂枝加附子汤(见 20 条)。桂枝加附子汤去芍药就变成了桂枝附子汤,用于风湿相搏,表里俱寒者最为相宜。本方不用芍药,因为芍药育阴,不利于除湿,所以减去。本方重用桂枝,倍加附子,因为阳虚累本,内藏湿气,所以用附子肾壮阳,用桂枝益心气。本证脉浮者为阳气盛于表,脉虚而涩者为太阳本气不足,这是太阳与少阴俱病,因此选择了桂枝附子汤来作为太阳与少阴标本同治的方剂。

去桂加白术汤方

附子三枚(炮,去皮,破)　白术四两　生姜三两(切)　甘草二两(炙)　大枣十二枚(擘)

上五味,以水六升,煮取两升,去滓,分温三服。初一服,其人身如痹,半日许复服之,三服都尽,其人如冒状,勿怪。此以附子、术并走皮内,逐水气未得除,故使之耳,法当加桂四两。此本一方二法:以大便硬、小便自利,去桂也;以大便不硬、小便不利,当加桂。附子三枚,恐多也。虚弱家及产妇,宜减服之。

风湿在表,治以桂枝附子汤;风湿在里,治以去桂加白术汤。在表者可汗而散之,在里者可温而补之,这是常人容易认识的道理。在本证中,最难理解的是风湿相搏而引起的大便硬和小便自利。从大便硬和小便自利来说,它不存在相搏,因为它是脾不转输,津液渗漏,膀胱失约,大肠枯萎的表现,属于阳虚不能制水。这样的病机它是断然不能相搏的,因为阴寒水湿共一家,它都是阴气。阴气不遇阳它只能化为凉燥,故能出现小便自利和大便硬结,但它并不能出现身体疼烦,不能自转,因为它是有阴无阳,有寒无热,有湿无燥,有水无火,所以它不能相搏。只有水火相应、寒热等停、燥湿合化、阴阳共存的时候,正气与邪气才能抗衡,才能迫使阴寒水湿在阳热燥火中解散,这种相争相搏的动力就叫风湿相搏。

风湿相搏象征着病从热化,阴寒湿气势必在燥火中消解,由此产生了标本寒热。故风湿在表者可汗而散之,风湿在里者可温而补之。用桂枝散寒,用白术健脾,用附子化气,这是风湿盘踞脏腑表里的统一治法。其中偏表者要首选桂枝;偏里者要首选白术;如果表里并重,那白术与桂枝就要同时应用(见下条)。去桂加白术汤,主治风湿在里,所以重用白术。服汤后其人如痹者是阳盛湿气壅,汤尽如冒者是战汗不得出。这是附子壮阳化气,白术除湿健脾,并走皮内不走皮外的缘故,因此更加桂枝以求表里同治,这是一方二法的应用。最后指出,由于本方的桂枝、附子用量极大,温热力极强,所以虚人及产妇服用时要加倍注意。

风湿相搏,骨节疼烦,掣痛不得屈伸,近之则痛剧,短气,小便不利,恶风不欲去衣,或身微肿者,甘草附子汤主之。(175)

这就是表里同治的方剂。风湿在表则汗出恶风,不欲去衣;风湿在里则微肿短气,小便不利;风湿在筋骨则骨节疼烦,掣痛不得屈伸,近之则痛剧。凡此,皆属风湿为病。故风湿在表者用甘草、桂枝;风湿在里者用白术、附子;若风湿位居在筋骨表里之间,用药则是脏腑标本同治。在本证中,汗出恶风,不欲去衣者为阳虚;短气、小便不利、身微肿者为湿盛。阳气不足,湿气有余,治法当先救里。今反用桂枝攻其表者是症中有心烦,有近之则痛剧,所以判断阳气在转胜,风湿在相搏,故可表里同治,甘草附子汤主之。

甘草附子汤方

甘草二两(炙)　附子二枚(炮,去皮,破)　白术二两　桂枝四两(去皮)

上四味,以水六升,煮取三升,去滓,温服一升,日三服。初取得微汗则解。能食汗止复烦者,将服五合,恐一升多者,宜服六七合为始。

"脾欲缓,急食甘以缓之"。本方以甘草为君,其缓之的目的有二:一是用于剧烈疼痛,凡痛甚者必痉挛,故以甘草缓拘急;二是用于风湿相搏,凡治风湿俱当微似取汗,若大汗如淋则风去湿留,肌腠空虚,所以不论解表还是温里都要注重胃气。甘草实胃气,只有脾胃调和,汗达营卫,风湿才能俱去。

以上三方可并用于风湿杂症,《内经》云:"风寒湿三气杂至,合而为痹。"其中风胜者为行痹,寒胜者为痛痹,湿胜者为着痹。以桂枝附子汤治行痹,以甘草附子汤治痛痹,以去桂加白术汤治着痹,风寒湿气由此得到统治。

伤寒,脉浮滑,此表有热,里有寒,白虎汤主之。(176)

风湿病从寒化可形成寒湿,风湿病从热化可形成湿热,湿热除去湿气便是燥热。

伤寒脉浮,这是阳气盛于表,故云表有热;伤寒脉滑,这是旧寒未尽(痰饮脉),故云里有寒。只此一句便道出了阴阳表里的相互转化。伤寒如此,中风如此,温病如此,杂证亦如此。观太阳伤寒,脉象浮紧,这是多寒少热;如果转向了浮数,它就变成了多热少寒。不论多热少寒还是多寒少热,它都存在着里有寒。里有寒的解除象征着浮脉转为洪大,相应的恶寒恶风就会转为恶热,太阳伤寒就会经过太阳中风进化为太阳温病。太阳温病继续热化,它将进入表里俱热,此时的"里有寒"才会消除。但是,病犯纯阳的证脉会再次出现背微恶寒,或者时时恶风。这叫证无纯阳,脉无纯阴。纯阴必阳,纯阳必阴。所以不论是白虎证还是白虎加人参证,它从始至终都存在着里有寒,这就是"伤寒,脉浮滑,此表有热,里有寒"的最基本概念。由此可见,本条的表有热并不是说太阳病有表热,本条的里有寒也不是说阳明病有里寒,它是说从表面上看阳明的燥热已基本形成,但太阳的旧寒尚未尽解,所以脉象只能出现浮滑,并不能出现洪大,但这已经是白虎汤应用的最佳时刻。错失这一时刻,脉浮滑将转为洪大,届时的"里有寒"就会消除,但表里俱热的阳明病就会迫使津液耗竭,标本俱实由此转向了标实本虚,白虎汤也就必然改为白虎加人参汤。

白虎证的形成有两个因素:一个是从表入里,一个是从里出表。从表入里是指太阳病顺传阳明,即太阳伤寒经过太阳中风到达太阳温病,然后顺传入阳明,所以它的脉象是从浮紧经过浮滑到达洪大;从里出表是指太阴病从里寒转向里热,再从里热转向表里俱热,所以它的脉象是从迟缓经过浮滑迈向洪大。这是伤寒从阴出阳的具体表现,也是本证从寒湿经过湿热迈向燥热的过程,因此本条的白虎汤证就安排在了风湿相搏的条下,可见风湿转湿热、湿热转燥热乃是一墙之隔。

白虎汤方

知母六两　石膏一斤(碎)　甘草二两(炙)　粳米六合
上四味,以水一斗,煮米熟汤成,去滓,温服一升,日三服。

白虎汤治阳明燥热,为清热解肌的重要方剂。方中石膏清肺热,知母泻肺火,甘草宁肺气,粳米润肺燥,这本是肺手太阴用药,但它却是清泻阳明的大剂,因为"虚则太阴,实则阳明"。所以热甚者为标实,可重用白虎汤;燥甚者为本虚,白虎汤就必须加人参救虚。明白此理,再读白虎汤证则思过半矣。

伤寒,脉结代,心动悸,炙甘草汤主之。(177)

在结束太阳病篇的时候,仲景提出了"伤寒,脉结代,心动悸,炙甘草汤主之"。这是太阳病在辨证施治中得到的阶段性总结。这个总结说明了两个问题：一是治太阳病从始至终要注重心肾功能；二是治太阳病从始至终要注重胃气。这是两个最基本的原则。

伤寒，脉结代，说明了阴阳俱虚，津液并竭；心动悸，说明了心肾不交，水火不济。这是大病伤寒走向了气虚血竭，或者是伤寒邪气已尽，正气不能恢复的时期。

当太阳病不解，或太阳病出现合病、并病的时候，可以说汗、吐、下、和法无一不在应用，甚至可以一而再地实施。由此导致了气血津液一伤再伤，阳明胃气一陷再陷，阴霾邪气一乘再乘，伤寒脉结代、心动悸就是在这种情况下出现的。

先谈脉结代。结脉的形成象征着心阳不足，气滞血瘀；而代脉的形成则是心肾俱虚，脏气不定，所以代脉的出现要远比结脉更为凶险。代脉与结脉都是心律失常，但代脉为阴中之阴，结脉为阴中之阳。代是正气不足，结是邪气阻滞。所以治结脉要以攻邪为主，治代脉要以扶正为主。炙甘草汤的功能是益血脉，扶正气，所以它又名复脉汤。由于它的作用是培化源，复津液，益气生脉，所以它所针对的脉象主要是代脉而不是结脉。

再谈心动悸。心动悸是指心气虚，它是上犯其火下犯其水。其中犯火者为心动（即心颤心动），这是心阴虚；犯水者为心悸（即凌心作悸），这是心阳虚。如果有动有悸，则是心阴心阳俱虚。用桂枝助心火，这是治心阳虚；用地黄滋肾水，这是治心阴虚；用炙甘草实胃气，这是益中气。益中气即是调脾胃，所以炙甘草汤是个阴阳并取，益气养血的方剂。

炙甘草汤方

甘草四两(炙)　生姜三两(切)　人参二两　桂枝三两(去皮)　生地黄一斤(酒洗)　阿胶二两　麦门冬半斤(去心)　麻仁半升　大枣三十枚(擘)

上九味，以清酒七升，水八升，先煮八味，取三升，去滓；内胶烊消尽，温服一升，日三服。一名复脉汤。

炙甘草汤亦名复脉汤。之所以名复脉汤，是因为它是调阴和阳、益气生血之大剂；之所以名炙甘草汤，是因为它是以脾胃为中心，以建中为基础，以生血为目的的补救措施。方中炙甘草、人参、生姜、大枣大建中气，地黄、麦冬、阿胶、麻仁大生津液,桂枝入心化气,清酒宣通脉络,故能滋培化源,益气生血。后世唐宗海在《血证论》中将此方用于血证,并视为补血生血第一方;吴鞠通《温病条辨》又将此方中的热药减去,取名加减复脉汤,成为济阴潜阳的复脉法。不过这种复脉法与《伤寒论》中的复脉法并不是一个类别,因为吴鞠通所谓的脉结代并不是气虚血竭。

脉按之来缓,时一止复来者,名曰结。又脉来动而中止,更来小数,中有还者反动,名曰结阴也。脉来动而中止,不能自还,因而复动者,名曰代阴也。得此脉者,必难治。(178)

结脉为阴中之阳,这是气滞血瘀;代脉为阴中之阴,这是脏气不定。故代脉多死,结脉多生。结脉间断,止而复来,而且止无定数;代脉间断,不能自还,动而中止,良久复还,而且止有定数,这是结脉和代脉的主要区别。一般来说,结脉是邪气实,但脏气比较稳定,津液容易恢复,临床表现大多见于急性热病以及跌打损伤,瘀血食滞,痰火胎气等,这是一时性阻塞,所以治法得当,绝大多数患者能在短时期内痊愈。代脉与此不同,它是气血衰败,化源枯竭,属于脏气不定,所以预后多险。

代脉与结脉都有气化性病,也都有器质性病。气化性病治法得当,可应手取效;器质性病则不然,至今除了手术以外,绝大多数病人在治疗中收效甚难,所以《伤寒论》提出:得此脉者,必难治。

辨阳明病脉证并治

问曰:病有太阳阳明,有正阳阳明,有少阳阳明,何谓也? 答曰:太阳阳明者,脾约是也,正阳阳明者,胃家实是也;少阳阳明者,发汗利小便已,胃中燥、烦、实,大便难是也。(179)

从太阳传阳明叫太阳阳明,这是顺传;从少阳传阳明叫少阳阳明,这是逆传。不论顺传还是逆传,最终归属于胃家实,这叫阳明自病,为正阳阳明,下面分别讨论。

1. 太阳阳明

太阳病,包括风寒六淫,只要它是从寒转热,由表及里,依次相传,它就是太阳阳明。例如太阳病,脉浮紧,无汗恶寒。不论已治未治,表寒最终被里热所取代;无汗恶寒转为身热汗出,其后进入了肌肉肠胃化燥,直至脾约津液竭,这就是太阳阳明。这种从表寒到里热,从脉浮到脉洪,从肌肉到肠胃,从里热到燥结,从燥结到枯竭就是太阳传阳明,所以说太阳阳明者,脾约是也。

2. 少阳阳明

从太阳转阳明者叫顺传,从少阳传阳明者叫逆传。逆传是太阳表寒不解,阳明里热开始化燥,但是里热不能战胜表寒,于是相逆于表里之间,形成了太阳与阳明相搏,由此出现了逆枢机的少阳病。逆枢机必往来寒热,这是寒热在交争。其中太阳表寒胜于阳明里热者叫太阳与少阳合病;阳明里热胜于太阳表寒者叫少阳与阳明合病;如果表寒与里热等停,那就叫三阳合病。三阳合病从寒化者叫寒湿系在太阴,继续寒化就会出现胀满不能食,吐利厥逆;如果不从寒化,阳明出现燥热,三阳合病就会出现脉浮大,上关上,身热口渴也将依次形成。至此,太阳表寒将在阳明热化中逐渐消退,但残存的旧寒旧湿依然在相搏,这就形成了少阳阳明。少阳阳明的出现象征着太阳旧寒未尽,所以它的病变大多存在有湿热,当然它的治法就必须发汗利小便。只有寒湿越出,胃中化燥,二阳相逆才会解除,才能形成胃中燥烦实、大便难的正阳阳明病。

3. 正阳阳明

正阳阳明即胃家实,它一不存在太阳有表寒,二不存在少阳寒热在相搏,三不存在顺传和逆传,四不存在正治与误治。一句话,不问产生根源,但见肌肉肠胃化燥便可定性为正阳阳明。正阳阳明的产生可出于各种各样的原因,其中包括太阳阳明、少阳阳明、失治误治、感寒轻重、体质护理等等。正阳阳明的形成象征着燥热已经走向极化,稍不留神就会造成阳极生阴! 所以治疗阳明病有下法、有清法、有润法等等,不论哪种治法,目的只有一个,那就是存胃气、生津液。由于正阳阳明不存在寒湿阴邪,所以不论二阳并病还是三阳合病,只要它还没有进入正阳阳明,均不得使用白虎汤及大承气(包括调胃承气汤),这是阳明病禁忌证中的重中之重。

阳明之为病,胃家实是也。(180)

首先说什么是阳明,什么是阳明病。《素问·至真要大论》说:"两阳合明,谓之阳明。"那么什么是两阳呢? 旧著谓两阳是指少阳与太阳,非也! 少阳与太阳是指阳气在成长过程中的两个不同阶段,即少年时期和青年时期,它怎么合明呢? 所以两阳是指一阳激发着另一阳,从而产生了物质与气化之间的变化,这才叫两阳合明。所以说阳明是指物质在君相二火的作用下产生的热化功能。当这个功能出现亢进的时候,人体气津就会出现消耗,从而产生了阳明病。

阳明病的产生象征着胃家实。那什么是胃家呢? 我认为胃家是指以胃为代表、以家为基础的整个消化系统,它包括脾主肌肉,胃主受纳,大肠主传导,肺主治节等等。这是脏腑为中心,以阴阳为表里,以标本为体用的有机整体,即阴为体,阳为用;阴为本,阳为标;阴司实质,阳主气化;阴属五脏,阳属六腑的辨证体系。在这个体系中,凡是病从热化者皆属阳明,即表实热为阳;凡是病从寒化者皆属太阴,即里虚寒为阴。

阳明在上,由肺所主,肺与大肠相表里。肺燥则津液竭,其人必发热汗出;肠燥则水干涸,其人必大便硬。用白虎汤清肺热,用承气汤下热结,这是手阳明大肠经的燥热治法。

阳明在下,由脾所司,脾与胃相表里。脾燥则胃气强,其人必小便数;胃燥则腑气不通,其人必谵语而潮热。用麻子仁丸济脾,用调胃承气汤泻胃,这是足阳明胃经的燥热治法。故阳明与太阴,相为表里。实则阳明,虚则太阴。故肠胃有寒,病属太阴。脾肺有热,病属阳明。胃家实是脏腑俱从热化,所以不论肠胃还是脾肺,只要出现燥热,病机大多属于阳明。

问曰:何缘得阳明病? 答曰:太阳病,若发汗,若下,若利小便,此亡津液,胃中干燥,因转属阳明,不更衣,内实,大便难者,此名阳明也。(181)

阳明病的产生有顺传,有逆传,有合病,有并病。原因上有的出于误汗,有的出于误吐,有的出于误下,有的出于妄利小便。不论哪种误治,只要造成津液耗竭,胃中干燥,大便因硬者,十有八九病转阳明,但前提必须是病从热化。

阳明病的产生大致分为两类:一是手阳明经病,二是足阳明经病。手阳明经病属于肺,这是无形之燥热,特点是身热、汗自出、不恶寒反恶热;足阳明经病属于脾,这是有形之热结,特点是腹满、不大便、有潮热。所以但见其热者为手阳明病,但见其实者为足阳明病,如果有热有实,那是手足俱病。

问曰:阳明病外证云何? 答曰:身热,汗自出,不恶寒反恶热也。(182)

阳明外主肌肉,内主肠胃,所以阳明病的内证是肠胃结实,外证是身热、汗自出、不恶寒反恶热。这是阳明肌肉在化燥,属于病在气分,而且是病从热化。如果是病从寒化,那叫寒湿系在太阴;如果寒湿与燥热相搏,那叫少阳阳明;如果有燥无湿,那叫阳明外证;外证与内证相合,就叫经证与腑证;如果有经无腑,那还是阳明外证。

阳明外证有两个含义:一是经证对腑证而言,二是自发症对合并症。经证对腑证已经阐明,自发症对合并症尚需争论。在太阳病提纲中,我首先提出了恶寒是自发症,发热是合并症(见首条)。因为发热来源于火,无火不生热。火属太阳,热属阳明,而风气则属少阳。火无风不生,火无物不燃,而火之既燃就必然焚物,此“发热”所以为三经合并才能产生。故太阳病提纲无“发热”,阳明病提纲无“潮热”,少阳病提纲无“往来寒热”,这就是仲景立提纲的原则。所以阳明病的“胃家实”属于自病,而身热、汗自出、不恶寒反恶热则属于合并症,当然属于阳明外证。

问曰:病有得之一日,不发热而恶寒者,何也? 答曰:虽得之一日,恶寒将自罢,即自汗出而恶热也。(183)

不为阳明者必有恶寒,已为阳明者忌有恶寒。故身热、汗自出、不恶寒反恶热是阳明病的特征,哪怕初感一日,恶寒也必将自罢,否则不为阳明病而是二阳合病。

阳明病来源于太阳表不解,也就是说没有太阳表寒阳明里热就无法形成。只有风寒束表,汗不得出,阳气不能从皮毛发泄,机体才能积阳升温,积温生热,积热化燥,太阳表寒才能在阳明里热的炽灼下依次消除。所以病有恶寒者属太阳,病有发热者属阳明。有发热有恶寒者为二阳合病,有发热无恶寒者为太阳病转属阳明,这就是阳明病不得有恶寒的根本原因。

在本证中,仲景提出了病有得之一日,不发热而恶寒者,何也? 这个问题是指阳明病得之一日,并不是说太阳病初感一日。在这一日之间,原有的太阳的旧证尚未解散,它还存在有最基本的症状"恶寒"。不过这个恶寒能在炽热的阳明气化中很快消除,随后便出现自汗出而恶热,太阳阳明由此而转化为正阳阳明,这就是"虽得之一日,恶寒将自罢"的寒去热炽过程。

问曰:恶寒何故自罢? 答曰:阳明居中主土也,万物所归,无所复传,始虽恶寒,二日自止,此为阳明病也。(184)

恶寒的解除说明了太阳病已罢,但身热自汗出又提示出阳明病的到来。阳明居中土,为脾胃所司。不从热化者,其病必愈,这叫上焦得通,津液得下,胃气因和,其后必濈然汗出而解;若寒去热炽,阳明化燥,其后出现了心烦口渴、潮热谵语乃至腹满大便难,这就形成了正阳阳明病。所以正阳阳明,不论它是自愈还是自病,它都不可能复传太阳,更不可能因为燥热而出现反恶寒,所以说阳明居中土,为万物所归,无所复传。

阳明病的产生象征着二阳合病和三阳合病的解除,因为正阳阳明的出现已经提示它不存在太阳病和少阳病。卒然寒邪复至,它也只能叫寒湿系在太阴。这是标病累本,为自病。自病不属太阳,当然不为复传。

本太阳,初得病时,发其汗,汗先出不彻,因转属阳明也。伤寒发热无汗,呕不能食,而反汗出濈濈然者,是转属阳明也。(185)

从太阳传阳明叫顺传,从少阳传阳明叫逆传,这是太阳病传入阳明的两种途径。

1. 太阳阳明

太阳病不解,脉浮、头项强痛、发热恶寒等症不除,治法当先发汗。汗后寒去热退,脉静身凉者其病可愈;若汗出寒热不解,表证仍在,这叫汗出不彻底,可更发汗;若汗出寒去热炽,浮脉转洪,这就叫太阳病顺传阳明。顺传阳明有表寒者为太阳阳明;无表寒者为正阳阳明。

2. 少阳阳明

伤寒发热,当自汗出,今反无汗,呕不能食者,这是热在皮毛,寒在肠胃,为表里不和,故属少阳。少阳不可发汗,汗出肠胃倍寒,胃中虚冷,必胀满不能食。其后不能作汗为寒湿系在太阴,反能发热濈然汗出者,阳明必从热化,阴病必然转阳,呕证必然停止,无汗必转汗出,发热必转潮热,这是肌肉肠胃在依次化燥。由此可见,不论顺传还是逆传,只要病从热化,最终的归宿还是阳明。

伤寒三日,阳明脉大。(186)

阳明病的形成是以身热汗出为开始,口渴燥结为截止。故伤寒一日,头项强痛,恶寒无汗,脉阴阳俱紧,这是阴盛阳虚,故病机属于少阴;伤寒二日,头项强痛,发热恶寒,脉象浮紧,这是标本俱盛,故病机属于太阳;伤寒三日,身热汗出,口燥舌干,浮脉转大(大为阳盛,包括洪大滑实),这是阳盛阴虚,故病机属于阳明。

以上谈的是伤寒脉从沉转浮,从浮转大的三个不同阶段。在这三个阶段中,每一阶段可视为一日,合为三日。但这绝不是机械地限定,因为伤寒并不是以日期为转移,它少则一日一变,多则数天不行,所以这里的伤寒三日只能作为三个阶段来认识,即昨天、今天和明天。如果死板教条地去计算日期,那阴阳莫测病变就成了一日太阳,二日阳明,三日少阳,四日太阴的一个数字玩笑。

伤寒脉浮而缓,手足自温者,是为系在太阴。太阴者,身当发黄,若小便自利者,不能发黄。至七八日,大便硬者,为阳明病也。(187)

脉浮大洪数者为阳,脉沉细小紧者为阴。脉沉迟而弦滑者为阴中之阳,脉浮缓而无力者为阳中之阴。

伤寒脉浮而缓,手足自温者,是为寒湿系在太阴,但是病从热化。因为寒湿系在太阴当腹满而吐,食不下,自利益甚,时腹自痛。若下之,必胸下结鞕(见太阴病提纲)。这样的病机怎么能脉浮而缓,手足自温呢?所以真正的太阴病是病从寒化,它的脉象当是沉迟沉微,四肢是厥寒逆冷。今不为寒冷反为自温,脉不下沉反为上浮,则知太阴不受邪,阳明气化转盛,故知寒湿必转湿热。湿热交蒸,其身当发黄,小便当不利。今反利者,太阴不能发黄,因为湿气在下行。至七八日,阳气从弱转强,汗腺开始释放,津液开始耗竭,大便逐渐转硬。至此,湿热转化为燥热,太阴病由此转属入阳明。

伤寒转系阳明者,其人濈然微汗出也。(188)

上条未言汗出,本条特地补之。

太阴转阳明要有三个途径:一是沉脉上浮,二是小便自利,三是发热汗出,这是阴病转阳的主要标志。如果汗不得出,小便不利,身无发热,肢不回温,试问太阴寒湿如何化解?所以伤寒转系阳明者,必有脉浮发热、小便自利、濈然微汗出,湿热才能转为燥热,寒湿才能在三焦气化中消除。如果三焦不能决渎,湿邪没有出路,那它只能促使其身发黄,这就是脏腑标本的寒热转化。

阳明中风,口苦咽干,腹满微喘,发热恶寒,脉浮而紧。若下之,则腹满,小便难也。(189)

阳明从寒化者属太阴,此名中寒;太阴从热化者属阳明,此名中风。

阳明中风,口苦咽干,腹满微喘,发热恶寒,脉浮而紧者,这是太阳表证不解,阳明不从热化,故知病机属少阳,治法当和解。当和解而反下之则虚其里,其后出现腹满小便难者为寒湿系在太阴,这叫阳明中寒;若未经攻下,症见发热恶寒,脉浮而紧者,这是太阳阳气不衰。虽腹满微喘阳明不从寒化,因为它还有少阳从热化的口苦咽干,故知太阴不受邪,喘满不久自解。

阳明中风与太阳中风不同,太阳中风是从表及里,它是太阳表寒不解,阳明里热产生,当表寒与里热步入等停的时候,太阳中风就会形成;阳明中风与此不同,它是太阳表寒不解,阳明不从热化,所以出现了逆少阳。逆少阳病从寒化者为中寒,从热化者为中风,所以阳明中风是经过逆少阳才能形成。一个是由表及里,一个是从里达表,虽然病机都是中风,但两者的性质却有不同。

阳明病,若能食,名中风,不能食,名中寒。(190)

太阳中风是以表寒为定性,阳明中风则是以里热为定性。即病从热化者为中风,病从寒化者为中寒。故阳明中寒,表里俱寒,此属太阴。太阴为病,吐利厥逆,腹满不能食,预后多为脏结脏寒;阳明中风与此不同,因为风从热化,故能食。所以阳明病,消谷善饥,潮热大便硬,这是风胜则动。故阳明转太阴者为伤寒,太阴转阳明者为中风。

阳明病,若中寒者,不能食,小便不利,手足濈然汗出,此欲作固瘕,必大便初硬后溏。所以然者,以胃中冷,水谷不别故也。(191)

阳明病,若中寒不能食,小便不利者为寒湿系在太阴。太阴转阳明者当身热、汗出、小便利。如果小便不利，那是下焦不能决渎，虽汗出身热，肠胃亦难化燥，故作大便初硬后溏。这是标气有余，本气不足的表现，所以被视为欲作固瘕。固是顽固，瘕者假也，欲作不是已作，它是寒湿与燥热在相搏，而且是病从热化，因为它有手足濈然汗出，因此本证看似疑难并不严重。只要小便利，寒湿下行，欲作固瘕就会迎刃而解。故寒湿在里，胃中冷，不能食，小便不利者可予五苓散（时方用胃苓汤）。但得小便利，湿气下行，水谷不别、欲作固瘕的初硬后溏就会消除。

阳明病，初欲食，小便反不利，大便自调，其人骨节疼，翕翕如有热状，奄然发狂，濈然汗出而解者，此水不胜谷气，与汗共并，脉紧则愈。（192）

太阴转阳明者，小便当自利，大便当自调，不能食当转为能食，这是寒湿不能胜谷气（即胃气），故知不久濈然汗出。如果初欲食，小便反不利，其人骨节疼，翕翕如有热状，奄然发狂者，此为寒湿转湿热。湿热交争，小便不利，汗不得出，脉必从沉弦转向浮紧。其后濈然汗出者，为水湿不胜谷气，污秽与气化并行，故知小便不久自利。不利者，不属阳明。

太阴转阳明者是从脏转腑，从里出表，从无汗到有汗，从湿热到燥热。所以它的脉象是从沉迟经过沉弦到达浮紧，然后以急促的方式来迫使寒湿从汗腺排泄，从而获得濈然汗出而解。这就是"水不胜谷气，与汗共并，脉紧则愈"的道理，这种从内向外、从里达表的驱寒模式就叫战汗。

阳明病，欲解时，从申至戌上。（193）

阳明之气，旺于申，衰于戌。故热病占申，寒病占戌。不论寒病热病，无不损伤胃气，所以真正的阳明病愈、胃气脉至要占据酉时。酉时对申时来说它是阳病遇阴，但对戌时来说则是阴病遇阳，所以酉时是阴阳和谐、胃气复至的最佳时刻，阳明病欲解时所以在戌时之前，申时之后，这就是从申至戌上。

阳明与阳明病不同，阳明是指肌肉肠胃的正常气化，而阳明病则是指肌肉肠胃出现了燥热。所以肌肉化热，肠胃化燥的时候就不能再犯阳时，它要等到阴气的到来，这就是从申至戌上，大约是午后四时至八时。这是酷暑遇金秋的时刻，所以能获愈。若不愈，日晡必发潮热，阳明燥热反剧。

古人计时，每一辰为两时，子时从晚十一时至凌晨一时，丑时一至三时，以此类推。在这十二时辰中，古人把子时称为"夜半"，丑时称为"鸡鸣"，寅时称为"平旦"，卯时称为"日出"，辰时称为"食时"，巳时称为"隅中"，午时称为"日中"，未时称为"日昳"，申时称为"日晡"，酉时称为"日入"，戌时称为"黄昏"，亥时称为"人定"。日晡阳气盛，日入阳气衰，黄昏阴气行，故阳病遇阴时才能解除。

阳明病，不能食，攻其热必哕。所以然者，胃中虚冷故也；以其人本虚，攻其热必哕。（194）

阳明病，胃中虚冷，不能食，此属太阴。太阴为阳明之本，本虚而反攻之则标本俱虚。虚则胃中寒，阳气下陷，客气上乘，故哕。哕是胃阳衰败，邪气上冲，所以哕证是阳虚胃不受纳。

哕证与呃逆不同（见《辨呕、吐、哕、噫》），呃逆是寒在胃中，热在膈上，治法是温胃降逆，如旋覆代赭汤、吴茱萸汤辈；哕是脾胃皆寒，标本俱虚，所以它的治法是重在温脾，如四逆理中汤辈。

阳明病，脉迟，食难用饱，饱则微烦头眩，必小便难，此欲作谷瘅。虽下之，腹满如故，所以然者，脉迟故也。（195）

阳明病，脉迟，迟则为寒，胃中冷，故食难用饱。饱则微烦，头眩，小便难者为脾胃燥气不足，痰湿滞留三焦，以致清阳不升，浊阴不降，由此产生了逆少阳证。在此期间，如果胃中虚冷而反下之，不仅腹满如故，还会增出吐利不能食。所以然者，脉迟为寒，寒遇寒攻，必系太阴；如果未经攻下而小便不利，并且出现了头眩心烦，那是太阴不受邪，阳明从热化，其后寒湿必转湿热，由此形成欲作谷瘅（因阳明而发黄者为谷疸，即黄疸），这叫"太阴当发身黄"（见187条）。谷瘅是阴病转阳，为湿热。不作湿热者，黄疸不能形成，所以然者，脉迟故也。

阳明病，法多汗，反无汗，其身如虫行皮中状者，此以久虚故也。（196）

阳明病，当身热汗出，腹满不大便。今反无汗，其身如虫行皮中状者，此以太阴旧湿不除，阳明迟迟不能化燥，气津不能充实皮毛而作汗的缘故。治法当以温药和之，得表里实，津液自和，便濈然汗出而解。本证非津液内竭，它是寒湿逗留，故不可增水行舟，犯之则中阳更虚，小便更难，何汗之有？

阳明病，反无汗而小便利，二三日呕而咳，手足厥者，必苦头痛，若不咳，不呕，手足不厥者，头不痛。（197）

本条讲的是阳明中寒。阳明病，当汗出而反无汗者要先看小便。若小便不利,身有发热者此为三焦有湿,其后必转湿热;若小便利,呕而咳,手足厥者,必苦头痛,因为阳明不从热化,太阳旧证迟迟不能解(头痛是太阳病提纲,非阳明病所有);若不咳,不呕,手足不厥者,说明阳明气盛,太阳表寒不久自解,故头不痛。

本证属于二阳合病,而且属于表里俱寒。因为头痛者属太阳,手足厥者属少阴,呕者是寒在胃,咳者是寒在肺。所以它是表里俱寒。表里俱寒得阳者生,失阳者死。本证提出了阳明病,可见它的性质不属于阴,而是阴病在转阳,寒病在化热,故知不久身热汗出,头痛呕咳自止,其后手足溅然汗出者,二阳合病将转化为正阳阳明。如果不能转化,它将形成少阳阳明病。

阳明病,但头眩,不恶寒,故能食而咳,其人咽必痛,若不咳者,咽不痛。(198)

这就是少阳阳明病。阳明病,能食,不恶寒者,这是阳明气盛,但津液不能作汗,因为它还有旧痰旧饮。故痰饮犯肺,化为咳嗽;随气上逆,化为头眩。这是饮痰与燥火在相搏,少阳与阳明在合病,故其人既有咳又有咽痛。若但见痰饮不见燥热者其人是但咳咽不痛,因为它不能相搏;若但见燥热不见痰饮者其人是但咽痛而不咳,因为它同样不能相搏。只有阴阳相逆,寒热相争,才能出现能食而咳,咽喉疼痛,这当然属于逆枢机病。

逆枢机病是阴阳两性。其后病从热化者转属阳明,病从寒化者转属太阴。既不从热,又不从寒,它将走向湿热交争。

阳明病无汗,小便不利,心中懊恼者,身必发黄。(199)

这就是湿热交争的病变。阳明病,当汗出小便利,否则它不能出现潮热燥结。今本证外不得汗出,内不得小便,水湿焉能有出路?于是它和阳明燥热相搏,随即化为湿热。湿热熏蒸,心中懊恼;湿热郁胆,其身必发黄,这就形成了三阳合病。三阳合病是外有太阳之表,内有阳明之里,中有少阳之半表半里,而且是表里在相逆,因此它仍然属于逆枢机。逆枢机的治法是和解少阳,所以在未发黄前有心中懊恼者,可予栀子豉汤,这是主取膈上的太阳与少阳合病;已发黄后则转少阳阳明,栀子豉汤由此转化为茵陈蒿汤(见236条)。在此期间,如果太阳表寒不解,阳明里热不甚,可予麻黄连翘赤小豆汤(见262条);如果太阳表寒已解,阳明里热淫盛,那就变解表为清里,可予栀子柏皮汤(见261条)。所有这些都是治疗湿热发黄的重要方剂,但是这些治法却没有一个方剂属于正阳阳明。

中医溯源

阳明病,被火,额上微汗出而小便不利者,必发黄。(200)

这是湿热发黄的一个成因。阳明病,内有燥热,但太阳旧寒依然不解,所以医生又使用了火法。被火之后,太阳表寒并没有因此而解散,原有的表实证也仅仅出现了额上微似汗,但它却又增加了一个小便难(注意:若无头汗,阳病必入阴)。这就造成了寒湿不能解,燥热不能发,于是形成了寒湿转湿热。湿热交争,其身必黄,这叫瘀热在里,湿气不行。假如被火而大汗出,小便利,那它绝对不能发黄,但它能造成因火而逆,出现动血生风瘛疭,严重时能造成一逆尚引日,再逆促命期,因为被火最能形成孤经独燃,耗气竭精。

阳明病,脉浮而紧者,必潮热,发作有时,但浮者,必盗汗出。(201)

这是阳明病从表入里和从里达表的两个途径。阳明病,脉浮而紧者叫太阳阳明,即太阳表寒转向阳明里热,这是顺传。顺传的症状是从恶寒到发热,从身热到潮热。它的脉象是从浮紧到浮数,从洪大到沉实,这是从太阳之表到阳明之里的必然脉证,所以它的最终归宿是"必潮热",而且是日晡所发潮热,这当然是发作有时;逆传与此相反,它是伤寒从里达表,从阴出阳,所以它的症状是从腹满到腹痛,从无热到身热。它的脉象是从沉迟到沉紧,从浮滑到洪数,所以它的最终归宿是"必盗汗出"。盗汗出是从阴出阳,它是从无汗到有汗,从胸腹到四肢,这是一层又一层的外越,所以这种汗出属于不知不觉,当然就像盗贼般的汗出。不论哪种汗出,只要最终走向阳明,迎接它的就是清法、下法。

阳明病,口燥但欲漱水,不欲咽者,此必衄。(202)

病在气分者能见汗,病在血分者能见血,这叫或从汗解,或从血解。

阳明病,身热汗出,口燥舌干,烦渴引饮,脉洪大者为病在气分;若口燥不欲饮,漱水不欲咽,反出现鼻衄者则为病在血分。病在气分者要清热,病在血分者要泻火。用芒硝、石膏清热,用大黄、黄连泻火,这是太阳与阳明、病气病血的不同治法。

在《伤寒论》中,凡是病气分者,在表属卫,在里主肌肉,所以它的治法是在表者汗之,在里者清之;凡是病血分者,在表属营,在里主肠胃,所以它的治法是在表者调之,在里者泻之。本证属阳明,所以它的治法是在上清热解肌,在下荡涤肠胃。用白虎汤清热解肌,用承气汤荡涤肠胃,这是气分与血分的代表方剂。

在本证中,但欲漱水,不欲咽者是病在血分,因为它的主证是衄血。它虽然有舌干口燥,但它并没有烦渴引饮,所以它是营分有热。营分生热,口不甚渴,但欲漱水,不欲咽下,这是病气病血的主要区别。清代吴鞠通著《温病条辨》,提出了"太阴温病,舌绛而干,法当渴,今反不渴者,热在营中也。"又说:"邪在血分,不欲饮水,热邪燥液口干,又欲求救与水,故但欲漱口不欲咽也"。这就是吴鞠通的营血论,但这个结论应该起源于张仲景。

阳明病,本自汗出,医更重发汗,病已差,尚微烦不了了者,此必大便硬故也。以亡津液,胃中干燥,故令大便硬。当问其小便日几行,若本小便日三四行,今日再行,故知大便不久出,今为小便数少,以津液当还入胃中,故知不久必大便也。(203)

热在气分,当汗出而津竭;火在血分,当心烦而动血。

阳明病,本自汗出,医更重发汗,必伤其津液。津伤寒罢者为表证已去,微烦不了了者是燥火在竭阴,所以叫亡津液。亡津则胃中干,故使大便硬,硬则当发谵语。今但见微烦不了了者,说明燥气不甚,仅为汗多津伤,所以要察其小便。如果小便不利,胀满不能食,那是寒湿系在太阴;如果小便利,尿量多,而且一日三四行,今日再行,说明肾气虚,脾不濡润,故使胃肠干燥。由于本证大病新瘥,胃气尚弱,经不起润肠滋液,所以身无大热,口无燥渴,仅有微烦大便难者则不需药物施治。但得米粥自养,津液还入胃中,小便逐渐减少,尿量恢复正常,硬结不行的大便难就会自然畅通。所以然者,州都滋生津液,胃气因和故也。

伤寒呕多,虽有阳明病证,不可攻之。(204)

伤寒呕多,这是寒气犯胃,属于胃中不和,虽有阳明证,用药不可攻泻,否则寒化太阴,出现本寒标热。

阳明病的转归不外乎有三种:一是病从寒化,二是病从热化,三是寒热同化。伤寒呕多,胃中必有寒邪,虽然大便结硬,用药不可荡涤,因为它有寒有热。呕与吐不同,呕是寒在胃中,热在膈上,属于二阳相逆,所以它的治法是和解少阳,小柴胡汤主之,这是针对膈下有寒,膈上有热的治法;如果寒在胃中,当用柴胡而反用承气,忽视了呕多乃是客气上逆,就会造成脾阳下陷,寒从中生,轻者胀满不能食,重者吐利厥逆,严重者可出现脏寒脏结;如果下后不从寒化,呕证依然存在,那叫太阴不受邪,寒热依然相搏,属于表里不解。所以说,阳明病表寒不除者不可攻之,里热不甚者不可攻之,表里不和者不可攻之。

阳明病,心下硬满者,不可攻之,攻之利遂不止者死,利止者愈。(205)

阳明病,胃中有燥屎,腹满拒按者可攻;若痰饮水气互结在心下,以至心下硬满,大便无实者,则不可予承气汤,犯之则利不止。因为它的治法是应该驱逐痰饮而不是荡涤宿食,更何况痰饮多有湿气,一旦肠胃无燥结,下之就会造成脾阳崩溃,阴霾四起,原有的结胸证就会因攻下而形成脏结。脏结无阳,预后多死。若不死,那是阳气未衰,阳明必从热化,虽属误治,结胸痰饮反因峻攻肠胃而下行。所以说:下之后,下利不止者死,下利自止者愈。

阳明病,面合色赤,不可攻之;必发热,色黄者,小便不利也。(206)

阳明病,面合色赤,这是阳气浮郁不得越,属于当汗不汗的缘故,治法宜解之、熏之。虽有里实,不可强攻,攻之则阳气内陷,表证反不能解。其后病从热化者,仍当郁冒汗出。若不得汗出,小便反不利者,其身必然发黄。所以然者,下后阳气陷,寒湿在里,复与燥热相搏,遂化为湿热。湿热熏蒸,其身必黄;若不能发黄,那是病从寒化,其后必然胀满吐利不能食。不能食者,阳明病将逆传入太阴。

阳明病,不吐不下,心烦者,可与调胃承气汤。(207)

上条讲的是湿热,本条讲的是燥热。

阳明病,外见蒸蒸发热,内见腹满心烦,这是早期的肠胃化燥,也是阳明病从肌热走向腑实的过程。在此期间,如果太阳表证已解,肌肉肠胃出现了燥结,这就是早期的胃家实,属于阳明初级化燥的阶段。在这一阶段中,由于阳明燥气尚未进入鼎盛时期,它的胃气尚弱,所以它在使用下法时要高度注意。在这里,仲景首先提出了调胃承气汤,而且还附加了两个条件:一是本证无吐,二是本证无利。如果有吐有利,那它绝对不敢使用调胃承气汤,但是这并不代表阳明病在形成前曾经使用过汗法、吐法、下法。这是两个性质不同的概念,也就是说,不管本证在形成前它曾经使用过什么样的方剂,应用过什么样的方法,只要它现在无吐无利,不存在阴证,哪怕它只有心烦大便坚,它就完全可以使用调胃承气汤,这是区分阳明与太阴的重要手段。

阳明病的形成是从太阳表寒走向阳明里热,所以调胃承气证的出现是从肌肉壮热走向肠胃燥结。当然它的主要病变就是从身热汗出到达蒸蒸发热,它的脉象是从洪大到沉实,这就是它的顺传规律。根据这一规律就能判断出该证的主要临床表现,即外有蒸蒸发热或潮热,内有心烦腹满或谵语,脉象是沉数有力或者沉实有力,这是肠胃标本俱实的早期表现。

最后谈谈本证的心烦。心烦是心火盛,此属太阳;不吐不下是肠胃无寒湿,此属阳明。太阳与阳明俱从热化,而且属于早期,所以它是调胃承气汤证。

阳明病,脉迟虽汗出,不恶寒者,其身必重,短气,腹满而喘;有潮热者,此外欲解,可攻里也。手足濈然汗出者,此大便已硬也,大承气汤主之。若汗多,微发热恶寒者,外未解也,其热不潮,未可与承气汤,若腹大满不通者,可与小承气汤微和胃气,勿令至大泄下。(208)

早期的肠胃燥热,它是调胃承气汤证。一旦进入盛期,那就变成了大承气汤。大承气汤若选错了时机,阳病就会转阴。

阳明病,脉迟,虽汗出,不恶寒者,其身必重。这是阳明燥气不足,湿气有余,故令身重,短气,腹满而喘(与溢饮相同)。有潮热者,说明太阳外症已解,阳明湿气已罢,故身重、短气、喘满、脉迟等症也就相应地结束,这时候才可攻里也。身重的结束象征着蒸蒸发热,至手足濈然汗出的时候,阳明燥热已完全形成,这时的大便才会转硬,才能使用大承气汤;如果此时不见潮热,但见微热。不见蒸蒸,但见汗出,而且伴有身恶寒者,说明太阳表证并未解除,故其热不能潮,千万莫予大承气汤(包括调胃承气汤),因为它还有太阳表证的存在,它的寒湿邪气依然逗留,所以它不能攻里。在此期间,如果出现了腹大满不通,其人不可忍耐,可先予小承气汤微和胃气,因为小承气汤不含芒硝,它不滋助湿气,故可作为权宜之计。

在阳明病篇中,仲景开章就提出了病有太阳阳明、正阳阳明和少阳阳明。而且再三强调伤寒表不解,不可攻里,这就足以说明太阳阳明和少阳阳明都是合并症,它们都存在着寒湿邪气,卒然化为湿热它们也只能应用小承气汤,所以真正的大承气汤证属于正阳阳明,这才叫胃家实。

早期的胃家实可以使用调胃承气汤,这是肠胃化燥的初级阶段。在这一阶段,阳明里热逐渐战胜了太阳表寒,发热恶寒逐渐转化为发热汗出,至蒸蒸发热汗出时,太阳表证已宣告解散。在此期间,如果潮热尚未到达四肢,那它只能被视为蒸蒸发热。蒸蒸发热象征着阳明燥热初兴,它的病机属于标本俱盛,因为它的气血津液尚未受损,它还相处在阳明燥热的初期,所以它的应用方剂是调胃承气汤;如果出现了手足濈然汗出,那是胃家实进入了鼎盛时期。与此同时,气血津液也开始了急剧地消耗,阴阳一气也随时受到威胁,标本俱盛也由此转向了标实本虚,这就需要大承气汤来峻攻阳明,用急下存阴的手段来挽救此阴阳一气,故名承气。

大承气汤方

大黄四两(酒洗)　厚朴半斤(炙,去皮)　枳实五枚(炙)　芒硝三合

上四味,以水一斗,先煮二物,取五升,去滓;内大黄,更煮取二升,去滓。内芒硝,更上微火一两沸,分温再服。得下,余勿服。

大承气汤证有两种表现,它的外证是手足濈然汗出,它的内证是痛、满、燥、实、坚,而且面临着标实本虚、气津随时消亡的危险。由于本证来势汹涌,所以它的治疗原则是峻攻急下。本方用枳实破结导滞,用厚朴行气除满,用芒硝软坚润燥,用大黄荡涤攻坚,不用甘草,力求速去,不留后患。

本方与白虎汤同属正阳阳明方剂,但有肌肉肠胃之分。白虎汤适用于阳明肌热,它是标本俱盛的方剂,一旦进入本虚,白虎汤就必须加人参;承气汤也不例外,胃家初兴时,它是调胃承气汤。进入了阳明激化时,调胃承气汤就变成了大承气,并且提出了阳明急下和少阴急下,缓则气津消亡! 在本证中,手足濈然汗出是肠胃燥结的主要标志,也只有大便结硬,湿气已尽时才敢使用大承气汤。因为这个方剂重用芒硝。芒硝是个有独特性能的药物,它不仅禀性咸寒,能泻热软坚,而且它还不受营卫所控制。它既可运行在脉中,又可渗透到脉外,凡肠胃肌肉、营卫表里无所不至。故大黄走血,芒硝走气;大黄入营,芒硝入卫。大承气汤内外并走,所以芒硝与大黄同用;小承气汤独走肠胃,所以它是多血少气。

小承气汤方

大黄四两(酒洗)　厚朴二两(炙,去皮)　枳实三枚(大者,炙)

上三味,以水四升,煮取一升二合,去滓,分温二服。初服当更衣,不尔者尽饮之,若更衣者勿服之。

小承气汤不用芒硝,所以它能走肠胃之中,不能走肠胃之外,当然它就不能软坚泄热,只能用于痞、满、燥、实。这对于阳明本气不足,有宿疾,有潮热,有湿气的病变最为相宜,但它对于阳明燥热初期,或者阳明燥热进入了鼎盛时期的胃家实反为误事,所以临床要根据病变的虚实而分经用之。

阳明病,潮热,大便微硬者,可与大承气汤,不硬者,不可与之。若不大便六七日,恐有燥屎,欲知之法,少与小承气汤,汤入腹中,转矢气者,此有燥屎也,乃可攻之;若不转矢气者,此但初头硬,后必溏,不可攻之,攻之必胀满不能食也。欲饮水者,与水则哕。其后发热者,必大便复硬而少也,以小承气汤和之。不转矢气者,慎不可攻也。(209)

怎样鉴别湿气与燥气呢?阳明病,只要有潮热,虽大便微硬可以使用大承气汤,但前提是手足濈然汗出,否则不是潮热,而是蒸蒸发热。蒸蒸发热伴有心烦者为阳盛,可予调胃承气汤;若但见汗出,不见蒸蒸,更不见潮热,则需警惕阳明有本虚,虽六七日不大便也要考虑肠胃是否有湿气。欲知之法,先予小承气汤作为探试。汤入腹中,转矢气者,说明肠胃湿气已尽,可予大承气汤;如果不转矢气,说明肠中黏腻,湿气盛,燥气不足,大便必先硬后溏,这叫有结无热,故不可使用携带芒硝的承气汤。犯之则寒化太阴,必胀满不能食。在此期间,如果湿从热化,其人当口渴,这是太阴病在转属阳明;如果口渴欲饮,但与水则哕,这就变成了水逆,为蓄水证。其后发热者,属于寒水不能胜燥热,大便必然复硬,湿气自然会减少也,可予小承气汤复试之。服汤后仍不转矢气者,可放弃峻攻的手段,因为湿气依然在留恋。

本证反复变化,但它有规律,这就是标本俱实、标实本虚和标本俱虚。标本俱实不存在湿邪,标实本虚必存在湿邪,而标本俱虚不但存在湿邪,而且还会犯水,这是构成阳明与太阴,自病与合病的必然规律。能掌握这一规律,就不难划分出三个承气汤证的界线,至少能认识到三个承气汤证的不同转机。

夫实则谵语,虚则郑声。郑声者,重语也。直视谵语,喘满者死,下利者亦死。(210)

谵语是正盛邪实,故声音洪亮,语无伦次;郑声是气虚血竭,故语言重复,声音低微。

阳明病,潮热谵语,腹满不大便,睛不和,脉沉实有力者,此为燥热步入了极限,气津消亡于顷刻之间,故当以大承气汤急下之,缓则生变,变则不可救药,所以当决断时切莫要迟疑。在本证中,谵语是燥极生热,直视是气精干涸,喘满是痰涎壅盛,下利是寒从中生。这就叫物极必反,重阳必阴。所以目呆之后,便是直视;谵语之后,便是郑声;喘满之后,便是息高;下利之后,便是失禁;潮热之后,便是逆冷;汗多之后,便是亡阳;沉实之后,便是细微;阳病之后,便是阴邪;正气消亡之后,邪气便布于全身,内外不见生机,生命还如何延续?

发汗多,重发汗者,亡其阳,谵语,脉短者死,脉自和者不死。(211)

正阳阳明,当身热汗出小便利,否则肠胃不能结实。然汗多易伤津液,故轻则亡阴,重则亡阳。亡阴则化燥,必发谵语;亡阳则虚脱,脉必短而涩。短者气消,涩则胃绝,这是阳病见阴脉,故死;如果脉能自和,大汗转微,短脉见长,其后胃气必至,故不死。本条但言脉短,不言脉涩,但它绝不能见短而滑,更不能见短而数,因为那是阳脉促脉。

伤寒,若吐若下后,不解,不大便五六日,上至十余日,日晡所发潮热,不恶寒,独语如见鬼状。若剧者,发则不识人,循衣摸床,惕而不安,微喘直视,脉弦者生,涩者死,微者,但发热谵语者,大承气汤主之。若一服利,则止后服。(212)

伤寒,若吐若下后,正气内虚,燥热不解,其人不大便五六日,上至十余日,日晡所发潮热,不恶寒者,此为阳气转胜,燥实腑结。独语如见鬼状,发作不识人者,这是燥火已步入了极限,神明已接近了溃决。循衣摸床,惕而不安,微喘直视者是气精在消亡,化源在枯竭。邪气淫盛,正气危在旦夕,故脉弦者生(阴气未尽),涩者死(阳气已绝)。如果上述的症状比较轻微,脉不短涩,无直视,无神智昏迷及循衣摸床等危候,但见潮热谵语,这说明阳明燥热尚未越过极限,可仍予大承气汤急下存阴。由于本证已经接近了虚脱,所以服用大承气汤时要谨慎注意:若一服大便利,则止后莫再服,务求做到中病即止,以免造成阴气将回,阳气又退。

阳明病,其人多汗,以津液外出,胃中燥,大便必硬,硬则谵语,小承气汤主之。若一服谵语止者,更莫复服。(213)

本证有燥无热,故为标实本虚。

阳明病,本气不足,无潮热,其人多汗,此以津液外越,胃中干燥,故使大便硬,硬则谵语。这是燥气有余,热气不足。故谵语有虚有实,有潮热者为实,可与大承气汤;无潮热者为虚,小承气汤主之。若一服谵语止,切莫更服。所以然者,汗多津液竭,为里虚,故不可予大承气汤,否则中阳失守,脾土崩溃,阳明燥结必转太阴下利。

阳明病,谵语,发潮热,脉滑而疾者,小承气汤主之。因与承气汤一升,腹中转气者,更服一升。若不转气者,勿更与之;明日又不大便,脉反微涩者,里虚也,为难治,不可更与承气汤也。(214)

本证有热无燥,同样为标实本虚。

阳明病,既发谵语,又有潮热,理当用大承气汤。然脉滑而疾者则说明肠胃燥气不足,湿气有余,故只能使用小承气汤。服汤一升,腹中转矢气者说明燥气尚可,大便已硬,可以更服一升。若不转矢气,那是肠中湿气盛,大便必初硬后溏,勿更予之。明日又不大便,脉反微涩者,这是病从寒化,为里虚,属于寒湿系在太阴。太阴为病,万不可攻,除非它再转阳明。

阳明病,谵语,有潮热,反不能食者,胃中必有燥屎五六枚也,若能食者,但硬耳,宜大承气汤下之。(215)

本证有热有燥,所以是标本俱实。

阳明病,标本俱盛,谵语,有潮热,腹满不大便,脉沉数或沉实有力者,此胃中必有燥屎也。燥屎的初结,肠道实,胃中虚,故能食而但硬;若燥屎结久,则肠胃俱实,不能传导,故气逆而反不能食。不论结硬新久,不论能否饮食,只要阳明化燥,胃中不含水湿,则均可使用大承气汤;如果湿气未尽,肠胃不能硬结,手足便不会汗出,燥屎也不能内存五六枚,这当然就不是大承气汤证。

阳明病,下血谵语者,此为热入血室,但头汗出者,刺期门,随其实而泻之,濈然汗出则愈。(216)

这是少阳与阳明并病,属于逆枢机病。

阳明病,发热谵语,但头汗出,身无汗者,此为湿热。湿热熏蒸,化为火邪。火邪迫血妄行,撼动血府阴络,从而引起下焦出血,这叫热入血室。肝胆司调节,主血室。今湿热壅滞肠胃,阳气不能宣泄,是谓肝脾不和。因此要刺期门疏肝气以助其转化,然后根据腑的标本虚实而分经泻之,则濈然汗出而愈。

本证脾胃不和,过在肝胆,因此需要表里同治。由于本证撼动了血室,引起了下血,所以刺期门得当,有可能出现濈然汗出而解。若汗出血不止,阳明又不见燥热,那后续的施治应该是小柴胡汤变法。

汗出谵语者,以有燥屎在胃中,此为风也。须下者,过经乃可下之。下之若早,语言必乱,以表虚里实故也。下之则愈,宜大承气汤。(217)

这是少阳阳明病在转归正阳阳明。

汗出谵语者,以有燥屎在胃中,这是阳明在化燥。单病此者,不得作为阳明中风,因为中风要具备阴阳两性。在本证中,仲景提出了过经乃可下之,下之若早,语言必乱。这就明确地指出本证在过经前它不是燥热,而是湿热,也只有湿热才能具备寒热交争,才能作为阳明中风。如果属于燥热,那它就不可能因误下而导致语乱神昏,所以仲景才提出了"过经"乃可下之。也就是说,本证在过经前为湿热,为中风。中风半寒半热,它是阴阳两性,所以不转燥热它是不能攻下的,卒然当下它也只能微和胃气,如使用小承气汤,因为这是表虚里实、湿热交争的阶段。故需得过经之后,湿热转为燥热,表虚里实转为表里俱实,少阳阳明转为正阳阳明时才敢使用大承气汤。如果提前攻下,阳气就会内陷,湿热就会熏蒸,轻者语言错乱,重者直视喘满,贻害无法估量。

伤寒四五日,脉沉而喘满,沉为在里。而反发其汗,津液越出,大便为难。表虚里实,久则谵语。(218)

上条是表寒里热,这是少阳与阳明合病;本条是表热里寒,这是太阳与少阳合病。不论哪种合病,最终的转归都是正阳阳明。

伤寒脉沉而潮热,阳明必然化燥;伤寒脉沉而喘满,太阳必有寒邪。故伤寒四五日,脉沉而喘满,此为寒湿在里。在里而反发其汗者为误治,因为里有寒的治法是先救其里,后攻其表。今本证喘满不解,脉象下沉而先发汗,以致津液泄露,阳气外越,肌肉肠胃由此不能化燥,所以这里的大便难就不是阳结而是阴结。阴结是不发谵语的,当然就不能使用承气汤,所以这里的"久则谵语"就变成了一个转折点。这个转折点在说明阳病可以转阴,阴病可以转阳,但它需要时间,这个转化的时间就叫作"久",也只有这个久字才能看到文章的奥妙深处。

在本证中,喘属于肺,肺主皮毛,故治喘要宣肺;满属于脾,脾主肌肉,故治满要健脾。本证脉沉而喘满,当然要先健脾而后宣肺,这就叫先救里,后解表。如果先解表宣肺,阳气就会泄漏于皮毛,寒湿就会系在太阴,就会形成表里俱虚。欣慰的是本证并没有因发汗而病从寒化,也没有看到汗后阳气大虚,所以最终还是归宿了阳明。

三阳合病,腹满身重,难于转侧,口不仁面垢,谵语遗尿。发汗则谵语,下之则额上生汗,手足逆冷。若自汗出者,白虎汤主之。(219)

阳明与少阳合病,太阳不见表寒;太阳与少阳合病,阳明不见里热;如果是三阳合病,那既见太阳表寒,又见阳明里热。

故三阳合病,必有太阳之表,复有阳明之里,而且是表里在相逆。腹满身重是寒湿壅盛,难以转侧是湿气不行;谵语、遗尿是寒湿遇火,口不仁而面垢是湿热熏蒸。由于本证属于湿热相搏,所以它的治法要主取少阳。少阳不可发汗,发汗则加重火邪而诱发谵语;逆少阳同时不可妄攻,妄攻则阳气下陷,寒从中生,从而导致额上生汗,手足逆冷,这就是三阳合病的实际处境。在此期间,如果病人能够自汗出,小便利,说明阳气能自行转盛,其后的湿热必将转化为燥热。燥热归宿于肠胃者用大承气汤;燥热归宿于肌肉者用白虎汤。本证自汗出,身重转为身热,所以归宿于白虎汤证。白虎汤证出现后,阴霾寒湿自然一并消除,三阳合病由此转化为正阳阳明。

本证是寒在太阳,热在阳明,逆在少阳,属于表、中、里三者相逆,因此叫三阳合病。三阳合病属于标本俱盛,所以它会形成湿热。湿热从寒化者为寒湿,从热化者为燥热。故湿热转燥热,必先汗出小便利。若但见头汗出,身无汗,小便不利,其身就会发黄。故发黄者用茵陈蒿汤,自汗出者用白虎汤。

二阳并病,太阳证罢,但发潮热,手足漐漐汗出,大便难而谵语者,下之则愈,宜大承气汤。(220)

凡病涉及少阳者为逆传,不涉及少阳者为顺传。

太阳表寒不解,阳明里热产生,这叫二阳并病。二阳并病阳热胜于阴寒者表邪必自解,其后自然出现身热汗出乃至蒸蒸发热。当手足漐漐汗出,出现潮热、谵语、大便硬的时候,正阳阳明病已完全形成,可予大承气汤;如果阳热不能胜阴寒,其后就会寒热相搏,那就变成了逆枢机的合病与并病。

阳明病,脉浮而紧,咽燥口苦,腹满而喘,发热汗出,不恶寒,反恶热,身重。若发汗则躁,心愦愦反谵语,若加温针,必怵惕,烦躁不得眠,若下之,则胃中空虚,客气动膈,心中懊憹。舌上苔者,栀子豉汤主之。(221)

这就是合病与并病。

阳明病,脉浮而紧,浮是阳气盛,紧是表有寒,此属太阳;发热汗出,不恶寒,反恶热者是肌肉出现了燥热,此属阳明;身重,腹满而喘是二阳寒湿不解,寒湿与燥热相搏就会形成湿热。湿热交蒸,胆火上逆,遂发为咽燥口苦。至此,太阳、阳明、少阳三阳俱病。故三阳合病,外不可发汗,发汗则津液越出,心阴被劫,肠胃反为燥热,故作心愦愦,反谵语;若加温针,火邪就会内攻,入心乱神,从而导致怵惕躁烦不得眠;若下之,阳气必然内陷,胃中必然空虚,邪气就会乘虚上逆,是谓客气动膈。其后出现了心中懊憹者是病从热化,若舌上白苔转黄,浮紧转为浮数者,膈上燥热基本形成,可予栀子豉汤。这是三阳合病未解,阳明燥热尚未形成的应急治法。

若渴欲饮水，口干舌燥者，白虎加人参汤主之。（222）

承上条文法，阳明不转燥热者为栀子豉汤证，已转燥热者则为白虎加人参汤证。

三阳合病，身热汗出，口干舌燥，渴欲饮水，小便利，时时恶风，或背微恶寒，脉转滑数洪大者，此二阳寒湿已去，湿热转为燥热，可予白虎加人参汤；若无口渴，但见身热汗出，舌干口燥，此津液未伤，虽小便利，可予白虎汤；若小便不利，虽口渴不可予白虎汤，因为渴而小便不利者，大多为蓄水，为水逆。

若脉浮，发热，渴欲饮水，小便不利者，猪苓汤主之。（223）

这就是蓄水，水逆。

承上条文法，三阳合病，当汗出而不汗出，当脉洪反脉浮，小便不利，虽发热，渴欲饮水非阳明燥热，这是湿热，即阳明蓄水。蓄水宜猪苓汤，燥热宜白虎汤，这是两个渴欲饮水的鉴别。

太阳蓄水，寒多热少，所以用五苓散（见71条）；阳明蓄水，寒少热多，所以用猪苓汤。蓄水本为阴邪，因此不论寒湿还是湿热，只要水气不尽，湿气不行，它就必须发汗利小便。五苓散用白术健脾，用桂枝发汗，用二苓、泽泻利水，这是针对寒湿犯脾的治法；猪苓汤用阿胶育阴，用滑石利湿，用二苓泽泻利水，这是针对湿热犯胃的治法。湿热本阳气盛，故不必健脾助火，但得小便利，则太阳气化自行。

在三阳合病中，只要病从寒化，它都是寒湿；只要病从热化，它都是湿热。无论寒湿还是湿热，只要内存水气，它们都是湿邪。湿邪为病，有发黄者，有懊侬者，有胀满者，有下利者，有蓄水者。不论哪种病变，它的病机都是小便难，身无汗。所以治寒湿要发汗行治节，治湿热要育阴利小便。只有汗出小便利，湿热才能转为燥热，三阳合病才能走向正阳阳明的胃家实。

猪苓汤方

猪苓（去皮）　茯苓　泽泻　阿胶　滑石（碎）各一两
上五味，以水四升，先煮四味取二升，去滓，内阿胶烊消，温服七合，日三服。

燥热炽盛于肌肉，寒湿滞留于三焦，这是产生湿热的主要根源。故寒湿不转湿热者用五苓散，已转湿热者用猪苓汤。猪苓汤的利水作用要大于五苓散，而且它是变助火为育阴，变补脾为利水的方剂。从猪苓汤的药物组成看，它是五苓散去桂枝加阿胶,去白术加滑石而成。不难想象,这是从太阳走向阳明,从寒湿走向湿热的变法。所以五苓散用的是白术、桂枝,猪苓汤用的是滑石、阿胶。一个是治疗寒湿,一个是治疗湿热;一个是主取太阳,一个是主取阳明,这就是两个方剂的不同点。

阳明病,汗出多而渴者,不可与猪苓汤。以汗多胃中燥,猪苓汤复利其小便故也。(224)

猪苓汤的主要功能是治疗湿热,但是湿热与燥热仅是一墙之隔。当病从热化的时候,寒湿能在瞬间转为湿热,湿热能在瞬间转为燥热,而且它的转化途径是发汗利小便。所以阳明病,汗出多而渴者,不可予猪苓汤。因为汗多胃中燥,口渴津液伤,卒然小便不利,燥热也成定局。此时若再予猪苓汤复利小便,就会造成气津俱竭!所以当燥热取代湿热的时候,发汗利小便就必须加倍注意,以免造成猪苓汤证将解,白虎汤证又发,因为阳明燥热已进入了极化时刻。

脉浮而迟,表热里寒,下利清谷者,四逆汤主之。(225)

与上条定义相反,本证是病从寒化。

当太阳表寒不从热化的时候,阳明里热就会向反方向发展,届时的寒湿就会系在太阴,浮大而数的阳盛脉就会变成浮虚而迟的阳中有阴。这叫表有热,里有寒。表有热是指太阳阳气未衰,故脉浮;里有寒是指阳明出现了寒化,故脉迟。表热里寒,治法必先救里。故下利清谷者,四逆汤主之。得里和而身疼不休者,再以桂枝汤攻表。这叫救里宜四逆汤,攻表宜桂枝汤(见372条)。

若胃中虚冷,不能食者,饮水则哕。(226)

若胃中虚冷,不能食,饮水则哕,这是脾阳不足,属于太阴受病。太阴为阳明之本,本虚则胃不纳谷,故不能食,强食则吐,与水则哕,所以然者,脾虚不能建,肺虚不能运故也,四逆汤、理中丸主之。

手阳明大肠经,与肺相表里;足阳明胃经,与脾相表里。脾有寒,则胃不受纳,其人食谷而吐;肺有寒,肠失传导,其人腹满而利。脾肺俱寒,则健运失调,在上谷不化,饮水则哕;在下水不行,必下利清谷。如果治节紊乱,脾阳崩溃,就会出现腹满吐利,四肢厥逆。用白术健脾,用干姜温肺,用人参行治节,用甘草实胃气。这是手足并取,健运同治的方剂。如果寒气不行,水湿阻滞,轻者用四逆汤(见225条),重者用茯苓四逆汤(见69条),这是以肺运脾,主取手太阴的方剂;如果脾胃虚寒,饮食不消,轻者用理中丸(见386条),重者再加炮附子(附子理中丸),这是以脾温肺,主取足太阴的方剂。从这两类方剂中,不难看出,水不行者,责之于肺;食不化者,责之于脾。这就是脾与肺,健与运的不同关系。

脉浮发热,口干鼻燥,能食者则衄。(227)

病从寒化者属太阴,其人必上吐下利;病从热化者属阳明,其人必口干鼻燥。故阳明有热者为中风,中风脉浮发热,其人必能食而鼻衄;太阴有寒者为中寒,中寒脉沉恶寒,其人必腹满不能食。

本证为二阳合病。其中脉浮发热者属太阳,口干鼻燥者属阳明。火在太阳,燥在阳明,是谓燥火相合。故因火而盛,发为鼻衄;因燥而热,发为鼻干,这叫热伤阳络。

阳明病下之,其外有热,手足温,不结胸,心中懊憹,饥不能食,但头汗出者,栀子豉汤主之。(228)

阳明有热者当下之,太阳有火者当清之。当清之而反下之燥热就会转为湿热,所以然者,太阳脉浮,表寒未尽,攻下过早故也。

早期的阳明病,其外尚有脉浮发热,这是太阳表证未解,故不可过早地攻下。若下之,阳气就会内陷,阴霾就会上乘,就会形成变化多端的各种坏病。故下后腹满吐利者属太阴,这是病从寒化;今手足自温,且无吐利,故知太阴不受邪,病机仍属阳明。属阳明者当病结胸;若不结胸,但头汗出,身无汗,小便不利者又当发黄;今既不结胸,又不发黄,却出现了心中懊憹,饥不能食,这无疑是寒在胃中,热在膈上,属于热扰胸膈证,所以使用了栀子豉汤。由此可见,不论二阳合病还是三阳合病,只要它尚未进入正阳阳明,它是既不能用白虎,又不能用承气的。

阳明病,发潮热,大便溏,小便自可,胸胁满不去者,与小柴胡汤。(229)

阳明病,发潮热,大便当硬,而反溏者,这是热在肌肉,寒在肠胃,为阳明标气有余,本气不足,故需警惕小便不利,三焦湿滞。今潮热小便自可,说明下焦无湿阻,仅有痰火聚在膈上,故使胸胁苦满,可予小柴胡汤,此少阳阳明枢机不利的治法。需要注意的是,如果寒湿系在太阴,其人腹满吐利,那柴胡汤断不可用。所以然者,柴胡升阳,不利于寒湿故也。

阳明病,胁下硬满,不大便而呕,舌上白苔者,可与小柴胡汤。上焦得通,津液得下,胃气因和,身濈然汗出而解。(230)

胃中有热,肠道有寒,其人大便溏而不呕;肠道有热,胃中有寒,其人但呕而大便不溏。如果肠胃俱寒,则上有呕逆,下有大便溏;如果肠胃俱热,则上不见呕逆,下不见大便溏。

呕逆不是呕吐,便溏不是下利。这是肠胃有寒,并非湿系太阴,所以它是标寒本热而不是标本俱寒。故阳明病,胁下硬满,不大便而呕,舌上白苔者,可予小柴胡汤。盖白苔属于太阳,这是表有热;呕逆属于阳明,这是里有寒;不大便是下焦无湿,这是病从热化;胁下硬满是膈间有饮痰,此属上焦。上焦有寒,下焦有热,胃中有寒,肌腠有热,由此造成了寒热不能过度,所以被称为逆枢机病。予小柴胡汤服之,则上焦得通,津液得下,胃气因和,故身濈然汗出而解。

阳明中风,脉弦浮大,而短气,腹都满,胁下及心痛久按之气不通,鼻干,不得汗,嗜卧,一身及目悉黄,小便难,有潮热,时时哕,耳前后肿。刺之小差,外不解。病过十日,脉续浮者,与小柴胡汤。(231)

在上两条中提出,凡是用柴胡汤,其人湿气重者皆不得与之,不管它是寒湿还是湿热,何以本证依然使用小柴胡汤,这种湿气又该作何解释呢?

阳明中风,必具阴阳两性,这就是湿热。湿热为病,脉弦者属少阳,脉浮者属太阳,脉大者属阳明。三阳具备,所以叫三阳合病。三阳合病属于逆枢机病,其中短气者为膈间支饮;腹都满、胁下及心痛为痰湿内阻,故久按之气不通;鼻干、不得汗者为湿从热化,这是阳明在化燥;嗜卧、身黄、目黄、小便难、有潮热者为湿热熏蒸。湿热化火,耳前后肿;寒饮犯胃,时哕时停。这就是逆枢机的三阳交结证,治法当和解。受湿热的影响,小柴胡汤属于禁用,于是采用了针刺疗法。但针刺同样不能胜湿热,只能暂时缓解。如此反复,病过十日,三阳合病发生了转化:浮大之脉继续上浮,原有的弦脉逐渐化解,太阴湿气也由此转向了阳明燥热,至此逆枢机病进入了小柴胡汤范围,因为肠胃的湿热已经转为肠胃燥热。如果继续热化,续浮之脉转为脉但浮,内藏的寒气就会层层外越,就会还原为太阳病表不解。

脉但浮,无余证者,与麻黄汤;若不尿,腹满加哕者,不治。(232)

当脉象从续浮走向但浮的时候,三阳合病已经演变成一阳之表,其他二阳相逆均告结束,仅仅剩下了表有寒,这就叫"无余证"。无余证的提示说明了阳明燥热已经形成,也只有阳明燥气才能迫使逆枢机病解散,才能大胆无忧地使用麻黄汤,这是伤寒从阴出阳,从里达表的层层外拓法。在此期间,阳明燥热必须一盛再盛,否则它经不起柴胡麻黄的一越再越!如果它有余证,特别是太阴湿气未除,任何攻表法都能导致阳气逆传,寒从中生。原有的三阳合病就会因攻表而寒化,届时的阳明湿热就会变成太阴寒湿,就会出现小便难,腹满加哕。如果小便难发展为无尿,那就说明阳气已经消亡,阴气独居了全身,这样的后果是非常危险的。

阳明病,自汗出,若发汗,小便自利者,此为津液内竭,虽硬不可攻之,当须自欲大便,宜蜜煎导而通之。若土瓜根及大猪胆汁,皆可为导。(233)

阳明病,不论自汗出还是用药发汗,都必须注重胃气的强弱。如果汗出小便利,其后胃气必自和,大便必先溏后鞕;如果汗出小便不利,其后胃气必从寒化,大便必先鞕后溏。大便溏者要谨防腹满而吐;大便硬者要警惕谵语而潮热。今本证汗出大便硬,并不作烦热燥渴,可见它是汗出津液伤,胃气尚未自和的缘故。由于本证出于大病新虚,除了大便干结并无余症,因此汗后不必采用其他治法。仅有大便干燥者,可用辅助疗法来促其传导,这就是蜜煎导法,若土瓜根及大猪胆汁等,也皆可为导。

蜜煎导方

食蜜七合

上一味。于铜器内,微火煎,当须凝如饴状,搅之勿令焦着。欲可丸,并手捻作挺,令头锐,大如指,长二寸许,当热时急作,冷则硬。以内谷道中,以手急抱,欲大便时乃去之。

土瓜根方(附方佚)

猪胆汁方(附方)

大猪胆一枚,泻汁,和少许法醋,以灌谷道内。如一食顷,当大便出宿食恶物,甚效。

蜜煎导法是最为安全的润肠法,即便它是先硬后溏也不会造成伤害,尤其是用于单纯的大便秘结,故无脏腑余证者可放心试之。

近代民间验方:(1)开塞露一支,纳谷道,少时大便即出;(2)甘油栓一枚,用法与开塞露相同;(3)蓖麻油灌肠,效果良好;其他像果导片、芦荟胶囊口服也能润肠通便。总之,只要不伤胃气,不损津液,都是上述的蜜煎导法。

阳明病,脉迟,汗出多,微恶寒者,表未解也,可发汗,宜桂枝汤。(234)

阳明病,脉迟而浮,汗出多,微恶寒者,此胃气不足,营卫不和,病属太阳,宜桂枝汤解之;若脉沉迟,身疼痛,汗出,恶风者,此太阳病本,过在太阴,治法当先救里,宜四逆汤。得里和而表不解者,可复予桂枝汤,这是先温里,后解表的治法;今本证太阴不从寒化,未曾出现吐利腹满,故知太阴不受邪,但属胃中有寒,故不须救里。由于本证脉迟汗出多,所以攻表不能用麻黄,只能用桂枝。

阳明病,脉浮,无汗而喘者,发汗则愈,宜麻黄汤。(235)

阳明病,脉浮紧,无汗而喘者,此太阳表寒不解,阳明本气不衰,故治法不需救里,当先解表,宜麻黄汤;表解里热不除者,属阳明,再以法治之。

本条与上条皆属二阳并病,但上条是汗多脉迟,为表里俱虚,所以它的治法是从里达表;本条是无汗脉浮,为表里俱实,所以它的治法是从表及里。

阳明病,发热汗出者,此为热越,不能发黄也;但头汗出,身无汗,剂颈而还,小便不利,渴引水浆者,此为瘀热在里,身必发黄,茵陈蒿汤主之。(236)

引发黄疸的基本条件有三个:一是发热,二是无汗,三是小便难。这是标实本虚,病从热化的三阳合病。

阳明病,不论寒湿还是湿热,只要汗出小便利,它都不可能发黄,因为湿有去路,热能外越。如果有但头汗出,身无汗,齐颈而还,小便不利,渴引水浆者,则被称为瘀热在里,湿热相搏,故其身必发黄,茵陈蒿汤主之。

发黄即黄疸。常见的黄疸有阴黄和阳黄两大类,致病的因素则是寒湿或者湿热。本证有发热,有头汗出,有口渴,所以它是阳黄。阳黄出于湿热,它是寒湿与燥热相争相搏的结果。由于湿热外不能从皮毛发越,下不能从小便渗泄,于是逆于少阳之分,形成了三焦气化受阻,肝胆清浊不别的病变,这就是黄疸。黄疸形成后,如果病从寒化,它将逆传为阴黄。

《金匮要略》中黄疸分为五疸,《圣济总录》中分为九疸三十六黄。至元代罗天益,执繁就简,将诸黄分为阴黄阳黄两大类。谓阴黄多寒湿,治以健脾除湿为主;阳黄多湿热,治以清热利湿为主,这个观点与《伤寒论》基本是吻合的。《伤寒论》第 259 条说:"伤寒发汗已,身目为黄。所以然者,以寒湿在里不解故也。以为不可下也,于寒湿中求之。"第 260 条说:"伤寒七八日,身黄如橘子色,小便不利,腹微满者,茵陈蒿汤主之。"只此两条就能对比鲜明,可见阴黄与阳黄早在张仲景时代就已经奠定。

茵陈蒿汤方

茵陈蒿六两　栀子十四枚(擘)　大黄二两(去皮)

上三味,以水一斗二升,先煮茵陈减六升,内二味,煮取三升,去滓,分三服。小便当利,尿如皂荚汁状,色正赤,一宿腹减,黄从小便去也。

这是治疗阳黄的主方,也是清热利胆的重要方剂。方中茵陈在《神农本草经》中是这样记载的:"茵陈蒿气味苦平微寒无毒,主风湿寒热邪气,热结黄疸。"可见它是治疗湿热发黄的重要药物。从茵陈的生态学看,它是二月发陈,是感少阳初升之气,气味微苦芳香,有升清降浊,疏肝利胆之功能。其透达三焦之作用可与柴胡相媲美,但药力稍逊,因此柴胡用于往来寒热,茵陈用于黄疸湿热。

黄疸的形成提示着湿从热化,太阳表寒也因此在热化中消除,三阳合病也由此减为二阳合病,所以茵陈蒿汤选用了栀子加大黄。从茵陈蒿汤的药理来看,它是一个主取少阳,兼取阳明的方剂。因为茵陈能清热利胆,这本身就是少阳经用药。而栀子形像心包,味苦性寒,故能清泄三焦浮游之火。今与大黄合并,增加了荡涤肠胃的功能,辅佐退黄逐瘀,因此服汤后小便当利,尿如皂荚汁,而且色泽正赤。这是茵陈在利湿,栀子在泻火,大黄在荡涤。所以说一宿则腹减,黄从小便去也。

阳明证,其人喜忘者,必有蓄血。所以然者,本有久瘀血,故令喜忘。屎虽硬,大便反易,其色必黑者,宜抵当汤下之。(237)

上条谈的是发黄,本条谈的是蓄血,前者属于湿热,后者属于燥热。

阳明病,其人喜忘者,必有蓄血,而且是蓄积已久的瘀血,故名久瘀血。盖血之离经,首先发于太阳,因为太阳属火。火为营,营生血,血生脉,脉主络,所以叫心主血脉。当伤寒表不解,太阳火出现横逆的时候,循经之血就会因火邪而迫血妄行,从而溢出了脉络之外,是谓蓄血。早期的蓄血为新瘀,由于它起源于太阳病,引动了太阳火(心火),出现了起病急骤,来势汹涌,而且还伴随着发热恶寒,心烦谵语,如狂发狂等症。所以古人把这种蓄血叫太阳蓄血。太阳蓄血的形成提示着阳明蓄血的存在,因为瘀血离经,它就必然逗留在脉络之外,这就进入了脾主肌肉的范围。所以蓄血在营分者属于太阳,在肌肉者属于阳明。如果两者兼备,那就叫二阳合病。二阳合病属于太阳者为新瘀,属于阳明者为积久。本证为久瘀血,所以它的病位是肌腠肠胃。也只有肌腠肠胃才能导致瘀血逗留持久,才能出现屎虽硬,大便反易,其色必黑,其人喜忘。

瘀血的形成象征着物质的凝结,所以它不论新久都必须用药消除。由于蓄血出于二阳合病,所以它的治法就必须二阳并取,这就是抵当汤或者抵当汤丸。在这个方剂中,水蛭、虻虫逐瘀化血,偏走血分,这是主取太阳;桃仁、大黄攻坚荡涤,偏走肠胃,这是主取阳明。由于本方性情猛烈,所以对气血不足,年老体弱以及脾虚泄泻者要谨慎应用。

阳明病,下之,心中懊恼而烦,胃中有燥屎者,可攻。腹微满,初头硬,后必溏,不可攻之。若有燥屎者,宜大承气汤。(238)

本条是有湿热,有燥热,还有湿热与燥热胶结。

阳明病,下之过早,阳气必内陷,寒湿必上乘。其后病从热化者,它将形成以下三种结局:(1)下后湿气犯胃,心火不能下交而独燃,形成了大便不实,心中懊恼而烦。这是寒在胃中,热在膈上,可予栀子豉汤,包括使用厚朴、生姜、干姜;(2)下后湿气犯胃,但太阴不受邪,阳明复从热化,其后出现了口舌干燥,大便硬结,这是湿热在转燥热,虽心中懊恼而烦,可予大承气汤;(3)下后湿气犯胃,而且系在太阴,其后阳明亦从热化,但燥热不能胜寒湿,由此出现了腹微满,大便初硬后溏。这样的心中懊恼就不能使用大承气汤,因为它不是燥热而是湿热,湿热是不能峻攻的。

病人不大便五六日,绕脐痛,烦躁,发作有时者,此有燥屎,故使不大便也。(239)

病人有湿热,但不大便五六日,而且有定时的绕脐痛,烦躁。这是寒湿在胃,燥结在肠的表现,因此属于虚中夹实。受湿气在胃,阳明不从热化的影响,本证出现了发作有时。这是阳明燥气不足,所以它的绕脐痛与烦躁均要发生在日晡所发潮热的时候,因为这个时候是阳明主气的时刻。也只有到这一时刻阳明正气才能转盛,才能与阴邪寒湿相争相搏,所以说它是虚中夹实证,这样的燥屎焉能峻攻而使用大承气汤?

病人烦热,汗出则解,又如疟状,日晡所发热者,属阳明也。脉实者,宜下之;脉浮虚者,宜发汗。下之,与大承气汤,发汗,宜桂枝汤。(240)

病人有烦有热,而且汗出则解,少时又如疟状,这就不是真正的阳明燥热,而是阳明开始化燥,但太阳表证依然不解,所以它才时有恶寒,时有发热。这是太阳与阳明在相逆,所以它的病机属于少阳。少阳不可发汗,发汗则谵语,此属胃。胃有热当潮热,故日晡所发热者是胃从热化,其后必然形成适合峻下的大承气汤;在此期间,如果出现了脉浮虚,汗出恶风,这是阳明不实,太阳营卫不和,可更发汗,宜桂枝汤;如果出现了脉沉实有力,大便已经燥结,太阳外症已解,不再表现又如症状,那毫无疑问,峻下阳明的时机已经到来。

本条与前两条的性质基本是一致的,都是阳明燥热相处在不稳定时期。在这似燥非燥,似热非热,似湿非湿,似寒非寒的病机演变中,如果但见里热而忽视了表寒,或但见燥热而忽视了湿热,那承气下咽就会造成严重后果。所以在攻下阳明时,务要审查太阳外症是否解除,阳明湿热是否转为燥热。

大下后,六七日不大便,烦不解,腹满痛者,此有燥屎也。所以然者,本有宿食故也,宜大承气汤。(241)

本证看不到湿邪,唯现阳明燥结,所以它是大承气汤证。

伤寒大下后,六七日不大便,心烦不能解,腹满痛而拒按者,此名宿食。宿食从寒化者为脏结,此属太阴;宿食从热化者为腑结,此属阳明。本证病从热化,故宿食被称为燥屎。燥屎结于肠胃,以致腑气不通,由此演变出以上诸证。

本证有烦、有满、有痛,但它无痞、无胀,所以它是阳证而不是阴证,属于燥热而不是湿热。

病人小便不利,大便乍难乍易,时有微热,喘冒不能卧者,有燥屎也。宜大承气汤。(242)

本证内藏湿气,因为它有虚有实,有寒有热,所以它应该是小承气汤证而不是大承气汤证。

病人小便不利,这是湿阻三焦。大便乍难乍易,这是半虚半实。时有微热,这是时有燥气。喘冒不得卧,燥热与寒湿相搏。这本是湿热为病,虽有宿食不可峻攻,这是仲景再三的叮咛,何以此处自相矛盾?所以这里的大承气汤,"大"字应该是"小"字,属于传抄之误。

在《伤寒论》中,仲景凡立或然症及相似症的时候,每将数条并立以作反复比较。本条也不例外,从本条向上数,连续五条皆论承气汤,但条条分虚实,处处作比较。在本条的病变中,燥气与热气的出现是肯定的,但寒气与湿邪也不能否定,因为它外不得汗出,下不得小便。也正因为如此,它才出现了大便乍难乍易,气喘郁冒不得安。如果它外能得汗出,内可得小便,试问寒水湿气它怎么会下注大肠,又怎么能出现大便乍易乍难?这无疑是个湿热证。受湿气的影响,它出现了大便易;受热气的影响,它出现了大便难。湿热相搏,当然会出现时有微热。

汗尿不能宣泄,当然喘冒不能卧。这本是天经地义的事,也是湿热转燥热的必然反应,这个反应恰能说明阳明燥热尚未形成。尚未形成的燥热怎么采用了峻攻,那个芒硝下咽它将会做出怎样的反应?所以这里的大承气汤必为传抄之错,下面再举出两个近代医案来说明它:

一、蒲辅周医案

梁某,男,28岁,住某医院,诊断为流行性乙型脑炎,病已6日,曾连服中药清热解毒养阴之剂,病不减反增。会诊时体温40.3℃,脉象沉数有力,腹满微硬,哕声连续,目赤不闭,无汗,手足妄动,躁烦不宁,有欲狂之势,神昏谵语,四肢微厥,昨日下利纯青黑水。此虽病邪积聚阳明,热结旁流之象,但未至大实满,而且舌苔秽腻,色不老黄,未可予大承气,乃用小承气法微和之,服药后哕止便通,汗出厥回,神清热退,诸证豁然,再以养阴和胃之剂调理而愈。

二、河北省卫生局1978年中医药人员考试医案

赵某,男,18岁,得病6日,发热,呕吐,嗜睡。一医用清热解毒养阴之剂,病不减反增,体温39.8℃,脉象沉数有力,腹满微喘,哕声连连,目赤不闭,无汗,手足躁扰,躁烦不宁,神昏谵语,斑疹隐隐,四肢微厥,下利纯青黑水,舌苔厚腻,色不老黄。正确答案是小承气汤。

以上医案足以说明,只要有湿热存在,虽阳明腑实不可用大承气汤,因为芒硝恋阴助湿,它会加重病情的。

食谷欲呕,属阳明也,吴茱萸汤主之。得汤反剧者,属上焦也。(243)

上条谈的是湿热,本条谈的是寒湿。

阳明病,食谷欲呕者,这是中焦有寒,当治以吴茱萸汤;得汤反剧者,属于上焦有热,当治以小柴胡汤。不论中焦有寒还是上焦有热,只要出现食谷欲呕,它就属于逆枢机病。

枢机病分逆阳枢和逆阴枢,阳枢从热,阴枢从寒。阳枢治胆,阴枢治肝。治胆用小柴胡汤,治肝用吴茱萸汤。

呕与吐不同,呕证属阳,吐证属阴。呕证属六腑,吐证属五脏。故治呕用生姜,治吐用干姜。吴茱萸汤重用生姜,这是治胃;用极量的吴茱萸,这是治肝。肝为厥阴,阴性本寒,所以治厥阴当用温药。吴茱萸汤用的是温药,因此它是足厥阴、足阳明的方剂,其病机是从阴出阳却又不能出阳。一旦从阴出阳,病机即刻属上焦,厥阴即刻转少阳,届时的治法就再不能温其脏。所以说食谷欲呕者,属阳明也,吴茱萸汤主之;得汤反剧者,属上焦也,小柴胡汤主之。

吴茱萸汤方

吴茱萸一升(洗)　人参三两　生姜六两(切)　大枣十二枚(擘)

上四味,以水七升,煮取二升,去滓,温服七合,日三服。

肝虚则客气上逆,脾虚则胃中生寒。用吴萸降逆疏肝,用生姜温胃散寒,用人参补气行治节,用大枣养血培化源。这是甲己化土的方法,亦为中和胃气的基本手段。

本方与小柴胡汤相为表里,俱能疏肝调胃气,但小柴胡汤主升,吴茱萸汤主降。小柴胡汤主治上焦,吴茱萸汤主治中焦。一个偏于疏肝,一个偏于利胆。一个是多寒少热,一个是多热少寒。一个是心烦喜呕,一个是食谷欲呕。治喜呕要重用柴胡、黄芩,治欲呕要重用吴茱萸、生姜。由于两者的病变皆属于逆枢机,所以它的治法最终归宿于调和胃气。(本条与厥阴篇第378、379条对观自明)

太阳病,寸缓关浮尺弱,其人发热汗出,复恶寒,不呕,但心下痞者,此以医下之也。如其不下者,病人不恶寒而渴者,此转属阳明也。小便数者,大便必硬,不更衣十日,无所苦也。渴欲饮水,少少与之,但以法救之;渴者,宜五苓散。(244)

这是一个人为过错的医案。

太阳病,寸脉缓,关脉浮,尺脉弱,这本是太阳中风脉。故其人原当发热畏风、头痛干呕而汗出。今畏风复转恶寒,干呕转为心下痞,则知医生攻下之过也。关上脉浮者,阳气盛于表;今寸脉不及关,阳气必内还,故知出现了误下;如果未经误下,阳气不可能下陷,痞证就不可能出现,太阳中风就会自然而然地转向阳明,届时的头痛畏风就会转向不恶寒而渴,阳浮而阴弱的脉象就会转为脉洪大,桂枝汤证也就由此进化为白虎汤证(答案见25、26条),这才是顺传。

逆传是人为造成的,当太阳中风顺传阳明的时候,过早地攻下导致了阳气突陷!阳明胃气也因此遭受寒湿所侵。其后出现寒在胃中、热在膈上者可形成结胸、痞证或者热扰胸膈;与水相搏又可形成蓄水、寒湿或者湿热诸证,总之因误下而造成的伤害是很难预测。

在本证中,仲景提出了"小便数者,大便必硬,不更衣十日,无所苦也"。这是指太阳中风因误下致痞后,阳明燥热在依次恢复的状态。受痞气制约的影响,阳明燥气恢复较难,所以小便数,大便硬,不更衣长达十余日,并无腹满疼痛之苦。其后出现口燥舌干,渴欲饮水,也只能少少与服之,务令胃气自和,这叫以法救之。但如果救法不当,见口渴就狂饮,那二阳蓄水就能发生在弹指一挥间,届时的小便数就会复转为小便不利,近在咫尺的胃气自和又重新演变出了五苓散证。

脉阳微而汗出少者,为自和也,汗出多者,为太过。阳脉实因发其汗,出多者,亦为太过。太过者,为阳绝于里,亡津液,大便因硬也。(245)

本条继续解释太阳传阳明的虚实标本。

太阳病发汗,汗出脉静身凉者为自和,这叫脉阳微而汗出少,即浮脉去而缓脉生也;若汗后浮脉转大,身热加重,汗出蒸蒸,这叫汗多燥热盛,为太过,太阳病必由此而转属阳明;若阳盛脉实,而更发汗者亦为太过。太过者,阳气绝于外,津液竭于内,大便由此而转硬,太阳阳明由此转为正阳阳明。所以说胃气自和者阳明脉微,汗出少;胃中化燥者阳明脉大,汗出多,为太过。太过者燥气盛,津液竭,标本俱实的大便硬由此走向了脾中灼约,简称脾约(见下247条)。

脉浮而芤,浮为阳,芤为阴。浮芤相搏,胃气生热,其阳则绝。(246)

脾约的形成象征着阳明病从标本俱实走向标实本虚。

脉浮者阳气盛,脉芤者津液虚。故浮为太过,芤为不及。太过者阳明化燥,不及者气精俱竭。故浮芤相搏,胃气生热。津液不足,阳气乃绝,是谓阳明燥热。燥热淫盛者,有白虎汤的急清法,有承气汤的急下法,这些方剂都能力挽阴精阳气。但使用时必须注意:当阳明气化相处在标本俱实的时候,迎接它的便是标实本虚的到来。

跌阳脉浮而涩,浮则胃气强,涩则小便数。浮涩相搏,大便则硬,其脾为约。麻子仁丸主之。(247)

这就是标实本虚证。

跌阳脉候胃气,首先提出了诊跌阳足见本证证脉相违,因此采用了三部合参的方法来决断本证的标本虚实。假令本证腹满大便难,无潮热,寸口脉沉而迟,这说明阳明胃气不足,津液内竭,那么这种大便硬就不是阳结,当然也就不能使用承气汤;如果寸口脉沉,跌阳脉浮,这就改变了它的性质,至少能说明脾胃不从寒化,因为跌阳脉是浮中见涩。这是标实本虚的象征,其根源必然是外有汗出,下有小便数。也只有汗多小便数才能导致气津不足,才能在阳明燥火中产生水气蒸发,这样的病变才能叫脾约。如果阳明不从热化,那它产生大便硬就不是脾约而是脏结,脏结是不能使用麻子仁丸的。

麻子仁丸方

麻子仁二升　芍药半斤　枳实半斤(炙)　大黄一斤(去皮)　厚朴一尺(炙,去皮)　杏仁一升(去皮尖,熬,别作脂)

上六味,蜜和丸,如梧桐子大,饮服十丸,日三服,渐加,以知为度。

此小承气汤加麻仁、杏仁、芍药组成。浮则胃气强,所以用小承气汤和胃气;涩则津液竭,所以用麻仁、杏仁、芍药润肠通便。标实者宜下,本虚者慎攻,因此本方以麻仁为君,以大黄为臣,而且变汤为丸。因为汤者荡也,丸者缓也,本方制以丸,意在缓冲,不伤正气,由此成为润下结合,滋而不腻的方剂。

太阳病三日,发汗不解,蒸蒸发热者,属胃也。调胃承气汤主之。(248)

与上条相反,本条是标本俱实。

太阳病三日,已发汗,表寒已解,但蒸蒸发热又生,这叫太阳病顺传阳明,为早期的胃家实。胃家实的形成要经过三个阶段:第一个阶段是太阳病从表寒走向里热,从太阳走向阳明,故属二阳并病。二阳并病的症状是从恶寒走向发热,它的脉象是从浮紧走向洪大,这是早期的阳明化燥。第二个阶段是阳明病从经证走向腑证,从肌肉走向肠胃,故属正阳阳明。正阳阳明的症状是从身热走向潮热,它的脉象是从洪大走向沉实,这是阳明病的化燥盛期。第三个阶段是阳明病从盛期走向衰期,从阳明走向太阴,故属标本俱病。标本俱病的症状是从谵语走向直视,它的脉象是从沉实走向沉迟,这是晚期的阳明化燥,也是阳明病从兴到衰的全部过程。

在阳明病形成的过程中,每一个环节都有不同的表现:以发热论,早期的发热是身热汗出,中期的发热是蒸蒸发热,而晚期的发热则是日晡所发潮热。所以说,从恶寒到发热属于太阳,这是桂枝汤调和营卫的范围;从发热到身热属于阳明经证,这是白虎汤清热解肌的范围;从身热到蒸蒸发热属于阳明腑证,这是调胃承气汤攻坚化燥的范围;从蒸蒸发热到日晡所发潮热属于阳明腑证进入极限,这是大承气汤峻攻阳明的范围。越过了这个范围,阳明病就会走向物极必反,就会纯阳必阴!届时的肠胃燥结就再不能使用芒硝,卒然腹大满不通也只能使用小承气汤来和胃气,否则承气下咽,阴盛必亡。

由此可见,调胃承气汤的适应证是阳明经证欲解,阳明腑证初兴,它的蒸蒸发热才刚刚开始,如笼所蒸的阳气还没有到达四末,还没有出现手足濈然汗出和日晡所发潮热,所以它还不能峻攻,只能使用调胃承气汤,否则标本俱实就会走向标实本虚。

伤寒吐后,腹胀满者,与调胃承气汤。(249)

峻攻阳明是治疗腹满燥结的重要手段,但肠胃有本虚就不能使用大承气汤。

伤寒吐后腹胀者,胃中必有寒气,这不是胃家实;若吐后有胀有满则考虑胃中不虚,至少要意识到阳明燥气复至。燥气复至的特点是病从热化,临床表现就必须有胀满,有汗出,有蒸蒸发热,有大便结硬,否则有谁敢使用调胃承气,更别说大承气汤。因为单纯的腹胀满很难决定肠胃虚实,更别说本证出于伤寒大吐之后! 所以本证除了腹胀满之外,它还必须具备蒸蒸发热,否则它是不能攻下的。

太阳病,若吐,若下、若发汗后,微烦,小便数,大便因硬者,与小承气汤和之愈。(250)

阳明病的形成有两种,一种是顺传,一种是逆传。顺传阳气盛,逆传阳气衰。

太阳病,若吐、若下、若发汗,这叫连续攻邪,阴津阳气也就因此而受挫。所以当阳明燥气再次转盛的时候,原有的发热汗出就很难形成蒸蒸发热,因为它出现了逆枢机病,形成了少阳阳明。少阳阳明是内存湿气的,所以当阳明燥气再次战胜少阳湿气的时候,微烦,小便数,大便硬就会相继出现。这是阳气在复兴。由于它的大便硬是从溏转硬,它的小便数是从小便难中解脱,它的心烦还相处在微烦的阶段,它的蒸蒸发热还没有形成,也不可能再次形成。这样的病变它是不能贸然攻下的,因为它只是一个阴病转阳,余热未退,津液未复的反应,所以它的治法就只能用小承气汤来微和胃气,并不能使用调胃承气汤,包括大承气汤,否则初复的胃气会再次化为湿邪。

得病二三日,脉弱,无太阳柴胡证,烦躁,心下硬,至四五日,虽能食,以小承气汤少少与微和之,令小安。至六日,与承气汤一升。若不大便六七日,小便少者,虽不受食一云不大便,但初头硬,后必溏,未定成硬,攻之必溏;须小便利,屎定硬,乃可攻之,宜大承气汤。(251)

大凡阳明病,只要它发生逆传,它就必然存在有湿邪,否则它是不能变化的。

得病二三日,太阳病当传阳明,脉象也应从浮转大。今脉不见浮大洪数,更不见太阳柴胡证,唯见脉弱,烦躁,心下硬。这是阳明本气不足,宿疾内停肠胃的表现,治法当调和胃气。若心下硬满,胃中有积而不能食者,此胃中有寒,病属太阴,治法当温其脏;若心下硬满,胃中有积,能食而烦躁者,此胃中有热,病属阳明,治法当攻其腑。由于本证小便不畅,内存湿气,脉象较弱,且无汗出蒸蒸,所以虽能食也只能予小承气汤。汤入腹中,不转矢气者,可更服之。如此对待,至六七日仍不见大便。前证如故,口不受食,小便反少,这是湿气不行,大便必初硬后溏,虽反复予小承气汤心下结硬如故。若以大汤攻之,必胀满不能食,大便溏泄者,寒湿系在太阴。所以说,阳明病内藏湿气者不可峻攻。只有小便利,湿气尽,屎定硬,肠胃完全化燥时,大承气汤才可酌情使用,这叫过经乃可下之。

伤寒六七日,目中不了了,睛不和,无表里证,大便难,身微热者,此为实也。急下之,宜大承气汤。(252)

不当下而下之寒湿就会淫盛,当下之而不下燥火就会竭阴。

伤寒六七日,目中不了了,睛不和。既无太阳之头痛发热,又无阳明之谵语潮热,仅有身微热,大便难。这看似平静,却内藏杀机,因为它出现了睛不和!睛为精气之窗,神明之所。若燥火内焚,气精并灼,真阴极地就能干涸。这绝不是单纯地阳明在化燥,也不是单纯地太阳在化火,它是燥火在合并,属于联袂作案。所以气血津液能在顷刻之间消亡,挽救阴精阳气也就刻不容缓!这就需要釜底抽薪,实则泻其子。用急下存阴的方法来拯救此危亡一气,大承气汤的"承气"也就因此而得名。

阳明病,发热汗多者,急下之,宜大承气汤。(253)

燥与火并,其人直视;燥与热合,其人汗多。故阳明病,发热汗多者,这是肠胃在化燥,心下必有急结。有急结者,当须急下,宜大承气汤;若无急结,但见发热汗多者,这是热在肌肉,当须急清,宜白虎汤,这是阳明病经腑不同热化的两种治法。在本证中,仲景提出了发热汗多,但冠首却指明它是阳明病,可见它的胃家实必居其中。如果有燥热无腑实,但见发热汗出多,那它绝对不敢采用釜底抽薪法,更别说提出阳明急下。所以读《伤寒论》,既要注重首尾衔接,又要审视纲领条目,还要观察具体内容。例如上一条,它是燥火合并症,既不单发于太阳,又不纯属于阳明,因此它就以伤寒冠首;本条是但属阳明燥热,它不涉及太阳化火,所以它就以阳明病冠首。

发汗不解,腹满痛者,急下之,宜大承气汤。(254)

这个腹满痛就潜藏在上述的病变中,否则它就不是阳明病,因为阳明病的外证是发热汗出多,内证是胃家实,这种病变是不可能再去发汗的。

太阳病,发汗后,寒去热炽,腹满痛者,这是肠胃在急剧化燥,是燥热与燥结在结合,所以这种急腹症要当机立断,缓则玉石俱焚,大承气汤主之。

腹满不减,减不足言,当下之,宜大承气汤。(255)

假令服大承气汤,腹满仍不减,或虽减而不足言,可更予大承气汤。此虽下之,不为逆,因为燥甚热极,故一剂未知并不为奇,再下必愈。若见峻攻腹满不减,或减不足言,遂以为阳病入阴而投以温药,那就变成了一逆尚引日,再逆促命期。这样的医案屡见不鲜,因为它是最能产生错觉的思维。以上三条,基本属于一个案例。

阳明少阳合病,必下利。其脉不负者,为顺也。负者,失也,互相克贼,名为负也。脉滑而数者,有宿食也,当下之,宜大承气汤。(256)

从太阳传阳明为顺传,从阳明传少阳为逆传。顺传为燥热,逆传为湿热。燥热为自病,湿热为合病。燥热同性,湿热异性。同性相生,异性相克。相生者联袂作案,相克者湿热相搏。

故阳明与少阳合病,其中必有湿邪。有湿邪者当自下利,这是阳明里热与太阳表寒在相搏。其中表寒大于里热者为太阳与少阳合病;里热大于表寒者为阳明与少阳合病。本证是里热大于表寒,所以它是阳明与少阳合病。合病的产生是二阳在相逆,其后病从热化,脉不负证者为顺;病从寒化,证脉相失,互相克贼者为逆。所谓脉不负证,即阴病见阳脉,寒湿最终化为燥热;所谓相互克贼,即阳病见阴脉,燥热最终化为寒湿。例如本证,湿热相搏。其后阴寒负于了阳热,出现了脉滑而数,这说明燥气战胜了湿气,排除寒湿系在太阴,所以这时候的腹满结硬就不能叫脏结,而是叫宿食,宿食当然可用大承气汤。如果腹满结硬,下利不止,脉象沉迟而涩,复有烦躁汗出者,这就变成了互相克贼,虽腹满结硬也只能叫脏结。脏结无阳,下之必死,因为它无胃气。由此可见,同是阳明病,同有腹满鞭结,但治疗及预后却有生死存亡之差别。

病人无表里证,发热七八日,虽脉浮数者,可下之。假令已下,脉数不解,合热则消谷善饥,至六七日不大便者,有瘀血,宜抵当汤。(257)

病人无表证,可以排除头项强痛而恶寒;病人无里证,可以排除胃家实。表寒既去,何以脉浮?里热未生,何以发热?而且一连发热七八日?这是一个不明不白的发热。但不论如何它是病从热化,因为它不存在阴寒,至少发热为阳证,浮数为阳脉,所以它采用了攻下的方法。假令已经攻下,发热依然不解,浮数依然不退,反而出现了消谷善饥,这就说明肠胃并没有因攻下而寒化,太阳火依然在下合阳明,故云合热。合热持续了六七日,既看不到如厕排便,又看不到腹满拒按,这就必须改变思路:变阳明燥结为太阳蓄血。因为阳明燥结并不存在发热脉浮数,更不会出现消谷善饥,因此要考虑它是太阳蓄血。只有太阳病不解,营分生热,才能逼血妄行,化为瘀血,才能导致持久不退的发热脉浮数。综合以上分析,最终选用了抵当汤。

本条辨证较难,因为找不到瘀血的证据。它既不存在如狂、发狂,又不存在急结、善忘,整个病程只有发热脉浮数,而且峻攻肠胃反而出现了加倍的饥饿,可见它的肠胃并无燥结(有燥结不能食)。也正因为如此才能说明它的瘀血存在,才能出现持续性的发热脉浮数,这种持续不断的发热就叫瘀血发热。

若脉数不解,而下不止,必协热便脓血也。(258)

瘀血的形成出于燥热,下利便脓血的形成则出于湿热。

上条讲的是下后消谷善饥,六七日不大便,为有瘀血;本条讲的是下之利不止,必协热便脓血。这是两个病因相同,病机相同,治法相同,但预后却不相同的医案。因为它的前身都存在着发热,都存在着脉数,也都存在着下之。否则这种病变是不可能产生下利不止!卒然能产生下利它也是暴泻下注,并不会出现协热便脓血,所以它是湿热而不是燥热。湿热是在二阳相逆的情况下形成的,这种病变绝大多数是在人为的作用才能产生,而且属于阳气二次转胜。湿热的形成象征着少阳与阳明在合病,因为它出现了逆少阳。在此期间,原有的太阳表寒已基本解散,郁蒸在里少阳邪热与阳明湿气在交争,由此产生了逆枢机病。其后燥热战胜寒湿者为正阳阳明病,寒湿战胜燥热者为系在太阴。如果寒湿与湿热持续交结,那病从热化者属于少阳,可予黄芩汤(见 172 条);病从寒化者属于厥阴,可予乌梅丸(见 338 条),这是逆枢机病下利便脓血的标本治法。

湿热的形成象征着病从热化,所以它的主要证脉是发热脉浮数。没有发热脉浮它就不能形成协热下利,更别说出现里急后重,大便脓血。由此推出本证的病因出于脉浮发热的太阳病,也只有太阳病浮数发热不解,才会实施提前攻下,才能形成二阳下利,早期的阳明燥热才会因此而转化为湿热。

伤寒发汗已,身目为黄。所以然者,以寒湿在里不解故也。以为不可下也,于寒湿中求之。(259)

湿为阴邪,其性重浊,所以不论寒湿还是湿热均可阻塞气机,以致卫阳不得宣泄,三焦气机不得畅通,所以消除湿气要发汗利小便。故伤寒发汗已,身目为黄,这是湿气不行,其人必身重、无汗、小便难。虽发汗已,湿气如故,否则不能发黄。病理性的发黄有两种,一种是阳黄,一种是阴黄。阳黄如橘子色,阴黄色泽晦暗。阳黄但头汗出,身无汗,小便不利,渴引水浆,腹微满,脉浮数弦滑,这是湿热;阴黄不得汗出,腹都满,四肢寒,小便不利,口不渴或不甚渴,脉沉迟或沉涩,这是寒湿。救治大法是:阳黄属阳明,当从湿热中求之,代表方剂是茵陈蒿汤(见下条);阴黄属太阴,当从寒湿中求之,代表方剂是茵陈五苓散(方见《金匮要略》黄疸病篇),这是针对阴阳二黄的两种治法。

黄疸种类繁多,治法也多种多样。但不论哪种黄疸,形成都离不开湿邪。湿邪为阴,本性为寒,所以治疗黄疸都要从寒湿中求之。卒然化为湿热,也不能使用大承气汤。因为峻攻伤脾胃,不利于转输湿气。所以说,不要以为病从热化就能攻下,只要它有黄疸的存在,它就不能按照正阳阳明而下之。

伤寒七八日,身黄如橘子色,小便不利,腹微满者,茵陈蒿汤主之。(260)

这就是阳黄的典型表现。

伤寒七八日不解,身黄如橘子色,小便不利,腹微满者,这是湿热在交争。其人必有头汗出,但身无汗,否则它是不能发黄的。腹微满是脾胃有寒湿;小便不利是下焦湿气不行;但头汗出,身无汗是寒湿化为湿热。湿热熏蒸,三焦壅滞,黄疸由此而形成。黄疸形成后,阳明继续化燥者,可予茵陈蒿汤。这是针对阳黄的治法,这种治法属于少阳阳明的方剂。如果燥气不足,此方当属禁止,以免造成阳病入阴,阳黄转为阴黄。

伤寒身黄,发热,栀子柏皮汤主之。(261)

阳黄形成后,发热反甚者,名为火邪。火邪内炽阳明,湿气被竭,机体由此步入了高热,这是燥热战胜寒湿的鼎盛时期。在这一时期,受外不得汗出,内不得小便的影响,三焦气机一壅再壅,相火也同时走向了猖獗,这是湿热转燥热的阶段。但它随时有可能暴发燎原之火,因此用栀子清心包,用黄柏泻命火,用甘草实胃气,这是避免湿气未除,燥火猖獗,最后出现因火而盛,竭阴动血,因为湿热的治法不仅要注意阴邪,还要注意阳热。

本方不用石膏,因为它有湿气;不用芒硝,因为它是湿热;不用大黄,因为肠胃无实;不用茵陈,因为燥热战胜了湿热,已经演变成了火邪。

中医溯源

栀子柏皮汤方

肥栀子十五个(擘)　甘草一两(炙)　黄柏二两

上三味,以水四升,煮取一升半,去滓,分温再服。

火淫于内,治以苦寒,栀子黄柏皆味苦性寒;火郁于内,治以苦泄,栀子、柏皮皆属于苦泄。苦寒能化燥,故适合于湿热伴有火邪;苦寒能伐胃气,所以用苦寒就必须与甘缓结合。

伤寒瘀热在里,身必黄,麻黄连轺赤小豆汤主之。(262)

凡发黄要具备三个条件:一是身热,二是汗不得出,三是小便不利,这是湿热发黄的主要根源。所以治黄疸需要三个手段:一是发汗,二是截热,三是除湿利小便。麻黄连翘赤小豆汤重在发汗,这是主取太阳;栀子柏皮汤重在清热,这是主取阳明;茵陈蒿汤重在除湿利小便,这是主取少阳。由于阳黄重于湿热,轻于水气,所以治黄不同于治水,虽小便不利不用二苓、泽泻,这是水气与湿邪的不同分类。在本证中,受伤寒瘀热在里,皮毛不得汗出的影响,解表法选用了桂麻各半汤(见23条)。但桂麻各半汤属于辛温解表剂,不利于湿热,因此减去桂枝加入连翘,减去芍药加入梓皮赤小豆,变辛温为辛凉,变治寒为治热,成为伤寒表不解,湿热壅盛皮毛的发黄制剂。

麻黄连翘赤小豆汤方

麻黄二两(去节)　连轺二两(连翘根)　杏仁四十个(去皮尖)　赤小豆一升　大枣十二枚(擘)　生梓白皮一升(切)　生姜二两(切)　甘草二两(炙)

上八味,以潦水一斗,先煮麻黄,再沸,去上沫;内诸药,煮取三升,去滓,分温三服,半日服尽。

麻黄发汗解表,杏仁宣肺利气,连翘清热解毒,梓皮以皮治皮,赤豆除壅渗湿,甘草姜枣调和中气。中气健运,治节下行,正邪分流,上焦得通,其后则濈然汗出而愈。

在结束阳明病篇的时候,仲景依然暗示着存胃气,他的攻表方剂依然在使用甘草、生姜、大枣。可见阳明与太阳,情同手足,唇齿相依,其关系是不可分割的。

辨少阳病脉证并治

少阳之为病,口苦,咽干,目眩也。(263)

辨少阳病提纲,首先要辨明以下几个问题。

1.少阳的自发症。手少阳三焦经,与手厥阴心包络相表里,主宰着人体气血通道;足少阳胆经与足厥阴肝相表里,主宰着脏腑气血调节。此处发生病变,属阳者叫少阳病,属阴者叫厥阴病。口苦、咽干、目眩是胆从热化,是少阳相火循三焦上冲清窍所致,所以它是自病,只有自病才能进入提纲。

2.少阳的合并症。少阳主半表半里,它出则太阳,入则阳明,位居在表里之间,因此它的临床表现往往是半阴半阳,半表半里,半虚半实,半寒半热。以小柴胡汤为例,往来寒热、胸胁苦满、默默不欲饮食、心烦喜呕等症就是一个很好的说明。这是逆枢机病,逆枢机病出于双方而不是单方,所以它是合并症,合并症是不能进入提纲的。

3.少阳为热化证。凡病从热化者皆为阳,少阳也不例外,以往来寒热为例,寒属太阳,热属阳明,寒热不能过度,病机自然属于少阳。少阳病从热化,故往来寒热,一日频发,这是阳气盛,所以它的病机属少阳;如果阳气衰,寒热不能接续,它将出现热三日,厥三日,热五日,厥五日不等。这是阴气盛,所以它的病机属厥阴。

4.少阳病为逆枢机病。经云:"少阳为枢"。枢是枢纽,如果把枢比作门之枢轴,那门里门外都不是轴之所在;如果把枢比作界线,那界线的内外都是别人的领域,没有寸土属于它自己;人体的寸关尺也不例外,关前为阳属表,关后为阴属里,关居表里之间,它的前前后后都不属于自己。所以说枢是枢轴,它是阴阳的对立产物,它的形成是取决于甲乙双方而不是单方,任何一方的退却,枢机将不复存在。

5.少阳病分布最广。任何疾病,任何一经,只要它出现阴阳相逆,寒热相搏,逆枢机病就会自然产生。所以不论伤寒中风,不论内科杂症,逆枢机病变可谓无处不存在,《伤寒杂病论》也就自然而然地穿插在每一个篇章,因此到了真正讲少阳病的时候,篇章中的条文却是寥寥无几。

少阳中风,两耳无所闻,目赤,胸中满而烦者,不可吐下,吐下则悸而惊。(264)

少阳中风,阴阳两性,寒热对流,表里相应,所以叫中风。中风病从热化者属少阳,病从寒化者属厥阴,本证病从热化,所以叫少阳中风。少阳中风,两耳无所闻,目赤,胸中满而烦者,此属肝胆有热,木因火动。膈上有痰,痰火交争,由此产生了逆枢机病。逆枢机病属少阳。少阳不可吐下,因为阳明无实。故吐则津液竭,阳气越,浊气上逆,火乱神明,故惊;若下之,阳气内陷,阴霾上乘,水气凌心,故悸。所以然者,中风本阴阳等停,故遇寒则水起,遇热则火动,因为它是半寒半热,半阳半阴。明白此理,则知惊与悸不能同时出现,因为吐与下不能同时进行。

伤寒,脉弦细,头痛发热者,属少阳。少阳不可发汗,发汗则谵语。此属胃,胃和则愈,胃不和,烦而悸。(265)

少阳伤寒,寒多热少,故脉弦细。若无头痛发热者,不得作为少阳伤寒。少阳伤寒,不可发汗,发汗则亡津液,阳明必然化燥,故发谵语,此属胃。胃从热化者,治法当调和胃气,可予调胃承气汤;若汗出表寒不解,反出现了心烦心悸,这说明阳明无燥热,太阳依然在化寒化火。化寒者发为心悸,这是汗出犯水;化火者发为心烦,这是汗出犯火。不论化寒化火,只要有寒热相逆,它就是逆枢机病。逆枢机病从热化者治少阳,小柴胡汤主之;从寒化者治厥阴,乌梅丸主之,这是少阳厥阴的本经证治。如果涉及烦悸,那是少阴水火用事,治法又当于上心下肾中求之。

本太阳病不解,转入少阳者,胁下硬满,干呕不能食,往来寒热。尚未吐下,脉沉紧者,与小柴胡汤。(266)

本太阳病,当发其汗,但汗出表不解,反而出现了脉沉紧,这是太阳病逆传少阴,故脉象从浮紧转向沉紧,症状从发热恶寒转向无热恶寒。此非少阳证,切勿予小柴胡汤,因为它是太阳传本,病属少阴。但少阴无往来寒热,更无胁下硬满,干呕不能食。今本证表里相逆,阳与阴争,可见少阴不受邪,因此出现了逆枢机病。虽脉沉紧,不得作阴寒论(见148条),可予小柴胡汤。由于本证但发其汗,尚未吐下,阳明燥气未伤,所以沉紧之脉当伴有沉弦。若已经吐下,胃阳虚陷,表热转为里寒,汗出转为无汗者,此为坏病,柴胡不中予也。

若已吐、下、发汗、温针,谵语,柴胡汤证罢,此为坏病。知犯何逆,以法治之。(267)

坏病是指治坏的病变,它的后果是很难预料的。例如少阳病,当用柴胡汤却使用了汗法、吐法、下法以及温针等法,这叫误治。误治为逆,逆则生变。如果不变,柴胡证仍在者,可复予柴胡汤,此虽误治,却不为逆;若柴胡证罢而出现谵语者,这是少阳病顺传阳明,可予调胃承气汤;若不转阳明,不发谵语而出现腹满吐利者,这是少阳病逆传太阴,可予四逆汤。不论转为何证,不论转向何方,只要少阳证罢,其后都是坏病。坏病的治法是求根问源,审时夺势,这叫知犯何逆,以法治之。

三阳合病,脉浮大,上关上,但欲眠睡,目合则汗。(268)

这是少阳温病,即湿温。其特点是有湿有热,有表有里,而且表里在相逆,所以叫三阳合病。三阳合病,脉浮者属太阳,脉大者属阳明,上关上者属少阳,这是三阳俱盛的脉象。三阳俱盛而表不解者,其中必有湿热。湿热熏蒸,抑胆蒙心,汗腺受到阻滞,津液不能畅行,由此出现了但欲眠睡,目合则汗。这是湿阻三焦,热壅包络,治法当清胆利湿,调和少阳,如使用栀子豉汤、茵陈蒿汤等。然栀子豉汤重在膈上,茵陈蒿汤又偏于治黄,均不能丝丝入扣,需再灵活加减治之。服汤后神智清爽,汗出脉静身凉者为少阳病愈;服汤后汗出谵语,反身热口渴者为三阳合病转向阳明;若服汤后口不渴,汗不出,反出现腹满吐利者,这是阳病入阴,必为苦寒阴腻之太过。少阳病为什么会如此灵敏地变化呢?因为少阳居关,位居在表里之间,容易倒向一边故也。

伤寒六七日,无大热,其人躁烦者,此为阳去入阴故也。(269)

凡阴病转阳者,体温升高,沉脉上浮,肢寒转温,身热郁冒,能食而不呕,最终濈然汗出;凡阳病转阴者,体温下降,浮脉下沉,四肢厥逆,躁烦胀满,吐利不能食,最终头身俱无汗。故伤寒六七日,体温下降,身无大热,其人躁烦而不能食者,此为阳病入阴,为逆传。逆传分为标本逆传和表里逆传,标本逆传是指太阳病逆传少阴,阳明病逆传太阴,少阳病逆传厥阴;表里逆传是指太阳病逆传太阴,阳明病逆传少阴,少阴病逆传厥阴等等。不论标本逆传还是表里逆传,都是正气虚,邪气盛,阳病入阴。

逆传的致病因素有两种:一种是正气虚,邪气盛,阳病由此而入阴,即何处虚逆何处;另一种是人为的误治,即当用温热反用辛凉,当用轻剂反用重剂,当用解表反用攻里,当用丸药反以汤剂等等。这些因素都能导致气血紊乱,阴阳失衡,津液消亡,阳病入阴,最终走向病入膏肓。所以说任何疾病,只要它病从热化,它都是阳气盛。阳气盛者为入腑,入腑者生;如果阳气衰,阴气盛,阳病就会入阴,腑病就会入脏,入脏者半死半生。因此诊疗疾病,宁犯其阳,勿犯其阴。

伤寒三日,三阳为尽,三阴当受邪,其人反能食而不呕,此为三阴不受邪也。(270)

凡阴病见阳脉者生,阳病见阴脉者死。病从热化者生,病从寒化者死。故伤寒三日,三阳为尽,头痛发热,口苦咽干,身热汗出等症当去。若不去,腑证必然猖獗,治法当攻其腑,于燥火热中求之;若去,阳病必入阴,三阴当受邪,浮脉就会下沉,吐利厥逆、腹满时痛等症就会产生,治法当温其脏,于湿水寒中求之;若当厥逆而反自温,当拒食而反能食,当吐利而反不呕者,此为三阴不受邪,其病必自愈。若不愈,病变仍属三阳,属三阳者不死。其后化燥者,当濈然汗出而愈。不愈者燥热转湿热,于少阳病变中求之。

伤寒三日,少阳脉小者,欲已也。(271)

三阳为病,脉大者为病进,脉小者为病退。所谓小,即脉象弱于常人,因为大病新虚,邪气方退,津液尚不能恢复,故令脉小也。

伤寒一日,太阳受之,故脉浮,这是风寒在袭表;伤寒二日,阳明受之,故脉大,这是阳明里热在形成;伤寒三日,少阳受之,故脉弦,这是正邪在相争,寒热在相搏。伤寒四日,阳病当入阴,太阴当受邪。若太阴不受邪,说明正气盛,少阳寒热必由此而自解,三阳壅盛的脉象也就自然从强转弱。所以说伤寒三日,少阳脉小者,为正气未复,但邪气已经退却。

古人诊病,对日期日时都很重视,其切实机理还有待探讨。日时诊病最早见于《黄帝内经》,在《伤寒论》中也广泛应用,但仲景并不是唯此作为准绳,因为任何时间都有六经病变,所以这里的"伤寒三日"大可作为顺序来看,即一日太阳,二日阳明,三日少阳,四日太阴等等,切勿将这些日期作为疾病传变的必然过程。

少阳病,欲解时,从寅至辰上。(272)

少阳出于厥阴,为阴中之阳,故其为病多是半阴半阳,因此又叫逆枢机病。逆枢机病从寒化者叫厥阴病,从热化者叫少阳病。不论病从寒化还是病从热化,欲解时都必须得胃气,都必须从阴出阳,所以厥阴病欲解的时候是从丑至卯,少阳病欲解的时候是从寅至辰上。由于厥阴为阴中之阴,少阳为阳中之阴,所以厥阴病得阳则解,而少阳病则需阳气走向兴旺。

辨太阴病脉证并治

太阴之为病,腹满而吐,食不下,自利益甚,时腹自痛。若下之,必胸下结硬。(273)

太阴分手足。手太阴肺,象天;足太阴脾,象地。这是宇宙和人体中最大的阴,故名太阴。太阴须得阳光至才能生出健运功能,阳至曰明,所以太阴的功能就是阳明气化,阳明与太阴所以相表里,即阴为体,阳为用。阴为本,阳为标。阴司实质,阳主气化。阴属五脏,阳属六腑。故病从热化者属阳明,病从寒化者属太阴。

太阴之为病,天气不运,地气不化。浊阴不降,清阳不升。肠胃功能失调,肌肉丧失温煦功能。故寒在肺,治节不行,其人必胀满。寒在肠,传导失控,其人必下利,这是手太阴为病;寒在脾,谷不消,必拒食而吐,肢体不能温;寒在胃,客气上逆,腹满时痛,下利呕逆,这是足太阴为病。如果手足太阴俱病,肺脾肠胃俱从寒化,就会出现腹满而吐,食不下,自利益甚,时腹自痛(注意:时腹自痛一语至关重要,它是指阳气时至时不至。若无此证,太阴休矣)。此时若下之,阴盛阳虚的太阴病就会转为纯阴无阳,届时的时腹自痛就会自然消失,取而代之的则是胸下结硬。这种结硬既不是结胸痰饮,又不是宿食水气,它是胃气消亡,病犯重阴的脏结!脏结无阳,预后多死。所以太阴病,腹满时痛者不可下,有满无痛者更不可下。下之则寒化太阴,必为脏结,有阴无阳故也。

太阴中风,四肢烦疼,脉阳微阴涩而长者,为欲愈。(274)

不论时腹自痛还是四肢烦疼,但见阳脉微,阴脉涩而长者,病入膏肓的太阴病就会从阴转阳。

太阴中风,必俱阴阳两性。若但见时腹自痛,吐利不能食,四肢厥逆,脉沉细沉微者,此为太阴伤寒(即中寒),治法当温中散寒,回阳救逆,如理中汤、四逆汤辈（见277条）。若阴病转阳,四肢出现了烦疼,脉象从沉微沉细走向了阳微阴涩而长的时候,太阴伤寒将逐渐转化为太阴中风。中风阴阳相应,寒热等停,所以太阴中风不再热化者为欲愈(阴阳步入了平衡),依然热化者太阴病转属阳明(阳盛化热,为太过)。未转阳明前为太阴中风,腹满时痛者可予桂枝加芍药汤(见279条);已转阳明后为阳明中风,时痛转大痛者可与桂枝加大黄汤(并见279条)。这就是太阴病从太阴伤寒经过太阴中风迈向阳明中风的全部过程。在风寒温的演变中,凡是阴寒大于阳热者皆为伤寒,凡是阳热大于阴寒者皆为温病。如果阴寒与阳热相应等停,那它的病机就是中风。中风属营,脾藏营,所以治中风离不开桂枝汤。四肢烦痛者病在表,可予桂枝汤;腹满时痛者病在里,可予桂枝加芍药汤;大痛实者太阴转阳明,可予桂枝加大黄汤;若腹中急痛,肠胃发生痉挛者,可予小建中汤。这些病变无一不涉及营分,无一不属于中风,所以统摄营卫的桂枝汤就成了它的辨证准绳。

太阴病,欲解时,从亥至丑上。(275)

太阴为阴中之至阴,故太阴病欲解时须得阳气。亥时阳气微,子时阳气萌,丑时阳气进。阳进则阴退,所以太阴病欲解时,从亥至丑上。

太阴病,脉浮者,可发汗,宜桂枝汤。(276)

太阴病,脉浮者为中风。中风四肢烦疼者属太阳,可发汗,宜桂枝汤;若脉沉,为病本,此属伤寒。腹满吐利者,予四逆汤(见下条),这是中风与伤寒的主要区别点。

大凡中风,不论标本,但得阳气转盛,治法即可从风;伤寒与此相反,无论属腑属脏,病机皆从阴寒,所以它的治法不管在表在里,用药都是辛温,但有攻表与救里之不同。

自利不渴者,属太阴,以其藏有寒故也。当温之,宜服四逆辈。(277)

凡病从热化者当口渴,渴者必发热,此属阳,病在腑,在腑者能食而谵语;凡病从寒化者口不渴,其人当逆冷,此属阴,病在脏,在脏者腹满而吐利。故自利不渴者属太阴,其脏必有寒,治法当温之,宜四逆理中辈。

一个"辈"字,括尽了太阴病的手足用药。在四逆汤方中,最为醒目的药物莫过于干姜。干姜味辛性温,辛能入肺,温能散寒,故能宣肺行制节,为手太阴肺药,其意在"运";理中汤与此有别,它的主要药物是白术。白术苦温,健脾燥湿,为足太阴脾药,其意在"健"。健是健脾,运是运肺。四逆汤回阳救逆,这是在运肺;理中汤温中散寒,这是在健脾。只有脾健肺运,太阴寒湿才能消退,所以说一个辈字,就能包括手足太阴的庞大体系。

伤寒脉浮而缓,手足自温者,系在太阴。太阴当发身黄,若小便自利者,不能发黄。至七八日,虽暴烦下利日十余行,必自止,以脾家实,腐秽当去故也。(278)

寒湿系在太阴,其脏必有寒,此为阳虚阴盛,故脉当沉迟或沉微,证当腹满吐利。今脉不沉微而浮缓,证不逆冷而手足自温,这是太阴病在转阳,肌肉肠胃在化燥。太阴寒湿由此转化为少阳湿热。湿热交争,小便不利,但头汗出者,其身必发黄;若小便自利,无论有汗无汗,其身都不能发黄,因为湿有出路。至七八日,突然暴发出了心中烦,随后出现了喷射状大便,而且一日十余行。这绝不是太阴脏寒,因为脏寒四肢逆冷,腹满吐利,脉象沉微。今手足自温,沉脉上浮,可见这种下利既不是寒湿利,又不是湿热利,它是阳明出现了燥热,属于脾家实,胃气强,太阴湿气已不能逗留,腐秽邪气已无容身之地,所以它才会出现暴烦下利。由于这种下利属于暴泼下注,它是寒湿不胜燥热的表现,故知本证虽暴烦下利日十余行,但不久自止。

本太阳病,医反下之,因而腹满时痛者,属太阴也,桂枝加芍药汤主之,大实痛者,桂枝加大黄汤主之。(279)

上条谈的是病在气分,本条谈的是病在血分。

太阴与阳明,外主肌肉,内主肠胃;太阳与少阴,内主血脉,外主营卫。故寒在肌肉肠胃者属太阴,热在肌肉肠胃者属阳明,这叫实则阳明,虚则太阴;寒在营卫血脉者属少阴,热在营卫血脉者属太阳,这叫实则太阳,虚则少阴。如果热在太阳阳明,寒在少阴太阴,那就造成了表里不能过渡,从而出现了逆枢机病。

逆太阴是寒在肌肉,热在血脉;寒在肠胃,热在营卫。受寒湿系在太阴的影响,出现了腹满吐利;受阳明不能化燥的影响,太阳君火不能下交,于是出现了寒热相搏,表里相逆,腹满时痛,这是心火不能温煦脾土的缘故。在正常情况下,脾主肌肉,心主血脉,也就是说,血脉能将养分输送给脾主肌肉,脾主肌肉又能将废料交还给血脉。这种血在脉中行,络在肉中裹的关系就叫"脾裹血"。

太阴病的形成就是脾虚不能裹血。当太阴病从寒化的时候,脾主肌肉出现了冷缩,心主血脉的太阳火由此不能下交,它的"脉在肉中行"也就必然受到限制,从而产生了腹满时痛。由于这种疼痛属于寒热交争,所以它的病机属于中风。

中风在表,治以桂枝汤,主治头疼身痛;中风在里,治以桂枝加芍药汤,主治腹满时痛;如果表里相逆,治以小建中汤,主治腹中急痛;如果里从热化,太阴必转阳明,治以桂枝加大黄汤,主治虚痛转实痛。由于这些病变无一不为疼痛,无一不涉及脾胃,无一不涉及营卫,所以通用桂枝汤主之。

桂枝加芍药汤方

桂枝三两(去皮)　芍药六两　甘草二两(炙)　生姜三两(切)　大枣十二枚(擘)

上五味,以水七升,煮取三升,去滓,温分三服。本云:桂枝汤,今加芍药。

中风在表,治以桂枝汤,桂枝当然为君,因为它的主要目的是攻表;中风在里,治以桂枝加芍药汤,因为它的主要目的是救里,所以把芍药加大了一倍,但还是以桂枝为君,因为主要目的是通阳。但通阳为什么反倍增了芍药呢? 倍增芍药能适合太阴病这个腹满时痛的阴寒内证吗? 须知这是太阳火在激化太阴,而且它是从内向外,由里达表,依次极化。这就需要同气相求的芍药来从阴引阳,以免造成冻土未解,营血先伤。从桂枝的性能来看,桂枝是攻表药,因为它的主要功能是辛温发散,为阳中之太阳。所以单纯用桂枝,是祛寒助火,如桂枝甘草汤(见 64 条);但如果与等量的芍药相伍,既能激发心火,又能调和营卫,不过仍然属于解表剂,如桂枝汤(见 12 条);要想把桂枝变攻表为救里,那芍药的用量就必须加倍,如桂枝加芍药汤、桂枝加大黄汤、包括小建中汤(见 100 条)。由此可见,桂枝能否攻表并不完全取决于它自己,还取决于配伍。

从桂枝甘草汤看,它的臣药仅为甘草,这无疑是以桂枝为君;桂枝汤与此不同,它出现了异性相伍的芍药,而且加入了甘草、生姜、大枣,这就既能解表,又能调和营卫;桂枝加芍药汤、桂枝加大黄汤的目的不是为了攻表,而是为了救里,所以它的芍药就必须加倍。由于这些方剂都能调营和卫,所以它的君药都是桂枝。小建中汤与此不同,因为它的目的是为了建中。尽管小建中汤的基础是桂枝加芍药汤,但一味饴糖的加入就变换成了调和中气,届时的君药就不是桂枝。由此可见,凡是以调和营卫为主的方剂君药都是桂枝;凡是以建中为主的方剂君药都不是桂枝。明白了这一道理,就能得出以下的结论:桂枝加芍药汤主治的是太阴病,但它的主要功能却是调和营卫。

桂枝加大黄汤方

桂枝三两(去皮)　大黄二两　芍药六两　甘草二两(炙)　生姜三两(切)
大枣十二枚(擘)

上六味,以水七升,煮取三升,去滓,温服一升,日三服。

桂枝加芍药汤是调和营卫方,这本是治太阳;但一加大黄就另当别论,因为大黄入阳明,可见太阴病已经发生了本质上的改变,已经从寒转热,从虚转实,从脏转腑,从阴转阳。所以桂枝加芍药汤就变成了桂枝加大黄汤,这是二阳并取的方剂,也是太阴病逆传阳明的过渡方。由于本证属于阴病转阳,它的阳气初复,胃气尚弱,所以当行大黄、芍药者,宜减之。一旦过量,或者更予承气汤,初兴阳气就会再次沦陷,届时的吐利厥逆就会再次形成。

太阴为病,脉弱,其人续自便利,设当行大黄、芍药者,宜减之。以其人胃气弱,易动故也。(280)

在结束太阴病篇的时候,仲景再次提出了存胃气,指出了太阴病,无论采用何种治法,它都必须注重胃气,这是他的治疗原则。经云:人以胃气为本,一旦胃气丧失,后天资源的供给就会被切断,五脏六腑的所有功能就会不战自乱! 所以保存胃气是压倒一切的辨证施治的手段。根据这一道理,不难发现,《伤寒论》的方剂只要超过了两味药,其中至少就有一种在调和胃气。

辨少阴病脉证并治

少阴之为病,脉微细,但欲寐也。(281)

少阴经的生化原理已经在"六经生化大论"中阐明,这里不再重复。这里所强调的是,少阴是太阴的组成部分,少阴死,物质将还原为太阴。地球如此,太阳如此,万物都是如此,这是阴阳转化的必然规律。所以读少阴篇,不仅要了解少阴本经的病变,还要了解少阴与太阴的关系。

手少阴心,与手太阳小肠相表里,属火性动,为阳中之太阳;足少阴肾,与足太阳膀胱相表里,属水性静,为阴中之少阴。在正常的情况下,手少阴心火与足少阴肾水相结合,从而产生了水中化气。此气上出口鼻为津,外出皮毛为汗,下行小便为尿,形成了人体最大的卫外之气。由于这种气化出于太阳,所以古人把这种以心火为主宰,以肾水为基础的气化叫太阳气化,把太阳气化的循环经过叫太阳经,把影响太阳气化的病变叫太阳病。

太阳病的形成提示着阳气不足。当风寒六淫等邪气侵犯人体的时候,受"邪之所凑,其气必虚"的影响,太阳气化受到了阻滞,脏腑经络也因此出现了轻重不同的病理反应,这就产生了太阳病。太阳病形成后,正邪寒热开始交争。其后正气战胜邪气者太阳病可自行获愈,若邪气战胜了正气,太阳病就会逆传少阴,由此演变出各种各样的无功能病变。

少阴病的形成说明了太阳病的消失。所以"脉微细,但欲寐"就成了它的主脉主证,这是少阴自病,因为它已经失去了太阳气化,变成了一个没有气化、没有功能的水火在相持。故因于火,它出现了血少而神疲,脉细而欲寐;因于水,它出现了阳陷而气虚,脉微而不寐。这叫血虚则脉细。气虚则脉微,正虚则欲寐,邪实则不寐。欲寐不能寐,就叫但欲寐。但欲寐除去"欲"字就叫但属寐,但属寐加脉微细不是少阴病,而是少阴死,有阴无阳故也,一字之差,毫厘千里。

但欲寐的出现提示着人体的"三宝"已经丧失,即精、气、神。古人云:"积神生气,积气生精,积精还神,积神还虚"。又云:"精胜不思淫,气胜不思食,神胜不思寐。少阴病三宝俱失,它焉能脉大而神盛?"

少阴病,欲吐不吐,心烦,但欲寐,五六日自利而渴者,属少阴也,虚故引水自救;若小便色白者,少阴病形悉具,小便白者,以下焦虚有寒,不能制水,故令色白也。(282)

天之太阳,越不过天之太阴;地之少阴,越不过地之太阴,所以少阴与太阳永远都是阳明与太阴的组成部分。

单纯的论水火,它是标从太阳,本从少阴。一旦涉及脾肺,那就是阳经合病或阴经合病。

少阴病,欲吐是寒气犯胃,不吐是寒气未至。欲吐而不吐是寒邪时至时不至,此属肾;心烦是膈上有火,欲寐是火乱神明。欲寐而不寐是邪火时至时不至,此属心。心肾水火俱病,病机当然属少阴。少阴从寒化者必转太阴,其人当下利,但口不能渴(见277条"自利不渴者属太阴");少阴从热化者必转阳明,其人当口渴,但不能下利。今本证连续五六日,它既有自利,又有口渴,更有小便清白,可见这种口渴不属阳明,它是火邪竭阴,引水自救;所以这种下利不属太阴,它是寒水泛滥大肠,是个没有功能、没有气化的少阴病变,因此它的前阴是小便白,它的后阴是自下利。如果病属太阴,那是湿气为病,不论能否转属阳明,它都是小便难,这是寒气与湿气的主要区别点。

少阴病的形成取决于水火一气的功能。如果水火能够相应,膀胱能够产生气化,那太阳病就不可能逆传少阴。只有太阳气化丧失,水火格拒分离,才能造成上焦有火火自燃,下焦有水水自行;才能出现心烦口渴但欲寐,自利不止小便白;才能导致肾家有水不化气,离宫有火不造血的少阴病,这样的病变才能叫少阴病形悉俱。

病人脉阴阳俱紧,反汗出者,亡阳也,此属少阴,法当咽痛,而复吐利。(283)

未越出水火范围者为少阴病,已越出水火范围者为少阴转太阴。

病人脉阴阳俱紧者为伤寒,这是太阳病在累本,这样的病变它是不能有汗的,所以这里的"反汗出"是人为造成的。至少是当救其里而反攻其表,当用麻黄细辛附子汤而反用了麻黄、桂枝等汤。否则它不可能汗自出,更别说会出现咽痛而复吐利。因为阴阳俱紧是寒邪束表,它的汗腺是锁闭的,这样的脉象它怎么能出汗呢?换句话说,只要有汗出,那腠理皮毛就会自然松懈,它又怎么能出现脉阴阳俱紧呢?所以这里的"反汗出"是使用了发汗药。也只有在阴盛阳虚的条件下攻表才能导致汗出亡阳,才能导致太阳病突发逆传,这样的病变当然属于少阴。少阴为病,上热下寒。故在上出现咽痛,在下出现吐利,在中出现了脾阳崩溃。因为它已经不是单纯的上有咽痛,下有下利,已经并发出了胃不受纳,肠失传导的上吐下利。这足以说明少阴病已经波及太阴,已经超越了少阴病的自病范围,试问,这样的脉象还能阴阳俱紧吗?

少阴病,咳而下利,谵语者,被火气劫故也;小便必难,以强责少阴汗也。(284)

上条谈的是少阴病波及足太阴,本条谈的是少阴病波及手太阴。波及的后果虽然有别,但致病的因素却是一致,都是因为太阳阳气不足,强责少阴汗出的缘故。

少阴病,咳而下利者,此属肺。肺与大肠相表里,故上见其咳,下见其利。这是上犯心火,下犯肾水,而且波及手太阴肺。当太阳病出现了阴盛阳虚,太阳脉出现了阴阳俱紧的时候,寒多热少的太阳病就会牵涉到少阴,这叫标本同病。此时若重发汗,例如使用麻黄汤,其后就会造成外越内竭,从而出现了谵语小便难,这叫火邪刑金,属于强责少阴汗的结果。受本气不足,强行攻表的影响,少阴病出现了亡阴亡阳。亡阴则津液竭,其人当干咳而谵语;亡阳则湿气重,其人必下利小便难。上亡其阴,下亡其阳;上犯其火,下犯其水。阴阳水火不相接续,气血津液不能化生,所以叫少阴病连累太阴。

少阴病,脉细沉数,病为在里,不可发汗。(285)

单纯犯火,病属血分。血分有寒,脉必沉细而迟;血分有热,脉必沉细而数。不论沉迟细数,只要少血少气,病机皆属少阴。

故少阴为病,脉沉细而数。沉为在里,细为血虚,数为火盛。火为阳邪,病在营血,因此它会出现心中烦,不得卧。治法当然是清心火,益阴血,黄连阿胶汤主之(见303条)。这是营血匮乏,心火激化,属于不得气化的手少阴病治法。在这阴血不足,反化为火的病变中,如果不治血分反治气分,不救其里反攻其表,不拆其火反发其汗,那就会造成因火为害,气消血竭。轻则口干咽烂,并发谵语;重则直视郑声,小便必难;严重时因火动风,出现惊痫瘛疭,少阴病由此转向了厥阴。所以然者,以强责少阴汗故也。

少阴病,脉微,不可发汗,亡阳故也,阳已虚,尺脉弱涩者,复不可下之。
(286)

单纯犯寒,病属气分。气分有寒,脉必沉紧沉微;气分有热,脉必浮大滑数。
浮大滑数者,阴病必转阳。少阴不得气化,所以它不可能表现阳脉。

本条要分两段解释:前一段解释脉微,这是论少阴病寒在气分;后一段解释
尺脉弱涩,这是论少阴病气病累血,属于少阴气血同病。

少阴病,脉沉微,此为阳虚,故不可发汗。发汗则亡阳,少阴必从寒化,其人
必犯阴邪。阴邪在表,其人恶寒无汗;阴邪在里,其人身体痛,骨节痛,手足寒。
这是少阴寒化证,属于阴盛阳虚,故治法当先救里。寒盛者,附子汤主之(见305
条);水盛者,真武汤主之(见316条),如果波及太阴,出现腹满吐利,那就需要
四逆辈(见277条),这是少阴病或者少阴累太阴的阴盛阳虚治法;如果阳气已
虚,更见尺脉弱涩者,此为阴阳气血并虚。气血并虚而复下之就会导致阴阳并
竭,届时的脉象就会出现指下难寻,或者脉微如雾,脉细如丝;届时的病变就会出
现一逆尚引日,再逆促命期。

少阴病,脉紧,至七八日,自下利,脉暴微,手足反温,脉紧反去者,为欲解也。
虽烦,下利,必自愈。(287)

少阴病,脉紧,紧则为寒,此阳虚阴盛,故其人当恶寒,无汗,身体痛,骨节痛,
手足寒或者腹中痛,四肢沉重疼痛,小便不利。此为少阴有水气,属于少阴寒化
证。少阴寒化进一步发展则并发太阴,发太阴者死,重阴无阳故也;如果七八日
尚不合太阴,或者说太阴不受邪,它将会从阴转阳。从阴转阳的起点是心烦,这
是太阳火在转胜,所以它看到了心中烦,手足自温,紧脉反去。但紧脉反去为何
又出现了自下利? 自下利过后为何又出现了脉暴微? 脉暴微出现后为何不并发
腹满而吐、四肢厥逆呢? 因为这种下利是阳气在转盛,正气在胜邪,腐秽在剥脱,
脏腑在荡涤,属于少阴寒水复还入胃的表现,所以它的自下利、脉暴微会不治自
愈;如果下利不止,脉象沉微,手足逆冷,腹满不能食,那就不是阴阳自和,而是少
阴病转向了太阴。

少阴病,下利,若利自止,恶寒而蜷卧,手足温者,可治。(288)

少阴转太阴,不论下利已止未止,不论欲寐还是不寐,只要有四肢逆冷,无汗

恶寒,脉象沉微,或腹满而吐,食不下咽者均可视为纯阴无阳,不可治;若下利自止,手足自温,虽恶寒而蜷卧者为阴病转阳,故可治,四逆汤主之。若不转阳,病犯纯阴,虽通脉四逆汤亦不能回天。所以然者,有阴无阳故也。

少阴病,恶寒而蜷,时自烦,欲去衣被者,可治。(289)

少阴病,恶寒而蜷,四肢厥逆,躁烦不宁者为阴盛格阳,为难治;若手足逆冷,不时出现心烦体躁甚至欲去衣被者,这是阳气依次外浮,为阴病转阳,故云可治,四逆汤主之。服汤后手足转温,但外寒仍不解者可予桂枝汤。这叫先救其里,后攻其表;先胜其寒,后胜表寒的证治。

少阴中风,脉阳微阴浮者,为欲愈。(290)

欲知少阴中风,先别少阴伤寒。

少阴病,脉微细,但欲寐,恶寒而蜷,身痛下利,四肢逆冷者为少阴伤寒。少阴伤寒得阳者生,失阳者死。所以少阴伤寒必须经过下利自止,手足自温,微细之脉转浮变大,并且出现体躁心烦,直至发热汗出,这才是真正的阴病转阳。在此期间,少阴病要从寒化走向热化,从阴盛阳虚走向阳盛阴虚,这其中就必须经过阴阳等停,这个等停就叫少阴中风。中风的形成标志着伤寒已罢,继续化热反而迈向温病。所以说,少阴中风,脉阳微阴浮者,为欲愈。阳微是指寸脉微,阴浮是指尺脉浮,这是少阴中风的脉象,这个脉象与太阳中风的脉象恰恰相反:太阳中风脉是阳浮而阴弱,它是阳气有余,阴气不足;而少阴中风脉则是阴浮而阳弱,它是阴气有余,阳气不足。不论阳气有余还是阳气不足,只要得到阴阳等停,即阴阳平衡,任何中风都会因此获愈。若不愈,少阴仍将化寒化火,化火者为太过,少阴必病温,其脉必转细数;化寒者为不及,少阴必病寒,其脉必转微弱,这就是风寒温相互转化的最基本原则。

少阴病,欲解时,从子至寅上。(291)

冬至一阳生,夏至一阴生,故阳气生于子而旺于午,阴气生于午而旺于子,这是阴阳消长的自然规律。在《伤寒论》中,凡六经病欲解者都要占阳时,要么阴中之阳,要么阳中之阳,要么阳中之阴,但没有哪一经病欲解时会占阴中之阴。观太阳、少阳占阳中之阳,阳明占阳中之阴,少阴、太阴、厥阴占阴中之阳。为什么阳病欲解要占阳时,阴病欲解同样要占阳时呢?因为阳病入阴者死,阴病出阳者生,所以六经病欲解时无一不占阳时。

少阴病,吐利,手足不逆冷,反发热者,不死。脉不至者,灸少阴七壮。(292)

少阴上火下水,上心下肾,它不涉及肠胃,所以真正的少阴病并不存在吐利,故见吐见利者为少阴病合并太阴;太阴是上肺下脾,肺主治节,脾主肌肉。肺主皮毛,脾主四肢。因此真正的太阴病才能出现四肢厥逆,而少阴病属水为阴,最多也就是手足寒。因为少阴内主血脉,外主营卫,所以病有吐利厥逆者不是少阴自病,而是少阴与太阴合病。

少阴与太阴合病,法当上吐下利,四肢厥逆。今手足不逆冷而反发热,这是阴病在转阳,故不死。阴病转阳的症状是先发热,后肢温,然后吐止利停;脉象是从迟伏微细走向沉弦滑数,这叫证脉相符,阴阳呼应。如果证脉相反,或阳证见阴脉,那病将终归死期。在本证中,仲景提出了少阴病,吐利,手足不逆冷,反发热者,不死。脉不至者,灸少阴七壮。可见本证属于阴阳不相接顺,这是逆枢机病。逆枢机病属阳经者要刺少阳,属阴经者要灸少阴(因为少阳少阴皆为枢)。本证属阴经,当然要灸少阴。灸少阴的目的是促其转化,但能否收到效果还要取决于选穴是否正确,手法是否得当。如果灸太溪、复溜,或者灸涌泉、关元、气海等穴就能应手取效,那足以说明本证的阴病转阳已属势不可挡;如果用艾灸吐利依然不止,阳脉仍然不至,那后果只有两种解释:要么是取穴不当,要么是阴盛格阳。

少阴病八九日,一身手足尽热者,以热在膀胱,必便血也。(293)

少阴病八九日,吐止利停,四肢转温,脉沉迟微细等症已罢,这是太阴寒湿已去,但少阴君火却在阴病转阳中极化为火邪。火邪竭阴,一身手足尽热;火邪逼血妄行,下注阴络,州都无气化,从而引起尿血。这叫热在膀胱,为太过。太过者寒去热炽,积阳化火,最终反为温邪。救治大法是:关上脉浮者少阴转太阳,可酌情使用泻心汤(见154条)、桃仁承气汤(见105条);不浮者无气化,仍属少阴,可予黄连阿胶汤(见303条),时方可用导赤散,这是针对少阴火邪的标本施治(注意:仲景方,往往一方多治,例如泻心汤,既能治痞,又能治衄,还能治霍乱,因为它们都是太阳火在作祟)。由于本证前证为阴,后转为阳,而且进程缓慢,历经了八九日,既没有形成急结,也没有形成如狂、发狂。可见它的火邪很难触犯阳络,只能随阴络而下注。因此治疗本血证,并不适合急泻下焦之热,以免造成津液枯竭。

少阴病,但厥无汗,而强发之,必动其血。未知从何道出,或从口鼻,或从目出者,是名下厥上竭,为难治。(294)

病有寒厥,有热厥。寒厥手足逆冷,热厥手足灼热(理见《内经·厥论》)。不论寒厥还是热厥,其人皆不得汗出。一旦肢体得汗,厥证必然自解。

少阴病,阴寒在里,其人但厥无汗,这是阳气微,治法当先救里。医见无汗逆冷,遂谓表证不解而强发之,却忽略了微细之脉本无气化,于是造成了阴精阳气并竭。故阴竭则邪火横逆,逼血妄行,或从口鼻,或从目出;阳竭则寒气复至,阴霾四起,或身寒无汗,或手足逆冷,是谓下厥上竭。此时复阴阴盛,复阳阳绝,如果阴阳并复,水火就会拒格,因此属于难治。但难治不是不治,根据仲景回阳救逆大法(见29条),可先予甘草干姜汤复其阳,后予芍药甘草汤复其阴,得阴阳自和,然后再根据寒热的偏盛而分经施治,这是阴阳并竭的重要救急手段。受迫血妄行的影响,干姜在救急中的应该用炮干姜,这不仅有利于逼血妄行的血证,而且也符合回阳救逆必取中州的原则,因为脾胃为水火之媒介。假如救急用地黄复阴,用炮附子复阳,那种愚昧治法只能加重水火拒格,从而形成阴盛格阳。

少阴病,恶寒身蜷而利,手足逆冷者,不治。(295)

病犯纯阳者死,病犯纯阴者亦死,所以然者,孤阳不生,独阴不化故也。

少阴病,脉微细,但欲寐,身蜷恶寒而下利,手足逆冷者为病犯纯阴,故属不治。若阴中有阳,证脉微现有热象者,可治。所谓热象,即下利自止,手足自温,发热汗出、口燥心烦,身疼腹痛,口渴脉浮等等。其中但见一两症便是,不必悉俱。需要说明的是,证不可急转,脉不可暴出,否则它不是从阴出阳,而是阴阳格拒。

少阴病,吐利、躁烦、四逆者,死。(296)

这就是阴阳格拒。

少阴病,心烦体躁者为阳气外越,四肢逆冷者为阴寒内盛,吐利不止者为中阳虚衰。这是阴盛格阳,故死。若不死,阴病必转阳,手足必自温,吐利必自止,阳脉必复至。若不至,吐利厥逆不退,但烦躁却变成了欲死者(注意:烦躁到了不可忍耐的地步为欲死),此为燥火欲胜阴寒,阴阳格拒证由此转化为逆枢机病。这是逆阴枢,故治法可予吴茱萸汤(见309条)。若躁烦较轻,吐利沉重,逆冷越过肘膝,阴寒大于阳热者,则非逆枢机病。此阳气消亡,脾土崩溃,胃气无存,阴阳决离,故死;若逆冷不过肘膝,躁烦胜于吐利,脉象时至时不至,这是阳热大于阴寒,虽脏厥不死,故可予吴茱萸汤救治。得阳气回,手足热,脉象仍不至者,可灸少阴七壮(见292条)。

本证与吴茱萸汤证生死只有一线之隔,但这一线之隔的定位是:燥火胜于阴寒者生,阴寒胜于燥火者死。生死存亡,仅此一线而已。

少阴病,下利止而头眩,时时自冒者,死。(297)

少阴病,下利自止,头微眩,时有自冒,四肢微厥者,此为阴病转阳,必愈;若下利骤停,四肢逆冷,突发头眩,时时自冒却不能作汗者,此为津液内竭,化源干涸,阴无所依,阳无所附的表现,属于下厥上竭,故死。以上两条,病理不同,文法相似,俱属少阴不能化气。但前者属于阴阳格拒,后者属于亡阴亡阳,而且生死仅有一线之差。所以读《伤寒论》,既要注重文法语气,还要善于正反推理,否则很难预测进退转归。例如四肢厥逆,论中有手足寒、手足冷、手足厥寒、手足厥冷、手足厥逆、手足逆冷之分,如果概论为手足厥,那不仅难分它的阴阳属性,而且难辨它的病机浅深。

少阴病,四逆,恶寒而身蜷,脉不至,不烦而躁者,死。(298)

少阴病,四肢逆冷,脉不至,恶寒而身蜷者,此为有阴无阳,故死;不烦而躁者,有相火无君火,属于残阳外越,表里格拒,亦死。经云:心为君主之官。又云:主明则下安,主不明,十二官危。故少阴病,阴盛阳虚,离中无火者为心绝。心绝则无烦,故但躁。躁者躁扰,无意识的动作,此属相火异位,异位者不久自死。所以然者,只要君火消灭,相火便随之而逝去。

少阴病,六七日,息高者,死。(299)

少阴病,六七日,恶寒身蜷,脉不至者,此为肾气绝于下,息高者,肺气脱于上,因此出现了气息急促,呼吸困难,这是生息之机在依次消退,属于阳气不支,肺肾绝极,故死。

少阴病,脉微细沉,但欲卧,汗出不烦,自欲吐。至五六日,自利,复烦躁不得卧寐者,死。(300)

少阴病,脉微细沉。沉为在里,细为血虚,微为少气,故令但欲卧。汗出者残阳外越,不烦者离中无火,自欲吐者无胃气,阴寒必盛于里。单病此者尚可回阳救逆,或者静观其变有待生机。至五六日,如果出现欲吐自止,手足自温,发热心烦,沉脉上浮者,其后阴病必转阳;若前症不减,更加下利,无烦喜卧突然演变出了烦躁不寐不得安,这是阴寒内盛证转化为阴盛格阳,中阳脾胃至此崩溃,故死。

自此以上七条,皆论少阴绝证,其中五脏气绝各一条,外加亡血一条,亡气一条。这是概括人体死亡的必经之路,但它又是隶属在生死存亡救治的第一线。从294条看,它的结局是下厥上竭,但它是人为造成的,这是亡血;295条的少阴病,恶寒身蜷而利,手足逆冷者不治,这是亡气;296条的少阴病,吐利、躁烦、四逆者,死。这是心绝;297条的少阴病,下利止而头眩,时时自冒者,死,这是肝绝;298条的少阴病,四逆,恶寒而身蜷,脉不至,不烦而躁者,死,这是肾绝;299条的少阴病,六七日,息高者,死,这是肺绝;本条重在吐利,它是中阳崩溃,所以它是脾绝。气消血脱,五脏气绝,焉能存活?伤寒如此,杂病也不例外,只要走向死亡,这就是它的必然途径。但是这些途径半数以上是人为造成的,包括舍生忘死地抢救。因为一误再误的治法是客观存在的,不同的理性认识也是客观存在的。

少阴病,始得之,反发热,脉沉者,麻黄细辛附子汤主之。(301)

脉浮者属太阳,脉沉者属少阴,当脉浮而反脉沉就叫脉反沉;发热者属太阳,恶寒者属少阴,当恶寒而反发热就叫反发热,这些脉证对本经来说都是不正常,所以都能叫反。

少阴病,始得之,反发热,这是少阴在病标,属于太阳与少阴合病。合并症是发热恶寒,它当然要包括发热;合病脉是阴阳俱紧,它当然要包括脉浮。今本证是以少阴为定性,是以阴寒内盛为主题,所以它的脉沉是正常的,脉浮是反常的。恶寒是正常的,发热是反常的。这就演变出了"少阴病,始得之,反发热"。可见这个"发热"并不属于少阴,它是少阴在转太阳,因此使用了一个"反"字。那么个"反"字又是怎样形成呢?根据伤寒一日,太阳受之的学说,它的前证应该是头项强痛而恶寒,它的脉象应该是阴阳俱紧而不是浮紧,更不会出现发热,否则它就不是少阴病。少阴病从寒化其脉必沉,从热化者其脉必浮。所以少阴病一旦出现了脉沉转脉浮,恶寒转发热,并且出现了头痛、身疼、骨节疼痛等症,那毫无疑问它已从病本转向了病标,从少阴病转向了太阳病麻黄汤证。由此可见,麻黄细辛附子汤位居在太阳与少阴的标本之间,它是少阴病将解未解、太阳病欲成未成的过渡方剂。由于它的证脉还存着恶寒、无汗、脉沉,还处在阴盛阳衰的阶段,所以它的用药就必须使用附子来温经,细辛来托里,麻黄来发汗,从而收到标本兼治、两全其美的效果。

麻黄细辛附子汤方

麻黄二两(去节)　细辛二两　附子一枚(炮,去皮,破八片)

上三味,以水一斗,先煮麻黄,减二升,去上沫,内诸药,煮取三升,去滓,温服一升,日三服。

这是一个发散太阳,温煦少阴,外治其标,内救其本的方剂。方中麻黄发汗,这是发散太阳;附子激发命火,这是温煦少阴;细辛一茎直上,这是从里达表,从阴托阳。由于本病尚无里证,还没有涉及阳明太阴,所以救里不必使用干姜甘草。另需说明的是,由于本方不属回阳救逆,所以方中使用的不是生附子。

少阴病,得之二三日,麻黄附子甘草汤微发汗。以二三日无里证,故微发汗也。(302)

少阴病,始得之,反发热,脉沉者,可予麻黄细辛附子汤救里解表,这是内温少阴,外解太阳的太少标本治法;如果少阴病,二三日不解,那就必须警惕转化。在这里,仲景提出了二三日无里证,须知这个"里证"并不是指少阴,它是指太阴,是指少阴病尚未累及太阴,尚未出现吐利厥逆,还必须要抓紧时机来解表救里,但保护肠胃的措施已属势在必行,因为肠胃在吐利前会发生痉挛,所以在使用麻黄解表,附子温里的同时要加入甘草解痉挛,和胃气,这叫但见肝病,则知肝传脾,当先实脾。

麻黄附子甘草汤方

麻黄二两(去节)　甘草二两(炙)　附子一枚(炮,去皮,破八片)

上三味,以水七升,先煮麻黄一两沸,去上沫;内诸药,煮取三升,去滓,温服一升,日三服。

麻黄佐细辛是如虎添翼,麻黄佐甘草则是缚其爪牙。在少阴病及两感伤寒的病变中,从里托表的方剂只有这两个,而两个方剂又各有区别:麻黄细辛附子汤用于太少两感初期,它的邪气尚浅,正气尚存,故需救里解表;麻黄附子甘草汤的解表功能稍逊,但它侧重了调和胃气。在少阴病变中,如果救里解表的方剂不能急切取得成功,少阴里寒迟迟不能消解,这就需要兼顾脾胃。脾胃属土,土为水火之媒介,土崩则水火分离,气化就会丧失!所以治少阴病要时时刻刻地洞察脾胃,这就叫存胃气。

少阴病,得之二三日以上,心中烦,不得卧,黄连阿胶汤主之。(303)

上条谈的是寒化太阳,本条谈的是热化少阴。

少阴上火下水,上心下肾,所以少阴病上有热化证,下有寒化证。不论寒化证和热化证,它都不得太阳气化,所以说少阴脉无浮数,这是它和太阳病的主要区别点。在外感急性热病中,六淫初感大多属于太阳,唯有伤寒波及少阴,因为它是寒邪伤人,它的内因和外因都是阳虚阴盛。所以当伤寒初感的时候,它的皮毛首先被锁闭,它的阳气首先下陷在阴中,这是它的阴寒潜伏期。在这一时期,它是不会出现头痛发热脉浮的,只能出现脉沉恶寒无汗。随着寒邪束表,体内积阳升温,内潜的阳气开始转盛,下沉的脉象开始上浮,逆冷的恶寒也逐渐减缓为恶风,并且出现了头项强痛乃至身痛、腰痛、骨节疼痛。这就是《内经》所提出的伤寒一日,巨阳受之,故头项强,腰脊痛以及两感伤寒的学说(见热病篇)。到了二三日,阳气步入了盛期,阳明开始化燥,少阳开始化火,太阳病由此转向了阳明、少阳。这是有气化,有功能的传变,所以叫顺传;逆传不得气化,它是阳气虚,邪气盛,脏腑功能不足,所以它才出现逆传。逆传多发生在二三日以上,即四日太阴,五日少阴,六日厥阴之间。在这一时期,受正虚邪实的影响,太阳病没有顺传入阳明,反而逆传进入少阴,形成了无功能,无气化的上火下水病。在此期间,如果病从寒化,它将出现少阴寒化证;如果病从热化,它将出现少阴热化证。本证阳病入阴,出现了心中烦,不得卧,这无疑是少阴心火在猖獗。由于本证不得气化,它不能出现关上脉浮,所以它的治法就不能使用大黄黄连泻心汤(见154条),只能应用滋阴、润燥、清热、泻火的方剂,这就是黄连阿胶汤。

黄连阿胶汤方

黄连四两　黄芩二两　芍药二两　鸡子黄二枚　阿胶三两(一云:三挺)

上五味,以水六升,先煮三物,取二升,去滓,内胶烊尽,小冷,内鸡子黄,搅令相得,温服七合,日三服。

热淫于内治以石膏、知母，火淫于内则治以黄芩、黄连。本方用黄连不用石膏是因为火在血分而不是热在气分；用阿胶不用大黄是因为少阴虚多，阳明气少；受气阴不足，邪火淫盛，阳病入阴，胃气尚弱的影响，本证益胃不用甘草，滋阴不用地黄，而是选择了疏肝育阴的芍药，血肉有情的鸡子黄。这不仅有利于阳明胃气的恢复，而且济阴亦不犯寒湿之弊。故善治阳者，勿损其阴。善治阴者，勿损其阳，这就是经方与时方的不同点。

少阴病，得之一二日，口中和，其背恶寒者，当灸之，附子汤主之。（304）

与黄连阿胶证相反，这是少阴寒化证。

少阴病，得之一二日（即四日太阴，五日少阴之间），口中和，说明燥气不至阳明，湿气不至太阴；背恶寒，说明阴气在转盛，阳气在退却。只此两句就奠定了本证的性质，这是少阴病在寒化，但它不属于病犯纯阴，因为它还有胃气的存在。少阴病的寒化证是阳气下陷后形成的，所以少阴病的开始便是太阳病的结尾。由此可以推理：少阴病的寒化证并不是仅有背恶寒，它是太阳病减去了头痛、发热、脉浮就是少阴病的恶寒、无汗、脉沉。这是太阳病从病标转向病本的阴寒反应，所以它的治法是拯救少阴。由于本证不涉及胃气，不存在吐利厥逆，所以但用艾灸来温其经，更加附子汤来驱寒制水。假令本证有发热，有头痛，那就不是附子汤证，而是麻黄附子细辛汤证。

附子汤方

附子二枚（炮，去皮，破八片）　茯苓三两　人参二两　白术四两　芍药三两

上五味，以水八升，煮取三升，去滓，温服一升，日三服。

附子汤证的主病是口中和，背恶寒。口中和是指阳明无燥热，否则它就是白虎加人参汤证（见154条）；背恶寒不是背微恶寒，这是概括足太阳膀胱经的病变。膀胱有热病属太阳，膀胱有寒病属少阴。本证的特点是背恶寒，所以它是少阴病。

少阴病犯寒者治以附子汤，少阴病犯水者治以真武汤。本证重在背恶寒，所以它的应用是附子汤。本方是以芍药甘草附子汤、茯苓四逆汤为基础，减去干姜、甘草再加白术而成。减去干姜甘草的目的是本证不涉及阳明胃气，增加了白

术健脾是为了提防寒湿水逆。这叫但见寒湿,则知寒湿犯脾,当先实脾。

少阴病,身体痛,手足寒,骨节痛,脉沉者,附子汤主之。(305)

这是少阴病的补充说明,即少阴寒化证除了恶寒、无汗、脉沉的主病以外,还伴随着身体痛,手足寒,骨节痛等或然症。不过这些病变都不涉及阳明太阴,也都不存在少阳厥阴的逆枢机病,所以上述的附子汤证应该属于足少阴。足少阴为病,不是犯寒就是犯水。如果出现了痰饮湿邪,那它就不是足少阴自病,而是合病、并病。

少阴病,下利,便脓血者,桃花汤主之。(306)

这是少阴水火同犯,气血同病,而且病从寒化,波及太阴。

少阴病,有水病,有火病。水病属气分,火病属血分。附子汤制寒水,属于病在气分;黄连阿胶汤制燥火,属于病在血分;如果水火俱伤,气血俱病,那就需要桃花汤既主气分,又主血分。桃花汤证的形成并不是少阴自病,因为它已经涉及大肠,出现了下利,因此它是少阴累太阴,属于水、火、土三者同病。由于本证病从寒化,不得气化,所以它的下利不存在发热脉浮,虽大便脓血也是阴性反应。这是寒水下注大肠,并与心火相搏,从而出现了便脓便血,故属水火同病。水火同病象征着脾土失去了媒介作用,由此造成了水火不能相应而相容,脓血的蒸化就是因此而产生。所以治血就必须治火,治脓就必须治水。用芩、连、大黄治火,用苓泽白术治水,这是针对湿热的治法。如果阳病入阴,湿热逆传寒湿,这就不能强攻硬夺。因为湿热为阳,它内犯的是阳明;寒湿为阴,它内犯的是太阴。犯阳明者得气化,所以它的治法是以荡涤为主,这叫滑可去滞;犯太阴者失气化,所以它的治法是以收敛为主,这叫涩可固脱。本证无气化,属于少阴并发太阴,所以它的治法是调节水火,涩肠止利,这就是桃花汤。

桃花汤方

赤石脂一斤(一半全用,一半筛末) 干姜一两 粳米一升

上三味,以水七升,煮米令熟,去滓,温服七合,内赤石脂末方寸匕,日三服。若一服愈,余勿服。

本方以桃花命名,其意入营可知,因为营血色红。本方重用赤石脂,因为赤

石脂色赤气平。色赤入心,气平入脾,因此能治少阴与太阴合病。赤石脂在《神农本草经》中是这样描述的:"气味甘平无毒,主黄疸、洩痢,肠澼、脓血,阴蚀、下血赤白。有生心血,长肌肉,除邪气,祛寒湿之功能"。因此用于久利不止,滑脱不禁,大便不实,脓血混杂等症最为相宜;干姜温脾肺,散阴寒;粳米调中气,生津液,这是并走脾肺的药物。由于本证寒在太阴,热在少阴;寒在气分,热在血分,而且是阴寒大于阳热。所以它的治法是温中散寒,涩肠止利。它绝不能上制心火,下滋肾水。因为制火则火不下交,营血不能归脾;益水则滋助寒湿,加速中阳崩溃。桃花汤的功能所以重在脾胃。用主取太阴的方式来调节水火,平息脓血,这同样叫做但见肝病,则知肝传脾,当先实脾。

少阴病,二三日至四五日,腹痛,小便不利,下利不止,便脓血者,桃花汤主之。(307)

凡下利,只要有脓血,无一不涉及病水病火。因为无水不作脓,无火不动血。只有水火同病,才能大便脓血,这叫下利便脓血。下利便脓血要分阴阳,阳证得气化,病属三阳,这是湿热;阴证失气化,病属三阴,这是寒湿。不论寒湿还是湿热,只要有脓有血,它都联系着逆枢机病。逆枢机病分阴阳,逆阳枢属少阳,本于太阳;逆阴枢属厥阴,本于少阴,因为少阳少阴皆为枢。少阴利是逆阴枢,暴发期是二三日至四五日,主要病症是腹痛,小便不利,下利便脓血不止,而且是脓稀血少,色泽晦暗,大便鸭溏,腹痛喜按,脉沉涩微细。由于本证寒湿困扰,脾阳虚惫,不能裹血,故仍需桃花汤涩肠止利。复不止者,再于厥阴法中求之,如使用乌梅丸等来治久利(见338条)。

少阴病,下利,便脓血者,可刺。(308)

这是寒湿利在转湿热利,属于病从热化,但阴病却不能转阳。

服桃花汤已,寒去湿停,下利当止。若不止,必为逆枢机。逆枢机的特点是里急后重,脓血混杂,小便不利,腹痛拒按,脉象沉弦。这是寒湿在转湿热,但是在转化中却受到了阻力,因此它的治法是刺期门、肺俞、肝俞等穴(忌灸)来促其转化。复不止者,可予四逆散(见318条),这是针对阴病不能转阳,肝气郁结,腹中痛,泄利下重的治法;若针后脉象复转沉微,阴寒再次盘踞,可复予桃花汤,并可结合灸少阴,如幽门、交信、长强、太谿、复溜等穴(忌针)。所以然者,枢为阴阳之界,进则为阳,退则为阴尔。

少阴病,吐利,手足逆冷,烦躁欲死者,吴茱萸汤主之。(309)

这是逆阴枢转逆阳枢的治法。

少阴病,吐利,手足逆冷,烦躁不宁者,这是阴盛格阳,治法当用四逆汤回阳救逆。今不用四逆汤而用吴茱萸汤者是阴病转阳却又不能转阳,所以才会出现烦躁欲死。烦躁欲死强胜于烦躁不宁,这是阳气在转盛,因此它已不是四逆汤证。因为它的烦躁欲死已经提示出了吐利厥逆在削减,已经说明了这种逆枢机病属于阴病在转阳,所以它才变干姜为生姜,变生附子为吴茱萸。在这个方剂中,吴茱萸大辛大温,辛能疏肝,温能引热下行,故为君;生姜温胃散寒,和中降逆,以敌肝气之横逆,故为臣;人参补肺气,行治节,以金平木,故为佐;大枣和中益胃,保心气,调营卫,故为使。不用甘草,以防变走为守,过度缓急,反而阻碍肝运之气。合观此方,上能导引君火,下能驱散寒气,中能疏肝醒脾。因此用于脾阳转盛,脏不受邪,肝气犯胃,烦躁欲死的逆枢机病最为相宜。

少阴病,下利,咽痛,胸满,心烦,猪肤汤主之。(310)

单纯的下利,是寒水下注大肠,此属少阴;单纯的胸满,是痰饮控扰膈上,此属太阴。少阴与太阴并病,其后病从寒化者为病犯纯阴,断不可予猪肤汤;今本证用猪肤者是阴病转阳,寒已化热,故知不久饮痰下利自止。其后寒湿转为燥热,出现咽痛心烦者为膈上有火。火邪竭阴,耗伤津液,因此需要养阴润肺以生化源之水。受下利胸满的影响,少阴心火虽然亢盛,但用药亦不得过分滋腻苦寒。因为它的旧寒旧湿尚未尽解,它的膈上燥火乃是初兴,所以用苦寒则伐胃气,用滋腻则水逗留,因此选用了猪肤汤,以食疗的方法来培化源,生津液,这在大病康复中占据着重要的地位。

猪肤汤方

猪肤一斤

上一味,以水一斗,煮取五升,去滓,加白蜜一升、白粉五合,熬香,和令相得,温分六服。注白粉,即大米粉。

本方的主要功能是濡润肺胃,益土生金,益金生水。猪肤为六畜之精华,蜂蜜为百花之精华,米粉为五谷之精华,此三者皆为日常服食之品,可见此法是我国最早的食疗保健方。食疗保健法对养生健体有不可替代的作用,对大病康复更有不可小视的功效,然毕竟药力有限,因此不适合邪气淫盛。

少阴病二三日,咽痛者,可与甘草汤;不差者,与桔梗汤。(311)

少阴咽痛,大多伴有红肿,此属心火有余,肾精不足,而且火邪烁津犯肺,属于少阴客热客邪。客邪不是主证,它不涉及脏腑轮回,所以它的治法比较单纯,如但用甘草汤清热解毒,但用桔梗汤开提肺气等。这是疾病在发展过程中并发了意外的应急手段,并不是少阴病必须产生咽痛咽肿,因此它不能作为主证。如果是主证,涉及心肾少阴,出现了脉细数,心中烦,不得卧等,那才是真正的少阴热化证。而咽痛、咽肿、咽中伤只不过是少阴病的一个局部炎性表现,属于节外生枝的病变。所以它的治法不必顾忌六经的演变,也不需要大做文章,重用清热解毒,养阴润燥之大剂,以免杀鸡用牛刀反而损伤正气。

甘草汤方

甘草二两
上一味,以水三升,煮取一升半,去滓,温服七合,日二服。

仲景《伤寒论》共有一百一十三个方剂,其中应用甘草者近七十方,而且不论温凉寒热全部用炙,只有甘草汤和桔梗汤用的是生,可见这两个方剂不受六经约束,不作脏腑轮回,完全保留它那天然的特性。甘草在《神农本草经》中的主要作用是:"主五脏六腑,寒热邪气,坚筋骨,长肌肉,倍力气,金疮肿,解毒。"本方单用甘草,不难理解它的目的是为了清热、解毒、消肿。

桔梗汤方

桔梗一两　甘草二两
上二味,以水三升,煮取一升,去滓,温分再服。

桔梗在《神农本草经》中的主要作用是:"气味辛微温,有小毒,主胸胁痛如刀刺,腹满肠鸣,幽幽惊恐悸气。"在后世医学中,桔梗大多被认为有宣泄风热、升提肺气、消肿排脓、引药上行之功,为舟楫之剂。所以本证用桔梗,其主要目的是破结化痰,开利肺气,这是符合《内经》所提出的"火郁则发之,金郁则泄之"原则的。因此本证但用甘草,不能奏效时再加桔梗来升提肺气,这是预防咽喉成痈作脓的有效方法。

少阴病,咽中伤,生疮,不能语言,声不出者,苦酒汤主之。(312)

少阴咽痛失治,有可能转向成痈作脓,这叫咽中伤。咽中伤在未化脓前可与甘草汤、桔梗汤;已作脓后则为咽中生疮,治法则变解毒为敛疮。少阴病,从咽痛到咽中伤,从生疮到不能语言,直至不能发音,这至少要经过二三日以上。在此期间,炎性的发展从疼痛到红肿,从化脓到溃疡,当然它的治法就是从清热到解毒,从开提到收敛,从桔梗汤转向了苦酒汤。

苦酒汤方

半夏(洗,破如枣核)十四枚   鸡子一枚(去黄,内上苦酒,着鸡子壳中)

上二味,内半夏苦酒中,以鸡子壳置刀环中,安火上,令三沸,去滓,少少含咽之。不差,更作三剂。

生半夏有剧毒,入口片刻即不能发声,但中毒后可用口嚼泥土解之,亦可用甘草、生姜等法。另需说明,本方用生半夏十四枚,并非十四个,而是一枚破十四片,然后取鸡子一枚,去蛋黄加入半夏、米醋,置刀环(旧时期恐无金属网)按火上,煮三沸,去半夏,待温后少少含咽之。不差,可连续制作三次。

本方用生半夏开结涤痰,鸡子清敛疮生肌,苦酒消肿止痛,用于咽喉溃烂及喉头水肿,声嘶不能言语者疗效显著。这是早期中医喉科的萌芽,后世孙思邈、徐灵胎、唐宗海等医家对此各有发挥。

少阴病,咽中痛,半夏散及汤主之。(313)

当少阴病咽痛从咽中伤到咽喉溃烂的时候,当清热解毒、开利收涩等法仍不能缓解的时候,顽固不化的咽中痛必然会发生本质上的改变。这就不能再三使用清热解毒,开提收敛,因为它的病机已经从阳转阴,从热转寒,已经从咽痛、咽肿、咽中生疮走向了喉痹、喉癣。这是痰涎在凝结,所以它的治法就必须变清热为通阳,变收敛为辛散,这叫火因火攻、热因热用,用这种方法治咽痛和用细辛、干姜治牙痛其道理是基本一致的。

半夏散及汤方

半夏(洗)　桂枝(去皮)　甘草(炙)

上三味,等分,各别捣筛已,合治之。白饮和,服方寸匕,日三服。若不能散服者,以水一升,煎七沸;内散两方寸匕,更煮三沸,下火令小冷,少少咽之。半夏有毒,不当散服。

《神农本草经》谓桂枝能治结气喉痹,半夏能治咽喉肿痛,甘草能治金疮毒肿,这些药物并不苦寒,所以辛温燥热的药物亦非喉症所禁忌,但是在使用时要严格把握剂量,尽量做到以辛润之,以甘缓之。在这个方剂中,半夏没有炮制,甘草没有生用。根据方后提出的半夏有毒,不当散服的提示,苦酒汤中的半夏应该是生用,即水洗切片后即可应用,此法在《验方新编》中也有同论。另外,本方取裁于桂枝甘草汤,但用量甚轻,因此没有解表发汗的功能。以上四条是《伤寒论》治疗咽痛的四大法,虽然用药简便,它却是早期的喉科专论。

少阴病,下利,白通汤主之。(314)

这是阴盛格阳的前兆,为重症寒化少阴。

单纯的少阴下利,它的临床表现应该是体痛身重,小便不利,手足寒冷,脉象沉迟。这是少阴心火不足,少阴寒水有余,而且是寒水淫盛于大肠所致,但这尚不能进入白通汤的适用范围。因为白通汤使用了生附子,已经走向了回阳救逆,所以它的主要脉证应该是身恶寒、四肢逆冷、下利脉微,而且这种逆冷、下利、脉微要远大于真武证的少阴有水气(见316条),所以它才使用了白通汤来作为早期的回阳救逆。所谓早期,就是指少阴寒水尚在本经泛滥,它还没有波及脾土太阴,还没有出现腹满而吐、食不下,也就是说它的脾土还没有崩溃,所以它还不能形成阴盛格阳,不过距离阴盛格阳已为期不远了。

少阴的重症阴寒说明了心火不能下交,其后的脉微欲绝也就是情理中的常事。一旦走向了重阴无阳,即使不犯太阴它也是死症!所以当少阴寒水上布天际,心火不能下交的时候,驱散阴霾,回阳救逆也就变成了当务之急!由于脾土崩溃来源于心主血脉,所以回阳就必须通脉,由此出现了白通汤。

白通汤方

葱白四茎　干姜一两　附子一枚(生,去皮,破八片)

上三味,以水三升,煮取一升,去滓,分温再服。

脾属土,肾属水,土能制水。故土温则寒散,阴去则阳归。方中干姜温中散寒,附子回阳救逆,葱白宣肺通阳。阳气通,气化行,寒水消散,逆冷、脉微、下利就会自止。

白通汤回阳通脉,这是治少阴,所以它不用甘草;四逆汤回阳救逆,这是治太阴,所以它不用葱白。如果太少并取,气血同治,那就变成了通脉四逆汤(见317条)。

白通汤通脉,重在少阴气分,这是水病。所以它的主要脉象是沉微,它的主要药物是葱白;当归四逆汤通脉(见351条),重在少阴血分,这是火病。所以它的主要脉象是沉细,它的主要药物是桂枝。

少阴病,下利,脉微者,与白通汤。利不止,厥逆无脉,干呕烦者,白通加猪胆汁汤主之。服汤,脉暴出者死。微续者生。(315)

这就是阴盛格阳。

下利脉微者属于少阴,这是水病、气病,可予白通汤;若下利不止,厥逆无脉,干呕烦者,则属于阴盛格阳。这是水火不能相应,寒热不能互济,为心火不能下交,脾阳开始崩溃,由此出现了阴阳格拒。故寒在下则利不止,热在上则干呕烦,寒热不相接续,故厥逆无脉。与白通汤脉不至,厥不还者为阴极不受阳,寒极不受热,所以要加入人尿猪胆汁来作为反佐,以同气相求的治法来迫使阴阳融合。服汤后脉不出者为格拒至甚,阳不受阴;服汤后脉微续者是心火下交,脾阳振兴;服汤后脉暴出者是回光返照,烛烬焰高(脉暴出是指厥逆无脉突然暴发出三部俱浮,这是纯阳脉)。所以说服汤后脉暴出者死,脉微续者生(脉微续是指厥逆无脉逐渐从脉微欲绝走向沉微,沉弦,这是阴中之阳脉)。

白通加猪胆汁汤方

葱白四茎　干姜一两　附子一枚(生,去皮,破八片)　人尿五合　猪胆汁一合上五味,以水三升,煮取一升,去滓,内胆汁、人尿,和令相得,分温再服。若无胆,亦可用。

阴阳格拒是指阴不受阳,阳不受阴,与寒药则厥利甚,与热药则躁烦甚,因此叫阴阳格拒。阴阳格拒是寒水逼宫,脾阳崩溃,君火不能下交,相火异位,所以它才出现阴阳决离。阴阳决离的治法是引火归原,回阳救逆,白通汤主之,这是正治。正治又名逆治,即寒者热之,热者寒之。阴盛格阳证是热极不受寒,寒极不受热,强与之则兵戎相见,水中投火! 这就需要反治,从治,即寒因寒用,热因热用(理见《素问·至真要大论》)。白通汤属于正治,即寒者热之。但格拒甚时就必须与同气相求的药物来作为反佐,否则水火相冲,寒热相搏。从白通汤的性能来看,它是一派温热药,这在阴盛格阳证中它很难与阴气融合,所以才动用了人尿猪胆汁来作为反佐。人尿亦名回龙汤,它是血肉有情之品,由于它出于心肾功能,所以它能引心火,走小便;猪胆汁色青味苦,从表面上看,它的色泽不亚于黄芩,它的苦味不亚于黄连,但它却是内藏胆火,并不是真正的味苦性寒药,因此用于真寒假热证最为适合,这是一种血肉有情的亲和药。实践证明,当疾病到了阴阳格拒的极限时,任何的正治法它都会抗拒,只有反佐药才能相容。遗憾的是,至今还有多少中医能以人尿猪胆汁为引药。

少阴病,二三日不已,至四五日,腹痛,小便不利,四肢沉重疼痛,自下利者,此为有水气。其人或咳,或小便利,或下利,或呕者,真武汤主之。(316)

这是少阴水气为病。

单纯的少阴犯寒,可予附子汤(见304条);单纯的少阴犯水,可予真武汤。这些都是最基本的少阴寒化证。由于这些病变出于本经,没有涉及阳明太阴,更没有触犯到阴盛格阳,所以它们的温肾壮阳法都是炮附子,这与生附子回阳救逆其性质是完全不同的。故少阴病,二三日不已,至四五日,腹中痛,小便不利,四肢沉重疼痛,自下利者,此为有水气。这是多余之水,是不能化气之水,是淫盛之水邪,而且这种水邪会波及阳明太阴,由此出现或咳,或利,或呕,或小便不利,或四肢沉重疼痛等诸般合并症。

少阴病为什么会出现寒水不能化气呢? 首先说气化产生的原理,在自然界,水中化气要具备两个条件:一个是头上的太阳,一个是足下的地温,失去其中任何一个,辽阔的海洋就会一派寒冷,何气化之有? 人体也不例外,没有心火,它就不能产生太阳。没有命火,就不能产生体温,没有体温,肾与膀胱就不能化气,所以人体气化和自然气化是息息相通。当太阳火不足的时候,机体内外就会一派寒冷,体中的水液就不能正常化气,这就形成了太阳病而治以桂枝汤(见12条)。因为桂枝汤的主要功能是激发心火,是针对人体外在性的热源,所以它是治标;治本与此不同,当太阳火走向消亡的时候,机体体温(命火)就会急剧下降,肾主水液就不能产生气化,生命由此受到严重威胁,太阳病标由此转向了太阳病本,这就产生了少阴病。少阴病的形成象征着生命火的消亡,生命火的消亡提示着阴霾居于全身。届时的水土将混为一家,少阴病最终死亡归宿于太阴,所以说少阴是太阴的组成部分。

少阴病的死亡象征着寒水已去,所以少阴病的形成提示着寒水在猖獗!这是二火在消亡,体温在下降,所以它的病理演变要经过阴盛阳虚、寒水泛滥、脾土崩溃、阴阳决离等几个阶段,这就产生了附子汤主阴盛阳虚、真武汤主寒水泛滥、四逆汤主脾土崩溃、通脉四逆汤主阴阳决离的不同救治。

真武汤方(附加减法)

茯苓三两　芍药三两　白术二两　生姜三两(切)　附子一枚(炮,去皮,破八片)

上五味,以水八升,煮取三升,去滓,温服七合,日三服。若咳者,加五味子半升、细辛、干姜各一两;若小便利者,去茯苓,若下利者,去芍药,加干姜二两,若呕者,去附子,加生姜足前为半斤。

少阴病,得气化者属太阳,失气化者属少阴。属太阳者治其标,属少阴者治其本。治标君用桂枝,治本君用附子。真武汤治本,所以它不用桂枝用附子。在这个方剂中,附子温经散寒,白术健脾燥湿,生姜调胃和中,茯苓渗透利水,芍药收敛涣散之气。不用干姜、生附子,因为脾阳未崩,不须回阳救逆;不用甘草、桂枝,因为甘草恋湿,不利于治水,桂枝发散,反助长亡阳,不适合拯救少阴之气。

真武汤是个重镇寒水的方剂,而且是个"但见肝病,则知肝传脾,当先实脾"的方剂。因为它的主要作用是针对少阴寒水,它还没有波及太阴,还没有出现中阳崩溃,其临床表现也仅仅限制在少阴病的寒化范围。所以它的腹痛,小便不利,四肢沉重疼痛,自下利等也都是少阴犯水,其他或咳,或小便利,或下利,或呕等则属于或然症。或然症是个可有可无的病变,少阴病当然不能以此为依据。

就是依此为据,它也构不成太阴病或者阴阳格拒证,因为它是有咳无嗽,有呕无吐,有下利无胀满,有疼痛无厥逆,而且它的小便是或利或不利。这样的病变它怎么能属于寒湿系在太阴或者少阴与太阴俱病呢?所以它的方后加减是随机应变的。也就是说当寒水波及肺而出现有咳无嗽的时候,加入了细辛、干姜、五味子,这是避免寒水射肺而后引动痰饮;当寒水波及胃而出现有呕无吐的时候,减去了炮附子,然后加入了生姜足前为半斤。很明显这是命火在转盛,少阴的本寒已经转化进入阳明;当寒水波及大肠而出现有下利无腹痛的时候,它减去了芍药加入了干姜,这是避免寒湿联袂而出现胀满。换句话说,如果有下利有腹痛,那离开了芍药就不能建功;当寒水波及三焦而出现小便不利的时候,应用了茯苓,这是在决渎中渗湿利水。但如果小便自利,那茯苓就必须减去。由此可见,真武汤中无君臣,或者说真武汤中皆君臣,就看你怎么去定性,所以它的方剂不能以某种药物来命名。

少阴病,下利清谷,里寒外热,手足厥逆,脉微欲绝,身反不恶寒,其人面色赤。或腹痛,或干呕,或咽痛,或利止脉不出者。通脉四逆汤主之。(317)

这就是典型的阴盛格阳。

少阴病,下利清谷,手足厥逆,脉微欲绝,这是少阴与太阴俱从寒化。单病此者为病犯纯阴,必死。今病人面色赤,身反不恶寒,或腹痛,或干呕,或咽痛,或利止脉不出者,这就不是病犯纯阴,而是阴盛格阳。阴盛格阳的特点是阴寒在内,阳热在外;阴寒在下,阳热在上;阴寒在本,阳热在标;阴寒在脏,阳热在腑。阴阳、表里、寒热、标本俱作反常,所以叫阴盛格阳。阴盛格阳的治法不同于阴盛阳虚,它既不能滋阴,又不能壮阳,因为它的中阳已经崩溃,它的水火已经分离,已经出现了阴阳格拒。所以它的正确治法是回阳救逆,引火入脾。只有脾阳振兴,君相二火才能还宫,水火才能相应化气,引火归原所以要温脾,四逆汤主之。受寒水并发,少阴与太阴合并的影响,四逆汤加大了干姜的用量。但这并不能完全通脉,因为太阴主肉,少阴主脉。所以回阳是温分肉,通脉是通血脉,这就是方后所提出的面色赤者,加葱九茎;腹中痛者,去葱,加芍药二两;呕者,加生姜二两;咽痛者,去芍药,加桔梗一两;利止、脉不出者,去桔梗,加人参二两。这是少阴与太阴的联合用药。由于这些药物既要走肌肉,又要走血脉,所以它的方剂命名就要具备两种功能:一个是救逆,一个是通脉,这就产生了通脉四逆汤。

通脉四逆汤方

甘草二两(炙)　附子大者一枚(生用,去皮,破八片)　干姜三两(强人可四两)

上三味,以水三升,煮取一升二合,去滓,分温再服。其脉即出者愈。面色赤者,加葱九茎;腹中痛者,去葱,加芍药二两,呕者,加生姜二两;咽痛者,去芍药,加桔梗一两,利止、脉不出者,去桔梗,加人参二两。病皆与方相应者,乃服之。

四逆汤为引火归原,回阳救逆的第一方。今更名为通脉四逆汤,其主要理由并不是因为干姜加倍,生附子变成了大枚。因为四逆汤的方后早已提出,强人可用大附子一枚,干姜三两(见 29 条)。可见决定于通脉的药物并不是四逆汤,而是它的加减药在调和营卫。其中面色赤者加葱白九茎,这是在调卫气,因为葱白色白入肺,味辛宣肺;腹中痛者去葱白加芍药,这是在调营气,这与小建中汤(见100 条)、桂枝加芍药汤(见 279 条)治腹痛乃是同一用意;呕者加生姜,这是在调胃气,因为调营卫就必须调胃气,桂枝汤用生姜就是这个道理(见 12 条);咽痛者属少阴,仲景早有桔梗汤(见 311 条),因为芍药不治痈肿,所以要去芍药加桔梗;利止、脉不出者为阴阳格拒,正气不足,所以要去桔梗加人参。以上加减,皆是以四逆汤为根本,其后的变化,无一不是为了打通少阴血脉,以收调营和卫之效,所以才取名叫通脉四逆汤。

少阴病,四逆,其人或咳,或悸,或小便不利,或腹中痛,或泄利下重者,四逆散主之。(318)

从阳入阴的格拒证用四逆汤,从阴出阳的格拒证用四逆散,这是阴阳格拒证的治疗大法。阴阳格拒亦名阴阳相逆,阴阳相逆则属于逆枢机,因为阴阳不得和谐,已经出现了敌对的情绪。

少阴病,四肢厥逆,此为阴盛,故脉不能出。若阴病转阳,其脉当出而不能出,其肢当温而不能温者则属于逆枢机。逆枢机属阳者治少阳,小柴胡汤主之(见 96 条);属阴着治少阴,通脉四逆汤主之,这是少阳少阴皆为枢的常规治法。如果打破了常规,出现了既逆少阴,又逆少阳,那它的治法就必须是半取少阴,半取少阳。在本证中,咳是寒邪犯肺;悸是水气凌心;小便不利是湿阻三焦;腹中痛是寒在肠胃,热在营分;泄利下重是先寒湿而湿热;四肢逆冷是阳气不通。所有这些病证,无不内藏阴寒,无不与逆阴枢有关。所以当阴病转阳却又不能转阳的时候,逆枢机病的治法就必须采取阴阳共使,寒热并用。故阳气不能外达者要制以柴胡;邪火内郁营分者要制以芍药;中气不能健运者要首选甘草;肠胃逐渐化燥者要荡以枳实,这就是逆枢机病的阳证治法。如果涉及逆阴枢,出现了旧寒湿气不解,那就要根据寒湿气的不同性质来分别采取各个击破。如果上咳下利,四逆散再加干姜、五味子;如果伴有心悸,四逆散再加桂枝;如果小便不利,四逆散再加茯苓;如果伴有腹痛,四逆散再加附子。所有这些,都是针对阴寒内盛的施治。由此可见,四逆散针对的是逆阳枢,它是阳明与少阳的调和方剂。但由于少阴阴寒内盛,以致阴病不能转阳,逆阳枢的四逆散才被动加入茯苓、桂枝、附子、干姜,由此演变成了既能调阴,又能和阳。

四逆散方

甘草(炙)　枳实(破,水渍,炙干)　柴胡　芍药

上四味,各十分,捣筛,白饮和服方寸匕,日三服。咳者,加五味子、干姜各五分,并主下利;悸者,加桂枝五分;小便不利者,加茯苓五分;腹中痛者,加附子一枚,炮令坼;泄利下重者,先以水五升,煮薤白三升,煮取三升,去滓,以散三方寸匕,内汤中,煮取一升半,分温再服。

四逆散是逆阳枢的微调方剂,其性能与小柴胡汤大致相似,但小柴胡汤的禁忌证是寒湿水气,而四逆散就没有这种顾忌。因为它是变汤为散,用量甚轻,而且掺杂着温热极品,因此它并不惧怕阳中有阴。

本方前后有两个极端:第一个极端是自本条的"腹中痛"以前,四逆散的用量只有方寸匕,其他药物也仅用五分,最大的附子量也只有一枚;但从"泄利下重"后,四逆散就改用了三个方寸匕,而加入的薤白一跃成为三升,这在《伤寒论》中可谓药用之最。由此不难看出,逆阴枢在未解前与逆阴枢在已解后的施治法是大有区别的。也就是说当阴寒湿气尚未解除的时候,通阳救治法的运用是何等的谨慎! 到了阳气大盛,寒湿化为湿热,泄利下重出现后,通阳散结薤白才敢加倍使用,因为此时的人体正气已经步入了强盛。

少阴病,下利六七日,咳而呕渴,心烦不得眠者,猪苓汤主之。(319)

当寒湿转为湿热的时候,如果汗出小便利,湿热就会转为燥热;如果小便不

利,汗不得出,湿热将无出路,其结果就会转为发黄、痰饮乃至蓄水。故少阴病,下利六七日,其人反咳者,这是脾中有湿气,肺中有寒邪;呕者肠胃无燥热,渴者气不化津液;心烦者是多阳少阴,不得眠者是离中有火。这是阴病转阳的佳兆,但初兴的燥火却不能由此战胜湿邪,于是它形成了湿热。湿热为病,在外不得汗出,在下不得小便,由此形成了水停不化,是谓少阴蓄水。少阴蓄水,既有口渴心烦不得眠,又有下利不止伴呕咳。毫无疑问,这种烦渴不是阳明燥热,而是少阴寒水不化,三焦内存湿热。由于本证病从热化,蓄水的性质已属阳邪,因此它的治法就不能通阳利水,只能消除水热互结,这就是猪苓汤证。服猪苓汤已,汗出小便利,下利呕咳必自止。其后口燥咽干者属阳明,湿热必转燥热,再依法治之。

少阴病,得之二三日,口燥咽干者,急下之,宜大承气汤。(320)

从寒湿转燥热要经过湿热,从湿热转燥热要经过汗出小便多,这就是从病转阳、从寒转热、从热化燥的必然规律。

少阴病,得之二三日,口燥咽干者,阴病必转阳,心火必内炽,阳明必化燥,故其人当汗出小便利。此为少阴热化太过。太过者阳盛于表,阴绝于里,肠胃由此而化燥,是谓燥火同灼。故因于火,其人当心烦而咽干;因于燥,其人当口燥而腹满。若二三日不大便或伴有潮热谵语者为邪火亢极,土燥水竭,可予大承气汤急下存阴,缓则燎原之火尽竭西江,不可救药!

在少阴病从热化中,如果出现心烦不得卧,这是手少阴心火在激化,无阳明证者,可予黄连阿胶汤;如果心烦不得眠,咳而呕渴,小便不利,这湿热在交结,可予猪苓汤;如果汗多小便利,口燥咽干,潮热腹满,这是阳明在化燥,其人大便必难,可予大承气汤。这叫实则泻其子,属于釜底抽薪的治法。

少阴病,自利清水,色纯青,心下必痛,口干燥者,急下之,宜大承气汤。(321)

少阴病,小便利者大便必硬,大便溏者小便必难。故少阴病,下利腹满,小便不利者多为寒湿;下利不止,咳而呕渴者多为湿热。湿热犯水者当病蓄水,湿热犯火者当病蓄血。蓄血为病,因火而动。遇寒则凝,遇热则行。故瘀血攻心,其人狂妄;瘀血冲胃,心下必痛;与湿相争,暴泻下注;与燥相搏,热结旁流。凡此,皆为蓄血。蓄血在上,出于吐衄;蓄血在下,出于便血。由于蓄血属于瘀血,所以蓄血愈久色泽愈青,由此导致自利清水,色纯青(古人青黑同义,例如黑布叫青布等)。这是瘀血所为,治法当下瘀血。今不予抵当汤却予大承气汤者是燥热胜于蓄血,它是自利青水,心下必痛,口干咽燥,并不存在其人发狂,少腹急结,所以它的治法是先救阳明而后救少阴,否则燥火竭阴,气精垂绝。

凡少阴证,不是病水就是病火,但它不涉及肠胃。所以单纯的少阴病是不能峻攻阳明的,只有阳明燥结与少阴心火合并,才能使用大承气汤急下存阴,从而收到釜底抽薪和实则泻其子的效果。关于"自利清水,色纯青",历代注家议论纷纷,有的解释为木邪乘土,有的解释为肝邪乘肾,有的解释为肾邪乘肝,但从始至终没有看到哪个注家提出了它是血证。

少阴病,六七日,腹胀不大便者,急下之,宜大承气汤。(322)

少阴病,脉微细,但欲寐,吐利厥逆,胀满不能食者,此为少阴病累及太阴,为证犯纯阴,断不可下之;若少阴病,六七日,微细之脉转为沉实滑大,并且出现了口燥心烦,舌焦咽干,大便不通,腹满拒按乃至手足濈然汗出者,则千万警惕少阴病证犯纯阳,因为它已经步入了少阴热化证合并正阳阳明。此时若不急下,西江就会尽竭,气津就会消亡!所以当汗出小便利,口燥咽干,腹胀不大便的时候,使用大承气汤来急下存阴也就属于必然。

在少阴病的三大急下证以及阳明三大急下证,凡是使用大承气汤急下,病机就必须步入正阳阳明,而不能存在阴寒湿气,哪怕病起三阴,从阴出阳。这是使用大承气汤的最基本条件。

少阴病,脉沉者,急温之,宜四逆汤。(323)

凡少阴病欲犯纯阳者要急下之,欲犯纯阴者要急温之。下之宜大承气汤,温之宜四逆汤。

什么是病犯纯阴?什么又是病犯纯阳呢?以少阴病为例,假令少阴病,身恶寒,脉微细,不汗出,小便白,更下利,这就是犯纯阴,因为它看不到少阴热证。如果少阴与太阴合病,出现了腹满而吐,食不下,自利益甚,手足逆冷,这同样是病犯纯阴,因为两种阴病看不到一丝一缕的阳性反应;与病犯纯阴相反,假令少阴病转向了太阳,太阴病转向了阳明,出现了身大热,口大渴,汗大出,小便赤,不大便,脉象洪大,舌苔焦黄,腹满拒按,这就是病犯纯阳,因为它看不到一丝一缕的阴性反应。病变至此,都是死证。

大承气汤不是治死症,它针对的是欲犯纯阳而非犯纯阳,所以它的宗旨是务求急下,以免病犯纯阳;四逆汤也是这个道理,它也不是治死症,它的针对是欲犯纯阴而非犯纯阴,所以它的宗旨是务求急温,以免病犯纯阴。

少阴病的形成象征着阳病入阴,其后病从寒化者少阴将合并太阴,所以它的治法是属于本经者用附子汤、真武汤;属于太阴者,用四逆汤、理中汤,这是病从寒化的治法。如果是病从热化,太阴必转阳明,少阴必转太阳。属于本经者,用泻心汤、黄连阿胶汤;属于阳明者,用白虎汤、大承气汤。本证提出的是少阴病,使用的是四逆汤。可见它的寒化证不是少阴自病,而是少阴与太阴合病;同样道理,上条提出的是少阴病,使用的是大承气汤,可见它的热化证不是少阴病标,而是太阳火在并发阳明。一个是从阴出阳,一个是从阳入阴;一个是寒湿相合,一个是燥火相并。

少阴病,饮食入口则吐,心中温温欲吐,复不能吐,始得之,手足寒,脉弦迟者,此胸中实,不可下也,当吐之;若膈上有寒饮,干呕者,不可吐也。当温之,宜四逆汤。(324)

凡阳病入阴者宜温,阴病出阳者宜攻。若阴病不能出阳,阳病不能入阴,其后必然形成逆枢机病。

少阴病,饮食入口则吐,此属太阴。若心中温温欲吐,复不能吐者则为逆枢机病。逆枢机病既不能从热转属阳明,又不能从寒步入太阴,所以最终还是少阴病。少阴病,始得之,手足寒,脉微细,这是本经自病,因为证脉相应。如果出现了脉弦迟,这就改变了少阴病的性质,因为弦迟脉是阴中有阳,它是病从热化,所以此时的膈上痰饮就不能叫脏寒,而是叫胸中实。胸中实属太阳,它是少阴病从本转标。由于本证病在上焦,逆在膈上,所以它的治法就不能予承气汤来荡涤肠胃,而是用瓜蒂散来引而越之,这是病从热化的逆上焦治法;如果不从热化,心中蕴扰欲吐却不能吐,更见不时干呕,这就不是胸中实,虽脉弦迟也只能被视为膈上有寒饮,此属脏寒,脏寒的治法是温其脏,宜四逆汤。若再予吐法就会造成饮痰不解,胸阳倍伤。由此可见,同是少阴病,同属膈上有饮,但病从热化者宜吐,病从寒化者宜温,这就是少阴病标与少阴病本的不同应用。

少阴病,下利,脉微涩,呕而汗出,必数更衣,反少者,当温其上,灸之。(325)

本条突出的是呕利汗出,可见它的最终目的是存胃气。

少阴病,下利,这是肠中有水气,为阴盛,故脉微涩;呕者客气上逆,胃中必有寒邪,为阳虚。阴盛阳虚,肠胃俱寒而反汗出者为阴盛格阳。因为阴证不得有汗出,阳证不得脉沉微,所以它的病机当属阴阳格拒,它的治法当取四逆汤回阳救逆。服汤后若更衣反甚,微涩下沉者为阳病入阴,胃气必绝;服汤后更衣减少,微涩上浮者为阴病转阳,胃气必至;若服汤后更衣不减,余症不退,这是少阴病在逆枢机,可继续温其上,并结合灸少阴,以促其阴阳转化。

温其上是指行治节,这是针对四逆汤。如果是温其中,那是理中汤。但理中汤只能温中散寒,并不能回阳救逆,所以温其上就是指四逆辈,这是主取肺手太阴,其意在"运"。如果结合艾灸,那是助其转枢,这是灸少阴,因为少阴少阳皆为枢,故逆阳枢用针刺,逆阴枢用艾灸。旧著解释"当温其上"是指用艾,"灸之"是指灸百会穴。百会穴虽能升提督脉阳气,但它并不能调节少阴病的逆枢机。所以"温其上"是指服用汤药,"灸之"也不是单取百会,它应该结合灸太溪、灸复溜、灸关元、灸气海等穴来促其阴阳转归,从而受到调和枢机之效。

在《伤寒论》中,许多经文寥寥数语,但它却蕴藏着鳞甲森严的辩证关系,如果随文敷衍或者不顾首尾而断章起义,那六经辨证终归一盘散沙。例如本证,以往注家都是就事论事,没有谁来提出辨证施治靠的是药物,加针加灸乃是辅佐用法,因为六经辨证并不是依靠针灸来解决问题。再一个就是存胃气。从以往《伤寒论》注本看,许多注家讲太阳只管讲太阳,讲阳明只管讲阳明,逆枢机只管逆枢机,存胃气只管存胃气,不知逆枢机和存胃气乃是一个有机整体,三阴三阳最终归宿一气,这就是存胃气。从"六经辨证"法来看,每一段经文,每一个方剂,每一种治法,它的最终的目的都是存胃气,每一经病的结尾也都要重复这个道理。例如"太阳病篇"的结尾是用炙甘草汤,这是提示复脉勿忘调胃;"阳明病篇"的结尾是清除瘀热,清除瘀热正是保存胃气;"少阳病篇"的结尾是反能食而不呕,这足以说明阳明已经恢复了胃气;"太阴病篇"的结尾是胃气弱而易动,这是提示怎样去呵护胃气;"厥阴病篇"的结尾是哕而腹满,这是提示胃气受损的善后处理;"霍乱病篇"的结尾是新虚不胜谷气,这是提示治霍乱切勿损伤胃气;"瘥后劳复阴阳易病篇"的结尾是损谷则愈,这是提示存胃气就不能加倍饮食。所有这些,没有一条不涉及存胃气,这就是人以胃气为本,有胃气则生,无胃气则死的最基本道理。

辨厥阴病脉证并治

厥阴之为病,消渴,气上撞心,心中疼热,饥而不欲食,食则吐蚘。下之,利不止。(326)

在辨解厥阴病之前,我首先要提出以下几个问题:(1)厥阴不是枢,它是阖,它与阳明经一样,一个属于尽阴,一个属于绝阳;(2)手厥阴心包络,与手少阳三焦经相为表里,这是人体的气血通道,亦五脏六腑、四肢百骸的网络系统,由于心包络不属五脏,没有生化承制功能,所以它和手少阳三焦经并列为人体的别腑别脏;(3)足厥阴肝与足少阳胆相表里,它的主要功能是调节人体脏腑血气,使复杂多变的内外因素最终得到平衡,从而产生少阳充和中正之气,所以说五脏六腑凡十一脏,取决于胆也(见《素问·六节藏象大论》)。

厥阴与少阳,一体一用,即阴为体,阳为用;阴为本,阳为标;阴司实质,阳主气化;阴属五脏,阳属六腑。故阳病属少阳,阴病属厥阴。《内经》云:"厥阴之上,风气治之。"所以厥阴之为病,它的生理病理都是风。

风邪为害,大多是合并症。这就是《伤寒论》六经提纲皆主自发,唯有厥阴提纲出现合并的原因。在本厥阴病提纲中,最基本的合并症至少有三个。第一个是消渴,气上撞心,心中痛热。这是风与火在合并,属于物质行阳走极端,所以这种渴就不是普通的烦渴、燥渴,而是狂饮不止的消渴。这种心中痛热也正是风火攻心,灼痛难耐的表现。第二个是下之利不止。这是风与水在合并,是物质行阴走极端,所以这种下利不是普通的泄利,而是下利不止!没有寒水下注大肠,它怎么能出现下利不止呢?第三个是饥而不欲食,食则吐蚘。这是风与土在合并,是脾阳衰败、化源枯竭、生态紊乱的表现。天无扬沙,怎能改变生态?人有胃气,蛔虫焉能闻食而动?所以说以上三证都是阴阳走极端,都是风邪与物质在合并。

厥阴病是病入膏肓的最后阶段,临床表现极为复杂,生死存亡很难预测,而且对温凉寒热都较为敏感。就是说予酸药者犯收,予苦药者犯泻,予甘药者犯缓,予辛药者犯散,予咸药者犯软坚,这就是它的临床特殊表现。

尽管厥阴病寒热错综,但它的病机依然有机可循:(1)在一个病机中出现两种性质不同的等停属性,这叫厥阴中风;(2)以下利厥逆、恶寒脉微等证脉为主的病变可视为厥阴伤寒;(3)以利止厥热、口燥咽干或者撼动脓血者则为厥阴温病。不论厥阴中风、厥阴伤寒还是厥阴温病,但得少阳冲和中正之气,复杂多变的厥阴病必将胃气自和,这就是治疗厥阴病,既不可从标,又不能从本,只能从乎中见。

> 厥阴中风,脉微浮为欲愈,不浮为未愈。(327)

厥阴病的提纲就是厥阴中风,因为它具备着阴阳两性。其中但论阴证者为厥阴伤寒,其脉必沉;但论阳证者为厥阴温病,其脉必浮;若阴阳并谈,寒热共论,那它的病机自然是厥阴中风。中风从寒化者叫风寒,从热化者叫风温。所以说厥阴病脉沉微者为伤寒,脉微沉者为风寒,脉等停者为中风,脉微浮者为风温,脉大浮者为温病。不论微浮还是大浮,不论风温还是温病,只要阴证退却,脉象转浮,病入膏肓的厥阴病将不复存在,这就叫厥阴中风,脉微浮为欲愈,不浮为未愈。

厥阴病的获愈象征着少阳病的到来,这是阴病在转阳,所以厥阴中风出现了阳脉大于阴脉(即脉微浮)时,恰恰获得少阳中见之气,厥阴病也由此自行获愈。其后少阳脉转小者,为欲已也(见271条),若微浮转向大浮,那是三阳病复至,因为少阳已经化为火邪,已经超越了中和中正之气的范围。

> 厥阴病,欲解时,从丑至卯上。(328)

厥阴不从标本,从乎中见,中见者少阳气化。少阳气化旺于寅,所以厥阴病欲解时,从丑至卯上。

> 厥阴病,渴欲饮水者,少少与之愈。(329)

这就是存胃气。

厥阴病,渴欲饮水,手足自温而不复厥者,此为阴病转阳,少阳气化必至。至者阳气初兴,邪气渐退,津液不久自还入胃,故欲思饮水时要少少予服之,令胃气自和则愈;若饮水过多,初复的阳气不能化水,势必造成蓄水痰饮,其后的结果将是前功尽弃。

诸四逆厥者，不可下之，虚家亦然。（330）

凡四肢逆冷者为病进，此为阴盛阳虚，故不可下之；凡手足自温者为病退，此为阳盛阴虚，故不可温之。温之属于回阳，下之属于存阴。四肢逆冷而反下之，这是根本说不通的事，包括气血不足的虚家，因为它们都是正虚邪实，都是阴盛阳虚；与此相反，如果是阴虚阳盛，正盛邪微，手足不逆冷反灼热，甚至出现手足濈然汗出，那这样的"虚家"就不但能攻，而且能清。所以本条的"虚家亦然"并不能一概而论，至少是"阴虚"患者就不能适应。下面再谈"诸"字。

"诸"是指任何，即是指任何阳虚病人，只要四肢逆冷，就不能攻下，包括采用养阴退热之剂。因为这种病人阳气不足，误用下法则阳气更陷，误用清法则阳气更虚，所以一切寒凉攻荡之药皆当忌之。那么四肢逆冷都是阴盛阳虚吗？《伤寒论》第350条："伤寒脉滑而厥者，里有热，白虎汤主之"。这也是四肢厥逆，但这种厥逆的治法就不是四逆汤，而是白虎汤。所以后人就把这种厥逆视为热厥，把热厥形成的原理视为热邪深伏于里，阳气反而不能外达四肢，由此出现了脉滑，四肢厥逆。但事实果真如此吗？如果说四肢逆冷是热邪深伏，阳气不能外达这也许能说得通，但逆冷的四肢反出现了滑脉你怎么讲都不能服人！不信你就做个试验：把你的双手伸进冰箱，冷冻数分钟后拔出，再看你的脉搏是浮还是沉。所以把白虎汤证的厥逆视为四肢逆冷它是个大错特错，而且也不符合《内经》所提出的寒热厥反应。《素问·厥论篇》说："阳气衰于下，则为寒厥；阴气衰于下，则为热厥。"又说："寒厥……阳气日损，阴气独在，故手足为之寒也""热厥……阳气独胜，故手足为之热也。"据以此文，则知白虎证的厥逆不是逆冷，而是灼热，只有手足灼热才能出现脉滑，只有手足但厥无汗，它才能被视为阳盛热厥。一旦手足濈然汗出，阳盛的热厥证将不复存在，届时的白虎汤将演变为承气汤，这是一个千真万确的道理，遗憾的是这个道理至今没有被历代注家突破。

伤寒先厥，后发热而利者，必自止，见厥复利。（331）

伤寒先逆冷后发热者为阴病转阳，下利必自止。其后脉转浮滑者它将步入白虎汤证；脉转沉实者它将步入承气汤证。若逆冷不止，下利不停，虽发热汗出为阴盛格阳。因为阴寒在内，阳热在外，标热不能胜本寒，故知邪气进，阳气退，下利不能止，这叫见厥复利；与此相反，若阴寒在外，阳热在内，标寒不能胜本热，则知阳气进,邪气退,下利必自止,这叫手足自温,下利自止。所以说先逆冷而后发热者为阴病转阳,先发热而后逆冷者为阳病入阴。入阴者死,转阳者生。既不能转阳,又不能入阴,其后必为逆枢机病。

伤寒始发热六日,厥反九日而利。凡厥利者,当不能食。今反能食者,恐为除中。食以索饼,不发热者,知胃气尚在,必愈。恐暴热来出而复去也。后三日脉之,其热续在者,期之旦日夜半愈。所以然者,本发热六日,厥反九日,复发热三日,并前六日,亦为九日,与厥相应,故期之旦日夜半愈。后三日脉之,而脉数,其热不罢者,此为热气有余,必发痈脓也。(332)

厥阴伤寒,始发热六日,这是阳盛期;厥反九日而利,这是阴盛期。阳六阴九是阴大于阳,故为病进。病进则厥逆下利,必不能食,此属太阴,为里有寒。里有寒而反能食者为证形不符,当须警惕胃气。验证之法,试以索饼。若食后不发热,则知阳明胃气存在,可预测厥利不久自止;若食之即发热,厥利反甚,这叫除中,其热必如回光返照,暴来暴去。若不去,后三日仍发热,这就不是阳病入阴,而是阴阳相应,厥热等停,可预测来日夜半愈。所以然者,先热六日,后厥九日,复热三日,合病各为九日,这是阴阳等停的数字,故知次日夜半将要中见少阳之气,厥阴病只有中见少阳才能获愈。若不愈,必复厥;若不厥,必发热。热者脉数,阳气盛,盛者发痈脓,此为太过;厥者脉迟,阳气衰,下利不能止,此为不及。

在厥热胜负的演变中,如果逆冷大于发热,它将步入厥阴伤寒;如果发热大于逆冷,它将步入厥阴温病;如果寒热等停,它将形成厥阴中风。中风属肝,肝主厥阴。厥阴不得气化,故愈期不从标本,而是从乎中见。中见是少阳气化,这是得胃气脉。所以它的愈期是阴退阳回的夜半之后,它的脉象是中和胃气的微弦微浮。如果大弦大浮,那是有肝无胃,厥阴病终究不能获愈。

伤寒脉迟六七日,而反与黄芩汤彻其热。脉迟为寒,今与黄芩汤复除其热,腹中应冷,当不能食,今反能食,此名除中,必死。(333)

厥阴病脉迟,此为伤寒,故厥利不能止,虽有发热反作却不可予黄芩汤。因为迟脉主寒,误予黄芩汤彻其热则是误将寒利作湿热,其后不仅会造成利甚厥甚,还会造成腹满不能食而吐,这叫寒化太阴。寒化太阴腹中应冷,胃中当不能食。今反而能食不吐者,此名除中,必死。因为除中是除去了中州的功能,它是胃气将绝的具体表现,当然就会被判为死证。

厥热的胜负象征着寒热的错综,如果厥阴病的前六七日是逆冷,后五六日是发热,那么这种下利就最容易被误判为热利,黄芩汤治热利也就是以此为依据。然而医生却忽视了它的前证是厥,它的脉象是迟,它还没有获得少阳中见,它还没有赢得中州胃气。所以此时用黄芩汤则无异于寒上加寒,摇摇欲坠的阳明胃气必然会因此而逝去。

伤寒先厥后发热,下利必自止,而反汗出,咽中痛者,其喉为痹。发热无汗,而利必自止,若不止,必便脓血,便脓血者,其喉不痹。(334)

伤寒先发热而后厥逆者为阳病转阴,先厥逆而后发热者为阴病转阳。转阳者当发热汗出,转阴者必下利厥逆。由于阴病多寒,阳病多热,所以阴病转阳后既可获得胃气,又可因复阳太过而形成燥热或者湿热。行燥热者要具备汗出小便利,行湿热者必然无汗小便难。故厥利自止,其后发热汗出小便利,那这种喉痹咽中痛就属于津液不足,阴虚燥热;如果小便不利,发热无汗,虽厥利自止也将化为湿热,典型的湿热发黄就是肝胆之过;如果下利不止,小便不利,发热无汗,虽阴病转阳亦能出现湿热。湿热下注,大便必有脓血。一个是湿热,一个是燥热。成湿热者不能成燥热,成燥热者不能成湿热。所以说便脓血者其喉不痹,其喉痹者不便脓血。

伤寒一二日至四五日,厥者必发热,前热者后必厥,厥深者热亦深,厥微者热亦微。厥应下之,而反发汗者,必口伤烂赤。(335)

厥阴伤寒,厥利当先,能否转化,贵在中见。

伤寒一二日至四五日,前厥者后必热,前热者后必厥。故厥一二日者热亦一二日,厥四五日者热亦四五日。厥是阴阳气不相顺接,故厥前为阳,厥后为阴。厥前宜下,厥后宜温。宜下而反发汗者竭津动火,必口伤烂赤;宜温而反彻其热者胃中生寒,必为除中。

厥逆是手足逆冷,它不存在发热,而且大多是见厥复利。厥逆与发热是交替出现的,当阳病入阴的时候,它出现了逆冷;当阴病转阳的时候,它出现了发热。如此反复,终而复始,因此才被视为厥热胜负。厥热胜负同样是逆枢机病,其中包括逆阴枢和逆阳枢。逆阳枢属少阳,由于阳病得气化,所以它的寒热相搏时间极为短暂,临床将这种短暂的交争视为往来寒热;逆阴枢则不然,它不得气化,因为肝家失去了它的谋虑作用,因此它的寒热交替时间就会无限度地延长。少则一两日,多则六七日甚至更长,毫无疑问这是阴阳气不能接续,所以厥热胜负的治法就极为艰难。予温热药则口伤烂赤,予寒凉药则下利厥逆,可以说汗、吐、下、和、温、清、消、补法中的任何一个方剂它不能适合，这也许就是乌梅丸(见338条)产生的唯一个理由吧。

伤寒病，厥五日，热亦五日。设六日，当复厥，不厥者自愈。厥终不过五日，以热五日，故知自愈。(336)

厥热胜负的最佳结局是寒热等停，因为任何一方的偏盛偏衰都会造成阴阳气不相接顺。所以厥阴病，先厥五日者为行阴，后热五日者为行阳;若第六日复厥，病将进入反复轮回，由此形成了逆枢机病;若第六日当厥而不厥，当热而不热，这叫阴阳自和，期待旦日夜半愈，因为它已经获得了少阳中见，包括阳明胃气;若第六日当厥止而反发热，此为复阳太过。太过者化为火邪。火邪在上，必口伤烂赤;火邪在下，必大便脓血。所以然者，阴极化寒，阳极化火故也。

凡厥者，阴阳气不相顺接，便为厥。厥者，手足逆冷者是也。(337)

凡病行阴者，手足必逆冷;凡病行阳者，手足必灼热。不论手足逆冷还是手足灼热，只要四肢不得汗出，行阴行阳都是厥。厥者绝尽，这是物质走极端，所以不论寒厥还是厥热都容易出现物极必反。手足逆冷属于寒厥，所以它的反作是发热。如果不发热，手足持续逆冷，那后果将是病犯重阴，犯重阴者转脏结，脏结无阳，预后多死;如果先逆冷，后发热，那是阴病转阳，寒厥必转厥热，厥热手足灼热，此为太过，太过者阳明化燥，胃气生热，手足灼热最终转为手足溅然汗出，至此走向了白虎汤之清，承气汤之泻;如果先逆冷，后发热，然后再逆冷，那就不是阴病转阳，而是出现胜负厥热，这是逆枢机病，属于阴阳之气不能顺接。由此可见，四逆汤治寒厥，它是四肢逆冷，白虎汤治热厥，它是手足灼热。一个是脉象沉微，一个是滑中见数;假如厥热胜负，脉象浮沉交错，治法便是乌梅丸(见下条)，因为它是半寒半热。至此可以说明，脉有浮沉，病有寒热。能沉不能浮，能寒不能热。所以本条的四肢逆冷只能代表阴寒，并不能代表阳热，当然就不能包括热厥。

伤寒，脉微而厥，至七八日肤冷，其人躁无暂安时者，此为藏厥，非蚘厥也。蚘厥者，其人当吐蚘。今病者静，而复时烦者，此为藏寒。蚘上入其膈，故烦，须臾复止，得食而呕又烦者，蚘闻食臭出。其人常自吐蚘。蚘厥者，乌梅丸主之。又主久利。(338)

伤寒，脉微而厥，此为阴寒盛于里。至七八日肤冷，这是表无阳，故为表里俱寒。表里俱寒者病犯纯阴,其人当静,而反躁扰无暂安时者则为阴盛格阳,所以这种厥逆就不是蛔厥,而是脏厥。脏厥无阳,它等同于脏结,故预后多死;蛔厥与此不同,它不犯纯阴,最多也就是个脏寒。所以它的临床表现是时动时静,时热时寒,时利时止,时厥时烦,而且是得食而呕,遇蛔方吐,这是蛔厥与脏厥的主要区别点。在《伤寒论》中,呕证与吐证是有严格区分的。一般来说,呕证属阳,吐证属阴。呕证属腑,吐证属脏。因此心烦喜呕者为阳盛,得食而吐者为阴盛。本证得食而呕,所以它不是脏厥而是蛔厥。

蛔厥的形成象征着代谢紊乱,只有代谢紊乱才能导致环境改变,才能造成胃肠不能正常纳谷消磨,由此出现了化源枯竭,弱小的蛔虫才会因饥寒而躁动,并伴随着呕逆而向上求食,从而演变出了得食吐蛔证。得食吐蛔对诊断胃气的存亡具有重大意义,这是古人用生态平衡的原理来洞察人体的阴阳变化。如果阳气盛,胃气强,那蛔虫就会安居乐业,何躁扰之有?但如果环境改变,供给中断,那蛔虫的"难民迁移"也就是情理中的事了。

用蛔虫验生死很容易造成误会,因为许多医家恐怕一生难遇。但这并不能代表本证稀奇,因为任何危证它都要经过三个转机:要么阴病转阳,要么阳病转阴,要么形成逆枢机病。蛔厥证是左不能转阳,右不能入阴,只能徘徊在半表半里,半阳半阴,试问这样的病变哪位医家不经历,哪个病人能脱离?所以把乌梅丸视为治虫剂,甚至视为杂病久利方,这无疑是在抓芝麻丢西瓜。

乌梅丸方

乌梅三百枚　细辛六两　干姜十两　黄连十六两　附子六两(炮,去皮)当归四两　蜀椒四两(出汗)　桂枝六两(去皮)　人参六两　黄柏六两

上十味,异捣筛,合治之,以苦酒渍乌梅一宿,去核,蒸之五斗米下,饭熟捣成泥,和药令相得;内白中,与蜜杵二千下,丸如梧桐子大。先食饮服十丸,日三服,稍加至二十丸。禁生冷、滑物、臭食等。

首先说乌梅丸不是杀虫剂,也不是治藏(脏)厥,它是调节三阴相逆的代表方剂,这和小柴胡汤解少阳乃是同一原理。不同的是小柴胡证得气化,它是针对逆阳枢,它所以它的主要功能是和中有散;乌梅丸与此相反,它不得气化,所以它针对的是逆阴枢,其主要功能是和中有敛。一个是治阳病,一个是治阴病。治阳

病主发散,君药当然是柴胡;治阴病主收敛,君药当然是乌梅。一个主宰着半表,一个主宰着半里,这就是两个性质不同的逆枢机方剂。

在厥阴病变种,受寒热错综、厥热胜负的影响,逆阴枢病的治法首选了乌梅丸。这是一个补泻兼施,寒热共用的方剂,也是一个对抗性极强的方剂。因为这个方剂既有乌梅、米醋的大收大酸,又有蜀椒、细辛、桂枝的大辛大散;既有附子、干姜的大温大热,又有黄连、黄柏的大苦大寒。这就迫使诸药都相处在制约对抗中,谁都不能发挥自己的有效性能,从而化作为守中之剂,为人参、当归补气血、生津液、培化源、促中见赢得了充分的生息时间,从而避免了脉不出或脉暴出的阴阳格拒危险,这就是乌梅丸与小柴胡汤用药的不同主见。

本方治久利并不是指脾胃虚寒等慢性杂病泄泻,它是针对厥阴病持久不退的厥利。这种厥利在六经病中它是最顽固的,而且它的转化是既可形成寒湿,又可形成湿热。形成寒湿者乌梅丸可重用辛温,形成湿热者乌梅丸可重用苦寒。如果僵持不下,那乌梅丸就要灵活改变。要么它变成四逆汤(见353条),要么它变成四逆散(见318条),不论哪种转化,都是从阴引阳,切勿见阳证就做出相反。

厥阴病是病入膏肓的阶段,它的恢复期比较长,使用的药物也比较繁乱柔缓,这就是本方为什么相互制约,变汤为丸。后世《膏药学》也经常使用此法,特别是治疗五劳七伤、风寒湿痹等慢性疾病,处方用药往往十几味,甚至几十味,这是群药配制,这种配制法与乌梅丸的配伍乃是同一个道理。

伤寒热少微厥,指头寒,默默不欲食,烦躁。数日,小便利,色白者,此热除也,欲得食,其病为愈;若厥而呕,胸胁烦满者,其后必便血。(339)

这是阴病在转阳。

伤寒热少是指发热减少,微厥是指厥逆轻微,故仅存在指头寒。这是中见少阳,胃气已至,所以不再厥热胜负者其病当愈。若阴病转阳,出现默默不欲饮食,或烦躁者,此为气津不足,少阳郁热化火,可予小柴胡汤;若已予或未予柴胡汤,病过数日,不再发热,指头转温,小便通利,其色清白者,此为厥热已经消除,其人当欲食而愈。若胸胁烦满,复厥而呕,这是旧寒湿气不除,过在少阳,故遇热则化为湿热。湿热下注,其人便血,这叫热伤阴络。

在厥阴病演变中,厥和热始终在相搏。如果有厥无热,那是寒化太阴;如果有热无厥,那是热化阳明。如果有厥有热,那就洞察标本:阳盛者属少阳,治其标;阴盛者属厥阴,治其本。

　　　　　　　　　　　　　　　　　　　　　　　　中医溯源

病者手足厥冷，言我不结胸，小腹满，按之痛者，此冷结在膀胱关元也。（340）

这是厥阴与少阴在联袂作案。

病人手足厥冷，其后复发热者为厥热胜负。若但厥无热，其人言我不结胸，唯诉小腹满，并有按之痛者，此为阴寒聚结在膀胱关元也。关元与膀胱，位居在下焦少腹，邪气结于此处，当审膀胱血室。如果少腹蓄血，其人当如狂发狂，虽然少腹急结，小便却是自利；如果少腹蓄水，其人当烦渴消渴，虽然少腹胀满，小便却是不利。本证一不发狂，二无饮水，可见上述的分析都不是。既然排除了蓄血蓄水，那这种小腹满，按之痛就是肝肾犯寒，或者说少阴与厥阴在联袂。由于这种冷气内灌营血，使肝气不能下行，或称肝寒不能络阴，因此它的提示是小腹满（少腹之下内络阴器），它的性质是冷气结在膀胱关元，它的主病是手足厥冷，小腹满而压痛。所以治法应该是养血通脉，温经散寒，当归四逆汤主之（见351条）。如果内有久寒，可再加吴茱萸、生姜（见352条）兼理气分，这是变独取营血为温胃疏肝，由此形成了治疗肝寒的重要方剂。

伤寒发热四日，厥反三日，复热四日，厥少热多者，其病当愈，四日至七日，热不除者，必便脓血。（341）

这是复阳太过而触犯了火邪。

伤寒发热四日，此为阳胜。复厥三日，此为阴退。更发热四日，此为阴寒不胜阳热，邪气不胜正气，故知其病当愈。若不愈，必复厥。若不厥，必发热。这叫复阳太过，其后必然化为火邪。火邪竭阴，内伤阴络，由此引动了大便脓血，是谓湿热。

伤寒厥四日，热反三日，复厥五日，其病为进。寒多热少，阳气退，故为进也。（342）

这是阳气退却而触犯了寒邪。

伤寒厥四日，此为阴胜。复热三日，此为阳退。更厥逆五日，此为此为阳热不胜阴寒，正气不胜邪气，故知其病为进。进则病犯纯阴，其后必然走向脏厥、脏结，直至死亡。所以然者，阳气不能自还，阴邪独于全身故也。

伤寒六七日，脉微，手足厥冷，烦躁，灸厥阴，厥不还者，死。（343）

这是阴盛格阳的具体表现。

伤寒六七日,脉微,手足厥冷者为阴寒盛于里;心烦、体躁不得安者为阳热泄于表。阳在外,阴在内;阳在经,阴在脏;阳在标,阴在本,所以叫阴盛格阳。阴盛格阳属于逆枢机病。逆枢机病属阳者治少阳(加针),属阴者治厥阴(加灸)。本证阴阳格拒,过在厥阴,所以要灸厥阴(灸厥阴孔穴,包括大敦、行间、太冲、中封、章门等穴)。灸后烦躁不止,手足逆冷,脉不出者为死证(有阴无阳);灸后烦躁不止,手足灼热,脉暴出,反汗出发热者亦为死证(有阳无阴);若灸后烦躁自止,手足自温,脉微续出者为得胃气,必愈(阴阳自和)。所以然者,病犯纯阴者死,病犯纯阳者死,只有阴阳自和,胃气才会显示,这叫中见少阳之气。

伤寒发热,下利厥逆,躁不得卧者,死。(344)

这是脾阳在崩溃,水火在离决。

伤寒发热,此为阳盛,但出现体躁不得卧,而且无心烦(无烦者君火已去),就不是阳盛而是阳绝;伤寒下利,此为阴盛,但出现手足逆冷,而且脉不至(脉不至者命火已去),就不是阴盛而是阴绝。阳厥于外,阴绝于内。阴阳不能相应,寒热不能互济,由此演变出了阴阳格拒,这叫中土崩溃,水火离决,故死。

伤寒发热,下利至甚,厥不止者,死。(345)

这是中阳崩溃,寒水泛滥入脾。

伤寒发热无汗,这是阳厥于外(无气化);下利至甚,这是寒水泛滥入脾。脾主四肢,故令厥利不止。厥利不止者病犯纯阴,卒然有残阳外越,脉象暴出,下利不止。因为它的脾阳早已崩溃,它的生命火已经异位,卒然用大剂量的姜附回阳,它也只能加速死亡,不可能导致心火回归。所以然者,生命火在人体中只能燃烧一次。

伤寒六七日不利,便发热而利,其人汗出不止者,死,有阴无阳故也。(346)

只要脾土崩溃,相火异位,心火不能下交,其后亡阴亡阳都是死。

伤寒发热汗出,这是阳越于外。伤寒汗出不止,这是阳亡于外。所谓阳越阳亡,就是发热而利。假令伤寒六七日不下利,无发热,那这种伤寒只能说成阴盛阳虚;如果不利转下利,更见发热汗出,而且是汗出不止,这就不是阴盛阳虚而是阴盛格阳。阴盛格阳不存在气化,因为它的脾土已经崩溃,它的相火已经异位,它的心火已经不能下交,它的四肢早已成为厥逆。所以这样的发热汗出就不能叫阴阳自和,而是叫有阴无阳。

伤寒五六日,不结胸,腹濡,脉虚复厥者,不可下。此亡血,下之,死。(347)

上条讲的是亡阳,本条讲的是亡阴。

伤寒五六日,不结胸,说明无痰饮。腹濡者不胀满,说明无水气。一无痰饮,二无水气,足以说明本证的主病不在气分,故无下利厥逆。脉虚而复厥者,此荣气不足,血少故也。此为亡血,故令四肢厥寒,脉象沉细。治法当温经散寒,养血通脉,当归四逆汤主之(见351条)。由于荣气不足的厥寒不同于阴盛格阳的厥逆,它的逆冷程度比较轻微,而且不存在下利不止。因此最能误导医生把营气不足的血虚证反视为阳邪成厥逆,这是造成医生误用攻下法的主要依据。受荣虚血少而反下之的影响,残存的阳气就会消失,不足的阴血就会尽竭,狰狞的阴霾就会东山再起,本虚的脾土就再难裹血,由此造成了气血俱消,阴阳并竭,故死。所以仲景在330条中强调指出:"诸四逆厥者,不可下之,虚家亦然"。遗憾的是,这个手足厥逆至今被视为四肢逆冷,把不得汗出的手足厥热全权包括,以致寒厥与热厥,细微与滑数无法鉴别,下第350条的白虎证就能说明这一切。

发热而厥,七日下利者,为难治。(348)

凡病,阳热大于阴寒者易起,阴寒大于阳热者难治。

伤寒发热三日,厥冷三日,合为六日,这是厥热等停,为顺。第七日复厥者为再经,为逆。逆者厥热胜负,复加下利者阴寒逐渐替代阳热,或者说阳热逐渐步入阴寒。这是病犯纯阴的前兆,故云难治。难治不是不治,可积极采取引火归原、回阳救逆大法,并结合艾灸呵护等法就能回生起死。因为本证尚未出现脾土崩溃,阴阳离决。它的君火尚未外越(有发热无汗出),它的相火尚未异位(有逆冷无躁扰),它还处于阴盛格阳的早期,所以它的辨证预测属于可治。

伤寒,脉促,手足厥逆,可灸之。(349)

厥阴病使用灸法,大多形成了逆枢机病。

伤寒,脉微,手足厥逆者为阴盛阳虚;若脉微厥逆,下利不止,反躁扰发热汗出者则为阴盛格阳;若手足厥寒,微脉变促,虽下利发热不得作阴阳格拒,因为它的阳气已经出现了转机,它的脉象已经从沉微走向了急促,已经出现了数中一止。这是阴病在转阳,所以预测厥阴伤寒不久自愈。若不愈,手足不能自温,下利不能自止,这是阴气盛,阳气被阻,属于逆枢机病,可予灸法(灸少阴、灸厥阴)助阳破阴,务求做到阴病转阳。

促脉是数中时止,有急促、急迫的含义。它是阴阳相搏,正气胜邪的脉象。这种脉象位居在弦滑之间,属于阴病转阳,正邪交争的过渡脉。在此期间,如果正气战胜邪气,阴霾寒湿就会以战汗的方式从肌表越出,数中一止的促脉就会因发热汗出而转化为洪大,四肢逆冷的寒厥就会经过四肢灼热而迈向手足漐然汗出,三阴寒湿由此转为三阳燥热;与此相反,如果寒气淫盛,正气不能胜邪,已至的促脉就会在弦滑中徘徊,直至下降为沉迟微细,最终阳气不支而形成脏寒脏结,这就是阴阳表里,虚实寒热的脏腑标本转化,下条的白虎汤证就是一个典型的标本转化。

伤寒,脉滑而厥者,里有热,白虎汤主之。(350)

当病从寒化的时候,其人将脉沉,恶寒而厥逆;当病从热化的时候,其人将脉浮,发热而汗出。本证出于厥阴篇,可见它的前证为阴,今反用白虎汤者是阴病转阳,寒已化热,逆冷已退,促脉已越,否则有谁敢轻用白虎?

本条与前 176 条都是白虎汤证,但转化的机理却有不同:176 条的转化是太阳先病表寒,然后化热入里,所以它的脉象是从浮紧经过浮滑进入洪大,它的症状是从恶寒经过恶风到达发热,这是从表寒走向里热;本条与此相反,它是从里寒转向里热,再从里热转向表里俱热,所以它的脉象是从沉紧经过弦滑步入洪大,它的症状是从手足逆冷经过手足灼热迈向手足漐然汗出。一个是由表及里,一个是从里达表。由表及里的滑脉是先浮紧而后浮滑,从里达表的滑脉是先沉弦而后浮滑。所以本证的"脉滑而厥"属于沉中见滑,因为它的燥热还没有输布到肌表,它的阳气还没有到达四末,它的四肢还存在着热厥,还没有出现手足漐然汗出,所以它的脉象并不能洪大,只能从沉微、沉迟、沉弦中走向浮滑。

白虎汤证的脉滑而厥象征着阳气尚未步入巅峰,它的阳明燥热乃是初级形成,它的旧寒陈霾尚未尽解,因此它的脉象还不能见芤见洪,因为它还没有出现口大渴,汗大出,所以它的脉象只能徘徊在浮大浮滑之中。换句话说,一旦脉象出现了洪大洪芤,症状出现了大热狂饮,那就不是白虎汤证而是白虎加人参汤证了。

白虎汤证的病机是标本俱实,它的脉象是浮大滑数,它的症状是身大热,但口不渴或口微渴,它的性质是表有热,里有寒(即从表面上看它是阳性热证,但从本质上看它的旧寒尚未尽解)。而白虎加人参汤证则与此不同,它的病机是标实本虚,它的脉象是洪大洪芤,它的症状是口渴喜饮,身热汗出,它的性质是气津不足,表里俱热,这是两个白虎汤证的主要区别点。由此可见,白虎汤证的热厥来源于寒厥,它是从阴寒走向阳热。既如此,阳盛热炽的滑脉还能否伴随那四肢逆冷的寒厥?

手足厥寒,脉细欲绝者,当归四逆汤主之。(351)

与上述滑脉相反,这才是寒厥证。

首先说,手足厥逆与手足厥寒有别:手足厥逆是指阳气消退,它的逆冷比较沉重,甚至越过肘膝,这是阳气不足,寒水有余,所以它的脉象是从沉紧、沉微逐渐发展到脉微欲绝;手足厥寒是指手足寒凉,但不至于冰冷,亦很难越过肘膝,这是心火不足,营虚血少,所以它的脉象是从沉迟、沉细逐渐收缩为脉细欲绝。前者属于病水病气,后者属于病火病血。病水病气者属肾,故气虚则脉微,虚极时形同云雾汗渍;病火病血者属心,故血虚则脉细,细极时状如马尾蛛丝。这是气血消亡,阴阳衰败的脉象,所以得此脉者大多属于病危。在本证中,脉细欲绝者象征着营血寒逆,只有营分生寒,少血少气,才能束缚寸口趺阳,才能导致气血凝聚而出现手足厥寒,才能引起腹内体外的诸般疼痛,才能形成当归四逆汤等证。

当归四逆汤方

当归三两　桂枝三两(去皮)　芍药三两　细辛三两　甘草二两(炙)　通草二两　大枣二十五枚(擘,一法十二枚)

上七味,以水八升。煮取三升,去滓,温服一升,日三服。

当归四逆汤取材于桂枝汤,所以它是调和营卫的内在方剂,即从治标转向治本,从治外转向治内。在这个方剂中,原有的桂枝汤育阴助阳,调营和卫。再加入当归、细辛、通草来养血通脉,温经益胃。需要说明的是本桂枝汤减去了生姜,可见它的目的不是为了调和卫气,而是为了调和营血,所以要把大枣增加到二十五枚,这在《伤寒论》中堪称用药之最。因此它与小建中汤、桂枝加芍药汤、桂枝加大黄汤等乃是一脉同源,仅有脏腑表里标本虚实之分。观桂枝汤治中风,主治身疼痛,这是治太阳(见 372 条);小建中汤、桂枝加芍药汤治腹中急痛、腹满时痛,这是治太阴(见 100、279 条);桂枝加大黄汤治腹满大痛实,这是治阳明(见 279 条)。这些治法有一共同特点:没有哪个方剂能脱离桂枝汤,没有哪种病变能离开内外疼痛。所以说当归四逆汤证除了脉微手足寒外,它的主要病变应该潜藏着疼痛,否则它就没有办法和下条的"内有久寒"来作为病理区分。

若其人内有久寒者,宜当归四逆加吴茱萸生姜汤。(352)

寒在血分,痛在脉中,此属营,宜当归四逆汤(见上条);寒在气分,痛在脉外,此属卫,宜四逆汤(见323条),这是单纯的病气病血治法。如果气血同病,营卫同犯,那就必须营卫共取,气血同治,但是它要分出主次。例如寒在气分,可首选四逆汤;如果累及血分,那就是通脉四逆汤(见317条);同样道理,如果寒在血分,可首选当归四逆汤,如果累及气分,那当归四逆汤就必须再加吴茱萸、生姜。吴茱萸是疏肝药,生姜是温胃药,只此两味就能说明本证的疼痛来源于"内有久寒"。这是寒气犯脾,肝气犯胃,所以它的疼痛定位离不开身疼、腹痛、胁痛,它的治法离不开当归四逆汤外加生姜、吴茱萸,正所谓"通则不痛,痛则不通"。

当归四逆加吴茱萸生姜汤方

当归三两　芍药三两　甘草二两(炙)　通草二两　大枣二十五枚(擘)
桂枝三两(去皮)　细辛三两　生姜半斤(切)　吴茱萸二升

上九味,以水六升、清酒六升和,煮取五升,去滓,温分五服(一方,水酒各四升)。

阳明篇243条说:"食谷欲呕,属阳明也,吴茱萸汤主之",这是治疗寒气犯胃的主要方剂。该剂用吴茱萸一升,生姜六两。而本方却是吴茱萸二升,生姜半斤,可见它的降逆止呕功能较前方稍减,但它的疏肝行气的力量却是倍增,因此适用于阴寒潜伏的诸般疼痛。在《伤寒论》中,凡属营卫不和,正邪交争的病变,立法用药都离不开疏肝,因为肝主谋虑,胆主决断,属于调节脏腑,所以调和营卫就必须疏通肝胆。观桂枝汤治中风,用芍药育肝阴,用桂枝疏肝阳,才能收到调营和卫之效果;小柴胡汤和解少阳,用黄芩泻胆火,用柴胡升肝阳,自然收到胃气因和之功能。这些都是调和方剂,但它们都是在调和阳经;本证病属三阴,它是病从寒化,所以它的用药不是攻表,而是温通。

大汗出,热不去,内拘急,四肢疼,又下利厥逆而恶寒者,四逆汤主之。(353)

寒在血分属营,宜予当归四逆汤;寒在气分属卫,宜予四逆汤。这是病从寒化,阴盛阳虚,病气病血的不同治法。在阴盛阳虚的病变中,不论它的前证在表在里,属营属卫,已汗未汗,已攻未攻,只要它的眼下症状是大汗出、热不去、内拘急、四肢疼、反恶寒,又下利而且伴随着手足厥逆者,此为阴寒盛于里,阳热泄于表,属于表热里寒,病在气分。其中发热汗出,四肢疼痛者为病表;下利厥逆,恶寒拘急者为病里。表有热,里有寒,治法必先救里,得里和表不解者再攻其表。攻表宜桂枝汤,救里宜四逆汤,这是《伤寒论》反复强调的明训。

大汗,若大下利而厥冷者,四逆汤主之。(354)

大汗出必亡阳,大下利必亡阴,阴阳并竭,气血俱虚,阳病必然入阴。故下利不止,手足厥逆,身寒而脉沉者必先救里,四逆汤主之。得阳回而阴不复者,可再予芍药甘草汤及调胃承气汤之类(见29条);若下利不止,手足厥逆,脉微欲绝,身反不恶寒而汗出者,此为里寒外热,属于阴阳格拒,可予白通汤(见314条)及通脉四逆汤之类(见317条);若下利不止,手足厥逆,身热汗出,脉反暴出者,此为格拒不还,预后多死。

病人手足厥冷,脉乍紧者,邪结在胸中,心下满而烦,饥不能食者,病在胸中,当须吐之,宜瓜蒂散。(355)

病人无吐无利,脉象乍疏乍紧,手足厥冷,心下满而烦,饥而不能食者,此为食积滞留上脘,寒气聚在胸中,宗气不能四达,故使心中烦而手足厥逆。予瓜蒂散吐之,同样能收到上焦得通,津液得下,胃气因和,乍疏乍紧之脉自解的疗效。《金匮·腹满寒疝宿食篇》说:"脉紧如转索无常者,有宿食也。"又说:"宿食在上脘,当吐之,宜瓜蒂散。"据于此文,则知胸中是指膈上,心下是指胃脘。胃脘不通,胸中有寒,清阳不升,浊阴不散,由此演变出以上诸证。根据《内经》"其高者因而越之"的治法,食积在上宜吐,在下宜泻,所以选择了瓜蒂散。

本证阴阳相搏,但邪不犯三阴,这是使用吐法的主要依据。如果腹满而吐,食不下,自利益甚,虽心下结鞕,却不可吐之。

伤寒厥而心下悸,宜先治水,当服茯苓甘草汤,却治其厥。不尔,水渍入胃,必作利也。(356)

凡读《伤寒论》,务必上下合参,前后对比。

病人手足逆冷而心下悸者,这是既犯其寒又犯其水,治法当先分标本。若寒水同犯而脉浮者,此属太阳,治法当先治水,宜茯苓甘草汤(见73条)。悸止汗出者,其寒可自行消退。若先治寒后治水,或使用麻桂汤辛温发汗,太阳寒水就会因汗出阳泄而泛滥,就会造成阳明气衰而水渍入胃,从而出现下利不止。所以寒水同犯者要先治其水,却治其厥,这是病从热化、阴病转阳的治法。相反,如果病从寒化,阳病入阴,其人心下悸,四肢厥而脉沉者则属少阴,治法就不是先治其水,后治其厥,而是寒水同治,真武汤主之(见82、316条)。如果此时先用茯苓甘草汤治其水,后用四逆汤治其厥,那就延误了病犯纯阴的救治时机,因为阳病入阴的治法首当驱除寒气。

真武汤在太阳篇中治的是心下悸,在少阴篇中治的是自下利。可见真武汤,既可用于心悸证,又可用于水渍入胃。既如此,本证为什么不使用真武汤而使用茯苓甘草汤呢?为什么要提出先治其水,却治其厥而不作寒水同治呢?因为真武汤的主治是阴水,茯苓甘草汤的主治是阳水。观茯苓甘草汤,方中茯苓、桂枝仅用二两,甘草只有一两,而且用生姜不用干姜,可见它的剂量与功能是何等的轻微,因此是个治标不治本,走表不走里的方剂,当然它只能用于太阳寒水上泛,凌心作悸。如果太阳病本,触动了少阴寒水,那恋湿的甘草,解表的桂枝就只能多多误事。

伤寒六七日,大下后,寸脉沉而迟,手足厥逆,下部脉不至,喉咽不利,唾脓血,泄利不止者,为难治。麻黄升麻汤主之。(357)

上条谈的是犯寒犯水,本条谈的是犯热犯火,而且都是寒热交错,标本胶结。

伤寒六七日,阳明出现了燥热,少阴出现了火邪,所以才使用下法。大下之后,寸脉出现了沉迟,关下出现了沉微,这叫下部脉不至(亦可作寸口趺阳脉解)。三部俱沉,阳气必陷,故使手足逆冷。喉咽不利者痰饮凝聚于上,咳唾脓血者,水火在交结,泄利不止者,寒湿与燥热在相搏,这是湿热痢。由于本证寒热错综,有水有火,但不得气化,故为难治。予麻黄升麻汤,意义与乌梅丸相似(见338条)。但乌梅丸重在酸收,本方重在辛散。重酸收者治其阴,重辛散者治其阳。不论治其阴还是治其阳,只要调节枢机,用药都存在对抗。

麻黄升麻汤方

麻黄二两半(去节)　升麻一两一分　当归一两一分　知母十八铢　黄芩十八铢　萎蕤十八铢(一作菖蒲)　芍药六铢　天门冬六铢(去心)　桂枝六铢

（去皮）　茯苓六铢　甘草六铢（炙）　　石膏六铢（碎,绵裹）　　白术六铢　干姜六铢

　　上十四味,以水一斗,先煮麻黄一两沸,去上沫内诸药,煮取三升,去滓,分温三服。相去如炊三斗米顷,令尽,汗出愈。

　　凡病得气化者为逆阳枢,治法可汗而散之;凡病失气化者为逆阴枢,治法可收而敛之。本方有汗有散,但是少收无敛,可见它的病机是从阴出阳却又不能出阳。因此它的治法既不能效仿乌梅丸来作为逆阴枢的配制,又不能作为逆阳枢的治法而使用柴胡汤,这就是"为难治"的麻黄升麻汤创作。在这个方剂中,君药的主要功能是散,这就是麻黄、升麻、桂枝;臣药的主要功能是温,这就是白术、干姜、茯苓;佐药的主要功能是育阴泻火,这就是黄芩、芍药、石膏、知母;使药的主要功能是益胃生津,这就是甘草、当归、葳蕤、天冬。这是一个多君多臣,多功多能的复合方剂。其中有升阳发汗的,有清热泻火的,有健脾除湿的,有润燥育阴的。由于厥阴病寒热错综,阴精阳气恢复较难,所以它才采用复合治法。用相互促进、相互制约的手段来获取少阳中见,这叫群策群力。后世复方治病,大多采用此法。

　　伤寒四五日,腹中痛,若转气下趋少腹者,此欲自利也。（358）

　　上条谈的是阴病当出阳却又不能出阳而化火,本条谈的是阳病当入阴却又不能入阴而化寒,这些都是迟滞不畅的逆枢机病,所以它的病机皆属于厥阴。

　　伤寒四五日,腹中痛者,此为阴阳气不相顺接;转气下趋少腹者,此为阳病欲入阴,故知不久将行自利。自利无腹痛,无阻滞者属少阴,其利堪称泄泻,即水样大便;自利有腹痛,有阻滞者属厥阴,其利则为痢疾,即大便脓血。本证的欲自利伴随着腹中痛,因此它的预后当属里急后重的逆枢机病。由于这种病变出于伤寒四五日,所以它的腹痛下利应该属于厥阴。

　　在《伤寒论》中,利证有自利、下利、泄利之分。性质有寒利、热利、寒热利之别。一般来说,寒利腹痛喜按,厥逆身寒,水谷不化,甚至出现腹满而吐;热利腹痛拒按,口燥心烦,身热汗出,小便短赤;寒热利是半寒半热,它是时而下利,时而腹满,时而喜按,时而拒按,因为它是逆枢机病。只有逆枢机病才能产生相争相搏,才会出现时而腹中急痛,时而里急后重,这样的病变才能属于逆枢机病。逆枢机病属阳者治少阳,属阴者治厥阴,本证不得气化,所以它要治厥阴。

伤寒,本自寒下,医复吐下之,寒格,更逆吐下,若食入口即吐,干姜黄芩黄连人参汤主之。(359)

凡病只要出现阴阳格拒,它就是逆枢机病。逆枢机病分寒热,其中阴寒大于阳热者为寒格,此属厥阴;阳热大于阴寒者为热格,此属少阳。不论哪种格拒,都是阴阳气不相顺接。

伤寒本自寒下,医复吐之,由此造成了下寒上热,是谓逆枢机病。逆枢机当和解而更逆吐下者则易形成脏寒。其后出现腹满而吐,食不下,自利益甚,时腹自痛者为病属太阴。治法当温其脏,宜四逆辈(见太阴篇)。若下利自止,但见食入即吐者,这是寒气犯胃,客气上逆,为寒格。寒格属厥阴,因为心火拒在膈上。在此期间,如果阳气转盛,食入即吐将会转为得食而呕;如果阴气转盛,食入即吐将会转为朝食暮吐;如果既不转阳,又不转阴,它将滞留在厥阴经而形成寒格证。寒格证类似于厥热胜负,它是膈上半阳,膈下半阴,属于半寒半热证。由于本证不得气化,是寒在太阴,所以治法是,用干姜除半寒,用芩连除半热,用人参补气行治节。但得寒去热除,阳明胃气自和。

干姜黄芩黄连人参汤方

干姜　黄芩　黄连　人参各三两
上四味,以水六升,煮取二升,去滓,分温再服。

《伤寒论》中,凡言呕者皆属于胃,胃属阳,所以治呕多用生姜;凡言吐者皆属于脾,脾属阴,所以治吐多用干姜。本方用干姜不用生姜,可见它的内证属于阴而不属于阳。

本证有吐无利,故云寒热格拒。如果上吐下利,那是脾土崩溃。崩溃者无胃气,预后多死。若不死,下利必自止。本证连续误治,下利却能自止,所以才敢使用芩连。如果吐利不止,那是阴盛格阳。卒然回阳救逆,芩、连也是大忌,因为它不得胃气。由此可见,同是阴阳格拒,关键还是胃气。有胃气者生,无胃气者死。

下利,有微热而渴,脉弱者,今自愈。(360)

上条谈的是吐,本条谈的是利。不论谈吐还是谈利,只要两者不合并,格拒它也得胃气。

太阴篇第 277 条说:"自利不渴者属太阴,以其藏有寒故也"。少阴篇第 282

条说:"自利而渴者属少阴,虚故饮水自救"。据以此文,则知下利不止不是病土就是病水。病水者本为少阴标为太阳,病土者本为太阴标为阳明。本证病土,因为它的获愈脉属脾。脾为阴中之至阴,从寒化者下利不发热,当然无口渴;从热化者下利必发热,当然有口渴。不渴者为寒湿系在太阴,口渴者为燥热结在阳明。所以说下利无发热,口不渴,脉沉弱者为未解;下利有发热,口微渴,脉浮弱者为欲愈;下利身大热,口大渴,脉洪大者为太过。太过者下利必自止,其后它将转为阳明燥结。本证渴而脉弱,这是中见少阳气化,故知不久自愈。设身热复烦,它将走向另一个极端。

下利,脉数,有微热汗出,今自愈;设复紧,为未解。(361)

上条谈的是病土,本条谈的是病水。

下利不止者为病水,下利脉数者为病火,此属少阴。少阴得气化者属太阳,其人必有微热汗出。汗出者今自愈;设复紧,为未解,因为阴气盛,阳气微,故令周而复始。周而复始者,形同厥热胜负,故自愈者属少阴,复紧者属厥阴。

少阴下利与太阴下利不同,少阴下利是病水病火,而太阴下利则是病土病金。所以少阴下利的特点是下利不止,四肢沉重疼痛。这是心火不足,肾水有余。因此它的愈期须得太阳气化,发热、头痛、脉浮、汗出也就自然属于分内之事;太阴下利与此不同,它是金土为病,所以它的特点是腹满而吐,食不下,自利益甚,时腹自痛。这是脾胃虚寒,治节不行。因此,它的愈期须得阳明气化。身热、汗出、口渴、脉洪也就属于情理之中。由于下利是物质与寒水的混合物,所以少阴下利和太阴下利就很难截然分清,只能筛选出哪一方的淫盛,这也能说明少阴是太阴的组成部分。

下利,手足厥冷,无脉者,灸之。不温,若脉不还,反微喘者,死;少阴负趺阳者为顺也。(362)

下利或愈或死,只要无反复,它将属于少阴或者太阴。只要有反复,它将者属厥阴。因为厥阴病的特点是厥热胜负,所以下利不止,止后复作者属于厥阴。

少阴下利,手足厥冷,脉沉微或沉伏不见者,这是阳气下陷于阴中,其脏必有寒,故使寒水泛滥,治法当温之、灸之。若灸后四肢不温,伏脉不还,下利不止,反出现微喘者,这是肺肾气绝,上越下脱,故死;若灸后四肢转温,沉脉上浮,下利自止,并出现微热汗出者,此少阴负趺阳也。趺阳属土,少阴属水。土能胜水,这是生理相克,为顺。所以少阴下利须得趺阳胃气,否则寒水狰狞,有死而已;如果土不胜水,这叫趺阳负少阴,为反克,属于相侮。所以少阴下利不见趺阳脉不但不能止,反而会"水漫金山"而引起吐利不能食,最终导致脾阳崩溃！实践证明,寸口脉绝趺阳脉在者虽危不死,趺阳脉绝寸口脉在者属于行尸。因为脾阳衰败,胃气将绝,体温无存,命火已经逝去。

下利,寸脉反浮数,尺中自涩者,必清脓血。(363)

下利不止,寒湿不去,寸脉反浮数,尺中自涩者,这是脾阳不足、心火有余,胃家不能胜湿邪,故令寒湿转为湿热,此属火邪。火邪竭阴,尺中自涩。与水交争,化为湿热。湿热下注,必清脓血,是谓热伤阴络。

下利清谷,不可攻表,汗出必胀满。(364)

下利从寒化者少阴累太阴,下利从热化者少阴转阳明,转阳明者得胃气,累太阴者趺阳死。

下利清谷,里寒外热,虽身疼痛,不可攻表。攻表则汗出阳越,寒从中生,必发胀满,此少阴累太阴。治法当温之、灸之,宜四逆辈。得利止满除而身疼不休者,复予桂枝汤攻其表,这是本寒大于标热的治疗原则。

下利,脉沉弦者,下重也;脉大者,为未止;脉微弱数者,为欲自止,虽发热,不死。(365)

下利脉沉弦者为阴病转阳,不能转阳者则化为湿热。湿热下注,厥气难行,由此产生里急后重;下利脉大者,湿热必转燥热,此为太过,太过者阳盛化火,下利虽止,燥热又发,六经相传当然不能止;下利脉数而微弱者,此脉已得胃气,因为它是少阳中见脉。其后热少厥微者为欲愈,下利将自止。若不止,复发热,这是燥热不能胜湿气,为逆枢机。逆枢机得阳者必发热,这是以热胜寒,以燥胜湿的主要标志。所以说下利无发热,但逆冷者死;下利无逆冷,虽发热者不死。

下利,脉沉而迟,其人面少赤,身有微热,下利清谷者,必郁冒汗出而解,病人必微厥。所以然者,其面戴阳,下虚故也。(366)

下利清谷,脉沉而迟,四肢厥逆者,此为少阴与太阴合病,为阴寒在里,下焦阳虚。其后身有微热,面带少赤者为阴病转阳,其人必郁冒。郁冒汗出而解者为战汗,这是阳气从里达表的主要标志。在此期间,如果下利清谷不止,沉脉迟脉不浮,病人微厥不除,那这种其面戴阳的表现就只能被视为里寒外热,上盛下虚。

这种病变它是不可能自行转阳的,当然它的治法必须回阳救逆、引火归原,这和下利自止、阴病转阳性质不同。

下利,脉数而渴者,今自愈。设不差,必清脓血,以有热故也。(367)

下利,脉数而渴者,阴病必转阳,寒湿必为燥热,故下利可自止;若不止,必清脓血,这是寒湿转湿热,因为寒多热少,湿多燥少故也。从下利来看,下利的转化有三种:(1)下利从寒化,这是阳病入阴,预后多死,因为它最终转化为脏结,脏结属太阴;(2)下利从热化,这是阴病出阳,预后不死,因为它最终转化为燥结,燥结属阳明;(3)下利既不从寒,又不从热,这是逆枢机病,逆枢机病属半阴半阳,半寒半热,所以它的预后必为湿热。湿热从热化者属少阳,从寒化者属厥阴。本证病从热化,它是脉数而渴,卒然湿气不解,最终还是有热,故不死。但得汗出小便利,少阳胃气就会自和。

下利后脉绝,手足厥冷,晬时脉还,手足温者生,脉不还者死。(368)

下利后脉绝,手足逆冷,这是病犯厥阴。根据前厥者后必热,厥深者热亦深的原理,利止后晬时(一昼夜)阳气当还,手足当温,伏脉当伸。若不还,不温,不伸,那是阳气已尽,虽利止不能生还。

大凡厥热胜负,在厥盛期的表现是下利、厥逆、脉沉;在热盛期的表现是利止、发热、脉浮,这是阴阳进退,厥热胜负的必然反应。这个反应有的可在短时期内结束,即热三日,厥三日,复热三日等;有的一连持续几个周期,例如厥五日,热五日;厥九日,热九日等。厥热胜负是反应正气与邪气的抗衡,如果正气胜,邪气就会退却,日期就会缩短,厥热胜负就会转化为往来寒热,逆阴枢的病变就会被逆阳枢所取代;相反,如果邪气胜,正气就会退却,日期就会延长,往来寒热就会变成胜负厥热,逆阳枢的病变就会被逆阴枢所取代。本证属于逆枢机,但它尚不能定性,因为它的证脉只知道下利后脉绝,手足逆冷,并不知道利止后晬时阳气能否自还,手足能否自温,伏脉能否自伸,所以它只能预测在转化中的两种可能。

伤寒下利,日十余行,脉反实者,死。(369)

伤寒下利,手足厥逆,米谷不化,日十余行,脉沉迟或沉微者,此少阴寒水泛滥太阴,为病犯纯阴,故死,有阴无阳故也;若下利不止,米谷不化,日十余行,四肢反厥热,脉反暴出者,此为阴盛格阳,虽汗出发热,脉象浮大滑实亦主死。因为但见残阳,不见胃气,故属脾土崩溃,阴阳决离。

下利清谷,里寒外热,汗出而厥者,通脉四逆汤主之。(370)

下利清谷,为阴寒盛于里。汗出而厥,为阳气越于表,这是阴盛格阳,里寒外热,其后的转归约有三种:(1)下利清谷,里寒外热,手足躁扰,身热汗出,脉反实者死;(2)下利清谷,里寒外热,手足逆冷,身热汗出,脉不至或予温法脉不还者死;(3)下利清谷,里寒外热,手足厥寒,身热汗出,脉沉微或沉微欲绝者可治。本证属于可治范围,因为它的脉象依然存在,它的跌阳不可能消失,它的躁扰不可能出现,它的逆冷不可能越过肘膝。如果超越了这个范围,那通脉四逆汤证与上述的死症就没有根本区别。

通脉四逆汤证针对的是里寒外热,但阴盛格阳的表现同样是这种病情,所以里寒外热和阴盛格阳的生死就很难区别,只能在两个极端中寻求轻重,从而审视胃气的强弱。如果脾阳未崩,胃气尚存,那它的结局就不是死证;如果脾阳崩溃,阴阳离决,那水火无疑走极端,这样的病变即使回阳救逆法正确,能起死回生病人恐怕也不多见。

热利,下重者,白头翁汤主之。(371)

首先说本证不死,因为它是阴病转阳,寒已化热,下利已经从寒利走向了热利。

下利有寒利,有热利,有寒热利。本证属于寒热利,因为它有下重,因此它是典型的寒热利,即湿热痢疾。这是寒利在转热利时出现的逆枢机病,所以本条的言外之意是:当热利出现下重的时候,务必警惕水火相逆。

《内经》云:"太阴之上,湿气治之。阳明之上,燥气治之。"下利是湿气重,转阳是燥气生。以壅滞不畅的湿气加于传导太过的燥热,里急后重的热利由此而形成。这是阴寒不能向阳热过度,湿气不能被燥气所消融,由此才会出现逆枢机病。逆枢机属阳者治少阳,属阴者治厥阴。本证多热少气,所以它的治法是主取厥阴而不是少阳。

痢证古称"滞下",又名"肠澼",《伤寒论》则统称下利。下利分脓血,即痢证分赤白。白痢属水病气,赤痢属火病血。故白痢多寒,赤痢多热。如果赤白参半,那是水火相搏。水火相搏者,其人必病湿热。湿热出于寒湿,它是寒湿遇热。所以当阴病转阳的时候,寒湿就会经过湿热而化为燥热。如果不能转化,它将滞留在湿热。湿热熏蒸,外不得汗出,内不得小便,于是积阳化火。火邪竭阴,大便脓血,里急后重,是谓热伤阴络。伤阴络者病肝,脉象必然沉数沉弦,这是湿从热化,因此它的治法是:凉血止利,泻火疏肝,白头翁汤主之。

白头翁汤方

白头翁二两　黄柏三两　黄连三两　秦皮三两

上四味,以水七升,煮取二升,去滓,温服一升。不愈,更服一升。

湿气不除,治以白头翁,这叫风能胜湿;燥气不盛,治以黄柏,这叫苦能化燥;邪火猖獗,治以黄连,这叫寒能胜热;下重不止,治以秦皮,这叫佐金平木。

本方以白头翁为君,味苦性温,有祛风除湿,疏肝利胆,升清降浊之功能。其升清作用可与柴胡、茵陈相媲美,但力量稍逊,因此把柴胡、茵陈蒿归于少阳,把白头翁归于厥阴;秦皮是以皮治脾,以形厚肠,以气泄热,以味涩肠止利;黄柏黄连,气味苦寒,苦能化燥,寒能截热,故能抑制君相二火,风行燥生,火去湿除,少阳胃气自和。

下利腹胀满,身体疼痛者,先温其里,乃攻其表。温里,宜四逆汤;攻表,宜桂枝汤。（372）

下利腹胀满者,此为寒湿在里;下利身疼痛者,此为风湿在表。表里俱寒,下利不止,治法当然要先救里。得里和表不解,身疼不休者,然后再攻表。救里宜四逆汤,攻表宜桂枝汤,这是标本俱寒的治疗原则。若先攻表,阳气就会越出,中寒就会加倍,最终形成阴阳格拒。

本证属于寒利,它的临床表现是四肢逆冷,脉象沉微,腹满时痛,小便清利,米谷不化,舌苔白滑,大便鸭溏,无力神疲等;如果寒利转为热利,那它的表现就变成了汗出发热,口渴脉数,胀满痛实,小便短赤,舌苔黄厚,大便黏臭等;如果是寒热利,它将出现水火相搏,大便脓血,里急后重,排便不顺,因为它是寒热混杂的逆枢机病。最后指出,不论哪种下利,都存在湿气,一旦转为燥热,下利即刻停止,少阳转阳明就是这个道理。

下利,欲饮水者,以有热故也,白头翁汤主之。（373）

湿热下利,必逆枢机,故名寒热利。其特点是大便脓血,里急后重,腹痛如转索,小便赤浊难行。因为这是寒热在相搏,水火在交争,故属逆枢机病。逆枢机病从热化者属少阳,从寒化者属厥阴。本证渴欲饮水,故知病从热化。但由于下利未止,脓血未停,所以病机虽然转向少阳,治法却仍然调节厥阴。等肠胃出现燥热,里急后重解除以后,渴欲饮水的白头翁汤证才能经过少阳阳明到达正阳阳明。

湿热利是有寒有热,故渴欲饮水时不可妄攻阳明,包括清热润燥养阴。犯之则寒湿复至,初兴的阳明燥气就会前功尽弃。

下利,谵语者,有燥屎也,宜小承气汤。(374)

从太阳转阳明叫从寒转热,从少阳转阳明叫从湿化燥。一个是由表及里,一个是从里达表。由表及里的治法是表寒不解不可攻里,虽大便不通也只能微和胃气,否则标本表里俱寒;同样道理,从里出表的治法是湿气未除不可泻阳明,虽胃中有化燥也只能使用小承气汤,否则触犯太阴湿气。本证是从里出表,它的谵语、燥屎均出于湿热。这是阳明在化燥,但太阴旧湿气并未解除,因为它还存在着下利。在此期间,如果阳明气盛,它会形成热结旁流,这是肠胃急结。急结者发潮热,可予大承气汤;若无急结,但发谵语,这是湿气盛,阳气不足,不可用大承气汤。若腹大满不通时也只能与小承气汤微和胃气,慎勿令大泻下。所以然者,湿气不除不可用芒硝,犯之则湿气复至,寒从中生,热利再次转为寒利。

下利后,更烦,按之心下濡者,为虚烦也,宜栀子豉汤。(375)

受阴病转阳,从湿化燥的影响,下利停止后,原有的心中烦转化为心更烦,原有的腹中急转化为心下濡。这是火气有余,燥气不足,故使肠胃不能结实,只能形成心下痞,按之濡的虚躁虚烦证。在此期间,如果能进食,无下利,但见心烦懊恼不得眠,这是少阴心火在热扰包络,属于膈上虚火,可予栀子豉汤;若兼少气乏力,这是子母相逆,心脾不和,可予栀子甘草汤;如果心烦喜呕,这是胃中有寒,可予栀子生姜汤(见76条);如果心烦腹满,起卧不安,这是热扰上焦,气滞中焦,可予栀子厚朴汤(见79条);如果身热不去,腹满微烦,这是寒居太阴,可予栀子干姜汤(见80条)。以上病变,皆属寒从热化,阴病转阳。由于本证起源于下利,旧寒湿气较重,阴病转阳较难,所以使用栀子豉汤时,只要下利未止,或者旧溏未除者,均不可与服之(见81条)。

呕家,有痈脓者,不可治呕,脓尽自愈。(376)

自本条以上论利,自本条以下论呕,首先谈呕证犯火。

呕家胃中多寒,所以治呕多用半夏、生姜。但呕家有痈脓者则属例外,因为痈脓多湿热,最易触犯火邪。因此呕家有痈脓者,不可治呕,脓尽自愈。

呕家无一不影响到胃,而呕家又无一不涉及肝,因为肝主调节。只有肝气郁结,胃气才能上逆,所以任何呕证都是逆枢机病。《伤寒论》少阳病,往来寒热,胸胁苦满,默默不欲饮食,心烦喜呕,这是胆气犯胃,中上二焦不能自和,因此与小柴胡汤疏肝利胆,就能收到上焦得通,津液得下,胃气因和;厥阴之呕与此不同,它不得少阳气化,它的阳气时至时不至,所以不能出现往来寒热,只能形成胜负厥热,这样的呕证才叫呕家。呕家无痈脓者为厥热,有痈脓者为湿热。本证有痈脓,因此属于湿热。湿热为病,它是不能益气升阳的,犯之则抱薪救火。因此说呕家有痈脓,不可治呕,脓尽则愈。若不愈,又当与湿热中求之。呕与吐不同,切勿相提并论。

呕而脉弱,小便复利,身有微热,见厥者难治。四逆汤主之。(377)

上条讲的是呕证犯火,本条讲的是呕证犯寒,下条讲的是呕证位居在寒火之间。

呕而脉弱,小便复利,呕证必从寒化,此属太阴。太阴有厥有利,但有吐无呕,因此它是早期的太阴受邪。在本证中,四肢逆冷是阳病入阴,呕而微热是胃气尚存,小便复利是寒水再起,厥而脉弱是面临吐利。这是一个多阴寒而阳热的逆枢机病变,它随时随地都会产生脏厥脏寒。所以说逆枢机病见热者易治,见厥者难已。四逆汤的功能是回阳救逆,所以当厥而脉弱,小便复利的阴寒内证出现时,引火归原的救治大法就要提前实施,这叫但见肝病,则知肝传脾,当先实脾。

用四逆汤治寒呕并不多见,因为呕证属少阳,它是胃气上逆;吐证属厥阴,它是脾不转输,所以治呕证用小柴胡汤,治吐证用四逆汤。本证不是腹满而吐,而是脉弱而呕,它所以先温其里就是因为它的病机在依次寒化,它是在阳病入阴,所以它要先用四逆汤。同样道理,如果阴病出阳,病从热化,那它的治法就与此相反了,请看下条的吴茱萸汤证。

干呕,吐涎沫,头痛者,吴茱萸汤主之。(378)

当太阴之吐转向阳明之呕的时候,首先看到的是头痛,其次是干呕,吐涎沫。这是太阴病在向阳明转化,也就是说太阴病的腹满而吐已经转化成了阳明的气逆而呕,所以这种逆枢机病就是半在厥阴,半在少阳。《难经》云:诸阳脉皆走头,诸阴脉皆齐颈而还。所以逆厥阴者头不痛,逆少阳者头必痛,因为阴脉不上头。故阳病入阴者有腹痛,更有吐利厥逆;阴病出阳者有头痛,更有干呕吐涎沫。

吴茱萸汤针对的是阴枢转阳枢,所以它的温中法用的是生姜而不是干姜,因为它的病机属于厥阴转少阳却又不能转少阳。

吴茱萸汤证在《伤寒论》中凡三见:一是阳明篇"食谷欲呕,属阳明也"(见243条);二是少阴篇"吐利,手足逆冷,烦躁欲死者"(见309条);三是本条的"干呕,吐涎沫,头痛者"。在这三条中,可以说没有一条不涉及温胃,没有一条不涉及疏肝,这足以说明吴茱萸汤的主要功用是温胃止呕,调和肝脾。因此它既可用于太阴本寒未尽,又可用于阳明客寒新生,当然属于一个既能治吐,又能止呕的逆阴枢方剂。

呕而发热者,小柴胡汤主之。(379)

呕而脉弱,身有微热,四肢逆冷者用四逆汤,这是病从寒化(见377条);呕而脉数,汗出发热,手足自温者则用小柴胡汤,这是病从热化;既有寒化又有热化就必然产生寒热化,这就是上条所谈的吴茱萸汤证。

在《伤寒论》中,呕与吐是有严格区分的。呕是阳气盛,它是膈上有热,胃中有寒;吐是阳气衰,它是膈上无热,脾胃俱寒。所以单纯的治呕,属上焦者用小柴胡汤;属中焦者用吴茱萸汤。如果涉及吐,那就考虑脾肾,这是三阴受病,治法自然是四逆汤、理中丸,这些都是治吐治呕的重要手段。在太阳病篇中,能治疗干呕的有桂枝汤(见12条)、小青龙汤(见40条)、甘草泻心汤等(见158条);能治疗呕逆的有十枣汤(见152条);能治疗呕而懊侬的有栀子生姜豉汤(见76条);能治疗心烦喜呕的有小柴胡汤(见96条);能治疗呕不止,心下急,郁郁微烦的有大柴胡汤(见103条)。这些呕证都是逆阳枢,所以不论干呕、喜呕还是呕不止,只要它不存在吐利厥逆,它都不属于逆阴枢的阴寒范围。

逆阴枢和逆阳枢是相互转化的,其临床表现也是错综复杂的。它可以但呕,也可以呕吐,更可以先吐后呕,先呕后吐。也正因为如此才产生了桂枝汤治呕,四逆汤治吐,吴茱萸汤既能治呕又能治吐,而且当治呕就不能反治吐。故服桂枝汤不当,它可以转吐;服四逆汤得当,它可以转呕;从呕转吐是阳病入阴,中间要经过吴茱萸汤证;从吐转呕是阴病出阳,中间同样要经过吴茱萸汤证,因为吴茱萸汤证位居在标本表里之间。它出则少阳,入则厥阴,属于左右逢源的交叉方剂,这个方剂与小柴胡汤治阳枢形成了一个鲜明的对比。

逆枢机病是个极为广泛的三焦病变,这是道路间病,所以它在外涉及皮毛腠理,在内涉及脏腑经络,可以说四肢百骸无所不至。因为哪里有三焦,哪里就有包络。哪里有道路,哪里就有气血运行。哪里有正邪纷争,哪里就有逆枢机病。所以逆枢机病既能表现在太阳与阳明、太阳与少阳、阳明与少阳,又能表现在太阴与少阴、太阴与厥阴、厥阴与少阴等等。以桂枝汤为例,它的主治是太阳中风,但症证性质却是营卫不和,这是逆太阳病;小柴胡汤主治往来寒热,这是太阳与阳明在相逆,所以它的病机属少阳;大柴胡汤主治呕不止,心下急,这是阳明与少阳在相逆,所以它的病机是逆阳枢;吴茱萸汤主治食谷欲呕,这是阳明与厥阴在相逆,所以它的病机是逆阴枢;通脉四逆汤主治里寒外热,这是少阴与太阴在相逆,所以它的病机是逆阴枢;乌梅丸主治厥热胜负,这是太阴与厥阴在相逆,所以它的病机是逆阴枢。以上方剂,无不涉及逆枢机。逆枢机本性敌对,它是寒热相搏,正邪相争,而且比势平衡。如果失去一方,或者一方淫盛,一方软弱,那它就不能产生相逆相冲,这是一个必然的结论。

伤寒大吐大下之,极虚,复极汗者,其人外气怫郁,复与之水,以发其汗,因得哕。所以然者,胃中寒冷故也。(380)

在汗吐下和,温清消补的八大法中,可以说除了和法之外,任何治法都不适用于逆枢机。然而任何治法的最终目的都是为了活人,都是为了平衡阴阳,扶正祛邪,这就产生了自然的调和。

伤寒大吐是为了祛邪,大下是为了祛邪,大汗同样是为了祛邪。只有消除邪气,才能恢复正气,人体阴阳才能自和。但是,当汗、吐、下三法用之不当的时候,不仅难收祛邪之效,反而造成正气倍伤。

伤寒表不解,治法当发汗,但汗多就会亡阳,中寒就会产生;伤寒胸中有寒,治法当吐膈上(见166条),但大吐就会伤胃,脾寒就会产生;伤寒腹中硬满,治法当下肠胃,但峻攻就会伤阳,寒湿就会复至。所以说,当大吐、大下之后,身体出现了极虚。极虚而复极汗,造成了阳气怫郁不化津,阴寒湿霾反聚里。这叫阳无所附,阴无所依,故其人外现浮郁不作汗,内现呕吐手足寒。医见气逆不得越,遂谓汗出不彻底,于是复予汤饮,用增水行舟之法来更发汗,中寒的脾胃由此雪上加霜,衰败的胃气更加格拒,原有的呕吐就会因此而得哕。

哕是呕吐加重时发出的撞击音,故又称铃铛鸟鸣声。哕是胃阳衰败,邪气上冲。由于它受膈上阻力,因此它在上逆时就会发出冲撞声。哕是有声有物的反应,它是胃不受纳,寒饮宿食在伴随着声音而上逆的病理表现。这个表现绝不是伤寒注家所谓的"呃逆",因为呃逆属于膈肌痉挛,而哕证则是胃气将绝的典型表现。从"哕"字上看,"哕"字脱胎于"秽"字,这是污秽,腐秽之物。在自然界,污秽是指禾本在腐烂时散发出的臭气,这是自然污秽。在人体内,污秽是指胃中水谷在腐败时所发出的反常气体,这是人体污秽。当这些污秽不能被肠胃吸收时,腐败的饮食就会伴随着胃不受纳而从口中喷射,与此同时暴发出了金属般的撞击音或蛙禽似的鸣叫声,这就是"哕"字的形成。所以哕证是个有声、有物、有秽气的表现,这个表现在《伤寒论》中被刻画得淋漓尽致,但是到了晋唐以后,许多注家因不明"哕"的含义而被误解为"呃逆"!但究竟是谁率先提出的,其理论依据何在现已无从考证。但就从《脉经》《诸病源候论》《千金要方》《千金翼方》《外台秘要》等书中看,有关呃逆、呃忒等病已经出现了记载,后人遂将此病与哕证联系在一起,《伤寒论》中的"哕"证由此演变成了呃逆、呃忒、吃逆。这不仅不符合本条的膈上无阳,而且失去了病从寒化的实际意义,因为膈肌痉挛并不是阴盛阳虚,它是隔间寒热在相逆。

伤寒,哕而腹满,视其前后,知何部不利,利之则愈。(381)

最后谈谈存胃气。

伤寒哕是胃中虚冷,腹满是寒湿系在太阴,这是脾胃不和,属于标本俱病,因此它的治法就必须是调和胃气。调和胃气首先要审视脾胃与诸经的关系,然后判断诸经的病变对脾胃所产生的影响,才能准确无误地予以辨证施治,这就叫视其前后,知何部不利,利之则愈。

辨霍乱病脉证并治

问曰,病有霍乱者何? 答曰:呕吐而利,此名霍乱。(382)

霍乱是以挥霍缭乱为特点,以上吐下泻为表现的胃肠道疾病。本病初感就超越了六淫中人的范畴,打乱了六经生化的正常规律,所以叫霍乱。霍乱与伤寒皆为急性热病,但伤寒是受气淫所控制,所以它的传变较有规律;霍乱则不然,它是疫疠感染,所以它的特点是起病急骤,循经无常,变化险恶,而且极易造成虚脱、死亡,因此属于烈性传染病。

霍乱病最早见于《黄帝内经》。《素问·六元正纪大论》说:"太阴所至,为肿满霍乱吐下。"《灵枢·五乱篇说》曰:"清气在阴,浊气在阳,清浊相干,乱与肠胃,则为霍乱。"这是我国古人对霍乱病的最早认识,不过那时候还没有治法和方药,直到仲景时代,才出现了朴素而又简明的辨证施治,这对传染病学来说它是一个巨大的贡献。

问曰:病发热,头痛,身疼,恶寒,吐利者,此属何病? 答曰。此名霍乱。霍乱自吐下,又利止,复更发热也。(383)

尽管霍乱起病急骤,杀伤力强,但它依然遵守客观规律,这就是"正气内存,邪不可干。邪之所凑,其气必虚"。所以决定生死存亡的主要因素是正气而不是一两种疫疠之邪。当霍乱中人的时候,受正气抗邪的影响,它出现了头痛身疼,发热恶寒,这与太阳伤寒的初感并没有什么两样。不同的是,伤寒初感仅属病表,很少出现二阳合病;霍乱则不然,早期就是上吐下泻,初感就是太阳阳明,而且不留喘息机会:恶寒未解,吐利骤生,吐利未止,发热更行! 如此反复,状如翻饼,卒然铁骨钢筋也难抗拒,所以古人把这种恶性疫病叫霍乱。

伤寒,其脉微涩者,本是霍乱,今是伤寒,却四五日,至阴经上,转入阴必利,本呕下利者,不可治也。欲似大便,而反失气,仍不利者,此属阳明也,便必硬,十三日愈。所以然者,经尽故也。下利后,当便硬,硬则能食者愈。今反不能食,到后经中,颇能食,复过一经能食,过之一日当愈,不愈者,不属阳明也。(384)

霍乱病在挥霍缭乱期它是不能按照伤寒病施治的,因为它是传染病。在这一阶段,它的阳性反应极强,而且变化莫测,因此它不能遵循六经辨证的规律,只能竭尽全力地进行抢救,因为它的性质本是挥霍缭乱,所以在这一时期它的病变叫霍乱。霍乱中人,不可能都是死,即使不治也会有少数病人存活。所以当挥霍缭乱的时期过后,残存的坏病(后遗症)将会趋于平静,这就需要"知犯何逆,依法治之"来循经理疗。昨日的霍乱病由此转向了今日的伤寒,暴发期的急促脉由此转向了恢复期的脉微涩,这就是"本是霍乱,今是伤寒"的学说。这个学说不仅能概括霍乱和一切传染病,还能概括内外妇幼等一切学科,否则它就不能叫"见病知源"。

在这个病变中,首先要说明的是"脉微涩"。这是一个正气不足,邪气未了的脉象,是霍乱病从阳盛走向阳虚的退化脉,属于阳病入阴,热病转寒的脉象,所以此时的病变就叫伤寒。在此期间,原有的阳性反应如头痛发热等症逐渐消退,取而代之的将是腹满吐利、手足厥逆、脉细脉微、神昏欲寐等阴性反应。至此多数病人可能在六经周期以内死亡(因为汉朝的治疗条件是有限的)。如不死,阴病必转阳,这当然归功于正气内存和有效的治疗。故霍乱转伤寒四五日,呕利腹满不能止,逆冷脉微反加重者,此属病犯重阴,不可治也;若下利渐止,失气增多,大便从鸭溏转向不利,并逐渐进食,这说明胃气将复,大便将硬,阳明脉至,故知过经十三日愈(过经者,本经六日,再经六日,合为十二日,复得胃气一日,共计十三日,为经尽获愈);如果下利停止,大便转硬,但仍不能进食,这是气化不行,肠实胃虚,可予小承气汤微和胃气,其后必然过经而愈;若不愈,始终不能食,这是胃中无阳,故不能属阳明,可于三阴经中求之。

恶寒脉微而复利,利止亡血也,四逆加人参汤主之。(385)

恶寒为阴,脉微为阴,下利亦为阴,这是纯阴。不论霍乱还是伤寒,但得此脉证者均属无阳,皆为不治。今予四逆加人参汤者,是阴病已经转阳,下利已经停止。受挥霍缭乱的影响,气血津液已经在暴吐暴利中消耗殆尽,卒然下利自止或者止而复利都是亡血亡气。所以,在回阳救逆的同时,切莫要忘记"利止亡血也"这个词语,四逆汤所以要加人人参来复脉救气,这是拯救利止脉不还的重要手段。如果下利自止,止后复利,那叫厥热胜负,其后正邪就会无期限的交争;如果下利不止,四肢厥逆,脉微欲绝,口不能食,那叫有厥无热,有阴无阳,不论拖延几日,最终都是死。所以然者,阳明无胃气故也。

四逆加人参汤方

甘草二两(炙)　附子一枚(生,去皮,破八片)　干姜两半　人参一两

上四味,以水三升,煮取一升二合,去滓,分温再服。

四逆汤回阳救逆,加入人参益气生血,既能回阳气于仓促,又能补血气之不足,实为一举两得的救急方剂。本方与白虎加人参汤相为表里,白虎加人参汤主治暑温,热伤精气,故用石膏清泄阳明;四逆汤治霍乱,亡精失血,故用干姜拯救太阴。一则是治其标,一则是治其本,反复比较,其理自明,届时就会认识白虎汤不仅治伤寒,还能治暑温;四逆汤不仅治伤寒,还能治霍乱。

霍乱,头痛发热,身疼痛,热多欲饮水者,五苓散主之,寒多不用水者,理中丸主之。(386)

霍乱吐利,头痛发热,渴欲饮水,身疼痛,不汗出,脉浮而小便不利者,此属太阳与阳明合病。以其热多,故知吐利恶寒不久自止。其后水停不化,汗不得出,渴而脉浮,小便不利者可予五苓散。这是霍乱病从热化,从内向外的转输施治;如果病从寒化,阳病入阴,症见腹满吐利,手足厥逆,身寒口不渴,脉象沉迟沉微。这是少阴与太阴受病,因此被称为寒多不用水。不用水者就不必治水,可但予理中汤丸温暖脾胃。这是霍乱病从寒化,从外向内的渐进施治。以上治法不论从内向外还是从外向内,但得中气调和,吐利自然停止。其后身疼不休,沉脉上浮者为外证留恋,可再予桂枝汤小和之(见下条),这就是霍乱病从标从本,从表从里的辨证施治,这个施治与《伤寒论》治伤寒没有任何差异。

理中丸方

人参　干姜　甘草(炙)　白术各三两

上四味,捣筛,蜜和为丸如鸡子黄许大,以沸汤数合和一丸,研碎,温服之,日

三四、夜二服。腹中未热，益至三四丸，然不及汤。汤法：以四物依两数切，用水八升，煮取三升，去滓，温服一升，日三服。若脐上筑者，肾气动也，去术，加桂四两；吐多者，去术，加生姜三两，下多者，还用术；悸者，加茯苓二两，渴欲得水者，加术足前成四两半，腹中痛者，加人参足前成四两半；寒者加干姜足前成四两半，腹满者，去术，加附子一枚。服汤后，如食顷，饮热粥一升许，微自温，勿发揭衣被。

五苓散治蓄水，理中丸治寒气。寒气犯中则上吐下利，所以治吐治利要温暖脾胃。方中白术健脾燥湿，干姜温中散寒，人参补益肺气，甘草调和中气。中气健运，制节下行，吐利自止。

脐上筑如奔豚者为肾气凌心，当去白术壅脾，复加桂枝宣散；吐多者寒伤胃气，故减去白术壅滞，增加生姜温胃；利多者为脾虚，当然不可去白术；心悸者加茯苓，因为肾气凌心；渴欲得水者，脾虚不得转输，可以重加白术；腹中痛者治节不行，故加人参大补肺气；寒甚者属太阴，可以重用干姜，这叫以肺运脾；腹满者命火不足，故加炮附子壮肾阳，不用白术，恶其壅滞；饮汤后复加衣被，这是保存体温，以免寒邪复至。最后指出，理中丸不及汤，只能作为缓治，若用于救急，还是以汤为宜。

吐利止而身痛不休者，当消息和解其外，宜桂枝汤小和之。（387）

身痛不休，吐利不止，治法必先救里。得里和而表不解者然后攻表，这是外感伤寒的救治大法。霍乱也不例外，初感头痛发热，无汗恶寒，身痛不休而无吐利者可先解表。一旦出现吐利，虽头痛发热，身疼无汗亦必先救里。救里宜四逆辈，包括理中汤丸。时方多用藿香正气散（《和剂局方》）、六和汤（《医方考》）之类，这些都是在调和中气。中气即脾胃之气，可概称为里。里不和不可攻表，攻表则里愈虚。所以吐利不止，身痛不休者不可先攻表，当先救里。得里气和，吐利止，然后再以汗法来调和营卫。调和营卫在《伤寒论》中首选桂枝汤，在后世方剂学中则是藿香、香薷、紫苏、扁豆、苍术之类。不论哪种选择，治法都离不开调和中气。只有中气兴旺，余症才能消除，这是治疗霍乱与伤寒的最基本原理。

吐利汗出，发热恶寒，四肢拘急，手足厥冷者，四逆汤主之。（388）

打破上述的原理，霍乱病就会逆行。首先说吐利汗出，发热恶寒。发热恶寒是霍乱有表证，吐利汗出则是中气内竭内虚。这样的病变如果先攻其表，后救其里,本已虚竭的阳气就会因汗出而消亡,阴寒湿霾就会乘虚而至,由此演变出手足厥冷,四肢拘急。这是阳热亡于外,阴寒盛于内的表现。在此期间,如果吐利不止,恶寒不去,逆冷不除,且无发热汗出,那是病犯纯阴,必死;如果吐利不止,逆冷不去,拘急未消,发热汗出依然存在,这就不是有阴无阳,而是寒犯火宫,阴阳格拒。可与四逆汤引火归原,回阳救逆。若更汗更吐,或误予寒剂,顷刻之间脾土崩溃,阴阳离决,悔之晚矣。

既吐且利,小便复利而大汗出,下利清谷,内寒外热,脉微欲绝者,四逆汤主之。(389)

上吐下利,小便当不利,汗不得出,这是水谷不别,三焦不能正常决渎故也。今小便复利而大汗出,且下利清谷,脉微欲绝,自当属于霍乱病步入了阴盛格阳,可与四逆汤;若脾阳崩溃,阴阳决离,逆冷无脉,更加吐利躁扰者为犯纯阴,死。今有汗有热,阳气不败,故属里寒外热,予四逆汤回阳救逆,这是阴盛格阳的早期治法。

四逆汤与理中丸皆属温中散寒方剂,但两者的性质截然不同:四逆汤重在四逆,主要作用是回阳救逆,所以方中用的是生附子;理中丸重在理中,主要作用是脾胃虚寒,如果需要附子(如附子理中丸),那只能是炮附子,这是两者的主要不同点。

吐已,下断,汗出而厥,四肢拘急不解,脉微欲绝者,通脉四逆加猪胆汤主之。(390)

早期的阴盛格阳,脾土尚未崩溃,阴阳尚未决离,因此叫里寒外热,可与四逆汤。在这一阶段,吐利不止,汗出脉微,拘急逆冷,小便复利;中期的阴盛格阳,脾土接近崩溃,阴阳面临决离,因此叫阴阳格拒。阳气尚存者,当汗出微热,可予通脉四逆汤。格拒至甚者,再加猪胆汁从阴引阳。在这一阶段,吐停利止,汗出厥逆,手足拘急,脉微欲绝;晚期的阴盛格阳,脾土完全崩溃,水火已经分离,阳气已经消亡,阴霾已经独居,因此叫纯阴无阳。在这一阶段,它上不见吐,下不见利,外不见汗出,内不见脉至,唯现机体一派阴寒,或有回光返照的循衣摸床,直至喘满躁扰而死。

通脉四逆加猪胆汁汤方

甘草二两(炙)　干姜三两(强人可四两)附子大者一枚(生,去皮,破八片)猪胆汁(半合)

上四味,用水三升,煮取一升二合,去滓;纳猪胆汁,分温再服,其脉即来。无猪胆,以羊胆代之。

四逆汤倍干姜加附子即名通脉四逆汤,其主要功能是回阳、救逆、通脉。回阳是指挽回阳气,救逆是指拯救逆行,通脉是指温通血脉,加胆是指从治反治。当霍乱病进入阴盛格阳的时候,残存的阳气将如浮云,这是霍乱走向最为危重的时刻。在这一阶段,五脏六腑功能基本失调,随时面临脾阳崩溃。脾胃属土,土为火之宫城,水之堤防。土崩则寒水泛滥,内犯火宫,以致君火不能下交,相火异位,阴盛格阳证由此而形成。所以治疗阴阳格拒就必须引火归原。引火归原独取太阴,太阴上肺下脾,脾健肺运。只有脾肺健运,君相二火才能还宫,才能收到水火相应之效。

在引火归原,回阳救逆的大法中,干姜与生附子始终扮演着重要的角色。它彻上彻下,走而不守,既能运肺,又能温脾。更与甘草调中和胃,故能振兴火宫,缓解湿气犯脾,从而收到引火归原之效。本方一不用白术,二不用炮附子,三不用桂枝,因为白术壅塞中宫,不利于回阳;炮附子与桂枝激发君相之火,在阴阳格拒证中反能助火生热,所以诸四逆汤证皆不得选用。

受寒水逼宫,阴盛格阳的影响,本方加入了猪胆汁。这是反治、从治的手段。当阴盛格阳证步入鼎盛时期的时候,从治、反治就尤为显得重要,因为此时的脾土已经崩溃,相应化气的水火已经分离,而且出现了寒热各自为害!所以此时若采用正治、逆治法,其后果只能成为助阴寒起,助火阳越,引火归原,所以上不能用桂枝,下不能用地黄。猪胆汁与此不同,它是阴中之阳药。从表面上看,胆汁味苦性寒。苦能泻火,寒能清热,所以它能与阴寒内证相容。然而它却是血肉有情之品,它虽然外露阴寒,但本性内藏阳热,因为它是胆气所聚,属于木能生火。这是同气相求,从阴引阳的要药,也是寒因寒用,热因热用的重要方法。这个方法用于内藏真寒,外露假热的阴盛格阳证最为适合,《伤寒论》用人尿也是这个道理。后世《伤寒六书》,治三阴中寒有回阳救急汤。这个方剂是由四逆汤、六君子汤外加肉桂、五味子等所组成。其中的引药使用的是麝香、生姜、吴茱萸、猪胆汁等,可以说这对三阴寒证可谓面面俱到,因此被何秀山称为回阳救逆、益气生脉第一方。在这个方剂中,注家提出了在水煎服前要加入生姜三片,麝香三厘,无脉时再加猪胆汁。很明显这是在针对阴阳格拒。那么这个方剂果能用于阴盛格阳证吗?事实恐非如此,因为这个方剂触犯了《伤寒论》引火归元的大忌!它使用了肉桂、白术、熟附子,这是回阳救逆大法中所不允许的。因此它不能作为回阳救逆第一方,只能作为补中益气,温中散寒的中庸方剂。

吐利发汗,脉平,小烦者,以新虚不胜谷气故也。(391)

霍乱病经过了挥霍缭乱的阶段,也经过了生死存亡的救治过程。如今吐利已去,脉象以平,唯有进餐之后感觉微烦。这是大病新虚,胃气尚弱,心阳不振,消化功能尚未强盛的缘故,因此需要节制饮食,加强护理,以防劳复、食复以及阴阳易。

辨阴阳易差后劳复病脉证并治

伤寒阴阳易之为病,其人身体重,少气,少腹里急,或引阴中拘挛,热上冲胸,头重不欲举,眼中生花,膝胫拘急者,烧裈散主之。(392)

大病伤寒之后,元气未复,谷气未盛,脏气未坚,余热未尽,过早的交媾就会出现阴阳易。其中男病新瘥与女子交媾者为阳易,女病新瘥与男子交媾者为阴易。阴阳易在民间叫"凉病""吃风",它的主要临床表现是头重难举,少腹里急,二目生花,身重少气,热上冲胸,膝胫挛急。晚期舌卷囊缩,四肢逆冷,循衣摸床,躁扰不宁,郑声直视,汗出神昏。最终脏气不定,虚脱而死。本病亦可发生在常人,受心理与环境的影响,染病程度有轻有重,治法自然因人而异,用烧裈散加温热药,许多病人能在短暂时期内获愈。

烧裈散方

妇人中裈近隐处,取烧作灰。

上一味,水服方寸匕。日三服。小便即利,阴头微肿,此为愈矣。妇人病,取男子裈烧服。

阴阳易是在体质低下时产生的一种排异反应,所以它的治法是要求使用对方的精血(包括舌下静脉血)。烧存性是反其性,这叫"原汤解原食",这种治法在民间并非罕见,而且也不是单独用于阴阳易,下面介绍几种土单验方。

(1)大病初愈后理发时要保留部分头发,一旦有头痛头风,即刻将头发烧存性,开水或黄酒调服即愈。

(2)大病初愈后剪指甲要留下余甲,一旦发生痉急拘挛或身疼、腰痛,立即将指甲烧存性,开水或黄酒调服即愈。

（3）胎儿出生后,胎发要妥善保存,一旦出现发热抽搐,啼哭惊恐,立刻将胎发烧存性,乳汁调服即愈。

（4）常见的食积、肉积、蛋积等最能损伤脾胃,方法是何积用何物,煨炒成焦褐色,研末开水饭前冲服(不服渣滓),数次即愈。

（5）妇人产后大出血,心慌不止,休克昏迷,危在旦夕,或产后恶露不止,可用还阳血。还阳血即本人阴道血,不拘多少,约一汤匙为好。另取红糖一汤匙,与血混合在一起,白开水冲服,立时还阳,屡试屡验。以上民间单方,用之多验。

大病差后,劳复者,枳实栀子豉汤主之。(393)

大病瘥后,余热未尽,气血未复,肠胃虚弱,强予水谷则宿食滞留。更因劳累过度,元气不支,以至胃中淤积,谷气难消,随气上逆,由此演变出气逆欲吐,发热心烦,懊恢腹满,起卧不安,这叫劳复。劳复是大病新虚,胃气不胜谷气,所以它的治疗原则是损谷自愈,枳实栀子豉汤主之。

枳实栀子豉汤方

枳实三枚(炙)　栀子十四个(擘)　香豉一升(绵裹)

上三味,以清浆水七升,空煮取四升;内枳实、栀子,煮取三升,下豉,更煮五六沸,去滓,温分再服。复令微似汗。若有宿食者,内大黄如博棋子大五六枚,服之愈。

大病新虚,津液内竭,气血不足,燥热复至,故不能用参术大补元气,而是用枳实栀子豉汤清荡余热。方中栀子清心除烦,豆豉益气调中,枳实大黄荡涤肠胃,清酸浆水消食利胆。本方平息六腑,安和五脏,具有推陈出新之效能,故服汤后微似有汗出者,说明胃气因和。业医遇虚而大补,反倍加壅滞。

关于清浆水,徐灵胎认为是淘米泔水,久贮味酸者佳;吴仪洛则认为,清浆水是炊粟米投冷水中浸五六日,味酸生花,色类浆,故名。我认为清浆水即酸菜汤,俗名浆水,有清热下火,开胃除烦之效能。制作方法是先将半熟菜以水冲洗干净,然后切段置于缸、盆、坛、罐等容器中,并以重石压紧,每日或隔日倒入少量的小米汤(大量制作时,可与菜中注一孔,然后放入一根木棒,目的是让米汤渗透均匀)。十余日后,汤上生花,随即变成清凉可口的酸菜,而且贮藏愈久气味愈加酸香,这就是黄河流域以北的酸菜(即泡菜)。此法不受季节限制,家家户户均可制作,而且泡菜的种类繁多,是旧时期的主要菜肴,清浆水就是其中的上浮汤液。

伤寒差以后,更发热,小柴胡汤主之。脉浮者,以汗解之;脉沉实者,以下解之。(394)

伤寒初愈,胃气尚弱,营气不足,卫不致密,稍有不慎,寒热复作,这叫胆胃不和。故大病瘥后,有阴阳易,有劳复,有食复,有燥气不解,有余热不除,有风寒复至,有谋虑失司。种种灾难,皆因大病新虚,正气不足,邪气易至。故大病瘥后,更感风寒而发热者,治法当审虚实。若口苦脉弦,此属少阳,可予小柴胡汤;若汗出脉浮,此属太阳,可予桂枝汤;若便秘脉沉,此属阳明,可予小承气或调胃承气汤;若无热脉沉,此属三阴,慎勿攻之。本证提出了发热,可见它是病后正虚,邪气侵犯阳经。由于本证气津不足,所以有邪实者亦不可强攻,宜微汗、微和、微下,且中病即止。

大病差后,从腰以下有水气者,牡蛎泽泻散主之。(395)

大病瘥后,从腰以下有水气者,是旧湿气未尽,其人当短气,身重,少腹满,小便不利或下肢浮肿。受正邪纷争及大病康复的影响,留饮结痰大多可在热化中逐渐消失,其后的阳气将会日益转盛,滞留的湿气就会在小便自利中下行,原有的但头汗出就会波及全身。如果小便始终不利,腰以下不得汗,痰饮水气无从出,这就需要除湿利小便,牡蛎泽泻散主之。服汤后汗出小便利者,痰饮湿邪方可自去。

牡蛎泽泻散方

牡蛎(熬) 泽泻 蜀漆(暖水洗去腥) 葶苈子(熬) 商陆根(熬) 海藻(洗去咸) 瓜蒌根各等分

上七味,异捣,下筛为散,更于臼中治之,白饮和,服方寸匕,日三服。小便利,止后服。

牡蛎泽泻散的功效有三:一是软坚化痰,二是下气行水,三是存阴复津液。方中牡蛎软坚化痰,泽泻渗湿利水,蜀漆除痰截疟,葶苈子行水泄肺,商陆攻坚,海藻逐水,瓜蒌根生津液。别制异捣是各去其毒,下筛为散是缓和峻剂,白饮和服是免伤胃气。

牡蛎泽泻散与大陷胸汤、十枣汤皆属于除痰逐水剂。但大陷胸、十枣汤性猛气烈，故用于来势汹涌三阳热盛的水火交结急症；牡蛎泽泻散与此不同，它用量小，服量轻，因此用于大病新瘥的水气不尽，包括旧痰、旧饮、旧湿气不除。

大病差后，喜唾，久不了了，胸上有寒，当以丸药温之，宜理中丸。(396)

大病瘥后，喜唾者胃中有寒，此属脾。脾有寒则湿不化，故喜唾；不了了者寒在胸上，此属肺。肺有寒则治节不行，故久不了了。以不化之湿加不行之气，由此演变出久唾不止。方中人参大补肺中元气，干姜温肺散寒，这是治肺；白术健脾燥湿，甘草和中益胃，这是治脾。脾主健，肺主运，脾健肺运，寒湿自行，久唾自止。本条有两个醒目点：一是胸上有寒，这是提示后人温脾勿忘肺，治足勿忘手，切勿但知"脾健"而不知"肺运"，只有脾肺相合，才能生出"健运"功能；二是久唾不了了，久唾不是指新生，它是指原有的旧寒湿气不除，面对这种寒湿，并不适合强温暴暖的峻剂，因此变汤为丸，以求"缓者丸也"之意。

伤寒解后，虚羸少气，气逆欲吐，竹叶石膏汤主之。(397)

伤寒解后，虚羸少气，气逆欲吐者，此属胃。胃从寒化者属太阴，其人必犯寒湿，理中汤主之；胃从热化者属阳明，其人必犯燥热，竹叶石膏汤主之。

竹叶石膏汤是由白虎加人参汤去知母加麦冬半夏竹叶而成，而且用量沉重，这对于大病伤寒解后，虚羸少气，气逆欲吐者来说还是需要思考的。从竹叶石膏汤的配伍来看，它是白虎汤减去了知母，白虎加人参汤削弱了人参、粳米的用量，然后再加入麦冬、半夏、竹叶，而且使用的基本是大量。为什么大病新虚而使用如此沉重的方剂呢？为什么气津俱竭的虚羸证却又重用了半夏呢？半夏在本汤剂中又扮演着何等的角色？

下面就先分析竹叶石膏汤证的形成。首先说竹叶石膏汤证是产生在大病伤寒解后，它已经历了汗吐攻和的冲击，越过了三阴三阳的周期洗礼。如今它就像山洪野火后的村庄，支离破碎的家园还有待重建，随处可见的垃圾还有待清理。

从病从热化的角度看，早期的阳明燥热是标本具盛，所以它的治法是白虎汤、承气汤；如今它已是伤寒解后，大病新虚，所以它的胃气尚弱，它的旧痰湿气并未尽除，因此它才会出现虚羸少气，气逆欲吐。假如它有燥无湿，有火无痰，那它的救治方剂就不是竹叶石膏汤而是白虎加人参汤，它也就不可能减去知母加入半夏，这是一个浅而易见的道理。《伤寒论》明确指出任何病变都能从阳入阴，从阴出阳。从阳入阴是先盛而后衰，从阴出阳是先衰而后盛。白虎汤证是先盛而后衰，所以它的方剂最终加入了人参；竹叶石膏汤证是先衰而后盛，所以它的方剂率先就有半夏内存。

竹叶石膏汤方

竹叶二把　　石膏一斤　　半夏半斤（洗）　　麦门冬一升（去心）　　人参二两　甘草二两（炙）　　粳米半升

上七味，以水一斗，煮取六升，去滓；内粳米，煮米熟汤成，去米，温服一升，日三服。

竹叶石膏汤是个上取手阳明、下取足阳明的方剂，同时它又属于阳明二次转胜、太阴旧湿未除的方剂。在这个方剂中，人参大补肺中元气，麦冬滋润肺胃之阴，这是手太阴用药；甘草调和中气，粳米补益脾胃，这是足太阴用药。实则阳明，虚则太阴，本证标实本虚，兼存湿气，所以它用石膏清热，用竹叶泻火，用半夏除湿，用麦冬生津液。因此用于伤寒解后，湿气未尽，燥热复兴的标实本虚证最为相宜。这种治法属于阴中有阳，阳中有阴。后世《伤寒类证活人书》，著有白虎加苍术汤，主治湿温多汗、身重足冷，这就是一个阳中有阴、燥湿相合的范例。这个范例充分说明寒湿与燥热能够同时存在，既如此，竹叶石膏汤使用半夏也就不足为奇。

病人脉已解，而日暮微烦，以病新差，人强与谷，脾胃气尚弱，不能消谷，故令微烦。损谷则愈。（398）

病人病脉已解，唯见食少乏力。这是大病新瘥，气血未复，脾胃衰弱的缘故。可加强护理，但不可强劝饮食，否则就会导致宿食内烦。宿食内烦发于寅至辰时者属少阳，发于巳至未时者属太阳，发于申至戌时者属阳明。这是日出、日中、日落的三个不同阶段，也是少阳、太阳、阳明的三个主气时期。由于六经站位的日时不同，所以它的临床表现就各有差异，辨证施治也不尽相同。本证的微烦发于日暮，它的病机属于阳明，当然它的治法是微和胃气，小承气汤主之；如果它的微烦发于日暮至中，那它的病机就是阳明与太阳合病，当然它的治法就是二阳并取，枳实栀子豉汤主之；如果它的微烦是日出至日落，或有默默不欲饮食，那它的病机则属于三阳合病，这样的宿食就必须联合小柴胡汤。以上所论，俱属大病新差,胃气尚弱,人强与食,以致宿积产生内烦的治法。这种治法不仅符合《伤寒论》六经辨证,而且对"损谷则愈"积极主动,绝不是后世注家所谓的饮食控制,用饥饿疗法来让微烦自生自灭,因为微烦是饮食积滞,它完全能影响到阳明胃气,随时可能暴发食复,甚至引起死灰复燃的燎原之火。

在结束《伤寒论》的时候,仲景提出了损谷则愈。他提示后人不论疾病新久,不论治疗成败,从始至终要注重存胃气。这是后天之根本,精气之化源。实践证明,任何病变,只要它的胃气脉存在,它的真脏脉就不可能现形,卒然病入膏肓,亦可起死回生。所以说"无胃气者死,有胃气者生"。

跋语

　　当这部作品完成初稿的时候，我已经从青年步入了老年。这也许是我的一生追求，遗憾的是几十年的学术探讨竟没有越出古人半步！但欣慰的是我自觉找到了中医的入门途径，悟出了学中医就必须学科学，必须掌握上知天文，下知地理，中知人事这一最基本的道理。实践证明，孤立地看待中医学很难找到说理工具，汉代以前的经典著作完全遵循这种规律。但到了晋唐以后，中国医学逐渐发生了变化，许多基础理论的探索未能突破桎梏，古老的中医学由此走向沉睡，取而代之的乃是各家学说。今天的中医作品可谓是铺天盖地，但很少有哪家著作能说服当代科学，更别说它早已超越了汉代以前的经典著作，这不能说不是一个严峻的现实问题。这个问题如果不能从根本上得到解决，中医学就不可能产生完整的统一认识，中医的"唯心论""伪科学"就会永远争论不休，"三人成虎"的传承谬论就会永无止境地延续，这是一个非常可怕的结局！这个结局能使中医走向死亡，或者被迫西化，因为中医的理论已经偏离了轨道，已经坠入了西方的"地心论"中。不过我坚信，随着科学的进步，我们中医会重新认识自己、认知古人。只要我们改变思路，勇敢地面对"中医地心论"，虚心探讨中外经典著作，大胆地纠正中医学中的唯心论，我们就能获得崭新的成果，中国的医学就会二次腾飞，但愿我的理想能够实现。

高兴哲

2017 年 6 月 12 日